U0230194

# 质子治疗
## 适应证、技术与疗效

# Proton Therapy
## Indications, Techniques, and Outcomes

主编　Steven J. Frank　X. Ronald Zhu

主译　傅　深　李左峰　周光明

人民卫生出版社

·北　京·

# 版权所有，侵权必究！

**图书在版编目（CIP）数据**

质子治疗：适应证、技术与疗效 /（美）史蒂文·J. 弗兰克（Steven J. Frank），（美）朱晓荣（X. Ronald Zhu）主编；傅深，李左峰，周光明主译 . —北京：人民卫生出版社，2023.5

ISBN 978-7-117-34158-5

Ⅰ. ①质… Ⅱ. ①史… ②朱… ③傅… ④李… ⑤周… Ⅲ. ①质子 – 放射疗法 Ⅳ. ①R815

中国版本图书馆 CIP 数据核字（2022）第 229435 号

| 人卫智网 | www.ipmph.com | 医学教育、学术、考试、健康，购书智慧智能综合服务平台 |
| 人卫官网 | www.pmph.com | 人卫官方资讯发布平台 |

图字：01-2021-0243 号

质子治疗：适应证、技术与疗效
Zhizi Zhiliao：Shiyingzheng、Jishu yu Liaoxiao

主　　译：傅　深　李左峰　周光明
出版发行：人民卫生出版社（中继线 010-59780011）
地　　址：北京市朝阳区潘家园南里 19 号
邮　　编：100021
E - mail：pmph @ pmph.com
购书热线：010-59787592　010-59787584　010-65264830
印　　刷：人卫印务（北京）有限公司
经　　销：新华书店
开　　本：710×1000　1/16　印张：27
字　　数：514 千字
版　　次：2023 年 5 月第 1 版
印　　次：2023 年 5 月第 1 次印刷
标准书号：ISBN 978-7-117-34158-5
定　　价：198.00 元

打击盗版举报电话：010-59787491　E-mail：WQ @ pmph.com
质量问题联系电话：010-59787234　E-mail：zhiliang @ pmph.com
数字融合服务电话：4001118166　E-mail：zengzhi @ pmph.com

**译　　者**（按姓氏笔画排序）

　　王俊杰（北京大学第三医院）

　　尹　勇（山东省肿瘤医院）

　　卢晓明（合肥离子医学中心）

　　刘士新（吉林省肿瘤医院）

　　孙　颖（中山大学肿瘤防治中心）

　　伍　钢（华中科技大学同济医学院附属协和医院）

　　陈佳艺（上海交通大学医学院附属瑞金医院）

　　陈志凌（中科院上海高等研究院）

　　李　光（中国医科大学附属第一医院）

　　李宝生（山东省肿瘤医院）

　　李晔雄（中国医学科学院肿瘤医院）

　　李左峰（苏州大学质子重离子医学研究中心,美中嘉和集团）

　　张福泉（北京协和医院）

　　周光明（苏州大学医学部放射医学与防护学院,苏州大学质子重离子医学
　　　　　研究中心）

　　胡巧英（上海泰和诚肿瘤医院,上海美中嘉和肿瘤门诊部）

　　钱朝南（广州泰和肿瘤医院）

　　袁太泽（广州泰和肿瘤医院）

　　袁智勇（天津医科大附属肿瘤医院）

　　黄晓延（中山大学肿瘤防治中心）

　　章　青（上海市质子重离子医院）

　　傅　深（苏州大学质子重离子医学研究中心,美中嘉和集团/广州泰和肿
　　　　　瘤医院/上海泰和诚肿瘤医院）

　　戴建荣（中国医学科学院肿瘤医院）

**参　　译**（按姓氏笔画排序）

　　王　斌　　王　莎　　刘红冬　　刘晓清　　朱夫海　　朱伶群
　　余　奇　　杨义锋　　张凤娇　　张书源　　张镇宇　　林　琳
　　林睿鹤　　郑沅水　　胡浩波　　高正心　　贾亚军　　倪雅楠
　　徐秋怡

**翻译秘书**（按姓氏笔画排序）

　　史晓婷　　李　想

Elsevier (Singapore) Pte Ltd.

3 Killiney Road, #08-01 Winsland House I, Singapore 239519

Tel: (65) 6349-0200; Fax: (65) 6733-1817

Proton Therapy: Indications, Techniques, and Outcomes

Copyright © 2021 by Elsevier, Inc. All rights reserved.

ISBN: 978-0-323-73349-6

This Translation of Proton Therapy: Indications, Techniques, and Outcomes by Steven J. Frank and X. Ronald Zhu was undertaken by People's Medical Publishing House and is published by arrangement with Elsevier (Singapore) Pte Ltd.

Proton Therapy: Indications, Techniques, and Outcomes by Steven J. Frank and X. Ronald Zhu 由 人民卫生出版社进行翻译,并根据人民卫生出版社与爱思唯尔(新加坡)私人有限公司的协议 约定出版。

《质子治疗:适应证、技术与疗效》(傅深 李左峰 周光明 主译)

ISBN: 978-7-117-34158-5

Copyright © 2023 by Elsevier (Singapore) Pte Ltd. and People's Medical Publishing House.

All rights reserved. No part of this publication may be reproduced or transmitted in any form or by any means, electronic or mechanical, including photocopying, recording, or any information storage and retrieval system, without permission in writing from Elsevier (Singapore) Pte Ltd. and People's Medical Publishing House.

注　意

本译本由 Elsevier(Singapore) Pte Ltd. 和人民卫生出版社完成。相关从业及研究人员必须 凭借其自身经验和知识对文中描述的信息数据、方法策略、搭配组合、实验操作进行评估 和使用。由于医学科学发展迅速,临床诊断和给药剂量尤其需要经过独立验证。在法律 允许的最大范围内,爱思唯尔、译文的原文作者、原文编辑及原文内容提供者均不对译文 或因产品责任、疏忽或其他操作造成的人身及/或财产伤害及/或损失承担责任,亦不对由 于使用文中提到的方法、产品、说明或思想而导致的人身及/或财产伤害及/或损失承担 责任。

Printed in China by People's Medical Publishing House under special arrangement with Elsevier (Singapore) Pte Ltd. This edition is authorized for sale in the People's Republic of China only. Not for sale outside People's Republic of China (including not for sale in Hong Kong SAR, Macao SAR and Taiwan of PRC). Unauthorized sale of this edition is a violation of the contracts.

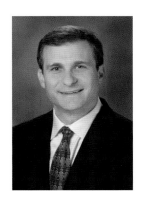

**Steven J. Frank**

美国得克萨斯大学 MD 安德森癌症中心（The University of Texas MD Anderson Cancer Center，UT MDACC）放射肿瘤科终身教授、战略规划部副部长、质子治疗中心医疗主任、高级技术主任，粒子治疗研究所执行主任，头颈癌质子治疗项目和前列腺近距离放疗项目负责人。国际离子治疗联合会（Particle Therapy Co-Operative Group，PTCOG）指导委员会头颈部主席。曾任美国近距离放射治疗协会主席和董事会主席。

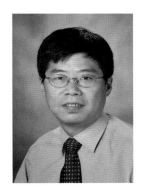

**X. Ronald Zhu（朱晓荣）**

美国得克萨斯大学 MD 安德森癌症中心放射肿瘤科教授、质子治疗中心物理主任。美国医学物理学会会士。美国放射肿瘤学会（American Society for Radiation Oncology，ASTRO）会员。

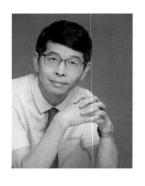

**傅　深**

教授,苏州大学客座教授、苏州大学质子重离子医学研究中心主任,美国MD安德森癌症中心(MD Anderson Cancer Center)质子治疗中心咨询委员会委员,美中嘉和集团中方首席放疗专家、上海泰和诚肿瘤医院副院长、广州泰和肿瘤医院副院长。历任上海市质子重离子项目论证专家小组组长、原复旦大学附属肿瘤医院放射治疗中心副主任、原上海市质子重离子医院放疗科主任。

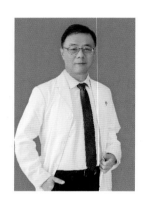

**李左峰**

教授,苏州大学客座教授、苏州大学质子重离子医学研究中心特聘教授,美中嘉和集团首席质子物理师、放射物理部主任。美国医学物理学会(American Association of Physicists in Medicine,AAPM)会士。原美国佛罗里达大学(University of Florida)医学院放射肿瘤学教授、质子治疗中心物理部主任、首席物理师。

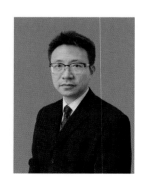

**周光明**

教授、博士研究生导师,苏州大学放射医学与防护学院副院长,放射医学与辐射防护国家重点实验室,苏州大学质子重离子医学研究中心。国际宇航科学院通讯院士,中国科学院"百人计划"入选者,国际空间委员会(COSPAR)F2组副主席。长期从事重离子肿瘤放射治疗技术的生物医学基础研究和空间辐射生物学研究。

**Houda Bahig, MD**
Department of Radiation Oncology
Division of Radiation Oncology
The University of Texas MD Anderson
 Cancer Center

**Andrew J. Bishop, MD**
Department of Radiation Oncology
Division of Radiation Oncology
The University of Texas MD Anderson
 Cancer Center

**Bouthaina S. Dabaja, MD**
Department of Radiation Oncology
Division of Radiation Oncology
The University of Texas MD Anderson
 Cancer Center

**Joe Y. Chang, MD, PhD**
Department of Radiation Oncology
Division of Radiation Oncology
The University of Texas MD Anderson
 Cancer Center

**Seungtaek L. Choi, MD**
Department of Radiation Oncology
Division of Radiation Oncology
The University of Texas MD Anderson
 Cancer Center

**Prajnan Das, MD, MS, MPH**
Department of Radiation Oncology
Division of Radiation Oncology
The University of Texas MD Anderson
 Cancer Center

**Steven J. Frank, MD**
Department of Radiation Oncology
Division of Radiation Oncology
The University of Texas MD Anderson
 Cancer Center

**Michael T. Gillin, PhD**
Department of Radiation Physics
Division of Radiation Oncology
The University of Texas MD Anderson
 Cancer Center

**Daniel R. Gomez, MD, MBA**
Department of Radiation Oncology
Memorial Sloan Kettering Cancer Center

**David R. Grosshans, MD, PhD**
Departments of Experimental and Radiation
 Oncology
Division of Radiation Oncology
The University of Texas MD Anderson
 Cancer Center

**Archana S. Gautam, MSc**
Department of Radiation Oncology
Division of Radiation Oncology
The University of Texas MD Anderson
 Cancer Center

**G. Brandon Gunn, MD**
Department of Radiation Oncology
Division of Radiation Oncology
The University of Texas MD Anderson
 Cancer Center

**Jillian R. Gunther, MD, PhD**
Department of Radiation Oncology
Division of Radiation Oncology
The University of Texas MD Anderson
 Cancer Center

**Stephen M. Hahn, MD**
Division of Radiation Oncology
The University of Texas MD Anderson
 Cancer Center

**Karen E. Hoffman, MD**
Department of Radiation Oncology
Division of Radiation Oncology
The University of Texas MD Anderson
 Cancer Center

**Yoshifumi Hojo, PhD**
Department of Radiation Physics
Division of Radiation Oncology
The University of Texas MD Anderson
 Cancer Center

**Emma B. Holliday, MD**
Department of Radiation Oncology
Division of Radiation Oncology
The University of Texas MD Anderson
   Cancer Center

**Heng Li, PhD**
Department of Radiation Oncology and
   Molecular Radiation Sciences
Johns Hopkins University

**Yupeng Li, MS**
Department of Radiation Physics
Division of Radiation Oncology
The University of Texas MD Anderson
   Cancer Center

**Zhongxing Liao, MD**
Department of Radiation Oncology
Division of Radiation Oncology
The University of Texas MD Anderson
   Cancer Center

**Lillie L. Lin, MD**
Department of Radiation Oncology
Division of Radiation Oncology
The University of Texas MD Anderson
   Cancer Center

**Steven H. Lin, MD, PhD**
Department of Radiation Oncology
Division of Radiation Oncology
The University of Texas MD Anderson
   Cancer Center

**Radhe Mohan, PhD**
Department of Radiation Physics
Division of Radiation Oncology
The University of Texas MD Anderson
   Cancer Center

**Quynh-Nhu Nguyen, MD**
Department of Radiation Oncology
Division of Radiation Oncology
The University of Texas MD Anderson
   Cancer Center

**Matthew Palmer, MBA, BA**
Chief Operating Officer
MD Anderson Proton Therapy Center
The University of Texas MD Anderson
   Cancer Center

**Arnold C. Paulino, MD, FACR, FASTRO**
Department of Radiation Oncology
Division of Radiation Oncology
The University of Texas MD Anderson
   Cancer Center

**Falk Poenisch, PhD**
Department of Radiation Physics
Division of Radiation Oncology
The University of Texas MD Anderson
   Cancer Center

**Narayan Sahoo, PhD**
Department of Radiation Physics
Division of Radiation Oncology
The University of Texas MD Anderson
   Cancer Center

**Li Wang, MD, PhD**
Department of Experimental Radiation
   Oncology
Division of Radiation Oncology
The University of Texas MD Anderson
   Cancer Center

**Wendy A. Woodward, MD, PhD**
Department of Radiation Oncology
Division of Radiation Oncology
The University of Texas MD Anderson
   Cancer Center

**Richard Wu, MS**
Department of Radiation Physics
Division of Radiation Oncology
The University of Texas MD Anderson
   Cancer Center

**Xiaodong Zhang, PhD**
Department of Radiation Physics
Division of Radiation Oncology
The University of Texas MD Anderson
   Cancer Center

**X. Ronald Zhu, PhD**
Department of Radiation Physics
Division of Radiation Oncology
The University of Texas MD Anderson
   Cancer Center

　　本书献给所有托付我们质子治疗癌症的
患者和他们的家人。

质子治疗自 20 世纪 50 年代末开始应用于肿瘤治疗,根据 2021 年国际离子治疗联合会(Particle Therapy Co-Operative Group,PTCOG)统计,全球共 106 个运营的质子重离子中心,迄今已治疗了 29 万余患者,并取得较好的临床效果。

作为公认的国际前沿放射治疗技术,质子治疗在中国的发展和国际仍有一定的差距。近年来,随着"健康中国"成为国策,而占据全球人口约 1/5 的中国,癌症发病率及死亡率居高不下,对于包括质子治疗在内的肿瘤治疗新方法有着更多的需求,这从近年来拥有质子治疗技术的肿瘤中心,以及在建和正在筹建的质子中心与日俱增以满足癌症患者治疗的需求也可见一斑。

鉴于质子治疗系统是一套高度智能,高度精密的装备体系,其临床应用的生物学机制,适应证等仍有优化空间,专业人才与学科的培养在国内仍处于起始阶段,作为世界排名第一且应用质子治疗于临床 15 年,治疗人数超过 9 000人的癌症治疗中心,美国 MD 安德森癌症中心(MD Anderson Cancer Center,MDACC)主编了这本《质子治疗:适应证、技术与疗效》,该书结合美国 MDACC质子临床应用的丰富经验以及国际上质子治癌的临床进展,对质子治疗的作用机制、临床适应证、临床应用的质控等做了详尽的描述,是从事质子治疗的医疗专业人才的一本较好的参考书。该书迄今已翻译为多国文字,其中文译著也将对我国质子治疗事业具有一定的促进意义。

中国科学院院士
放射医学与辐射防护国家重点实验室主任
苏州大学苏州医学院放射医学与防护学院院长

**柴之芳**

2022 年 11 月

质子治疗是当今世界最尖端的放疗技术之一，能明显提升肿瘤患者的生存率和生存质量，是国际上公认实现肿瘤精准放疗的有力武器，中国的质子治疗也正蓬勃发展。

美国 MDACC 质子治疗中心主任 Dr. Steven J. Frank 和首席物理师 Dr. X. Ronald Zhu 主编的《质子治疗：适应证、技术与疗效》，由放射医学与辐射防护国家重点实验室、苏州大学质子重离子医学研究中心团队组织我国质子治疗领域的专家精心翻译完成。该书围绕质子治疗的适应证、技术与疗效等关键问题，为规范质子治疗技术的临床应用提供了重要参考，该书中文译著的出版便于国内质子治疗同行临床工作中学习，是对我国质子治疗发展非常有意义的工作。我衷心希望该书中文版的出版能够让肿瘤质子治疗领域的医师和物理师从中获益，把我国尖端放射治疗技术推向新高度，造福更多肿瘤患者。

中国工程院院士
山东省肿瘤医院院长

**于金明**

2022 年 11 月

# 中文版前言

近年来,我国恶性肿瘤死亡率呈明显上升趋势,已成为城乡居民的第一位死因,严重威胁人民群众生命健康。据世界卫生组织公布的 2020 最新全球癌症数据,2020 年中国新发癌症 457 万人,因癌症死亡人数 300 万,均位居全球第一,远超其他国家。放射治疗作为治疗恶性肿瘤最重要的手段之一,根本目的是在消除肿瘤的同时,最大限度地保存正常组织的结构与功能。随着技术的进步,放射治疗得到了快速发展,走过了普通放疗、适形放疗、调强放疗、质子治疗几个阶段,质子治疗与传统放疗不同,质子束特有的布拉格峰特性,可真正地实现定点定向照射,使重要的组织和器官免受照射。

目前,全球运营质子/重离子中心已超百家,截至 2020 年底,已有近 290 000 例患者接受了质子重离子治疗,但我国接受质子重离子治疗的肿瘤患者还较少,临床经验缺乏。随着越来越多质子重离子治疗中心投入运营,我国需要大量质子重离子放射治疗相关专业人员,培养大量高素质人才迫在眉睫。因此,我们组织翻译了由美国得克萨斯大学 MD 安德森癌症中心(UT MDACC)专家结合其多年质子治疗临床经验编写的 *Proton Therapy : Indications, Techniques, and Outcomes*,书籍《质子治疗:适应证、技术与疗效》由此而来。书籍内容涵盖质子治疗的原理、物理学基础及治疗计划设计,根据疾病部位对不同癌症质子治疗的情况进行了详尽阐述,介绍了 MDACC 推荐的质子治疗适应证,总结了质子治疗技术的进展及未来发展方向。相信本书可以帮助国内肿瘤放疗领域的医生、物理师和相关技术人员学习美国先进的质子治疗经验,成为我国放射医学专业人才培养重要的教学参考书籍。

书籍的翻译及出版得到美中嘉和集团的大力支持,本书所有译者均来自美中嘉和集团及其合作单位苏州大学质子重离子医学研究中心、中山大学肿瘤防治中心,感谢他们为此书贡献的专业知识和付出的努力。我们有幸邀请来自国内各大医院的临床专家对本书进行审校,感谢他们提出的建设性意见和给予的专业指导。感谢美中嘉和集团医学部承担的大量编辑工作。感谢柴之芳院士和于金明院士在百忙之中为本书撰写中文版序。此外,感谢中国生物医学工程学会及国家标准化管理委员会,译著中部分专业术语的翻译,参照由中国生物医学工程学会精确放射治疗技术分会编辑撰写,即将由国家标准化管理委员会发布的《轻粒子,重粒子束放射治疗——术语标准化汇编》。同时,感谢出版社编辑为本书出版所付出的辛勤劳动。再次对为本书出版付出努力的所有人员表示感谢!

由于我国尚缺乏质子治疗领域成熟的临床经验,翻译时间也较为仓促,书中难免有疏漏或不妥之处,诚请广大读者多多批评指正。

**傅深　李左峰　周光明**

2022 年 11 月

质子治疗自 20 世纪 50 年代初开始被用于治疗癌症患者；然而，质子治疗点扫描递送技术和治疗计划系统技术正在迅速发展，使其更易于用于实体肿瘤的治疗。在《质子治疗：适应证、技术与疗效》第一版中，我们旨在传达放射生物学、适应证、文献、管理方法、治疗计划、质量控制和质子治疗后的疗效方面的最新进展。质子治疗的教育和培训比以往任何时候都更为重要，因为质子系统变得更小、更具成本效益，从而为社区医院及其多学科肿瘤团队提供了更多的机会。

质子治疗的放射生物学及其较常规的 X 射线的相对生物学效应（relative biological effectiveness，RBE）将是一个动态的研究领域，其基础是单个肿瘤细胞系的 DNA 损伤和修复机制以及对正常组织的急性和晚期效应。具体来说，多野优化的调强质子治疗（multifield optimization intensity-modulated proton therapy，MFO-IMPT）为理解如何更好地利用布拉格峰（Bragg peak）远端质子的传能线密度（linear energy transfer，LET）提供了一个很好的机会。

质子治疗质量保证及治疗计划和治疗递送过程中的不确定性管理将继续成为医学物理学的特点。鲁棒计划、鲁棒分析和鲁棒优化是质子治疗计划制订过程中的重要工具。深入了解阻止本领的变化及其对自适应实时计划的影响，是进一步改善患者护理的一个令人兴奋的机会。

每个临床章节都详细阐述了按疾病部位划分的临床疗效，还包括一个关于头颈部病例的特别部分，以照片方式记录质子治疗护理的整个周期。最后，阐明了美国得克萨斯大学 MD 安德森癌症中心（The University of Texas MD Anderson Cancer Center，UT MDACC）目前的质子治疗适应证，以及质子治疗在未来适应证中的发展机会。

我们感谢所有作者，并将第一版《质子治疗：适应证、技术与疗效》献给已故的医学博士 James D. Cox。当 2006 年第一位癌症患者在美国 UT MDACC 接受质子临床治疗时，就展示了他的领导才能和远见卓识。

Steven J. Frank，MD，FACR

X. Ronald Zhu，PhD，FAAPM

我们要感谢 MDACC 放射肿瘤科的 Christine F. Wogan，MS，ELS 所做的大量编辑工作。

# 目录

**第一部分　引言　1**

    第一章　放射生物学原理　2
    第二章　质子治疗的原理　20

**第二部分　物理和治疗计划　35**

    第三章　笔形束调强质子治疗的临床调试　36
    第四章　固定方式与模拟定位　59
    第五章　调强质子治疗的计划设计原则　73
    第六章　物理质量保证　103
    第七章　调强质子治疗　133

**第三部分　疾病部位　143**

    第八章　乳腺癌　144
    第九章　成人中枢神经系统肿瘤　157
    第十章　胃肠道肿瘤　170
    第十一章　妇科恶性肿瘤　187
    第十二章　前列腺癌　195
    第十三章　头颈部肿瘤　208
    第十四章　血液系统恶性肿瘤　234
    第十五章　儿童肿瘤　242
    第十六章　质子治疗和肉瘤　250
    第十七章　食管癌　260
    第十八章　肺癌　268

**第四部分　未来展望和进展　281**

    第十九章　质子治疗的技术进展和展望　282

    附录1　UT MDACC 推荐的质子治疗适应证　291
    附录2　UT MDACC 头颈部质子治疗病例　324

    索引　413

# 引言

# 第一章

# 放射生物学原理

Li Wang，Steven J. Frank

## 引言

  放射治疗(radiation therapy，RT)是不同分期恶性肿瘤患者的主要治疗方式之一。目前,大多数癌症最常用的放射治疗方法是基于光子(X 射线)的调强外照射。值得注意的是,技术、基础和临床研究的最新进展使得使用带电粒子(包括调强质子治疗)对恶性肿瘤进行更有效和无创的放射治疗成为可能。质子束将其大部分能量传递到其射程的末端布拉格峰(Bragg peak),这使得临床治疗靶点的辐射剂量增加,而邻近正常组织遭受的辐射剂量最小化。此外,光子辐射属于低传能线密度(linear energy transfer，LET)辐射,而质子束,尤其是在其扩展布拉格峰(spread-out Bragg peak，SOBP)内,属于高 LET 辐射。因此,除了物理剂量分布(dose distributions)的优势外,质子治疗与光子治疗相比还具有明显的生物学优势。尽管人们对光子辐射后肿瘤和正常组织的生物学特性进行了广泛的研究,但肿瘤和正常组织对质子辐射的生物学反应还很不清楚。本章将总结质子束与光子显著不同的生物学特性,重点介绍相对生物学效应(relative biological effectiveness，RBE)、质子引起的 DNA 损伤修复(repair)效应、质子束诱导的细胞死亡(cell death)机制、质子束对肿瘤免疫应答(immune response)的影响以及质子束对肿瘤血管生成(tumor angiogenesis)的影响。

## DNA 损伤与修复

### DNA 损伤

  DNA 是辐射的关键靶标。光子辐射可以通过直接作用,将能量沉积于 DNA 分子,引起 DNA 损伤;还可以通过间接作用,在 DNA 附近形成活性物质,诱导 DNA 损伤,主要是通过将水分子转化为自由基(羟自由基,OH)[1-3]。光子辐射可导致多种类型的 DNA 损伤,包括单碱基损伤和单链断裂(孤立的),团簇碱基损伤和双链断裂(double strand breaks,DSBs)(集中在几个 DNA 双螺旋以内)[4]。大部分单链断裂可以被正常修复。然而,DSB 的修复更为困难,DSB 断裂处的错误连接可能会导致严重的生物学效应(biological consequences)。DSB 修复的失败会导致突变、染色体畸变、细胞死亡,甚至细胞恶性转化[4-6]。目前认为 DNA 损伤的复杂度是细胞辐射应答的决定性因素。

尽管对光子辐射相关的 DNA 损伤和修复已经进行了广泛研究,但是质子辐射相关的 DNA 损伤和修复研究还很少。与光子辐射相似,相比于质子束的直接作用效应,间接作用效应起主要作用,导致较大比例的 DNA 损伤[1,7-9]。然而,蒙特卡罗模拟结果表明,每个团簇中 DNA 损伤的平均数量随着 LET 的增加而增加,这意味着质子束诱导的 DNA 损伤的复杂度高于光子辐射[1,4]。这些数学模型的预测结果已在采用 DNA 质粒或细胞系开展的一些研究中得到了证实。以pBR322 或 T7 质粒为实验材料证明了相对于光子辐射,质子辐射直接作用效应产生的 DSB 团簇比非 DSB 团簇多[7,10]。类似的观察结果也在基于细胞的研究中得到证实。用质子 SOBP 的远端照射,在人皮肤成纤维细胞 AG01522 中观察到更高的 DNA 损伤复杂度和更慢的 DNA 损伤修复(DNA damage repair)动力学过程[11];此外,与光子辐射相比,中国仓鼠卵巢(Chinese hamster ovary,CHO)细胞系 CHO10B2 和 irs-20 经质子照射后更易观察到代表 DSB 团簇损伤的大焦点。研究人员在促甲状腺激素依赖的 Fischer 大鼠甲状腺细胞中也证实了质子束诱发更严重的 DNA 损伤[13]。他们发现,质子辐射后 1h 产生的游离 DNA 比光子辐射多,这意味着与质子束相比,光子辐射后 DNA 损伤修复更迅速。质子束照射的细胞比光子照射的细胞具有更高的微核形成率和更大的微核,进一步验证了他们的发现[13]。相对于光子辐射,暴露于质子辐射的多种头颈部肿瘤细胞中观察到持续的 DNA 损伤[14]。然而,在使用 pBR322 质粒的研究中观察到了与之相矛盾的结果,作者发现质子辐射和光子辐射在液体或干样品中引起的 DNA 团簇损伤数量都没有差异[4]。

## DNA 损伤修复

由于 DNA DSB 是细胞受到光子辐射后导致严重生物学效应的关键损伤,因此研究质子束辐射后 DSB 及其处理过程具有重要意义。由于质子辐射引起的 DNA 损伤比光子辐射引起的 DNA 损伤具有更高的复杂度,质子辐射引起的 DNA 损伤的修复可能不同于光子。与广泛研究的光子辐射后 DNA 损伤修复机制相比,质子束辐射后 DNA 损伤修复的研究有限,其机制仍有待进一步阐明。

DSB 修复途径主要有两种[15-17](图 1.1):同源重组(homologous recombination,HR)和非同源末端连接(nonhomologous end joining,NHEJ)。NHEJ 在整个细胞周期中都是活跃的,是哺乳动物细胞中光子辐射诱导的 DSB 的主要修复通

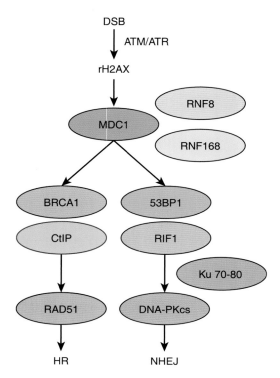

**图 1.1**　双链断裂(DSB)修复通路。ATM,共济失调毛细血管扩张突变蛋白；ATR,共济失调毛细血管扩张和 Rad3 相关蛋白；HR,同源重组；NHEJ,非同源末端连接

路[15,18]。有报道研究了 HR 和 NHEJ 在质子与光子辐射诱导的 DNA 损伤修复中的作用[15],Rad51(与 HR[15,17]相关的蛋白质)和 DNA-PKcs(与 NHEJ[15,17]相关的蛋白质)表达状态不同的 CHO 细胞 AA8、CHO9、UV5、Irs1sf 和 XR-C1 接受质子或光子辐射后观察其存活率和 DSB 修复情况,结果发现,与野生型细胞相比,Rad51 缺陷或抑制型细胞对质子辐射的反应显著强于对光子辐射的反应。然而,DNA-PKcs 缺陷型的细胞与野生型细胞相比,对两种辐射的反应没有显著不同。此外,质子辐射后 Rad51 缺陷细胞表现出延迟的 DSB 修复。作者的结论是,质子束诱导的 DSB 修复优先需要 HR[15]。在人肺腺癌细胞(A549)和人胶质母细胞瘤细胞(M059K 和 M059J)中也发现了类似的现象[19],阻断 DNA-PKcs 后,相对于质子辐射,在受到光子辐射的细胞中观察到更高水平的延迟 DSB 修复和更显著的辐射应答反应。另一方面,敲除 Rad51 导致 A549 细胞对质子束的响应增强,研究者认为,在质子束诱导的 DSB 修复中,HR 比 NHEJ 更具优势[19]。然而,有研究者报告了相反的结果[12]。一项研究比较了 DNA-PKcs 野生型 CHO 细胞系 CHO10B2 与其衍生的放射敏感性 DNA-PKcs 突变细胞系 irs-20 在受到质子和光子辐射后的 DSB 修复,发现 DNA-PKcs 缺陷的 irs-20 细胞在光子和质子辐射后表现出更强的持续 DSB 损伤,说明 DNA-PKcs 对于修复质子和光子

辐射引起的 DSB 都很重要。另一项研究涉及 DNA-PKcs 野生型 CHO 细胞系 CHO10B2、Ku80 突变的 CHO 细胞系 XRS-5、DNA-PKcs 缺失的 V3 细胞、Rad51D 突变的 51D1 细胞以及 14 株在 DNA-PKcs 特定位置进行氨基酸替换的 V3 细胞株,发现细胞对质子和光子辐射的反应与 DNA-PKcs 或 RAD51 的状态无关,因此,没有观察到在质子束诱导的 DSB 修复中究竟是 HR 还是 NHEJ 通路具有优先地位[18]。除了前面提到的,一项使用宫颈癌(cervical cancer)细胞 Hela 开展的研究声称,细胞对于 SOBP 区域质子辐射比对光子辐射更高的应答率依赖于 Artemis 蛋白。由于 Artemis 蛋白是 NHEJ 通路的一员,这一结果反映了质子束诱导的 DSB 修复对 NHEJ 的依赖性[20]。其他一些研究也证明了 NHEJ 通路在质子束诱导的 DSB 修复中的重要性[21,22],相关证据包括在人肺腺癌细胞 A549 中质子束激活共济失调毛细血管扩张突变蛋白(Ataxia-Telangiesctasia mutated,ATM,促成 NHEJ[23])和 DNA-PKcs,但不激活共济失调毛细血管扩张和 Rad3 相关蛋白(Ataxia-Telangiesctasia and Rad3 related,ATR)[21],以及质子束在人前列腺癌(prostate cancer)PC3 细胞中诱导 ATM[22]。

总之,质子辐射引起的 DNA 损伤至少在一定程度上与光子辐射引起的损伤不同。然而,由质子束引起的 DSB 的修复机制仍不清楚。未来质子束 DNA 修复途径方面的专门研究将把这些发现转化为基于生物学的理论,用以指导放疗中质子和光子辐射的选择,以及结合了靶向特定信号通路疗法的联合疗法的开展。

# 细胞死亡

辐射诱导的 DNA 损伤修复失败的严重后果之一是细胞死亡。对光子辐射诱导细胞死亡的机制已经进行了深入的研究,光子辐射通过凋亡(apoptosis)、坏死(necrosis)、自噬(autophagy)、有丝分裂灾变(mitotic catastrophe)和衰老(senescence)来杀死癌细胞[24-28]。然而,质子辐射诱导细胞死亡的机制尚不清楚。

## 细胞有丝分裂灾变

大量证据表明,有丝分裂灾变是光子治疗后实体瘤细胞死亡的主要机制[24,26]。然而,细胞有丝分裂灾变在质子束辐射应答中的作用尚不清楚。我们发现有丝分裂灾变是人乳头瘤病毒(human papillomavirus,HPV)相关和不相关的人头颈部鳞癌细胞在受到质子辐射后 4h、24h、48h 和 72h 细胞死亡的主要机制(图 1.2)。此外,结果显示,与光子辐射相比,4Gy 质子辐射在这些细胞中诱发更高的有丝分裂灾变水平。与光子相比,质子束诱导的细胞有丝分灾变更为明显,表明靶向

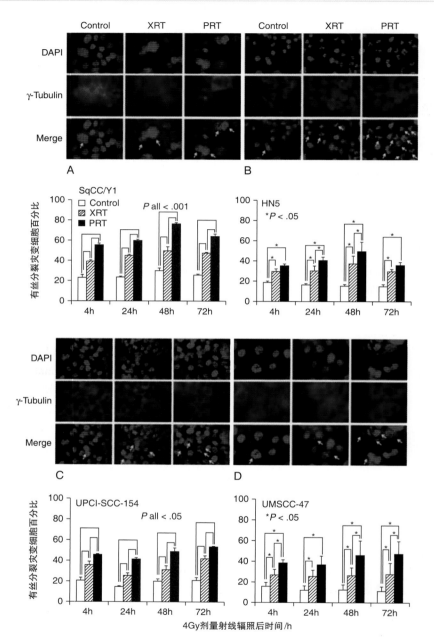

**图 1.2**  光子照射（XRT）与质子照射（PRT）后头颈部鳞癌细胞中的有丝分裂灾变。检测了两种人乳头瘤病毒（HPV）阴性细胞系（SqCC/Y1，A 组；HN5，B 组）和两种 HPV 阳性细胞系（UPCI-SCC-154，C 组；UMSCC-47，D 组）。细胞经固定、渗透、封闭，并与抗 γ-tubulin 抗体（一抗）和 Texas Red（二抗）孵育以显色；DNA 用 DAPI 染色。免疫荧光显色的细胞在 ×100 的 Leica 显微镜下观察

DNA 损伤修复通路的联合疗法在光子治疗与质子治疗中促进细胞死亡的作用可能不同。

## 细胞衰老

越来越多证据表明,细胞衰老是光子辐射诱导肿瘤抑制的最重要机制之一[26,29,30]。我们发现,与光子辐射中观察到的相似,衰老也是 4Gy 质子束照射后 4 天和 6 天 HPV 相关和 HPV 不相关的人头颈部鳞癌细胞死亡的主要类型(图 1.3)。更重要的是,与光子辐射相比,质子束在这些细胞系中诱导的衰老细胞比例更高。基于以上事实,与干扰细胞衰老通路相结合的联合疗法可能不同程度地影响细胞对质子和光子辐射的应答,这值得进一步研究。

## 细胞凋亡

细胞凋亡在许多实体瘤对光子照射的应答中起着重要作用。到目前为止,对质子辐射后细胞凋亡的研究还很少。研究结果表明,与光子辐射相比,在 H460 和 A549 细胞受到质子辐射后 48h,质子束导致的细胞凋亡水平更高[21,31]。一项研究使用患者来源的胶质瘤干细胞比较质子束和光子辐射的效应差异(DNA 损伤一节文献 16),发现质子束诱导更多细胞凋亡,导致更多细胞凋亡相关的 caspase-3 激活和聚腺苷二磷酸核糖聚合酶[ poly(adenosine diphosphate-ribose) polymerase,PARP ]剪切。除了质子辐射相对光子辐射诱发较高的细胞凋亡率以外,其他小组的研究也揭示了光子与质子束辐射后细胞凋亡发生的时间点差异。来自意大利的一个研究小组[32]以光子和质子束辐射前列腺癌细胞系 PC3,他们发现,质子照射诱导 PC3 细胞凋亡发生的峰值是在照射后 8h,而光子照射则是照射后 48h。与此不同,来自德国的一项关于 HeLa 细胞的研究表明,在照射后 48h 的观察时间内,质子束诱导的凋亡细胞比例随着时间的推移而增加[33]。除了上述质子束诱导细胞凋亡的直接证据外,细胞凋亡相关信号通路改变的间接证据也被发现。一项研究表明[21],与暴露于光子辐射的肺癌(lung cancer)A549 细胞相比,质子束照射后 12h,促凋亡基因 *Bax* 的上调和抗凋亡基因 *Bcl-2* 的下调更为显著。然而,我们在对 HPV 相关和 HPV 不相关的人头颈部鳞癌细胞的研究中得到了不同的结果(图 1.4A),光子和质子只诱导有限的细胞凋亡,二者诱导的细胞凋亡比例没有显著差异。由于质子束和光子辐射都能引起 DNA 损伤,而 DNA 损伤是辐射引起细胞凋亡的主要通路,因此靶向凋亡通路以增强质子束或光子辐射诱导的肿瘤细胞凋亡的策略可能是增强辐射抗肿瘤效应的另一种有效途径。

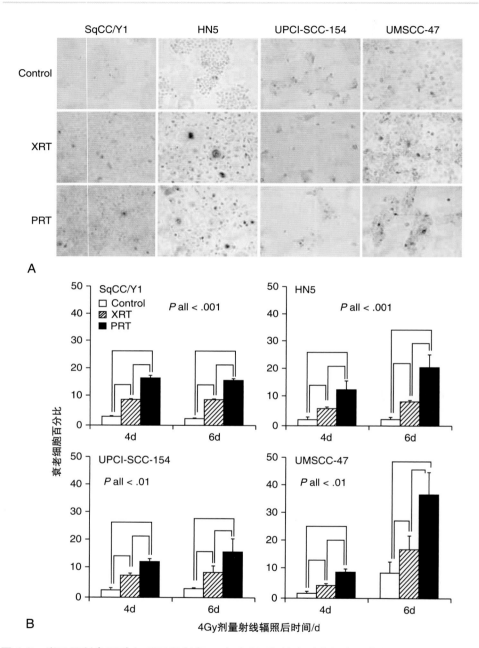

**图 1.3**　光子照射（XRT）与质子照射（PRT）对头颈部鳞癌肿瘤细胞系衰老的影响。用衰老相关 β- 半乳糖苷酶（senescence-associated β-galactosidase，SA-β-gal）对 2 株人乳头瘤病毒（HPV）阴性细胞株（SqCC/Y1 和 HN5）和 2 株 HPV 阳性细胞株（UPCI-SCC-154 和 UMSCC-47）进行染色，并在 4d 和 6d 后进行分析。（A）照射后 6 天衰老细胞的照片，在 ×20 的光学显微镜下拍摄。SA-β-gal 染色阳性的细胞胞质呈蓝色

## 细胞坏死

细胞坏死通常发生在大剂量的光子辐射之后[27,34],但也已经在癌细胞系和从患者肿瘤组织获得的癌细胞中观察到单次 4Gy 或 6Gy 剂量的光子照射后的坏死现象[35]。辐射后 48h,比较单次 4Gy 剂量质子或光子辐射后四种 HPV 相关和 HPV 不相关的人类头颈部鳞癌细胞中发生坏死的细胞比例,我们发现质子和光子辐射只导致了一种 HPV 无关细胞系的坏死显著增加,并且质子与光子辐射之间未发现差异(图 1.4B)。肿瘤坏死的机制研究确定了治疗后介导坏死的几种分子靶标[34-36]。干扰这些分子靶标可能是促进质子和光子辐射诱导的细胞坏死的另一种新方法,并且可能具有增强放射敏感性的潜力[34,35]。

总之,有丝分裂灾变和衰老是由光子和质子束诱导的细胞死亡的主要类型,并且无论通过何种机制,质子束杀死的细胞比光子束更多。具有不同基因突变状态的癌症患者可能会从靶向治疗的方式中获得不同水平的疗效,这些靶向治疗可以根据其放射治疗是基于光子还是基于质子的,来干扰与细胞死亡相关的不同通路。进一步的机制和体内研究可能会为质子或光子辐射开辟出一条改善肿瘤控制的新途径,并为治疗有不同生物特征肿瘤的癌症患者提供新的、优化的个性化联合治疗方案,包括分子靶向疗法与质子或光子辐射相结合。

## 相对生物学效应

质子治疗已显示出在治疗关键结构附近且难以通过手术或常规光子辐射治疗[46,47]的恶性疾病时保护正常组织的潜力,如儿童癌症[37]、中枢神经系统(central nervous system,CNS)和颅底肿瘤(skull-base tumors)[38-40]、眼黑色素瘤[41,42]以及头颈癌[43-45]。但是,由于质子在不同类型的细胞或组织中[48,49]RBE 的变化,质子束剂量学优势是否能转化为保护正常组织和控制肿瘤的明显临床优势还不清楚。

当前,质子束的临床使用主要基于光子辐射的经验。但是,光子辐射束和质子束能量沉积模式的差异意味着相等剂量的质子或光子辐射不会产生相同的生物学效应,一种辐射可能比另一种辐射更有效地杀死细胞。质子束的 RBE 定义为光子辐射与质子束辐射产生相同水平的生物学效应(例如细胞杀伤或 DNA 损伤)时所需的剂量之比[50,51]。质子束的 RBE 被认为是可变值。RBE 由许多物理和生物学因素决定,例如质子束能量、深度、辐射剂量、分割剂量、分割次数、细胞或组织类型以及生物学终点[47,52-57]。质子束相对于光子束的优势仅在精确保证质子辐射中较高/相等的靶区剂量和降低周围正常组织剂量的情况下才能展示出来。因此,在质子束辐射中需要精确的质子束 RBE。

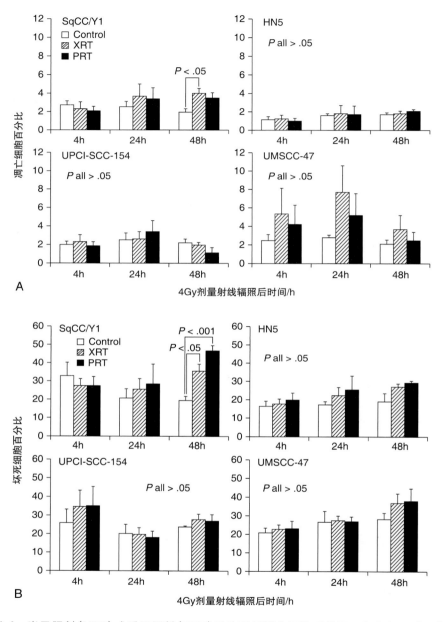

**图 1.4**　光子照射(XRT)或质子照射(PRT)后头颈部鳞癌细胞系的坏死和凋亡。对两个人乳头瘤病毒(HPV)阴性细胞系(SqCC/Y1 和 HN5)和两个 HPV 阳性细胞系(UPCI-SCC-154 和 UMSCC-47)进行末端脱氧核苷酸转移酶(terminal deoxy-nucleotidyltransferase,TdT) dYTP 缺口末端标记(TUNEL),并与异硫氰酸荧光素(fluorescein isothiocyanate,FITC)缀合的膜联蛋白 V 和碘化丙啶一起孵育,并通过 BD Accuri C6 分析,使用 FlowJo V10 软件对坏死或凋亡细胞的百分比进行定量。(A)凋亡细胞的定量;(B)坏死细胞的定量

在当前的临床实践中,无论肿瘤类型、束流能量和治疗计划(treatment planning)差异如何,质子治疗的 RBE 均假定为 1.1[49]。该 RBE 值主要来自使用正常细胞或早期反应的正常组织进行的临床前实验,而不是癌细胞或肿瘤异种移植物[53-55]。此外,这些实验还证明了 SOBP 中间的 RBE 范围较大(体外实验结果范围为 0.9~2.1,体内实验结果范围为 0.7~1.6)[52]。因此,使用这种恒定的 RBE 而不考虑肿瘤生物学的差异或分割放疗的影响会增加与质子治疗相关的肿瘤和正常组织的临床剂量不确定性的程度,其性质和程度在很大程度上尚不清楚,但对于安全有效地使用质子治疗至关重要。

更重要的是,新出现的证据表明,在大多数质子束的末端衰减处(通常位于靶区内)的高 LET 区域 RBE 值增加[58-60]。因此,应特别注意质子束辐射的治疗计划,避免将危及器官定位在 SOBP 的末端,引起末端照射野边缘正常组织的并发症。此外,由于体内研究还发现,与早期反应组织相比,晚期反应组织可能具有更高的 RBE 值[61],因此临床上接受质子束放射治疗的患者中,晚期正常组织反应的观察应引起更多关注。

总之,由于质子束辐射中 RBE 的不确定性,需要对动物不同正常组织或肿瘤类型反应的临床相关剂量范围进行更多研究。

## 免疫应答

越来越多的证据表明,光子辐射不仅可以通过肿瘤局部照射控制肿瘤,而且还可以通过对免疫系统的激活和抑制效应来影响肿瘤的生长(图 1.5)[62-64]。为了避免光子辐射的免疫抑制作用并增强免疫激活作用,目前正在广泛研究光子辐射对免疫系统的影响,以探索联合放射和免疫疗法改善癌症治疗效果的可能性。

### 光子和质子束的免疫激活作用

已经证明光子辐射可以通过不同的机制影响肿瘤的免疫应答,包括直接作用和间接作用。光子辐射可以直接影响免疫细胞和肿瘤细胞,从而影响辐射对肿瘤的抑制作用。通过光子辐射激活肿瘤免疫的重要机制之一是,光子辐射可以通过诱导肿瘤细胞表面不同分子的表达,包括黏附分子、死亡受体、应激诱导的配体和免疫细胞刺激分子,将肿瘤细胞转变为原位疫苗,促进肿瘤细胞免疫识别[65-71]。

肿瘤细胞中由光子束引起的直接损伤可以导致主要组织相容性复合物 I 的表达增加,促进免疫细胞识别肿瘤细胞并启动对肿瘤细胞的免疫应答[62,72]。光子辐射相关免疫激活的重要因素是照射后肿瘤细胞中存在损伤相关分子模

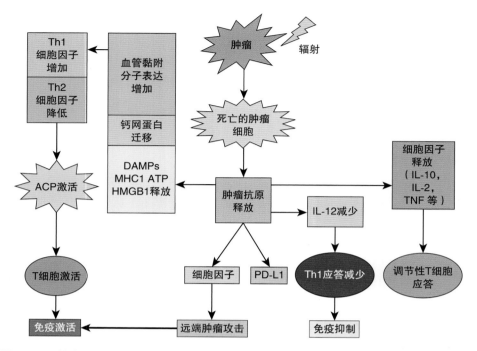

**图 1.5** X 射线辐射后的免疫应答变化。ATP，三磷酸腺苷；DAMP，损伤相关分子模式；HMGB1，高迁移率族蛋白 B1；IL，白介素；PD-L1，程序性死亡配体 1（来源：Diegeler S, Hellweg CE. Intercellular communication of tumor cells and immune cells after exposure to different ionizing radiation qualities.Front Immunol. 2017；8：664 and Ebner DK, Tinganelli W, Helm A, et al. The immunoregulatory potential of particle radiation in cancer therapy. *Front Immunol.* 2017；8：99.)

式（damage-associated molecular patterns，DAMP）。钙网蛋白（calreticulin，CRT）、三磷酸腺苷、高迁移率族蛋白 B1（high mobility group box-1，HMGB1）和 I 型干扰素是 DAMP 中的主要因子[27,73,74]。光子辐射可以诱导 CRT 向肿瘤细胞表面转位[65,67]。CRT 是参与免疫识别的关键分子，可增加肿瘤细胞对 T 细胞杀伤的敏感性[65,67]。将不同类型的肿瘤细胞暴露于质子束后，也观察到类似现象[65,67]。将人前列腺癌细胞（LNCaP）、人乳腺癌（breast cancer）细胞（MDA-MB-231）、人肺癌细胞（H1703）和脊索瘤细胞（JHC7）暴露于 200MeV 质子束或剂量为 8Gy 的光子束时，参与免疫识别的表面分子增加，比如 HLA-ABC、CEA、MUC-1 和 ICAM-1；细胞表面 CRT 表达增加和细胞毒性 T 淋巴细胞介导的肿瘤细胞裂解增强也被证实[67]。然而，与光子辐射不同，在质子束暴露后，肿瘤细胞中 DAMP 中其他成员的变化是不存在的，需要加以揭示。

## 光子和质子束的间接免疫激活作用

　　除了前面描述的光子辐射的直接免疫激活作用以外,还确定了光子辐射可以引起旁观者效应,即在受辐射细胞附近的未暴露细胞中观察到的非靶向效应。旁观者效应是通过被照射的细胞与未暴露的细胞之间的间隙连接直接交换细胞因子的结果。这些细胞因子是由暴露于光子辐射的肿瘤和免疫细胞产生的。这种非靶向效应是影响免疫系统的重要因素[62]。另一种光子辐射诱导产生的非靶向效应是远端效应,该效应是通过将免疫细胞募集到肿瘤部位,并激活肿瘤部位的免疫细胞,从而促进远离局部辐射部位的肿瘤消退[62,65,75-81]。尽管在光子辐射后上述辐射诱导的免疫细胞和肿瘤细胞的相互作用已得到广泛研究,但质子束的上述作用很大程度上仍是未知的,需要进一步研究。

## 光子和质子束的免疫抑制作用

　　除了前面讨论过的免疫激活作用外,光子辐射还具有免疫抑制作用。这种免疫抑制作用可能是直接杀死细胞或免疫细胞功能性抑制的结果。树突细胞(dendritic cells,DC)是抗原呈递细胞,可以将肿瘤来源的抗原呈递给肿瘤特异性细胞毒性 T 细胞,并可能导致局部和全身性抗肿瘤免疫反应[65,81-85]。已经证明,在暴露于光子辐射之后,DC 激活淋巴细胞和产生免疫激活细胞因子白介素 12(interleukin-12,IL-12)的功能被抑制[73,86]。由光子辐射引起的这些变化可能会抑制对肿瘤的免疫应答。基于质子束的物理特征,质子束应该具有较少的免疫应答直接抑制作用,因为与光子辐射相比,质子束放射中包含更少的正常组织,并且将有更少的免疫细胞暴露于质子束。需要更多的体外和体内研究来揭示这种现象。

　　除了直接抑制免疫细胞外,光子束还可以通过受损细胞原位分泌细胞因子来抑制不同类型的免疫细胞[65,87]。IL-10是一种细胞因子,可通过减少抗原呈递,抑制 Th1 反应,下调 NK 细胞中细胞因子的表达,从而抑制单核细胞和巨噬细胞的功能,并最终抑制免疫应答[62,88]。光子束辐射后可以观察到细胞因子 IL-10 的释放及其对 DC 成熟过程的干扰[73]。据多项研究报道,质子束对免疫抑制细胞因子的影响不同于光子束。在一项使用两种人类头颈部鳞癌细胞系(CAL33 和 CAL27)的研究中,研究者测试了炎性细胞因子 IL-6 和 IL-8,它们在肿瘤微环境、肿瘤血管生成、致瘤性、肿瘤转移和免疫抑制中均起着重要作用。研究结果表明,与光子束相比,质子束照射下调了促炎基因 IL-6 的表达。另一方面,光子照射则上调了促炎基因 IL-8 的表达,然而在质子束辐射后未观察到类似的基因调控[89]。另一项研究还表明,质子束照射可导致体内外 IL-6 和 IL-8 水平降低[90,91]。细胞因子转化生长因子 β(transforming growth factor β,TGF-β)和前列腺素 E2（prostaglandin E2，PGE2）均通过多种机制导致免疫抑制，包括增加免疫抑制细胞 Treg 细胞的比例[73,92,93]。据报道，光子辐射可引起 TGF-β 和 PGE2 表达增加，而质子束对这些细胞因子表达的影响尚不明确，值得探索。

程序性死亡配体 1（programmed death-ligand 1，PD-L1）是一种在肿瘤免疫耐受中起重要作用的免疫检查点分子，因此可诱导肿瘤形成和肿瘤进展[89,94]。不同的研究表明，光子照射可以诱导 PD-L1 在不同类型的肿瘤细胞中的表达上调[73,89,95]。但是，质子束对 PD-L1 表达的影响与光子束是矛盾的，需要进一步阐明[65,67,89]。

总之，基于这些事实，使用包括促进免疫细胞激活或募集的策略，注射非辐射内源性免疫细胞和使用癌症特异性抗体、细胞因子、癌症疫苗和免疫检查点抑制剂[65,96]的免疫疗法，结合光子辐射，可以达到更好的肿瘤治疗效果，值得进一步研究。当前，免疫疗法和光子辐射联合的治疗方法正在临床研究中[62,97]。然而，质子束对肿瘤免疫应答的影响是基于单次大剂量照射的研究，与质子治疗的临床设计不同。而且，尚缺乏免疫疗法与质子治疗相结合的临床前研究。因此，免疫疗法与质子治疗相结合的效果尚不清楚，需要进一步探索。

## 血管生成信号通路（Angiogenic Signal Pathway）

大量研究表明，血管内皮生长因子（vascular endothelial growth factor，VEGF）是促进肿瘤血管生成和淋巴管生成以增强肿瘤生长和转移的主要因子[89,98]。多项研究表明，光子束辐射可导致不同癌细胞中的 VEGF 显著上调[99-101]。此外，还发现与肿瘤血管生成有关的其他细胞因子在光子辐射后上调，例如 IL-6[102-104] 和 IL-8[105,106]。另一方面，在一项使用头颈癌细胞的研究中，与暴露于光子辐射的细胞相比，暴露于质子束的细胞中 VEGF 的表达明显较低[89]。值得注意的是，质子束辐射后观察到血管生成的抑制[107]。质子束辐射后，在体内和体外均发现 VEGF、IL-6 和 IL-8 水平降低[66,91,108,109]。

综上，这些发现表明，与光子辐射相比，质子辐射可能对肿瘤血管生成和淋巴血管生成具有特殊的影响，质子束可能在控制肿瘤的进展和转移方面特别有效。有必要进行进一步的研究来阐明这些观点。

## 结论与评论

包括 X 射线和 γ 射线在内的光子是癌症放射治疗中使用最广泛的电离辐射类型。光子对肿瘤和正常组织的生物学效应已得到广泛研究并相对完善。质子治疗由于其优越的物理特性（例如保留正常组织），目前在世界范围内变得越来越重要,使其特别适合用于治疗靠近关键结构的肿瘤。质子放射作为一种先进的替代性放射治疗的手段,越来越受到人们的重视。但是,关于质子束的生物学效应的知识非常有限。质子与光子辐射的比较研究将为放射治疗提供新的生物学见解,并促进旨在个性化联合治疗的转化研究,以改善不同恶性疾病患者的治疗结果并降低治疗相关毒性。进一步研究肿瘤特异性 RBE 的将减少质子辐射治疗剂量的不确定性。有必要对质子束辐射生物学进行更多研究,以揭示许多尚待解决的未知数,包括 DNA 损伤应答、基因表达、细胞死亡机制、免疫应答、血管生成、细胞周期调控和乏氧反应。

(周光明 译)

## 参考文献

1. Georgakilas AG, O'Neill P, Stewart RD. Induction and repair of clustered DNA lesions: what do we know so far? *Radiat Res*. 2013;180(1):100-109.
2. Georgakilas AG. Processing of DNA damage clusters in human cells: current status of knowledge. *Mol Biosyst*. 2008;4:30-35.
3. Ward JF. DNA damage produced by ionizing radiation in mammalian cells: identities, mechanisms of formation, and repairability. *Prog Nucleic Acid Res Mol Biol*. 1988;35:95-125.
4. Vyšín L, Pachnerová Brabcová K, Štěpán V, et al. Proton-induced direct and indirect damage of plasmid DNA. *Radiat Environ Biophys*. 2015;54(3):343-352.
5. Willers H, Dahm-Daphi J, Powel SN. Repair of radiation damage to DNA. *Brit J Cancer*. 2004;90:1297-1301.
6. Franken NA, Hovingh S, Ten Cate R, et al. Relative biological effectiveness of high linear energy transfer α-particles for the induction of DNA-double-strand breaks, chromosome aberrations and reproductive cell death in SW-1573 lung tumour cells. *Oncol Rep*. 2012;27:769-774.
7. Pachnerová Brabcová K, Štěpán V, Karamitros M, et al. Contribution of indirect effects to clustered damage in DNA irradiated with protons. *Radiat Prot Dosimetry*. 2015;166(1-4):44-48.
8. Roots R, Okada S. Estimation of life times and diffusion distances of radicals involved in x-ray induced strand breaks of killing of mammalian cells. *Radiat Res*. 1975;64:306-320.
9. De Lara CM, Jenner TJ, Townsend KMS, Marsden SJ, O'Neill P. The effect of dimethyl sulfoxide on the induction of DNA double-strand breaks in V79-4 mammalian cells by alpha particles. *Radiat Res*. 1995;144:43-49.
10. Hada M, Sutherland BM. Spectrum of complex DNA damages depends on the incident radiation. *Radiat Res*. 2006;165(2):223-230.
11. Chaudhary P, Marshall TI, Currell FJ, Kacperek A, Schettino G, Prise KM. Variations in the processing of DNA double-strand breaks along 60-MeV therapeutic proton beams. *Int J Radiat Oncol Biol Phys*. 2016;95(1):86-94.
12. Bracalente C, Ibañez IL, Molinari B, et al. Induction and persistence of large γH2AX foci by high linear energy transfer radiation in DNA-dependent protein kinase-deficient cells. *Int J Radiat Oncol Biol Phys*. 2013;87(4):785-794.
13. Green LM, Murray DK, Bant AM, et al. Response of thyroid follicular cells to gamma irradiation compared to proton irradiation. I. Initial characterization of DNA damage, micronucleus formation, apoptosis, cell survival, and cell cycle phase redistribution. *Radiat Res*. 2001;155:32-42.
14. Wang L, Wang X, Li Y, et al. Human papillomavirus status and the relative biological effectiveness of proton radiotherapy in head and neck cancer cells. *Head Neck*. 2017;39(4):708-715.
15. Grosse N, Fontana AO, Hug EB, et al. Deficiency in homologous recombination renders mammalian cells more sensitive to proton versus photon irradiation. *Int J Radiat Oncol Biol Phys*. 2014;88(1):175-181.

16. Shrivastav M, Miller CA, De Haro LP, et al. DNA-PKcs and ATM co-regulate DNA double-strand break repair. *DNA Repair (Amst)*. 2009;8:920-929.
17. Hiom K. Coping with DNA double strand breaks. *DNA Repair (Amst)*. 2010;9:1256-1263.
18. Cartwright IM, Bell JJ, Maeda J, et al. Effects of targeted phosphorylation site mutations in the DNA-PKcs phosphorylation domain on low and high LET radiation sensitivity. *Oncol Lett*. 2015;9(4):1621-1627.
19. Fontana AO, Augsburger MA, Grosse N, et al. Differential DNA repair pathway choice in cancer cells after proton- and photon-irradiation. *Radiother Oncol*. 2015;116(3):374-380.
20. Calugaru V, Nauraye C, Cordelières FP, et al. Involvement of the Artemis protein in the relative biological efficiency observed with the 76-MeV proton beam used at the Institut Curie Proton Therapy Center in Orsay. *Int J Radiat Oncol Biol Phys*. 2014;90(1):36-43.
21. Ghosh S, Bhat NN, Santra S, et al. Low energy proton beam induces efficient cell killing in A549 lung adenocarcinoma cells. *Cancer Invest*. 2010;28(6):615-622.
22. Finnberg N, Wambi C, Ware JH, Kennedy AR, El-Deiry WS. Gamma-radiation (GR) triggers a unique gene expression profile associated with cell death compared to proton radiation (PR) in mice in vivo. *Cancer Biol Ther*. 2008;7(12):2023-2033.
23. Maréchal A1, Zou L. DNA damage sensing by the ATM and ATR kinases. *Cold Spring Harb Perspect Biol*. 2013;5(9):a012716.
24. Ross GM. Induction of cell death by radiotherapy. *Endocr Relat Cancer*. 1999;6:41-44.
25. Prise KM, Schettino G, Folkard M, Held KD. New insights on cell death from radiation exposure. *Lancet Oncol*. 2005;6:520-528.
26. Eriksson D, Stigbrand T. Radiation-induced cell death mechanisms. *Tumour Biol*. 2010;31:363-372.
27. Golden EB, Pellicciotta I, Demaria S, Barcellos-Hoff MH, Formenti SC. The convergence of radiation and immunogenic cell death signaling pathways. *Front Oncol*. 2012;2:88.
28. Verheij M. Clinical biomarkers and imaging for radiotherapy-induced cell death. *Cancer Metastasis Rev*. 2008;27:471-480.
29. Gewirtz DA, Holt SE, Elmore LW. Accelerated senescence: an emerging role in tumor cell response to chemotherapy and radiation. *Biochem Pharmacol*. 2008;76:947-957.
30. Gewirtz DA, Alotaibi M, Yakovlev VA, Povirk LF. Tumor cell recovery from senescence induced by radiation with PARP inhibition. *Radiat Res*. 2016;186:327-332.
31. Zhang X, Lin SH, Fang B, Gillin M, Mohan R, Chang JY. Therapy-resistant cancer stem cells have differing sensitivity to photon versus proton beam radiation. *J Thorac Oncol*. 2013;8:1484-1491.
32. Di Pietro C, Piro S, Tabbì G, et al. Cellular and molecular effects of protons: apoptosis induction and potential implications for cancer therapy. *Apoptosis*. 2006;11:57-66.
33. Auer S, Hable V, Greubel C, et al. Survival of tumor cells after proton irradiation with ultra-high dose rates. *Radiat Oncol*. 2011;6:139.
34. Das A, McDonald DG, Dixon-Mah YN, et al. RIP1 and RIP3 complex regulates radiation-induced programmed necrosis in glioblastoma. *Tumour Biol*. 2016;37:7525-7534.
35. Nehs MA, Lin CI, Kozono DE, et al. Necroptosis is a novel mechanism of radiation-induced cell death in anaplastic thyroid and adrenocortical cancers. *Surgery*. 2011;150:1032-1039.
36. Degterev A, Hitomi J, Germscheid M, et al. Identification of RIP1 kinase as a specific cellular target of necrostatins. *Nat Chem Biol*. 2008;4:313-321.
37. Loeffler JS, Durante M. Charged particle therapy—optimization, challenges and future directions. *Nat Rev Clin Oncol*. 2013;10:411-424.
38. Gridley DS, Grover RS, Loredo LN, Wroe AJ, Slater JD. Proton-beam therapy for tumors of the CNS. *Expert Rev Neurother*. 2010;10:319-330.
39. Suit H, Goldberg S, Niemierko A, et al. Proton beams to replace photon beams in radical dose treatments. *Acta Oncol*. 2003;42:800-808.
40. Feuvret L, Noel G, Weber DC, et al. A treatment planning comparison of combined photon-proton beams versus proton beams-only for the treatment of skull base tumors. *Int J Radiat Oncol Biol Phys*. 2007;69:944-954.
41. Riechardt AI, Cordini D, Willerding GD, et al. Proton beam therapy of parapapillary choroidal melanoma. *Am J Ophthalmol*. 2014;157(6):1258-1265.
42. Damato B, Kacperek A, Errington D, Heimann H. Proton beam radiotherapy of uveal melanoma. *Saudi*

*J Ophthalmol.* 2013;27:151-157.

43. Ramaekers BL, Pijls-Johannesma M, Joore MA, et al. Systematic review and meta-analysis of radio-therapy in various head and neck cancers: comparing photons, carbon-ions and protons. *Cancer Treat Rev.* 2011;37:185-201.

44. Simone CB, Ly D, Dan TD, et al. Comparison of intensity-modulated radiotherapy, adaptive radio-therapy, proton radiotherapy, and adaptive proton radiotherapy for treatment of locally advanced head and neck cancer. *Radiother Oncol.* 2011;101:376-382.

45. Athar BS, Bednarz B, Seco J, Hancox C, Paganetti H. Comparison of out-of-field photon doses in 6 MV IMRT and neutron doses in proton therapy for adult and pediatric patients. *Phys Med Biol.* 2010;55:2879-2891.

46. Wedenberg M, Lind BK, Hårdemark B. A model for the relative biological effectiveness of protons: the tissue specific parameter $\alpha/\beta$ of photons is a predictor for the sensitivity to LET changes. *Acta Oncol.* 2013;52:580-588.

47. Grün R, Friedrich T, Krämer M, et al. Physical and biological factors determining the effective proton range. *Med Phys.* 2013;40:111716.

48. Kedracka-Krok S, Jankowska U, Elas M, et al. Proteomic analysis of proton beam irradiated human melanoma cells. *PLoS One.* 2014;9(1):e84621.

49. ICRU. *Prescribing, Recording, and Reporting Proton-Beam Therapy* (ICRU Report No. 78). Bethesda, MD: International Commission on Radiation Units and Measurements; 2007.

50. Fokas E, Kraft G, An H, Engenhart-Cabillic R. Ion beam radiobiology and cancer: time to update ourselves. *BiochimBiophys Acta.* 2009;1796:216-229.

51. Schulz-Ertner D, Jäkel O, Schlegel W. Radiation therapy with charged particles. *Semin Radiat Oncol.* 2006;16:249-259.

52. Paganetti H, Niemierko A, Ancukiewicz M, et al. Relative biological effectiveness (RBE) values for proton beam therapy. *Int J Radiat Oncol Biol Phys.* 2002;53:407-421.

53. Denekamp J, Waites T, Fowler JF. Predicting realistic RBE values for clinically relevant radiotherapy schedules. *Int J Radiat Biol.* 1997;71:681-694.

54. Carabe-Fernandez A, Dale RG, Hopewell JW, Jones B, Paganetti H. Fractionation effects in particle radiotherapy: implications for hypo-fractionation regimes. *Phys Med Biol.* 2010;55:5685-5700.

55. Paganetti H, van Luijk P. Biological considerations when comparing proton therapy with photon therapy. *Semin Radiat Oncol.* 2013;23:77-87.

56. Raju MR, Amols HI, Bain E, Carpenter SG, Cox RA, Robertson JB. A heavy particle comparative study. Part III: OER and RBE. *Br J Radiol.* 1978;51:712-719.

57. De Ruysscher D, Mark Lodge M, Jones B, et al. Charged particles in radiotherapy: a 5-year update of a systematic review. *Radiother Oncol.* 2012;103:5-7.

58. Grassberger C, Trofimov A, Lomax A, Paganetti H. Variations in linear energy transfer within clinical proton therapy fields and the potential for biological treatment planning. *Int J Radiat Oncol Biol Phys.* 2011;80:1559-1566.

59. Grassberger C, Paganetti H. Elevated LET components in clinical proton beams. *Phys Med Biol.* 2011;56:6677-6691.

60. Wilkens JJ, Oelfke U. Direct comparison of biologically optimized spread-out Bragg peaks for protons and carbon ions. *Int J Radiat Oncol Biol Phys.* 2008;70:262-266.

61. Paganetti H, Gerweck LE, Goitein M. The general relation between tissue response to x-radiation (alpha/beta-values) and the relative biological effectiveness (RBE) of protons: prediction by the Katz track-structure model. *Int J Radiat Biol.* 2000;76:985-998.

62. Diegeler S, Hellweg CE. Intercellular communication of tumor cells and immune cells after exposure to different ionizing radiation qualities. *Front Immunol.* 2017;8:664.

63. Li C, Lu L, Zhang J, et al. Granulocyte colony-stimulating factor exacerbates hematopoietic stem cell injury after irradiation. *Cell Biosci.* 2015;5:65.

64. Jacob A, Shah KG, Wu R, Wang P. Ghrelin as a novel therapy for radiation combined injury. *Mol Med.* 2010;16:137-143.

65. Fernandez-Gonzalo R, Baatout S, Moreels M. Impact of particle irradiation on the immune system: from the clinic to Mars. *Front Immunol.* 2017;8:177.

66. Wattenberg MM, Fahim A, Ahmed MM, Hodge JW. Unlocking the combination: potentiation of

radiation-induced antitumor responses with immunotherapy. *Radiat Res*. 2014;182(2):126-138.

67. Gameiro SR, Malamas AS, Bernstein MB, et al. Tumor cells surviving exposure to proton or photon radiation share a common immunogenic modulation signature, rendering them more sensitive to T cell-mediated killing. *Int J Radiat Oncol Biol Phys*. 2016;95(1):120-130.

68. Gameiro SR, Ardiani A, Kwilas A, Hodge JW. Radiation-induced survival responses promote immunogenic modulation to enhance immunotherapy in combinatorial regimens. *Oncoimmunology*. 2014;3: e28643.

69. Chakraborty M, Abrams SI, Coleman CN, Camphausen K, Schlom J, Hodge JW. External beam radiation of tumors alters phenotype of tumor cells to render them susceptible to vaccine-mediated t-cell killing. *Cancer Res*. 2004;64:4328-4337.

70. Garnett CT, Palena C, Chakraborty M, Tsang KY, Schlom J, Hodge JW. Sublethal irradiation of human tumor cells modulates phenotype resulting in enhanced killing by cytotoxic T lymphocytes. *Cancer Res*. 2004;64:7985-7994.

71. Kudo-Saito C, Schlom J, Camphausen K, Coleman CN, Hodge JW. The requirement of multimodal therapy (vaccine, local tumor radiation, and reduction of suppressor cells) to eliminate established tumors. *Clin Cancer Res*. 2005;11:4533-4544.

72. Reits EA, Hodge JW, Herberts CA, et al. Radiation modulates the peptide repertoire, enhances MHC class I expression, and induces successful antitumor immunotherapy. *J Exp Med*. 2006;203:1259-1271.

73. Ebner DK, Tinganelli W, Helm A, et al. The immunoregulatory potential of particle radiation in cancer therapy. *Front Immunol*. 2017;8:99.

74. Martin K, Schreiner J, Zippelius A. Modulation of APC function and anti-tumor immunity by anti-cancer drugs. *Front Immunol*. 2015;6:501.

75. Gameiro SR, Jammeh ML, Wattenberg MM, Tsang KY, Ferrone S, Hodge JW. Radiation-induced immunogenic modulation of tumor enhances antigen processing and calreticulin exposure, resulting in enhanced T-cell killing. *Oncotarget*. 2014;5(2):403-416.

76. Mancuso M, Pasquali E, Leonardi S, et al. Oncogenic bystander radiation effects in patched heterozygous mouse cerebellum. *Proc Natl Acad Sci*. 2008;105(34):12445-12450.

77. Wang H, Yu KN, Hou J, Liu Q, Han W. Radiation-induced bystander effect: early process and rapid assessment. *Cancer Lett*. 2015;356(1):137-144.

78. Postow MA, Callahan MK, Barker CA, et al. Immunologic correlates of the abscopal effect in a patient with melanoma. *N Engl J Med*. 2012;366(10):925-931.

79. Lumniczky K, Safrany G. The impact of radiation therapy on the antitumor immunity: local effects and systemic consequences. *Cancer Lett*. 2015;356(1):114-125.

80. Siva S, Macmanus MP, Martin RF, Martin OA. Abscopal effects of radiation therapy: a clinical review for the radiobiologist. *Cancer Lett*. 2015;356(1):82-90.

81. Van der Meeren A, Monti P, Vandamme M, Squiban C, Wysocki J, Griffiths N. Abdominal radiation exposure elicits inflammatory responses and abscopal effects in the lungs of mice. *Radiat Res*. 2005;163:144-152.

82. Lauber K, Ernst A, Orth M, Herrmann M, Belka C. Dying cell clearance and its impact on the outcome of tumor radiotherapy. *Front Oncol*. 2012;2:116.

83. Apetoh L, Tesniere A, Ghiringhelli F, Kroemer G, Zitvogel L. Molecular interactions between dying tumor cells and the innate immune system determine the efficacy of conventional anticancer therapies. *Cancer Res*. 2008;68(11):4026-4030.

84. Formenti SC, Demaria S. Local control by radiotherapy: is that all there is? *Breast Cancer Res*. 2008;10(6):215.

85. Kepp O, Tesniere A, Schlemmer F, et al. Immunogenic cell death modalities and their impact on cancer treatment. *Apoptosi*. 2009;14(4):364-375.

86. Merrick A, Errington F, Milward K, et al. Immunosuppressive effects of radiation on human dendritic cells: reduced IL-12 production on activation and impairment of naive T-cell priming. *Br J Cancer*. 2005;92:1450-1458.

87. Sologuren I, Rodríguez-Gallego C, Lara PC. Immune effects of high dose radiation treatment: implications of ionizing radiation on the development of bystander and abscopal effects. *Transl Cancer Res*. 2014;3(1):18-31.

88. Chen ML, Wang FH, Lee PK, Lin CM. Interleukin-10-induced T cell unresponsiveness can be reversed by dendritic cell stimulation. *Immunol Lett*. 2001;75:91-96.

89. Lupu-Plesu M, Claren A, Martial S, et al. Effects of proton versus photon irradiation on (lymph)angiogenic, inflammatory, proliferative and anti-tumor immune responses in head and neck squamous cell carcinoma. *Oncogenesis*. 2017;6(7):e354.

90. Beheshti A, Peluso M, Lamont C, Hahnfeldt P, Hlatky L. Proton irradiation augments the suppression of tumor progression observed with advanced age. *Radiat Res*. 2014;181(3):272-283.

91. Girdhani S, Lamont C, Hahnfeldt P, Abdollahi A, Hlatky L. Proton irradiation suppresses angiogenic genes and impairs cell invasion and tumor growth. *Radiat Res*. 2012;178:33-45.

92. Allen CP, Tinganelli W, Sharma N, et al. DNA damage response proteins and oxygen modulate prostaglandin E2 growth factor release in response to low and high LET ionizing radiation. *Front Oncol*. 2015;5:260.

93. Li MO, Flavell RA. TGF-beta: a master of all T cell trades. *Cell*. 2008;134:392-404.

94. Dovedi SJ, Illidge TM. The antitumor immune response generated by fractionated radiation therapy may be limited by tumor cell adaptive resistance and can be circumvented by PD-L1 blockade. *Oncoimmunology*. 2015;4:e1016709.

95. Park SS, Dong H, Liu X, et al. PD-1 restrains radiotherapy-induced abscopal effect. *Cancer Immunol Res*. 2015;3:610-619.

96. Haikerwal SJ, Hagekyriakou J, Macmanus M, Martin OA, Haynes NM. Building immunity to cancer with radiation therapy. *Cancer Lett*. 2015;368(2):198-208.

97. Habets TH, Oth T, Houben AW, et al. Fractionated radiotherapy with 3 × 8 Gy induces systemic anti-tumour responses and abscopal tumour inhibition with-out modulating the humoral anti-tumour response. *PLoS One*. 2016;11:e0159515.

98. Grepin R, Guyot M, Jacquin M, et al. Acceleration of clear cell renal cell carcinoma growth in mice following bevacizumab/Avastin treatment: the role of CXCL cytokines. *Oncogene*. 2012;31:1683-1694.

99. Flickinger I, Rütgen BC, Gerner W, et al. Radiation up-regulates the expression of VEGF in a canine oral melanoma cell line. *J Vet Sci*. 2013;14:207-214.

100. He M, Dong C, Ren R, et al. Radiation enhances the invasiveness of irradiated and non-irradiated bystander hepatoma cells through a VEGF-MMP2 pathway initiated by p53. *Radiat Res*. 2013;180:389-397.

101. Gu X, Cun Y, Li M, et al. Human apurinic/apyrimidinic endonuclease siRNA inhibits the angiogenesis induced by x-ray irradiation in lung cancer cells. *Int J Med Sci*. 2013;10:870-882.

102. Pecaut MJ, Baqai FP, Gridley DS. Impact of total-body irradiation on the response to a live bacterial challenge. *Int J Radiat Biol*. 2014;90(7):515-526.

103. Peng Y, Lu K, Li Z, et al. Blockade of Kv1.3 channels ameliorates radiation-induced brain injury. *Neuro Oncol*. 2014;16:528-539.

104. Wu CT, Chen MF, Chen WC, Hsieh CC. The role of IL-6 in the radiation response of prostate cancer. *Radiat Oncol*. 2013;8:159.

105. Desai S, Kumar A, Laskar S, Pandey BN. Cytokine profile of conditioned medium from human tumor cell lines after acute and fractionated doses of gamma radiation and its effect on survival of bystander tumor cells. *Cytokine*. 2013;61:54-62.

106. Pasi F, Facoetti A, Nano R. IL-8 and IL-6 bystander signalling in human glioblastoma cells exposed to gamma radiation. *Anticancer Res*. 2010;30:2769-2772.

107. Wyder L, Suply T, Ricoux B, et al. Reduced pathological angiogenesis and tumor growth in mice lacking GPR4, a proton sensing receptor. *Angiogenesis*. 2011;14:533-544.

108. Girdhani S, Sachs R, Hlatky L. Biological effects of proton radiation: what we know and don't know. *Radiat Res*. 2013;179(3):257-272.

109. Girdhani S, Lamont C, Peluso M, Sun M, Hlatky L. 56Fe ion irradiation enhances angiogenesis and other inter-cellular determinants of carcinogenesis risk. *J Radiat Res*. 2014;55(suppl 1):i124-i126.

# 第二章

# 质子治疗的原理

Radhe Mohan

## 引言

　　威尔逊[1]于 1946 年首先认识到质子的物理特性在肿瘤治疗中的可能。其后约四十年中,世界各地的物理实验室将质子加速器(proton accelerators)用于临床治疗,如加利福尼亚大学伯克利分校、麻省剑桥的 Harvard Cyclotron Laboratory、瑞典的 Uppsala 大学、俄国的杜布纳及日本的千叶。这些基于物理实验室的质子治疗设备原为物理应用所设计,因而不完全适用于临床治疗,从而导致了基于医院的质子治疗中心的建造。其中第一个质子中心于 1990 年在加州罗马琳达大学医疗中心(Loma Linda University Medical Center,LLUMC)开业[2],随后麻省总医院-哈佛大学质子中心于 1999 年建成;2006 年,休斯敦 MD 安德森癌症中心(MD Anderson Cancer Center,MDACC)及杰克逊维尔的佛罗里达大学也建立了各自的质子中心。美国和世界各地的质子治疗中心数量在之后急剧增加。根据国际离子治疗联合会(Particle Therapy Co-Operative Group,PTCOG)网站(http://www.ptcog.ch)的统计,截至 2018 年 3 月,美国已有 27 个质子治疗中心开业,全球共有近 70 家。截至 2016 年 12 月,全球已有 150 000 例患者接受了质子治疗。

　　质子治疗技术也随着治疗中心数量的快速增加而不断发展。尽管直至最近十年的大多数质子治疗以被动散射为主,新的治疗中心现在几乎完全使用扫描系统。新的系统为优化剂量适形分布提供了更多的灵活性。加速器和旋转机架趋于小型化,并以更低的成本提供更多的功能。治疗照射控制系统更加成熟,使系统能够以更高效率完成优越的治疗。

　　此外,十余年来的持续研究提高了对质子在治疗分次之间和每次治疗中的解剖学变化、射程不确定性、患者摆位不确定性及质子独特的生物学效应的敏感性的理解。这些知识已应用于调强质子治疗(intensity-modulated proton therapy,IMPT)技术中,以优化生物有效质子剂量分布(biologically effective proton dose distributions),实现更高的治疗效益比。蒙特卡罗计算方法提供了更为精准的剂量分布计算,快速蒙特卡罗计算方法的发展使剂量分布的精度得到提高。多个质子与光子治疗的随机对照临床试验正在进行中,以评估质子治疗的相对临床及成本效益。

原则上,质子能够提供的治疗效益迄今远未完全实现。近期尽管技术上已有很大改善,我们也在理解质子治疗的物理、生物学和临床特征方面取得了重大进展,但为了最大限度地开发质子治疗的潜力,还需大量额外的研究和开发。以下各章节将介绍质子治疗的基本原理、现状及局限、现有改进质子治疗现状的研发以及质子治疗的长期前景。

## 质子的物理特性

质子治疗肿瘤的原理基于质子独特的物理特性,能使放射剂量分布对肿瘤靶区更加适形,并在更大程度上避开正常组织。质子的物理特性也导致了一般而言与传统放疗手段大为不同的生物学效应。总之而言,质子物理学和生物学特性的结合可提供更高的治疗效益比。

质子与物质的相互作用主要通过与原子电子的库仑作用、与原子核的库仑作用及核相互作用。质子穿透媒质时会逐步减速,每单位距离沉积的能量[称为传能线密度(liner energy transfer,LET)]不断增加,直到其能量被完全吸收,然后基本上突然停止。因此在均匀介质,例如在水模(water phantom)中,单能质子束会形成特征性的布拉格峰(图 2.1)[3]。因为质子比电子重得多,它与电子的库仑作用不会对其轨迹有明显改变。质子与原子核的库仑散射发生概率低得多,但会产生更大角度的散射从而导致明显的质子束流侧向展开。质子束流的侧向半影因而增宽,尤其在质子速度减低接近射程末端处。质子与原子核的相互作用主要发生于质子能量较高时,概率更低,导致大角度散射及包括中子的次级粒子的产生。

这些属性对质子的生物学与临床效应具有深刻影响。质子比光子的电离密度更高,且这个密度随质子依深度增加减速时 LET 的增加而增大,从而造成更大的生物学损伤(例如更为复杂及集中的 DNA 损伤),因此相对生物学效应(relative biological effectiveness,RBE)随深度增加而不断增大。RBE 是一个具有物理与生物学参数的复杂函数,将在质子生物学特征一节中简要讨论。更多细节可见第一章及参考文献中,包括本章后选引的文献。可以利用 RBE 变化来增大靶区和正常组织间的生物有效剂量差。

此外,质子具有比光子更低的入口剂量(入口区除外,见图 2.1),并且几乎无超出射程末端的剂量。理论上质子可以因此用来构成更"紧凑"的剂量分布(更小的"低剂量浴")。一般而言,这样的剂量分布可以在同样靶区剂量下

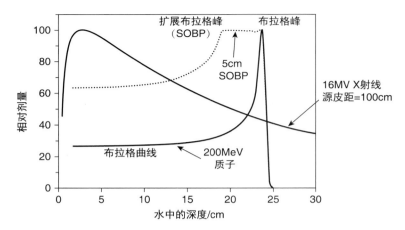

**图 2.1**　200MeV 质子束流的深度剂量曲线。未调制和 5cm 宽的 SOBP, 与 16MV X 射线（10cm×10cm 射野）对比。曲线在每种情况下均以最高剂量归一为 100。SSD, 源皮距（改编自 Mohan R, Grosshans D, Proton therapy—present and future. *Adv Drug Deliv Rev*. 2017;109:27-44.）

大幅度减少接受照射的正常组织体积（详情见质子治疗计划与评估部分及第五章）。最近人们也认识到, 这种紧凑的剂量分布对抑制辐射诱发淋巴细胞减少症（radiation-induced lymphopenia, RIL）可能具有额外价值。RIL 被广泛认为是不良预后的重要指标。

　　质子在射程末端的剂量急剧跌落对改进剂量分布至关重要, 但可能有潜在的负面作用。与光子剂量分布相比, 质子剂量分布更易受到每次治疗中因呼吸或其他生理活动造成的解剖学改变及每次治疗之间因体重变化、肿瘤缩减、摆位误差等造成的器官解剖学变化的负面影响。需要采用特殊手段来尽量减少源于这些变化的不确定性并考虑其后的残余不确定性。

## 质子的生物学特征

　　对质子治疗的一个常见误解是, 在同等物理剂量下, 质子与光子的生物学和临床效应的差别只包括质子生物学剂量高于光子 10% 的固有假设。换而言之, 质子的 RBE 是一个数值为 1.1 的常数。事实上, 当质子与体内各种组织（或一般物质）相互作用时, 它们的运动轨迹不同且更为复杂。因此, 它们的放射生物学（radiobiology）及临床效应也极为不同。根据不同物理参数及照射剂量, 它们应被看作不同药物, 或者是同一药物的不同形态。临床使用者对这些不同的充分了解和辨识对有效使用质子治疗至关重要。

## 当前质子治疗临床实践的生物学效应

质子治疗的临床使用实践源于我们在光子治疗中的丰富经验。这样的推断要求我们了解质子相对于光子的生物学效应。过去已有大量的体外和体内研究测量质子相对光子的 RBE。Paganetti 等人在两篇文章中对这些数据做了总结[4,5]，他们认为考虑到数据本身的不确定性，使用一个平均值是合适的。当前的质子治疗临床实践简单地假设质子 RBE 对于所有的肿瘤和组织为一个数值为 1.1 的常数，与剂量和 LET 无关。但作为 RBE 取值为 1.1 基础的这些实验的过程具有广泛的不一致性及报告不完整性，因此数据结果具有极大不确定性。大多实验使用了高剂量分割（5~8Gy），测量点位于大宽度（约 10cm）的、相对而言高能量的扩展布拉格峰（spread-out Bragg peaks，SOBP）的中部。数据测量使用的细胞种类/组织及终点数量相对较少。因此大多测得数据接近 1.1 不足为奇。

现在人们越来越认识到 RBE 是一个变量，是每次照射剂量、LET、组织和细胞特性及其他因素的复杂非线性函数。忽视这些变化可能对治疗结果带来严重副作用并限制质子治疗的效益。但临床上仍然使用 RBE 为 1.1 的数值。许多人以尚没有可以归因于这个选择的治疗副作用的报道来证明此种做法的合理性，然而，"缺乏证据并不表明证据不存在"。很有可能是治疗计划和实施过程中的不确定性掩盖了这个效应。随着更多的患者接受了治疗，现在已经有对预期之外的复发和毒性的报道[6-8]。其中如 Gunther 等人的报道，比较了儿童室管膜瘤（ependymoma）经光子和质子治疗后磁共振（magnetic resonance，MR）影像的变化率，他们发现质子治疗的患者比光子调强放射治疗（intensity-modulated radiation therapy，IMRT）治疗的患者出现 MRI 变化的比例更大（43% vs. 17%），且发生时间更早[ 3.8 个月（中位值）vs. 5.3 个月（中位值）]。质子治疗患者影像学变化的分级和发生率高于光子治疗的患者。其他例子包括 Weber 等人[9]和 Mizumoto 等人[10]报告的患者接受质子治疗后发生的严重神经毒性。

这些失败可能有很多影响因素，但 RBE=1.1 的假设可能是最重要的因素之一。一个主要适用于被动散射质子治疗（passive scattering proton therapy，PSPT）的解决方法是避免使用指向关键正常器官如脑干或脊髓的束流角度，或者阻止束流抵达关键结构。因为每个射野的剂量分布得高度不均匀，这些方法对 IMPT 不适用。另一个方法是降低处方剂量，如 Indelicato 等人[7]在意识到具有深远临床意义的脑干坏死率可能增加后选择降低处方剂量。

## 精确量化质子生物学效应的实验室和临床研究

认识到对质子生物学效应认知上的差距后，多个进行高精度、高准度体外和体内试验的工作已经开始。已发表的代表性研究包括 Guan 等人[11]、

Chaudhary 等人[12,13]和 Liu 等人[14,15]的工作。例如 Guan 等人使用了蒙特卡罗计算设计的特殊仪器和单能扫描质子束流,显示了 RBE 值的大幅变化,尤其在布拉格峰附近,直至在远端跌落区域达到 3 或 4 的数值(图 2.2)[16]。Chaudhary等人报告了不同细胞系的类似特征。此外,Liu 等人的研究[14,15]表明,对于一组17 种不同的肺癌细胞系,RBE 值与 1.1 有很大的偏差,即使在 SOBP 中央部位也是如此。他们把这个结果部分归结于 Fanconi 贫血/乳腺癌基因(BRCA)通路

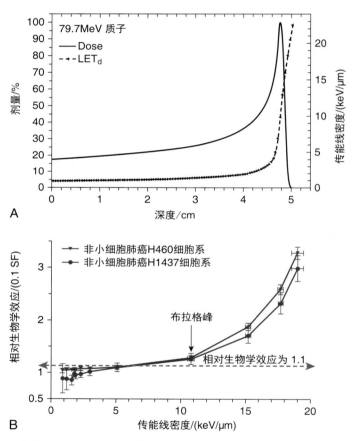

**图 2.2** (A)一个能量为 79.7MeV 扫描面积为 18cm×18cm 的质子束流的深度剂量曲线和 LET 曲线。(B)在水等效材料中,沿同一束流测得的 RBE 与 LET 的关系。注意 RBE 在布拉格峰前基本以线性增加,然后在远端衰减区以快速非线性增加。NSCLC,非小细胞肺癌(A 来源:Guan F,Peeler C,Bronk L,et al. Analysis of the track- and dose-averaged LET and LET spectra in proton therapy using the geant4 Monte Carlo code. *Med Phys*. 2015;42:6234-6247. B 来源:Guan F,Bronk L,Titt U,et al. Spatial mapping of the biologic effectiveness of scanned particle beams:towards biologically optimized particle therapy. *Sci Rep*. 2015;5:9850.)

缺陷。有趣的是虽然 SOBP 中部的剂量-平均 LET 值较低,该处的能量和 LET 值范围很广。或许使用剂量-平均 LET 代替生物学效应是不合适的。一般来说,质子生物学更为复杂,需要持续地进一步研究。(更多详情见第一章。)

## 由临床反应推算质子相对生物学效应

直接将实验室体外和体内数据转用于临床实践是有问题的,尤其是当大多数据是基于克隆细胞的存活时。我们可以试图用质子相对于光子的临床反应数据推算 RBE 值。遗憾的是现有数据不足并具有高度不确定性,因而可能掩盖 RBE 的真正属性。即便如此,改进实验室数据模型以适应质子和光子之间临床反应的差异是有意义的。例如可以将正常组织并发症概率模型分别完成光子和质子数据的拟合,两个模型拟合之间的差别可能源于 RBE。假设可以精确计算光子和质子剂量分布(例如使用蒙特卡罗技术),就可以调节(优化)RBE 模型的参数使其同时适合质子和光子的数据。

Peeler 等人[17]采用不同方法分析了上文中提及的 Gunther 等人[6]的数据,以确定放射治疗前后图像的变化是否与更高的 LET 值相关,并可归因于质子 RBE 值偏离 1.1。他们指出图像变化的概率是剂量和 LET 的函数,而图像体素强度 50% 概率改变的剂量是 LET 的函数。他们的结果提示增大的 LET 提高了脑组织中影像改变的发生率,这些变化表明放射性损伤伴随着 RBE 值的增加。从治疗反应数据中提取 RBE 的方法虽然具有挑战性,但与临床更为相关。

## 质子生物学效应的模型

对 RBE 了解的增进可以有助于提高治疗计划的最优性和临床效益。此目的可通过使用 IMPT 实现。IMPT 对可实现的剂量分布模式提供最高程度的控制。预测性的 RBE 模型可以纳入优化 IMPT 剂量分布的准则中,使得高 RBE 的质子停留在靶区内并远离正常组织。RBE 模型也可用来计算生物学效应,以评估给定的剂量分布,帮助临床决策。这些模型在比较不同的治疗计划,或比较质子剂量分布与光子剂量分布时会很有价值。很多预测 RBE 模型已经发表[18-27],但它们多假设 RBE 是剂量-平均 LET 的线性函数,因此过于简化而不能充分符合近期发表的放射生物学数据。新的 RBE 预测模型开发及改善现有模型精度的研究正在进行。关于 RBE 模型的更多讨论可见 Mohan 等人[28]的文章及前文引用的文献。

# 质子治疗递送系统

在临床应用中,回旋加速器或同步加速器将质子加速到治疗所需的能量通常为 70~230MeV。所需能量或能量序列由照射靶区所需的最大和最小穿透深度决定。

经加速后的质子束流进入治疗递送头(nozzle,即治疗头)时很细,具有图 2.1 中布拉格曲线的深度剂量特性,因此不适合用来治疗三维的、具有任意形状的肿瘤靶区。束流需要在纵向和横向上扩展,并构成适形于靶区的形状。实现这个目标的方法主要有两种:①被动散射照射以实施 PSPT;②使用磁扫描一系列具不同初始能量的质子射束(beamlets),以实施 IMPT。后者产生需要的剂量分布模式的功能更为强大。如前所述,迄今为止大多数质子治疗均使用了 PSPT,但几乎所有新安装的设备都基于束流扫描技术。

## 质子加速器

用于放射治疗的质子束流一般使用回旋或同步加速器加速,二者各有长短。回旋加速器产生一个连续的质子束流,理论上更加紧凑并能提供更高的射束强度。质子被回旋加速器加速到最大能量(例如 230MeV),需要的低能束流通过在束流路径中插入电磁控制的降能器获得。同步加速器则将一组质子加速到所需能量。达到所需能量的质子从加速器中导出并通过"束流线"(beam line)传递到治疗室中。根据应用不同,束流导出的时间可在 0.5~4.5s 或更长时间之间变化。加速器系统在能量导出和切换之间的重设还需要 1~2s。一般来说,同步加速器的优势包括能量选择的灵活性、更窄的能谱分布和更低的功耗。无论使用哪种加速器,得到的狭窄单能质子束流由束流线中的磁传递到治疗室中,进入通常安装在旋转机架上的治疗头。大多数治疗设施中,一台加速器为多个治疗室提供束流。制造商现在也开始提供单室系统。

使用同步加速器的一个典型扫描束治疗,根据靶区深度不同,需要完成较多(约 20~50)个能量层的扫描。射野较大时可能每个能量层需要多个导出周期,射野较小时未使用的质子会被抛弃。考虑到加上能量切换耗时后每个周期需要 6s 或更长时间,每次治疗耗时可能相当长。新型系统的设计提供更高的剂量率和更快的能量切换,并具有多能量提取(multienergy extraction)功能,可以将能量逐步由最高降低来按深度扫描靶区。

基于回旋加速器的扫描束流(scanning beams)治疗使用快速降能器的高精度移动完成相邻能量层之间的扫描束流能量切换。

## 被动散射质子治疗

PSPT 使用旋转调节轮和一或两个散射器来实现狭窄束流进入治疗头后在横向和纵向的扩展,两者结合产生一个均匀圆柱形的剂量分布,称为 SOBP,具有较低的近端入口剂量,和迅速下降的远端剂量。剂量分布对靶区的侧向适形通常使用有足够厚度(2~8cm)的铜合金的挡块(aperture),以吸收束流中最高能量的质子。SOBP 的剂量分布对靶区远端形状的适形使用射程补偿器实现,通常为近水等效材质。被动散射 SOBP 的宽度在整个射野中设计为恒定值,因而不能控制靶区近端的剂量分布。当靶区远端边缘形状很不规则时,靶区近端可能有较大体积接受高剂量照射。

## 扫描束流

使用磁扫描质子细束来塑造束流形状是临床上更为有效的技术。需要的剂量分布可以用多个由不同方向入射的射野构成,每个射野由一系列不同能量的笔形束扫描(pencil beam scanning)组成。

进入患者或模体的质子笔形束几乎是单能量的,相对笔形束中轴的位置可以较窄的高斯函数分布描述。笔形束的横向尺寸由高斯分布的半高宽(Full width at half maximum,FWHM)或其标准差 $\sigma$ 表示。较小的 FWHM 对应更锋锐的束流半影区和对剂量分布更大的控制,因而更为理想。空气中的高能质子笔形束的 FWHM 比低能笔形束小。通常,空气中可获得最高能量(220~250MeV)的最小 FWHM 为 7~12mm(或 $\sigma$ 为 3~5mm),取决于供应商和设备型号。笔形束进入人体或模体媒质后 FWHM 大幅增加,尤其在射程末端处。

束流的磁扫描技术为创建最优适形的质子剂量分布提供了巨大的灵活性和可控性,同时也去除了对机械塑形设备(如挡块和补偿器)的需求,因而省去它们的制造费用,治疗时不再需要花费时间在不同射野之间进入治疗室更换设备,治疗效率因而提高。更重要的是扫描技术使 IMPT 得以实现。这可能是质子治疗最有效的方式。由治疗计划系统确定靶区内每个束斑矩阵的位置和强度[ 以跳数(monitor unit,MU)表示 ],以能够最大限度逼近需要的剂量分布。

自 1996 年起,Paul Scherrer Institute 已将质子扫描束流技术用以患者治疗,采用的是在患者横断面中以一维方向扫描的不同能量的质子束流。患者身长轴的维度方向使用治疗床沿此方向移动。二维扫描方式 2008 年 5 月第一次在 MDACC 使用,现在已成为常用方式。大多新建质子治疗中心已认识到扫描束流的潜力,因而主要或完全使用扫描技术。这个技术的未来研发仍在进行中。

扫描束流技术对近端和横向射野的塑形通过将束斑限制在靶区内实现。一般认为不需使用挡块。然而因为束斑尺寸(spot size)较大,现今也在考虑使用可按层改变形状的动态光栅。

治疗实施技术的更多细节详见第六章。

## 质子治疗计划制定与评估

这些问题在第五章中有详细讨论,这里的叙述有助于了解质子和光子的流程和技术的不同,计划制定和评估也经常需要不同种类的工具。

我们重申质子对治疗分次内的器官移动、分次间的解剖学变化及摆位误差更为敏感。此外,尽管质子射程有限且剂量在射程终端快速跌落,质子的射程具有不确定性,呈现为穿透深度的函数。质子束流路径中的非均匀媒质和它们相对束流方向的平移对肿瘤中的剂量分布有复杂干扰。另一方面,患者位置沿束流方向的刚性位移对剂量分布几无影响。传统光子治疗中使用计划靶区(planning target volume,PTV)外扩,以保证临床靶区(clinical target volume,CTV)在面对不确定性时仍有大概率接受处方剂量照射。但这个概念在质子治疗中不适用于束流方向。PSPT 对这个问题的解决方法是在设计靶区时对束流距肿瘤的近端和远端边缘处增设外扩。用以控制剂量对靶区远端适形的射程补偿器也因为需要克服剂量在肿瘤区内受到的扰动而作"涂抹(smearing)"处理。这些方法不适用于 IMPT。IMPT 中的每个射野在靶区内的剂量分布可以是高度不均匀的,但所有射野的剂量匹配构成一个均匀剂量(uniform dose)分布。各种物理不确定性对剂量分布的扰动导致不同射野的剂量不能匹配,而导致非均匀的靶区剂量。

PSPT 和 IMPT 都使用一个包括运动影响的内部靶区来克服呼吸运动的影响。剂量计算(dose calculation)假设人体是一个四维计算机断层扫描(four-dimensional computed tomography,4D CT)中各相面平均值的刚性代表。与光子治疗相同,肿瘤移动幅度小于某个阈值(如 5mm)时不需要使用如屏气或呼吸门控等特殊运动管理干预。但已有证据表明剂量所受的干扰不仅限于肿瘤的运动,而也包括质子射程因呼吸引起的变化[29]。因此关于是否使用特殊运动管理措施的决定应基于呼吸周期中的剂量分布变化,例如从吸气终止到呼气终止的时段。

以上段落中提及的不确定性意味着患者实际上接受的剂量分布与临床医生在治疗计划中看见并用来做出治疗决定的剂量分布不同。质子治疗中的这些不同比光子治疗更大。这个问题的解决方法最近已得到开发并在商业治疗计划系统中实施。其中有对治疗计划的鲁棒性评价(robustness evaluation),以评估计划对不确定性的抵抗性。剂量分布在一组预期的不确定性场景中重新计算,并为所有的场景绘制对应的剂量-体积直方图(dose-volume histograms,DVH),以用来评估治疗计划的适用性。CTV 剂量覆盖的"最差情况"经常被选用,因为这个情况符合光子治疗使用 PTV 的计划评估。注意 PTV 是用来确保 CTV 有高概率接受处方剂量的覆盖。换而言之,PTV DVH 代表了 CTV 最差情况下的 DVH。

鲁棒性评价适用于 PSPT 和 IMPT,并也适用于光子,但一般认为不是必要的。

IMPT 也可以使用被称为鲁棒优化(robust optimization)的技术来生成对不确定性较不敏感的剂量分布。这个方法对所有束斑强度进行优化,以求 CTV 覆盖和正常组织保护的概率在所有不确定性情况中同时最大化[30-37]。4D 鲁棒优化可以解决受呼吸运动影响的疾病部位的 IMPT 治疗,其可同时对所有不确定性和所有呼吸时相进行 IMPT 最优化,以满足需要的肿瘤和正常组织限制。

虽然鲁棒性评价和鲁棒优化能够使患者接受的剂量分布更为可靠,它们并不改善计划的最优性。事实上,进行鲁棒优化时增加鲁棒性要求的严格程度可能会减低计划的最优性。因此使用减少不确定性技术十分重要,包括使用室内体积成像引导患者摆位和更频繁的自适应重复计划以解决分次间解剖学的变化。剂量分布的近似计算也是质子治疗的一个不确定性来源。剂量计算使用的 CT 影像应该使用双能 CT(dual-energy CT)获得,因为这个成像技术可以减少伪影,获得的影像数据可以更精准地转换成阻止本领比,即质子剂量计算所需的量。商业治疗计划系统中使用的解析质子剂量计算模型也不够精确,需要使用蒙特卡罗系统或正在研发的快速蒙特卡罗技术。蒙特卡罗系统也更适合于计算质子 LET 数值和计算可变 RBE 值所需的能谱分布。

这里讨论的许多步骤也适用于光子治疗,但为质子治疗所必需。

## 在评估和优化质子剂量分布时纳入可变相对生物学效应

如前面已强调阐述的,质子的生物学效应是一个特别的问题。正在开发的质子 RBE 模型可以用来计算生物有效(RBE 加权)剂量分布。这种剂量分布或许可以帮助评估可变 RBE 是否影响了意外毒性和局部失败的发生。但将生物学效应的影响分离出来的一个前提是剂量计算中的不确定性必须最小化。

原则上来说,RBE 模型也可纳入 IMPT 的优化标准,在靶区中产生高生物学有效剂量,而在周边正常组织中产生低生物学有效剂量。使用质子治疗手段的主要原因是它们独特的布拉格峰。与物理剂量相比,布拉格峰处可变 RBE 加权的剂量比入口剂量高 30%~40%,相较于将 RBE 看作值为 1.1 的常数,将可变 RBE 纳入 IMPT 优化标准可能会导致靶区与正常器官更大的剂量差别。但因为 RBE 模型本身的不确定性,为这个目的使用可变 RBE 的做法尚被抵触。这也没错,但应该考虑到哪怕使用不够精确的模型也会得到比使用 RBE1.1 数值更好的生物学有效剂量分布。

一个建议的替代方法是在最优化准则中加入 LET 相关条件,使得靶区中的 LET 值更高,正常组织中 LET 更低[38,39]。原理是 LET 的计算更为准确。但 LET 不能充分替代生物学效应。最终,还是需要纳入精确的 RBE 模型(图 2.3)。

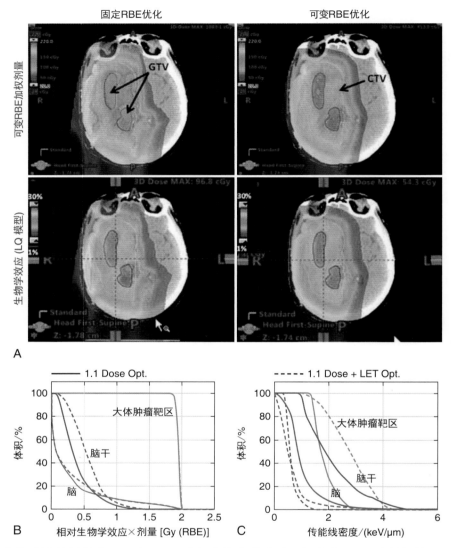

**图 2.3** (A)使用固定 RBE(RBE=1.1)标准优化的胶质母细胞瘤 IMPT 计划与使用可变 RBE 标准优化的计划比较。可变 RBE 使用了 Wilkens 与 Oelfke 模型计算[17]。上方两幅图显示了可变 RBE 加权的剂量分布,下方两幅图为使用线性二次模型计算得到的生物学效应(生存率)。(B)和(C)比较了儿童脑部肿瘤使用基于 RBE 为 1.1 加权剂量优化准则与基于相同优化准则加上控制靶区和正常结构中的 LET。(B)比较了 RBE1.1 加权的 GTV,脑干和正常脑组织的 DVH。(C)比较了对应的 LET-体积直方图。这些图表表明靶区中 LET 值明显增加,正常器官中 LET 值明显减少。当然可获得的生物学效应增益取决于结构之间解剖学的几何关系,可能需要权衡。GTV,Gross target volume,大体肿瘤靶区;LQ,linear quadratic model,线性二次模型(来源:Mohan R,Peeler CR,Guan F,et al. Radiobiological issues in proton therapy. *Acta Oncol*. 2017;56:1367-1373.)

## 现有研发工作，未来展望和总结

质子治疗可能相当有效，但与光子相比结果尚未达到预期。为了改进这个现状，近十年里通过学术机构的研究与发展，已取得很多进步。产业界也实现了很多基于临床需求的技术进步。但完全实现这个大有希望模式的全部潜力尚需更多的开发。

增进对不同质子剂量分布模态的临床反应了解的研究正在进行中。此外，为提高对质子生物学理解的体内和体外实验也在开展。从临床反应中提取生物效应的工作可以与实验室生物效应数据结合，用来开发新的预测性模型。这些模型正被结合到剂量分布的评估和优化中。未来的一个目标是通过临床试验和实践验证这些模型的有效性及其增强治疗效益比的前瞻性效果。

技术上的发明包括更为紧凑的加速器和旋转机架，使治疗系统更加高效和准确。新开发的功能包括更小的束斑尺寸，更快的能量切换，以及质子重复扫描（repainting）需要的多能量导出技术。

开发患者可以坐、立姿势成像及治疗的水平束质子治疗系统也有进展（参见 https://www.protoncenter.nm.org/whats-new）。这类系统可能因对屏蔽的需求较低因而大大减少造价。这样的系统可用于，甚至更适用于相当多的患者，且更适合使用实时 MR 成像的质子治疗。

近期一个关于缓解 RIL 的研究结果对增强质子价值或者具有深远意义。高级别 RIL 被广泛认为预示不良结果。Lin 与同事[40,41]证实了接收质子与光子治疗的食管癌的患者中 4 级 RIL 与低存活率的相关性。他们进一步显示了质子与光子治疗的患者在存活率上差异具有统计学意义。他们认为这种差异源于全身平均剂量的不同，质子提供了更紧凑的剂量分布。对质子与光子治疗中淋巴细胞损伤的深入分析已经开始，以图精确地建立 RIL 与含淋巴细胞的器官中剂量分布间的相关性和其他影响 RIL 发病率及严重程度的因素。这样的数据可以用来建立 RIL 模型，当这种模型纳入 IMPT 优化准则后，或可进一步显著地降低 RIL 的严重程度和发病率，使质子治疗更为有效而成为更多患者的首选治疗方法。

随着质子治疗在多个领域的进步，我们相信质子治疗的未来是光明和安全的。

**（余奇 译　李左峰 傅深 校）**

# 参考文献

1. Wilson RR. Radiological use of fast protons. *Radiology*. 1946;47:487-491.
2. Coutrakon G, Hubbard J, Johanning J, Maudsley G, Slaton T, Morton P. A performance study of the Loma Linda proton medical accelerator. *Med Phys*. 1994;21:1691-1701.
3. Mohan R, Grosshans D. Proton therapy—present and future. *Adv Drug Deliv Rev*. 2017;109:26-44.
4. Paganetti H. Nuclear interactions in proton therapy: dose and relative biological effect distributions originating from primary and secondary particles. *Phys Med Biol*. 2002;47:747-764.
5. Paganetti H. Relative biological effectiveness (RBE) values for proton beam therapy. Variations as a function of biological endpoint, dose, and linear energy transfer. *Phys Med Biol*. 2014;59:R419-R472.
6. Gunther JR, Sato M, Chintagumpala M, et al. Imaging changes in pediatric intracranial ependymoma patients treated with proton beam radiation therapy compared to intensity modulated radiation therapy. *Int J Radiat Oncol Biol Phys*. 2015;93:54-63.
7. Indelicato DJ, Flampouri S, Rotondo RL, et al. Incidence and dosimetric parameters of pediatric brainstem toxicity following proton therapy. *Acta Oncol*. 2014;53:1298-1304.
8. Merchant TE. Clinical controversies: proton therapy for pediatric tumors. *Semin Radiat Oncol*. 2013;23:97-108.
9. Weber DC, Malyapa R, Albertini F, et al. Long term outcomes of patients with skull-base low-grade chondrosarcoma and chordoma patients treated with pencil beam scanning proton therapy. *Radiother Oncol*. 2016;120:169-174.
10. Mizumoto M, Murayama S, Akimoto T, et al. Proton beam therapy for pediatric malignancies: a retrospective observational multicenter study in Japan. *Cancer Med*. 2016;5:1519-1525.
11. Guan F, Bronk L, Titt U, et al. Spatial mapping of the biologic effectiveness of scanned particle beams: towards biologically optimized particle therapy. *Sci Rep*. 2015;5:9850.
12. Chaudhary P, Marshall TI, Currell FJ, Kacperek A, Schettino G, Prise KM. Variations in the processing of DNA double-strand breaks along 60-MeV therapeutic proton beams. *Int J Radiat Oncol Biol Phys*. 2015;95(1):86-94.
13. Chaudhary P, Marshall TI, Perozziello FM, et al. Relative biological effectiveness variation along monoenergetic and modulated Bragg peaks of a 62-MeV therapeutic proton beam: a preclinical assessment. *Int J Radiat Oncol Biol Phys*. 2014;90:27-35.
14. Liu Q, Ghosh P, Magpayo N, et al. Lung cancer cell line screen links Fanconi anemia/BRCA pathway defects to increased relative biological effectiveness of proton radiation. *Int J Radiat Oncol Biol Phys*. 2015;91:1081-1089.
15. Liu Q, Underwood TS, Kung J, et al. Disruption of SLX4-MUS81 function increases the relative biological effectiveness of proton radiation. *Int J Radiat Oncol Biol Phys*. 2016;95:78-85.
16. Guan F, Peeler C, Bronk L, et al. Analysis of the track- and dose-averaged LET and LET spectra in proton therapy using the geant4 Monte Carlo code. *Med Phys*. 2015;42:6234-6247.
17. Peeler CR, Mirkovic D, Titt U, et al. Clinical evidence of variable proton biological effectiveness in pediatric patients treated for ependymoma. *Radiother Oncol*. 2016;121:395-401.
18. Polster L, Schuemann J, Rinaldi I, et al. Extension of TOPAS for the simulation of proton radiation effects considering molecular and cellular endpoints. *Phys Med Biol*. 2015;60:5053-5070.
19. Wilkens JJ, Oelfke U. A phenomenological model for the relative biological effectiveness in therapeutic proton beams. *Phys Med Biol*. 2004;49:2811-2825.
20. Wedenberg M, Lind BK, Hardemark B. A model for the relative biological effectiveness of protons: the tissue specific parameter alpha/beta of photons is a predictor for the sensitivity to LET changes. *Acta Oncol*. 2013;52:580-588.
21. Carabe-Fernandez A, Dale RG, Jones B. The incorporation of the concept of minimum RBE (RbEmin) into the linear-quadratic model and the potential for improved radiobiological analysis of high-LET treatments. *Int J Radiat Biol*. 2007;83:27-39.
22. McNamara AL, Schuemann J, Paganetti H. A phenomenological relative biological effectiveness (RBE) model for proton therapy based on all published in vitro cell survival data. *Phys Med Biol*. 2015;60:8399-8416.

23. Carlson DJ, Stewart RD, Semenenko VA, Sandison GA. Combined use of Monte Carlo DNA damage simulations and deterministic repair models to examine putative mechanisms of cell killing. *Radiat Res.* 2008;169:447-459.

24. Frese MC, Yu VK, Stewart RD, Carlson DJ. A mechanism-based approach to predict the relative biological effectiveness of protons and carbon ions in radiation therapy. *Int J Radiat Oncol Biol Phys.* 2012;83:442-450.

25. Elsasser T, Weyrather WK, Friedrich T, et al. Quantification of the relative biological effectiveness for ion beam radiotherapy: direct experimental comparison of proton and carbon ion beams and a novel approach for treatment planning. *Int J Radiat Oncol Biol Phys.* 2010;78:1177-1183.

26. Friedrich T, Scholz U, Elsasser T, Durante M, Scholz M. Calculation of the biological effects of ion beams based on the microscopic spatial damage distribution pattern. *Int J Radiat Biol.* 2012;88:103-107.

27. Okamoto H, Kanai T, Kase Y, et al. Relation between lineal energy distribution and relative biological effectiveness for photon beams according to the microdosimetric kinetic model. *J Radiat Res.* 2011; 52:75-81.

28. Mohan R, Peeler CR, Guan F, Bronk L, Cao W, Grosshans DR. Radiobiological issues in proton therapy. *Acta Oncol.* 2017;56:1367-1373.

29. Matney J, Park PC, Bluett J, et al. Effects of respiratory motion on passively scattered proton therapy versus intensity modulated photon therapy for stage III lung cancer: are proton plans more sensitive to breathing motion? *Int J Radiat Oncol Biol Phys.* 2013;87:576-582.

30. Liu W, Li Y, Li X, Cao W, Zhang X. Influence of robust optimization in intensity-modulated proton therapy with different dose delivery techniques. *Med Phys.* 2012;39:3089-3101.

31. Liu W, Zhang X, Li Y, Mohan R. Robust optimization of intensity modulated proton therapy. *Med Phys.* 2012;39:1079-1091.

32. Liu W, Frank SJ, Li X, et al. Effectiveness of robust optimization in intensity-modulated proton therapy planning for head and neck cancers. *Med Phys.* 2013;40:051711-051718.

33. Liu W, Frank SJ, Li X, et al. PTV-based IMPT optimization incorporating planning risk volumes vs robust optimization. *Med Phys.* 2013;40:021709.

34. Fredriksson A, Bokrantz R. A critical evaluation of worst case optimization methods for robust intensity-modulated proton therapy planning. *Med Phys.* 2014;41:081701.

35. Liu W, Mohan R, Park P, et al. Dosimetric benefits of robust treatment planning for intensity modulated proton therapy for base-of-skull cancers. *Pract Radiat Oncol.* 2014;4:384-391.

36. Li H, Zhang X, Park P, et al. Robust optimization in intensity-modulated proton therapy to account for anatomy changes in lung cancer patients. *Radiother Oncol.* 2015;114:367-372.

37. Liu W, Schild SE, Chang JY, et al. Exploratory study of 4D versus 3D robust optimization in intensity modulated proton therapy for lung cancer. *Int J Radiat Oncol Biol Phys.* 2016;95:523-533.

38. Unkelbach J, Botas P, Giantsoudi D, Gorissen BL, Paganetti H. Reoptimization of intensity modulated proton therapy plans based on linear energy transfer. *Int J Radiat Oncol Biol Phys.* 2016;96:1097-1106.

39. An Y, Shan J, Patel SH, et al. Robust intensity-modulated proton therapy to reduce high linear energy transfer in organs at risk. *Med Phys.* 2017;44(12):6138-6147.

40. Shiraishi Y, Fang P, Xu C, et al. Severe lymphopenia during neoadjuvant chemoradiation for esophageal cancer: a propensity matched analysis of the relative risk of proton versus photon-based radiation therapy. *Radiother Oncol.* 2017;128(1):154-160.

41. Davuluri R, Jiang W, Fang P, et al. Lymphocyte nadir and esophageal cancer survival outcomes after chemoradiation therapy. *Int J Radiat Oncol Biol Phys.* 2017;99:128-135.

# 第二部分

# 物理和治疗计划

# 第三章

# 笔形束调强质子治疗的临床调试

X. Ronald Zhu，Falk Poenisch，Narayan Sahoo，Michael T. Gillin

## 引言

在放射肿瘤学中，"临床调试"或简称"调试"指的是从设备通过验收测试后到第一个患者能进行治疗之前的过程[1]。质子治疗的调试任务包括但不限于以下：①校准用于质子治疗的 CT（computed tomography，CT）扫描仪；②获取束流数据、建立并验证治疗计划系统（treatment planning system，TPS）中的束流模型（beam model）；③调试放射治疗递送系统（treatment delivery system），这包括包含电子病历（electronic medical record，EMR）系统的端到端测试；④建立一个综合质量保证体系，其中包括分别特定用于设备和患者的部分；⑤建立满足法规要求的安全程序；⑥制定操作程序；⑦培训负责计划和实施治疗的员工[1,2]。其中的许多任务如 CT 校准（CT calibration），固定设备的评估，质子 TPS 的培训及练习在束流可用之前就可以开始进行。一些供应商也使用"调试"一词来描述设备安装后为准备验收测试而调整机器的过程。我们建议将此过程称为技术调试，以使其与本章的主题"临床调试"区分开。

验收测试的目的是确定机器是否满足合同要求、性能说明以及相关的安全要求[1]。验收测试可以完全由具有相应资质的医学物理师[译者注：按美国放射学会（American College of Radiology）定义为已获美国放射资格认证委员会（American Board of Radiology）认证的放疗物理师]、供应商代表或二者的某种组合来执行。但是，确定机器是否通过了验收测试，是否可以开始临床调试是医学物理师的责任。由于某些验收测试和调试测试重叠，在这种情况下，可以共享两组测试的结果以节省时间[2]。但是，验收测试和调试的目的是不同的，并且两个过程不能合并为一个过程。本章的重点是第一段的步骤 1、2 和 3，即校准质子治疗的CT值[亨氏单位（Hounsfield unit，HU）]，建立和验证用于 TPS 的束流模型，以及调试治疗递送系统。

## 校准用于质子治疗的 CT

与光子治疗相同,千伏(kilovoltage,kV)X 射线 CT 图像目前用于创建患者模型和质子治疗计划。对于光子剂量计算,需要校准 CT 值与相对电子密度间的关系;对于质子治疗,CT 值则与质子阻止本领相关。化学计量法是一种常用的校准方法[3,4],其主要步骤如下[3]:

1. 测量已知化学成分和物理密度的一些组织替代物的 CT 值。见表 3.1 Schneider 等人[3]给出的一个组织替代插入物以及相应组成及物理密度的例子。

2. 根据公式 3.1,使用线性回归拟合组织替代物的 CT 值,从而得到系数 A、B、C,其中系数 A、B、C 分别描述 kVX 射线同模体及插入物发生光电效应,相干散射,以及非相干散射的截面:

$$HU_{SC}=\rho_e^{rel}(A\tilde{Z}^{3.62}+B\hat{Z}^{1.86}+C) \qquad [3.1]$$

式中 HU 为 CT 值,$HU_{SC}=HU+1\,000$ 为刻度 CT 值;$\rho_e^{rel}$ 是相对于水的电子密度;$\tilde{Z}=[\sum\lambda_i Z_i^{3.62}]^{1/3.62}$,$\hat{Z}=[\sum\lambda_i Z_i^{1.86}]^{1/1.86}$,$\lambda_i$ 是每单位体积元素 i 的电子数的比例;$Z_i$ 是元素 i 的原子数。图 3.1 显示了计算刻度 CT 值与测量刻度 CT 值的关系。

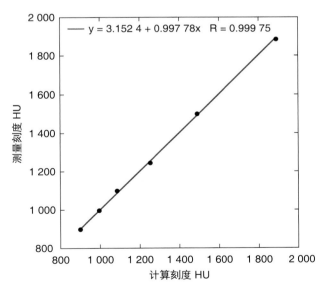

**图 3.1**　已知组成及密度的组织替代物的计算刻度 HU 与测量刻度 HU(缩放 HU=HU+1 000)关系的示例

3. 使用第 2 步中得到的系数及公式 3.1 计算国际放射防护委员会（International Commission on Radiological Protection，ICRP）23[5]号报告给出的多种参考组织的 CT 值。

4. 使用近似的 Bethe-Block 公式[3,4]计算这些 ICRP 23 号报告给出的参考组织的相对线性阻止本领（relative linear stopping power，RLSP）。

$$RLSP = \rho_e^{rel} K \qquad [3.2]$$

式中 $K = \left\{ log \left[ \dfrac{2m_e c^2 \beta^2}{I^t (1-\beta^2)} - \beta^2 \right] \right\} \bigg/ \left\{ log \left[ \dfrac{2m_e}{I^\omega (1-\beta^2)} \right] - \beta^2 \right\}$，$m_e$ 是电子质量，$c$ 为光速，$\beta$ 是质子的速度除以 $c$，$I^t$ 和 $I^\omega$ 分别是组织和水的平均电离能。式 3.2 的物理量中，平均电离能具有最大的不确定性，因此是质子阻止本领不确定性的最大因素。值得注意的是，RLSP 与相对电子密度 $\rho_e^{rel}$ 成正比，比例因子为 K，即组织和水之间的 Bethe-Bloch 公式值之比。尽管用于阻止本领的 Bethe-Block 公式与质子束能量相关，但是因子 K 是随能量变化非常缓慢的函数，并且在与质子治疗相关的质子能量范围内几乎与 β 无关。实际上，对于皮质骨，175MeV 和 100MeV 质子束之间 K 值的最大差异约为 0.2%。对于人体组织，K 值在 0.95~1.03 之间[3]。K 值的差异是由于组织和水的平均电离能不同而引起的；由于 K 值仅依赖于平均电离能的对数，其影响被减小了。

5. 通过合理拟合数据点创建最终校准曲线（阻止本领 vs. CT 值）。校准曲线的示例如图 3.2 所示。

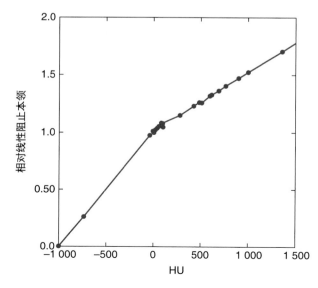

**图 3.2**　通过化学计量法得出的 120kV CT 扫描仪的计算 CT 值（亨氏单位，HU）与相对线性阻止本领校准曲线的示例

在第 1 步中,组织替代插入物 CT 值的测量应包括将插入物放置在两种不同尺寸体模的中央,较小的尺寸代表头部,另一个较大的代表体部(图 3.3)。应该使用头模和体模上每个组织替代插入物的平均 CT 值以减少射线硬化效应[4]。化学计量法建立的 CT 值至阻止本领的转换曲线反映了 ICRP 关于人体组织的参考值[5]。由于用于固定设备(immobilization devices)的非生物材料(例如丙烯酸)可能不会落在校准曲线上[3,4],合适的 CT 值必须与非生物材料的正确的阻止本领值相关联,以使治疗计划过程中的水等效厚度(water-equivalent thickness,WET)值正确。(参考文献 2 的表 14.2 中列举了质子治疗中遇到的常见非人体组织材料。)也建议使用生物组织样本验证 CT 值至 RLSP 的校准[4]。

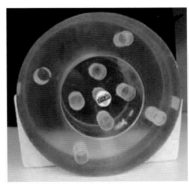

**图 3.3**　用于质子治疗的 CT 值校准的模体。左侧的大体模代表直径为 32cm 的“体部”,右侧的小体模代表直径为 16cm 的“头部”。“头部”体模是“体部”体模的一部分,可以插进“体部”体模

## 探测器和测量技术

调试过程中需测量的剂量参数用来满足以下总体目标:①确定跳数(monitor unit,MU)、剂量与 MU 线性度和输出校准;②确定剂量和束斑位置(spot position)的准确性;③为 TPS 提供束流数据;④验证 TPS;⑤建立质量保证程序。

### 电离室

Farmer 型圆柱电离室(ionization chambers)和平板电离室均用于被动散射束和笔形束扫描质子治疗[ pencil beam scanning(PBS)proton therapy ]系统的测量。一般的原则是,在均匀的、低剂量梯度区域内使用 Farmer 型圆柱电离室进行测量,而在涉及高剂量梯度时使用平板电离室进行测量(例如,深度剂量测量)。对于质子束中这些电离室复合损失的修正因子 $P_{ion}$,我们应该仔细确定使用哪些已发表的公式,例如国际原子能机构(International Atomic Energy Agency,IAEA)TRS-398[6]的那些公式,最适合某个特定的束流条件。例如,Sahoo 等人发现,对

于基于同步加速器的笔形束扫描,连续束的双电压公式是最合适的[7]。同样,对于高瞬时剂量率的束流,如某些基于回旋加速器的笔形束扫描系统中的束流,300V 的正常偏置电压可能不足以使 $P_{ion}$ 低于 1.01,因此,可能需要更高的偏置电压,如 400V。当使用这些电离室时,还应该确定极性校正系数和温度及压力校正系数。

## 积分深度剂量:测量和校正

TPS 所需的数据包括每一能量的积分深度剂量(integral depth dose,IDD)和空气中横向剂量分布。IDD 定义为单个束斑在垂直于束流方向的一个非常大的平面上剂量的积分(即沉积在特定深度的总剂量,单位为 Gy·mm$^2$/MU),也称为布拉格曲线[8]。IDD 测量使用的探测器是大型平板电离室如 PTW 布拉格峰电离室(Bragg peak chamber,BPC)(型号 34070,PTW-Freiburg,德国),其具有 4.08cm 的有效半径和 10.5cm$^3$ 的标称敏感体积[9]。BPC 的有效测量点在前窗的内表面,WET 值为 0.4cm。用三维水箱中的 BPC 扫描测量 IDD 需要一个扩展动态范围的静电计。同步脉冲信号可以方便地用来触发水箱扫描系统。

为了准确测量 IDD,推荐使用半径为 $R \geqslant 3\sigma_{spot} = 3\sqrt{\sigma_{air}^2 + 2(0.030\ 7R)^2}$ 的平板电离室,其中 $\sigma_{spot}$ 是被测束流的最大束斑尺寸,$\sigma_{air}$ 是空气中的束斑尺寸,$R$ 是质子束的射程。上式中的 $2(0.030\ 7R)^2$ 表示患者体内的多重库仑散射对束斑大小的贡献。由于多重库仑散射和核相互作用,BPC 的半径可能不足以捕获整个低剂量包络[10],因此可能需要使用基于蒙特卡罗(Monte Carlo,MC)模拟的修正因子进行修正[9,11]。修正因子可以定义为 $C(E, d; r_1, r_2) = \dfrac{IDD_{MC}(E, d; r_2)}{IDD_{MC}(E, d; r_1)}$,其中 $IDD_{MC}$ 是 MC 计算的深度为 $d$ 的 IDD,$E$ 是笔形束的能量,$r_1$ 是 BPC 的半径,$r_2$ 是模拟使用的虚拟电离室的半径,并且应该足够大以确保 $IDD_{MC}$ 的准确性。例如,在 UT MDACC 的笔形束扫描系统中使用 $r_2$ 值为 20cm。图 3.4 展示了 MD Anderson 笔形束在 2cm 深度下测量和校正的 IDD 和校正因子与能量的关系。能量从高到低的修正系数在 1.01~1.14 之间。值得注意的是,如果在不同深度进行测量,这些校正因子将是不同的[11]。例如,对于 MD Anderson 的能量为 221.8MeV 的笔形束,在约 18cm 的深度,IDD 可能会被 BPC 低估达 7.8%[12]。测量的 IDD 由 $IDD_{meas}(E, d; r_1) = M(E, d; r_1) N_{D,w} K_q \pi r_1^2$ 确定,其中 $M(E, d; r_1)$ 为修正的电离室读数,$N_{D,w}k_q$ 为校准因子乘以束流质量因子,$\pi r_1^2$ 为 BPC 的敏感面积。值得注意的是,目前没有为 BPC 电离室建立可追溯的国家校准标准。相反,用户必须在剂量分布均匀的区域内,通过与经认可的剂量校准实验室校准的电离室交叉校准来确定 $N_{D,w}k_q$[9]。BPC 敏感体积内的剂量均匀性会影响 $N_{D,w}k_q$ 值的准确性。一份关于回旋加速器和同步加速器束流测定的 $N_{D,w}k_q$ 值有差异的初步

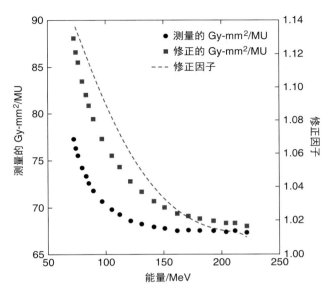

**图 3.4**　在 2cm 深度处以 Gy-mm²/MU 为单位的剂量积分随能量变化的函数。圆点线表示测量的积分剂量；方形线是校正的积分剂量；虚线为校正因子。MU，跳数（来源：Gillin MT，Sahoo N，Bues M，et al. Commissioning of the discrete spot scanning proton beam delivery system at the University of Texas M. D. Anderson Cancer Center，Proton Therapy Center，Houston. *Med Phys.* 2010；37：154-163.）

报告表明，这可能与剂量率有关[13]。这一观察结果应进一步研究。

## 横向剂量分布

　　空气中横向剂量分布也需要作为 TPS 的输入数据。模体内横向剂量分布可用于验证多重库仑散射和核相互作用的 TPS 模型。小型电离室和二维（two-dimendional，2D）探测器，如闪烁探测器和胶片可以用于这种测量，如下文所述。

### 电离室探测器：尺寸效应

　　小型圆柱电离室，如 PTW 针尖探测室（型号 31023 和 31022，PTW-Freiburg，德国）经常用于横向分布测量。值得注意的是，这些腔室敏感体积的有限尺寸可能拓宽测量横向分布，因此，应该得到每个探测器的详细信息，并且应该用探测器较小尺寸方向沿着扫描方向使用。例如 PTW 型号 31023 的探测器敏感体积直径为 2mm，长度为 5mm，因此探测器应沿直径为 2mm 的方向扫描。问题是5mm 的长度是否会影响测量结果，幸运的是，只要测量得到的剖面和笔形束扫描系统一样（大约每一个点都可以表示为一个二维高斯函数）可以表示为一个

可分离函数 $F(xy)=f(x)g(y)$, 很容易发现 5mm 的敏感体积长度对测量剖面没有任何影响。PTW 31022 型号是一个"3D"电离室, 其敏感体积直径为 2.9mm, 长度为 2.9mm。根据上面提供的数据, 31023 模型应该是测量横向剂量分布的首选模型, 因为它的直径较小——只要沿着直径的方向进行扫描。但探测器的尺寸效应还需要更高分辨率的探测器来验证, 比如胶片和闪烁探测器, 特别是在用于新一代笔形束扫描治疗头的小束斑的时候。

## 二维闪烁探测器和胶片 (Two-Dimensional Scintillation Detectors and Films)

当电离室不是最适合用于横向分布测量的探测器时, 另一种选择是使用二维探测器, 如闪烁探测器[14,15]和 Gafchromic 胶片[16,17]。对于这两种类型的探测器, 必须验证探测器随剂量和动态范围的线性和校准响应。当使用这些探测器时, 应该很好地理解闪烁探测器和 Gafchromic 胶片由于淬灭效应而产生的对传能线密度 (linear energy transfer, LET) 的依赖关系[15,17,18]。一个团队曾报告, 临床调试笔形束扫描系统时使用基于闪烁体的探测器 (Lynx, IBA Dosimetry, Schwarzenbruck, Germany) 来测量空气中的横向分布[14]。

## 治疗计划系统

TPS 包括用于治疗计划过程的各种模块, 其中, 束流模型配置 (beam model configuration) 模块, 是 TPS 调试中最重要的模块之一。调试剂量模型所涉及的任务包括获取输入数据、配置剂量模型以及验证这些剂量模型。

## 质子剂量算法 (Proton Dose Algorithms)

初级粒子和次级粒子都对质子束产生的吸收剂量有贡献。初级质子是那些在介质中只与电子发生弹性相互作用和发生质子-原子核弹性散射的质子。次级粒子是通过非弹性核相互作用而产生的, 包括次级质子和其他碎片 (例如氘核, 氚核, α 粒子和中子)[19]。多重库仑散射主要来自患者、射程移位器并在空气间隙中传播至患者, 和束流线中的一些设备。核相互作用主要发生在患者体内, 大角度非弹性核碎片会产生束"晕"。商业的计划系统中用的剂量模型大多数是解析算法, 通常称为笔形束算法[20-27], 但基于 MC 的算法[28]近年来已经可用。

下面简要介绍一个源于 Schaffner[20]的解析算法, 使用了 Zhu 等人[11]的表达方式。三维剂量分布写为三维通量 $\Phi_{E_k}(x,y,z)$, 射束剂量分布 (即剂量核) 写为 $D_{E_k}^{beamlet}(x,y,d(z))$:

$$D(x,y,z) = \sum_{E_k} \sum_{Beamlet_j} \Phi_{E_k}(x_j,y_j,z) D_{E_k}^{Beamlet_j}(x-x_j,y-y_j,d(z)) \quad [3.3]$$

其中 $d(z)$ 是沿射束方向位置 $z$ 的 WET。假定射束剂量分布(也称为剂量核)具有径向对称性,可以写成

$$D_{E_k}^{Beamlet}(r,d(z)) = \frac{1}{\rho w}[S_{pp}(d(z))K_{lat,pp}(r,d(z)) + S_{sp}(d(z))K_{lat,sp}(r,d(z))],$$

$$[3.4]$$

其中 $r = \sqrt{x^2+y^2}$ 是横截面上的径向坐标,$\rho_w$ 是水的密度,$S(d)$ 是在 z 轴位置上 WET 为 $d(z)$ 的加权阻止本领;下标 $pp$ 和 $sp$ 分别表示初级质子和次级粒子,这样,$K_{lat,pp}$ 和 $K_{lat,sp}$ 分别表示初级和次级粒子的横向剂量分布[11,22-24]。因为次级粒子将能量沉积在初级质子束外部,所以,来自这些次级产物的低剂量包络(也称为核"晕"剂量)预计会具有较宽的横向分布[10,19,29]。

## 治疗计划系统所需的典型输入数据

TPS 所需的输入数据包括每个能量的质子束在距离等中心三到五个不同位置的空气中横向剂量分布及其 IDD。如果使用射程移位装置,还需要射程移位器的附加数据集。用于获取输入数据的探测器和测量技术已在前面几节中讨论过。经过测量验证的 MC 模拟数据可用作所需的输入数据。一个用于 MD Anderson 笔形束扫描射束线的 MC 生成的输入数据示例如图 3.5 所示。MC 生成的 IDD,$IDD_{MC}$ 应该通过在参考深度处测量的 IDD,$IDD_{meas}$ 进行校准:

$$IDD(E,d;r_2) = \frac{IDD_{MC}(E,d;r_2)}{IDD_{MC}(E,d_{ref};r_2)} \times IDD_{meas}(E,d_{ref};r_1) \times CF(E,d_{ref},r_1,r_2)$$

$$[3.5]$$

其中 $E$ 是射线能量,$d$ 是深度,$r_1$ 和 $r_2$ 分别是用于测量和模拟的平行板电离室的半径,$CF$ 是校正因子。例如,用于调试 MD Anderson 笔形束系统的 BPC 电离室的 $r_1$=4.08cm,$r_2$=20cm 和 $d_{ref}$=2.0cm。值得注意的是,对于低能射线,IDD 曲线上的剂量梯度在深度 $d_{ref}$=2.0cm 处较高。为确保精确的剂量测量需要注意测量深度的 WET 的精度。该测量或可以考虑在如 1.0cm 的浅处进行。

式(3.5)可以理解为:$IDD_{MC}$ 的比率将 MC 生成的 IDD 在参考深度归一化,$IDD_{meas} \times CF$ 项将归一化的 MC 生成的 IDD 转换为 Gy-mm²/MU 的单位。这种基于每 MU 绝对剂量的方法等同于其他机构使用的基于每粒子绝对剂量的方法[30]。

## 束流模型配置

为笔形束扫描配置束流模型时,能够精确计算横向剂量分布是最具挑战性的任务之一,尤其是精确计算由于多次库仑散射和核相互作用产生的低剂量包

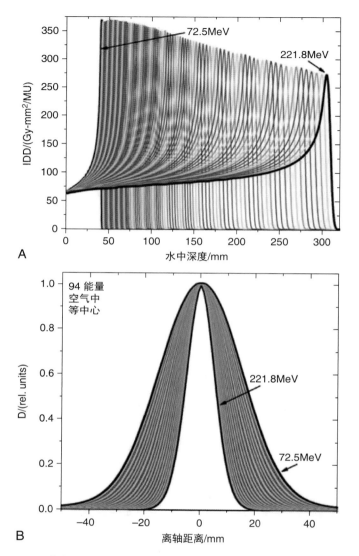

**图 3.5** （A）使用蒙特卡罗（MC）模拟和 MC 模拟生成的横向空气剂量分布在不同位置[ z=(0、±10、±20) cm，等中心处定义为 z=0 ]产生的所有 94 种能量的 IDD，单位为 Gy-mm²/MU:(B)所有能量，（C）能量为 221.8MeV 的笔形束(改编自 Zhu XR, Poenisch F, Lii M, et al. Commissioning dose computation models for spot scanning proton beams in water for a commercially available treatment planning system. *Med Phys*. 2013;40:041723.)

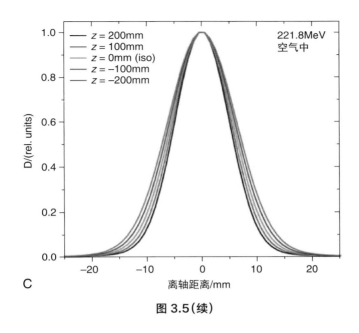

图 3.5（续）

络。对于高能量（≥150MeV）笔形束,低剂量包络的来源以患者体内产生的次级粒子为主,而对于低能量(<150MeV)笔形束,其低剂量包络则以经过在传输线和患者体内弹性散射的初级粒子为主[19]。Pedroni 等人[29]在研究单个笔形束束流通过均质模体传输时,观察到在距离束流中心几厘米处存在低剂量包络。在使用扫描束技术的治疗中,这种低剂量包络最多可贡献总剂量的 15%。尽管有可能,但精确地直接测量在空气和模体中的低剂量分布,其仅为中心轴剂量 $1/10^4$ 的相对剂量水平[10],目前仍然具有挑战性。即使能够进行低剂量包络的测量,也最好独立验证以确认剂量模型的准确性。在 Pedroni 等人最初的研究中,他们首次使用同心正方形框架的照射图案,并测量扫描图案的中心剂量,以实验方式确定了低剂量包络的特性[29]。基于类似的想法,Inaniwa 等人[31]和 Sawakuchi 等人[10]分别通过测量扫描图案中心的射野尺寸因子来确定碳离子和质子的低剂量包络。随后,在相同的研究目的下,Clasie 等人采用了同心圆,随着圆的周长的增加,次级粒子的微小贡献会被放大[30]。射野尺寸因子的测量,包括实验设置的示意图,如图 3.6 所示。方形射野是由多个单能笔形束束斑叠加产生的。通过这种类型的测量,可以确定单个笔形束低剂量包络影响的其他信息。射野尺寸因子可以在几个深度处进行测量,其所选的笔形束能量须涵盖可用能量的整个范围。

　　在 TPS 束流配置模块中,首先通过将输入数据拟合为一个解析公式来确定

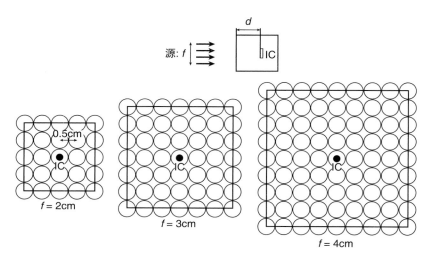

**图 3.6**  射野尺寸因子实验图解。上部显示了实验的设置。水模的表面位于等中心平面。电离室(IC)放置在中心轴上的固定深度 d 处,接受单个能量不同边长 f 的方形野进行的照射(下部)。相邻笔形束中心之间的间隔在等中心平面处固定为 0.5cm(来源:Sawakuchi GO, Zhu XR, Poenisch F, et al. Experimental characterization of the low-dose envelope of spot scanning proton beams. *Phys Med Biol*. 2010;55:3467-3478. © Institute of Physics and Engineering in Medicine. 由 IOP Publising 授权转载,保留所有权限)

相空间参数,然后将计算出的射野尺寸因子与测量值进行比较。迭代调整相空间参数,直至计算的和测量的射野尺寸因子获得最佳的一致性[11]。例如,在最初的计算方法中,笔形束的通量被建模为单高斯函数。我们的计算和测量结果表明,单一的高斯函数无法准确描述 MD Anderson 扫描治疗头的单个笔形束在空气中的横向分布[10,12,19,32]。因此,TPS 供应商采用了双高斯通量模型[double-Gaussian(DG)fluence models]来包括扫描治疗头设备内大角度散射对笔形束通量的贡献[11]。然而,双高斯通量模型的第二高斯参数必须进行人为调整,这与在计算和测量射野尺寸因子之间获得更好的一致性的初衷相矛盾,因此一些人认为在商业 TPS 中笔形束算法的剂量核的处理存在缺陷。图 3.7 显示了射野大小为 2cm×2cm 至 20cm×20cm 的正方形射野的计算与测量所得射野尺寸因子的比较。在 2.0cm 的深度和布拉格峰附近的更深处,对于单高斯通量密度模型[single-Gaussian(SG)fluence models],计算出的射野尺寸因子与测量值相差 3.4%~7.2%,而对于双高斯通量模型,相应的差别则为 1.0%~1.9%。在最高能量(221.8MeV)和中间深度 23.2cm 时的比较如图 3.7G 所示,这种情况下核"晕"效应预计会更大(实际上,射野尺寸因子的最大差异对于单高斯通量密度模型和双高斯通量模型分别为 16.9% 和 3.5%)。这些结果进一步表明,商业 TPS 中采用

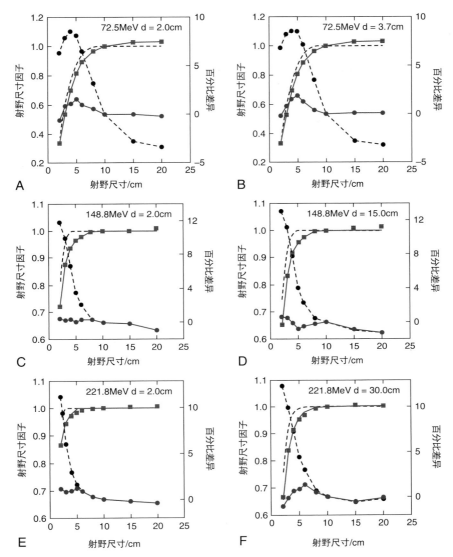

**图 3.7** 方形野尺寸因子计算值(单高斯和双高斯通量密度模型)和测量值的比较,百分比差异的正值表示射野尺寸因子的计算值大于测量值。对于射野尺寸因子,虚线表示 SG;实线表示 DG;方形表示测量值。对于百分比差异,带圆圈的虚线表示 SG,带圆圈的实线表示 DG,(A)和(B)能量为 72.5MeV(4.0cm 范围),深度为 2.0 和 3.7cm;(C)和(D)能量为 148.8MeV(15.2cm 范围),深度为 2.0 和 15.0cm;(E)到(G)能量为 221.8MeV(30.6cm 范围),深度分别为 2.0,30.0 和 23.2cm;Meas 表示测量值(改编自 Zhu XR,Poenisch F,Lii M,et al. Commissioning dose computation models for spot scanning proton beams in water for a commercially available treatment planning system. *Med Phys*. 2013;40:041723.)

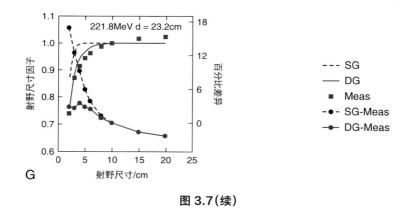

**图 3.7(续)**

的剂量核是有局限性的。Shen 等人[33]报告了一种确定相同商业 TPS 中相空间参数的有效方法。他用与商业 TPS 中使用的同等算法自编了一套剂量核的计算系统,并通过将该系统计算出的剂量核与所选能量在几个深度处的实测射野尺寸因子进行比较,得以在 TPS 之外确定相空间参数。

值得注意的是,如有需要,商业 TPS 可能提供一个深度-剂量归一表,以允许用户缩放所计算的绝对剂量,从而获得更好的一致性。对于 MD Anderson 的笔形束,深度剂量归一表的值比理想值大 2.2%~3.9%[11]。

## 束流模型验证(Beam Model Validation)

### 水模

体积剂量分布的验证测量可以用来验证束流模型,包括在 SOBP 和射野中心的绝对点剂量,沿中心轴的绝对深度剂量,沿 SOBP 中心的相对横向剂量分布,垂直于所选 SOBP 的射束入射方向的所选平面中的 2D 剂量分布。所有射野中心的绝对点剂量,包括深度剂量在内,可以作为标称射野尺寸(例如,从 2cm×2cm 到 20cm×20cm),SOBP 宽度(例如 2~20cm)和最高质子能量射程的函数进行测量。其测量方法与射野尺寸因子测量一致。例如,MD Anderson 的笔形束在射野和 SOBP 中心的计算和测量的绝对点剂量(平均值 ± 标准差)的差异为 0.0 ± 0.6%(射程:−1.9%~1.2%)。对不同深度计算与测量剂量的比较,如图 3.8 所示,横向剂量分布比较则如图 3.9 所示。

### 患者特异性计划测量(Patient-Specific Plan Measurements)

在治疗第一位患者之前,应为先前接受过治疗的几位患者生成笔形束扫描计划,以评估整个笔形束扫描计划、剂量验证和照射过程。特定于患者的测量可

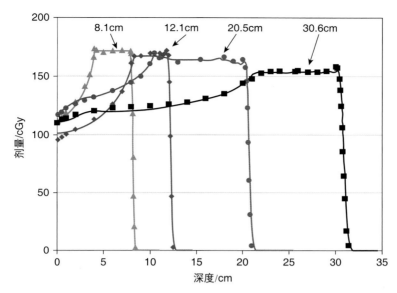

**图 3.8** 比较在 10cm × 10cm 的标称射野尺寸下沿着质子射野中心轴使用双高斯积分通量模型计算的和测量的四个不同的质子射程的深度剂量,其中扩展布拉格峰宽度为 10cm 或者 4cm(来源:Zhu XR,Poenisch F,Lii M,et al. Commissioning dose computation models for spot scanning proton beams in water for a commercially available treatment planning system. *Med Phys.* 2013;40:041723.)

以包括点剂量,深度剂量,以及每个射野在多个深度垂直于射束入射方向的 2D 测量。特定于患者的质量保证计划的详细信息,请参见第六章及其他[34,35]。

## 治疗递送系统

2008 年 5 月,基于笔形束扫描的质子治疗已经在 MD Anderson 质子治疗中心得到了应用。质子治疗递送系统由一个同步加速器和扫描治疗头(Hitachi,Ltd.,Tokyo,Japan)和 EMR 系统(Elekta AB,Stockholm,Sweden)组成[36]。实施临床照射时,先将计划从 TPS 上以放疗医学数字成像和通讯(digital imaging and communication in medicine,DICOM)标准格式上传至 EMR 系统,然后下载到加速器控制系统。

一个点扫描(spot scanning)质子束在 3D 网格上以单独且不同的模式点对点输送剂量。在射束运动方向上,剂量网格由来自加速器可用的能量决定,并由 TPS 的治疗计划指定。对于同样的能量,点的位置是通过改变 X 和 Y 扫描磁铁的磁场强度来控制的。在 X-Y 平面中,束斑的位置可以由用户确定;对测试和

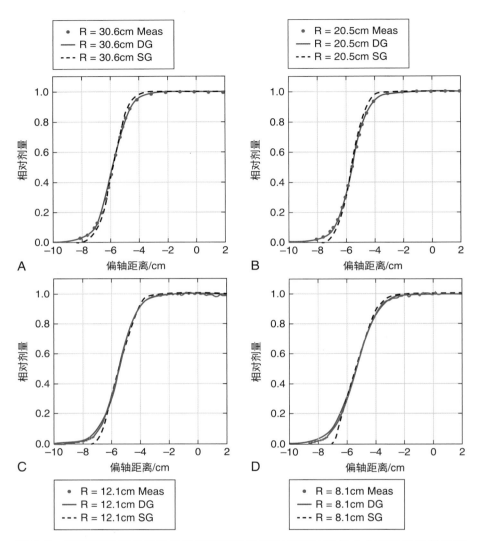

**图 3.9** 双高斯通量密度模型和单高斯通量密度模型计算与 4 个不同质子射程和 10cm 或 4cm 宽的 SOBP 中心平面内横向剂量分布测量的比较。点表示测量数据；实线为双高斯模型计算；虚线为单高斯模型计算。(A)射程=30.6cm,SOBP=10cm；(B)射程=20.5cm,SOBP=10cm;(C)射程=12.1cm,SOBP=4cm;(D)射程=8.1cm,SOBP=4cm。Meas,测量(来源:Zhu XR,Poenisch F,Lii M,et al. Commissioning dose computation models for spot scanning proton beams in water for a commercially available treatment planning system. *Med Phys*. 2013;40:041723.)

临床病例可以使用 TPS 通过 EMR,对物理测试或可通过手动创建。点扫描治疗射野的基本参数包括束斑的射程(即质子能量),束斑的位置,束斑的大小以及每个束斑输送的剂量。此外,考虑到当前的多供应商环境,必须确保不同系统之间信息传输的完整性。以下关于 MD Anderson 治疗系统的调试描述在很大程度上遵循了 Gillin 等人的做法[9]。

## 联锁(interlocks)装置

主要连锁装置包括剂量监测器(dose monitor)、束斑位置监测器、最小和最大束斑 MU(minimum and maximum spot monitor unit)以及偏转磁铁磁场,均应进行检测,以确保安全精确地实施扫描质子治疗。

### 剂量监测器

剂量检测器用于确定每个束斑的 MU 和射野的总 MU。共有两个剂量监测器,主剂量监测器和次级剂量监视器,其中主剂量监测器主要用于确定每个束斑和每个射野输送的计划 MU;如果主剂量监测器失效,次级剂量监视器作为备用监视器。联锁装置可以简单地通过断开主剂量监测器或次级剂量监视器开关来测试,以查看射束是否被连接的剂量监测器终止。当主剂量监测器或次级剂量监视器不起作用时,作者的测试发现只有一个束斑输出。

### 束斑位置监测器

束斑位置监测器为扫描束照射所独有,用于对 X 和 Y 方向上点位置的独立验证。如果计划的位置与实际递送的位置偏差超过一定的阈值(如:2~3mm),这个射野的射束递送将被终止。如果在这种情况下射束递送没有被终止,用户应该要求供应商解决这个问题。可以通过断开来自束斑位置监测器的 X 或 Y 通道来测试联锁装置;如果联锁是激活的,那么在 X 或 Y 通道断开时,应该只容许一个束斑被递送。

### 最小和最大束斑 MU

束斑 MU 的限值是基于扫描治疗头安全、精准输送每个束斑的能力来建立的。例如,最大的束斑 MU 是基于束斑的位置和大小已被验证情况下需要递送的最大剂量。每个束斑的最低 MU 被设定为大于预期延迟剂量的点剂量(或泄漏的剂量)。束斑最小 MU 和最大 MU 联锁可以通过设计射野来测试,使其束斑 MU 小于最小值或大于最大值。例如,当前 MD Anderson 质子设备的扫描治疗头,最小束斑 MU 为 0.005MU,最大束斑 MU 为 0.04MU;测试确认了束斑 MU 大于 0.004 65 和小于 0.042 9 的剂量递送。这些值均符合束斑 MU 的设计容差。

## 偏转磁铁磁场联锁（Bending Magnetic Field Interlock）

扫描治疗头内的偏转磁铁磁场被用于每个质子束能量的最终验证。对于 MD Anderson 的扫描治疗头，在联锁被激发之前，实际偏转磁铁磁场强度偏差的容差期望值为 0.006T，对应的能量值约为 1.4MeV。一个简单的测试涉及两个单独的运行，每个包含两个能量，在治疗模式下测试输送系统是否对偏转磁铁磁场强度进行了适当的检查。第一次运行时，使用偏转磁铁的正常值，第二次运行时，对第二个能量改变磁场强度。在第二个能量的一个束斑被输送后，输送就被一个联锁终止了。这种测试是在加速器控制系统的服务模式下进行的（与治疗模式相反）。

## 校准

### 每剂量监测单元（跳数）电荷（Charge per Monitor Unit）

质子与治疗头中监测电离室壁和室内空气的相互作用产生离子电荷，这些电荷被电离室收集。一个单个 MU 仅仅代表了主剂量监测器所收集到的一定数量的电荷。它与剂量分布的关系取决于能量和束斑的位置。一个 MU 与每个能量的束流通过剂量监测器的质子数成正比。主剂量监测器上的电荷量，也即用来确定一个 MU 的计数数量，实际是根据国际原子能机构的 TRS 398 协议在参考条件任意定义的。在 MD Anderson，应用 178.6~221.8MeV 之间（相应质子射程为 21.0~30.6g/cm²，标称 SOBP 宽度为 10cm）的 18 个能量束，在以等中心为中心，射野 10cm×10cm，点间距 8mm，共 217MU 的情况下，2.17Gy 的均匀剂量被输送到 1L 体积的水。校准点一般在 SOBP 的中心。或者，也可以使用均匀间隔分布的单能量层束斑模式，并将校准点选在入射处附近。当如上所述的均匀 SOBP 不可用时，第二种方法有优势。

### 剂量监测器线性度

剂量监测器收集到的每个束斑的电荷量通常很小。例如，对于在 MD Anderson 扫描治疗头，每个束斑最小 MU 时收集到的电荷为大约 100pC，每个束斑最大 MU 时收集到的电荷为大约 800pC。因为要收集这么小的电荷量，所以能够确定剂量监测器的线性响应是很重要的。两个方法可以用来确定剂量监测器线性度（dose monitor linearity）响应：第一种方法是通过使用大电离室，例如 PTW BPC，测量不同 MU 的单个束斑，从最小到最大 MU。这种方法的缺点是单个束斑的小 MU 可能增大测量的不确定度。第二种方法是使用总 MU 相同（如 10MU），但由不同的束斑 MU 组成（如 250 个 0.04MU 的束斑，1 000 个 0.01MU 的束斑,2 000 个 0.005MU 的束斑)的模式以确定所测剂量的任何差异。这两种方法都在 MD Anderson 得到了应用。

## 束斑剂量学参数（Dosimetric Parameters of Spots）

笔形束扫描治疗射野递送的基本参数包括射程（即质子能量），束斑位置，束斑的大小以及每个束斑递送的剂量。

### 能量，射程和深度剂量

能量是质子束最基本的参数，它决定了质子束在给定的介质中的射程。笔形束扫描能量的选择通常基于给某个体积创建均匀剂量的需求，这个选择反映了原始布拉格峰的物理特性。质子束的射程定义为布拉格峰远端 90% 的剂量深度；例如，MD Anderson 笔形束扫描治疗头有 94 种能量可用，射程间隔在 $0.1{\sim}0.6 \text{g/cm}^2$ 之间。当 MD Anderson 的笔形束扫描治疗头进行临床调试时，由于时间紧迫，仅测量了 94 个深度剂量曲线中的 11 个，作为对验收过程中测量过的所有 94 个能量[9]的验证。测量所得的射程都在验收测试时的测量射程 1mm 以内。

### 束斑位置和尺寸

束斑是由两个扫描磁铁控制的。磁场强度的变化在"出束"时在最大电流的 0.1% 以内，相当于在等中心 ± 0.5mm 射束位置的稳定性。由于束流光学和加速器的特性，同步加速器产生的束斑，在 X-Y 横剖面上可能不是圆形的。一个束斑至少可以部分地通过测量其在空气中和在不同深度的半高宽（FWHM）来特征化。用 FWHM 表示空气中束斑尺寸随能量变化的一个示例见图 3.10。用针尖电离室测量的空气中和模体内横向剂量分布的示例见图 3.11 和图 3.12。用 Gafchromic 胶片验证束斑位置的示例见图 3.13。

### 端到端检测

最后，应测试从治疗计划到 EMR 再到治疗递送的整个过程。当出现不同供应商生产的系统之间存在 DICOM 定义略有不同的情况，应该要求供应商一起工作，为安全治疗患者提供必要的一致性。可以开发内部软件工具来解决这些差异，但这只能作为最后的手段[9]。MD Anderson 开发了这样的工具。

端到端检测应该包括整个过程："患者"摆位、图像引导（image guidance）以及治疗照射，并由 EMR 记录治疗情况。测试不仅应该包括没出状况的治疗照射，但也应包括涉及治疗递送系统或者 EMR 系统的中断或失败，因为整个铅笔束模式必须按照计划输送，以用处方剂量治疗靶区[9]。可以通过有意在治疗递送系

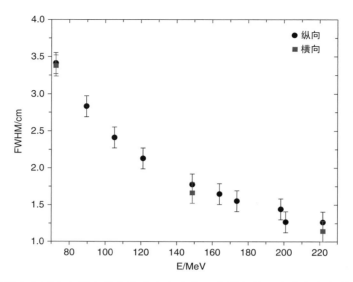

**图 3.10**　以等中心平面上横向分布的半高宽为衡量的单个笔形束在空气中的束斑大小与质子标称能量 E 的函数关系（来源：Gillin MT，Sahoo N，Bues M，et al.Commissioning of the discrete spot scanning proton beam delivery system at the University of Texas M. D. Anderson Cancer Center，Proton Therapy Center，Houston. *Med Phys*. 2010；37：154-163.）

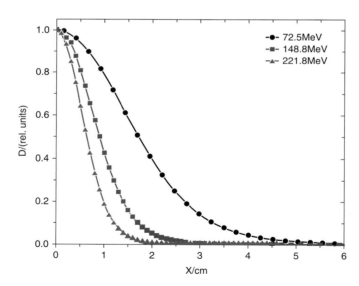

**图 3.11**　在 72.5MeV、148.8MeV 和 221.8MeV 能量下，空气中单个笔形束在等中心平面上的半横向剂量分布。测量使用了圆柱形电离室，型号 31014（PTW-Freiburg，Freiburg，Germany）（来源：Gillin MT，Sahoo N，Bues M，et al. Commissioning of the discrete spot scanning proton beam delivery system at the University of Texas M. D. Anderson Cancer Center，Proton Therapy Center，Houston. *Med Phys*. 2010；37：154-163.）

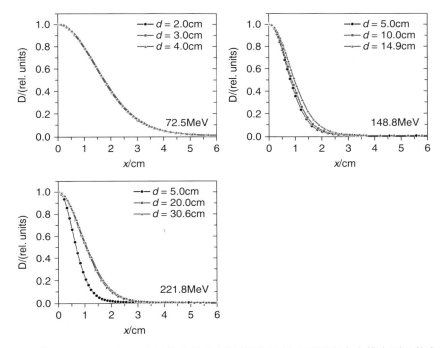

**图 3.12** 在 72.5MeV、148.8MeV 和 221.8MeV 能量下，单个笔形束在水模中测量的半横向剂量分布。水面位于等中心平面（来源：Gillin MT，Sahoo N，Bues M，et al. Commissioning of the discrete spot scanning proton beam delivery system at the University of Texas M. D. Anderson Cancer Center，Proton Therapy Center，Houston. *Med Phys.* 2010；37：154-163.）

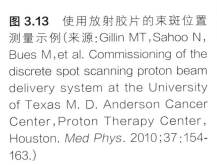

**图 3.13** 使用放射胶片的束斑位置测量示例（来源：Gillin MT，Sahoo N，Bues M，et al. Commissioning of the discrete spot scanning proton beam delivery system at the University of Texas M. D. Anderson Cancer Center，Proton Therapy Center，Houston. *Med Phys.* 2010；37：154-163.）

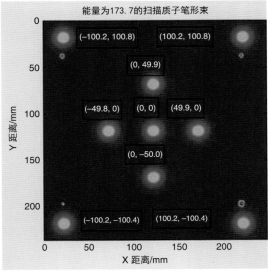

统和 EMR 系统中造成错误来测试治疗中断的恢复。

　　故障发生后,应验证输送的束斑和 MU 的数量,这些数值必须与治疗射野中定义的值一致。由此可以确定剩余的束斑和 MU 的数量,然后完成射野剂量输出。例如,一个测试涉及连续曝光三张胶片,第一张胶片被用一个正常的完整治疗照射,第二和第三张胶片一起被治疗的第一部分曝光,随后中止束流。然后第二张胶片被取下,第三张留在原处。中止束流恢复后,治疗剩下的剂量继续曝光到第三张胶片上。然后扫描胶片并比较剂量分布[9]。

　　治疗中断后的恢复可能需要重新进行整个过程,从发送治疗计划到 EMR 再到治疗递送系统,包括摆位信息和治疗射野。可能需要重复图像引导,以确保正确的患者摆位治疗。如果不必要做图像引导,那么必须正确地验证治疗床的坐标,如第 7 章(治疗照射过程)所述。

## 总结

　　调试质子治疗的笔形束扫描系统可能常常令人气馁,因为它涉及许多笔形束扫描特有的任务和过程,再加上类似于被动散射质子束和光子束调试中的任务和过程,所需时间常以月为单位计算。MD Anderson 采用了分阶段的方法,其中调强质子治疗是最后提供给临床的治疗方法。一个这样的工作需要多样化的团队。在 MD Anderson,对来自影像和放疗中心的大量模体照射,包括头颈和前列腺,给从成像到计划到照射的整个系统提供了独立的验证。本章范围之外的其他要求包括一个具有分别特定于设备和患者的综合质量保证程序;一个符合规定要求的安全程序;以及一套既定的操作程序用以培训参与治疗计划和治疗实施的工作人员。在尝试治疗存在较大的组织不均匀性的肿瘤部位之前,应该用非均匀模体验证这些部位剂量计算的精度,和使用更先进的算法,比如基于蒙特卡罗的算法。例如,在治疗受大量呼吸运动影响的解剖部位的肿瘤时,须有运动抑制的措施[37]。

(郑沅水　杨义锋　王莎　胡浩波　译　　卢晓明　校)

## 参考文献

1. Nath R, Biggs PJ, Bova FJ, et al. AAPM code of practice for radiotherapy accelerators: report of AAPM Radiation Therapy Task Group No. 45. *Med Phys.* 1994;21:1093-1121.
2. Dong L. Chapter 14: clinical commissioning of proton beam. In: Das IJ, Paganetti H, eds. *Principles and Practice of Proton Beam Therapy.* Madison, WI: Medical Physics Publishing; 2015.
3. Schneider U, Pedroni E, Lomax A. The calibration of CT Hounsfield units for radiotherapy treatment planning. *Phys Med Biol.* 1996;41:111-124.
4. Schaffner B, Pedroni E. The precision of proton range calculations in proton radiotherapy treatment

planning: experimental verification of the relation between CT-HU and proton stopping power. *Phys Med Biol.* 1998;43:1579-1592.

5. ICRP. *Report of the Task Group on Reference Man.* ICRP Publication 23. Oxford, UK: Pergamon Press; 1975.

6. IAEA. *Absorbed Dose Determination in External Beam Radiotherapy: An International Code of Practice for Dosimetry Based on Standards of Absorbed Dose to Water.* Technical Reports Series No. 398. Vienna, Austria: International Atomic Energy Agency; 2000.

7. Sahoo N, Li Y, Poenisch F, et al. Determination of pion of ion chambers used for reference dosimetry of passively scattered and spot scanned proton beams produced by the synchrotron of Hitachi Probeat machine. *Med Phys Int J.* 2016;4:187.

8. Scheib S, Pedroni E. Dose calculation and optimization for 3D conformal voxel scanning. *Radiat Environ Biophys.* 1992;31:251-256.

9. Gillin MT, Sahoo N, Bues M, et al. Commissioning of the discrete spot scanning proton beam delivery system at the University of Texas M.D. Anderson Cancer Center, Proton Therapy Center, Houston. *Med Phys.* 2010;37:154-163.

10. Sawakuchi GO, Zhu XR, Poenisch F, et al. Experimental characterization of the low-dose envelope of spot scanning proton beams. *Phys Med Biol.* 2010;55:3467-3478.

11. Zhu XR, Poenisch F, Lii M, et al. Commissioning dose computation models for spot scanning proton beams in water for a commercially available treatment planning system. *Med Phys.* 2013;40:041723.

12. Sawakuchi GO, Mirkovic D, Perles LA, et al. An MCNPX Monte Carlo model of a discrete spot scanning proton beam therapy nozzle. *Med Phys.* 2010;37:4960-4970.

13. Arjomandy B, Hsi W, Nazaryan V, et al. Determination of KQ factor for PTW Bragg peak chamber used in proton pencil beam dose calibration. *Med Phys.* 2016;43:221.

14. Lin L, Ainsley CG, Mertens T, et al. A novel technique for measuring the low-dose envelope of pencil-beam scanning spot profiles. *Phys Med Biol.* 2013;58:N171-N180.

15. Russo S, Mirandola A, Molinelli S, et al. Characterization of a commercial scintillation detector for 2-D dosimetry in scanned proton and carbon ion beams. *Phys Med.* 2017;34:48-54.

16. Arjomandy B, Tailor R, Anand A, et al. Energy dependence and dose response of Gafchromic EBT2 film over a wide range of photon, electron, and proton beam energies. *Med Phys.* 2010;37:1942-1947.

17. Krzempek D, Mianowska G, Bassler N, et al. Calibration of Gafchromic EBT3 film for dosimetry of scanning proton pencil beam (PBS). *Radiat Prot Dosimetry.* 2018;180(1-4):324-328.

18. Khachonkham S, Dreindl R, Heilemann G, et al. Characteristic of EBT-XD and EBT3 radiochromic film dosimetry for photon and proton beams. *Phys Med Biol.* 2018;63:065007.

19. Sawakuchi GO, Titt U, Mirkovic D, et al. Monte Carlo investigation of the low-dose envelope from scanned proton pencil beams. *Phys Med Biol.* 2010;55:711-721.

20. Schaffner B. Proton dose calculation based on in-air fluence measurements. *Phys Med Biol.* 2008;53: 1545-1562.

21. Schaffner B, Pedroni E, Lomax A. Dose calculation models for proton treatment planning using a dynamic beam delivery system: an attempt to include density heterogeneity effects in the analytical dose calculation. *Phys Med Biol.* 1999;44:27-41.

22. Ulmer W, Matsinos E. Theoretical methods for the calculation of Bragg curves and 3D distributions of proton beams. *Eur Phys J Spec Top.* 2010;190:1-81.

23. Ulmer W, Schaffner B. Foundation of an analytical proton beamlet model for inclusion in a general proton dose calculation system. *Radiat Phys Chem.* 2011;80:378-389.

24. Varian. *Proton Algorithm Reference Guide*, P/N B502616R01A. Palo Alto, CA: Varian Medical Systems; 2009.

25. Hong L, Goitein M, Bucciolini M, et al. A pencil beam algorithm for proton dose calculations. *Phys Med Biol.* 1996;41:1305-1330.

26. Soukup M, Fippel M, Alber M. A pencil beam algorithm for intensity modulated proton therapy derived from Monte Carlo simulations. *Phys Med Biol.* 2005;50:5089-5104.

27. Mohan R, Zhu XR, Paganetti H. Dose calculations for proton beam therapy: Monte Carlo: semi-empirical analytical methods. In: Das IJ, Paganetti H, eds. *Principles and Practice of Proton Beam Therapy.* Madison, WI: Medical Physics Publishing; 2015.

28. Paganetti H, Schuemann J, Mohan R. Dose calculations for proton beam therapy: Monte Carlo. In: Das IJ, Paganetti H, eds. *Principles and Practice of Proton Beam Therapy*. Madison, WI: Medical Physics Publishing; 2015.

29. Pedroni E, Bacher R, Blattmann H, et al. The 200-MeV proton therapy project at the Paul Scherrer Institute: conceptual design and practical realization. *Med Phys*. 1995;22:37-53.

30. Clasie B, Depauw N, Fransen M, et al. Golden beam data for proton pencil-beam scanning. *Phys Med Biol*. 2012;57:1147-1158.

31. Inaniwa T, Furukawa T, Nagano A, et al. Field-size effect of physical doses in carbon-ion scanning using range shifter plates. *Med Phys*. 2009;36:2889-2897.

32. Ciangaru G, Sahoo N, Zhu XR, et al. Computation of doses for large-angle Coulomb scattering of proton pencil beams. *Phys Med Biol*. 2009;54:7285-7300.

33. Shen J, Liu W, Stoker J, et al. An efficient method to determine double Gaussian fluence parameters in the eclipse proton pencil beam model. *Med Phys*. 2016;43:6544.

34. Zhu XR, Poenisch F, Song X, et al. Patient-specific quality assurance for prostate cancer patients receiving spot scanning proton therapy using single-field uniform dose. *Int J Radiat Oncol Biol Phys*. 2011;81:552-559.

35. Zhu XR, Li Y, Mackin D, et al. Towards effective and efficient patient-specific quality assurance for spot scanning proton therapy. *Cancers (Basel)*. 2015;7:631-647.

36. Smith A, Gillin M, Bues M, et al. The M. D. Anderson proton therapy system. *Med Phys*. 2009;36:4068-4083.

37. Chang JY, Zhang X, Knopf A, et al. Consensus guidelines for implementing pencil-beam scanning proton therapy for thoracic malignancies on behalf of the PTCOG Thoracic and Lymphoma Subcommittee. *Int J Radiat Oncol Biol Phys*. 2017;99:41-50.

# 第四章

# 固定方式与模拟定位

Archana S. Gautam，Richard Wu，X. Ronald Zhu，Falk Poenisch

## 引言

　　采用笔形束扫描技术的调强质子治疗（intensity-modulated proton therapy，IMPT）正在迅速发展，它可以将精确的、更适形的剂量递送到靶区，同时避开周围正常组织和关键器官。类似于调强放射治疗（intensity-modulated radiation therapy，IMRT）和容积调强弧度治疗（volumetric modulated arc therapy，VMAT），要充分利用 IMPT 的优势，关键步骤是固定和模拟定位（simulation）。固定和模拟定位的目的是减小患者在治疗分次内和分次间的摆位误差，并对摆位的不确定性获取很好的认知。无论机器能够提供多么精确的治疗，如果摆位不能重复且不适用于需治疗的病症，则很难实现精确的照射[1]。此外设计良好的固定系统还可以减少患者日常摆位的时间；头枕（headrests）、真空垫、体垫等设备的构建是为了减少摆位的不确定性和患者的移动，直肠内球囊的使用可以减少前列腺患者治疗期间的内部运动，间隔物用于在靶区和关键正常结构之间创造更多的间隙。

　　放射治疗中，固定并不是简单地固定患者，而是需要将他们在每次治疗中都置于稳定和可重复的位置[1,2]。因此，固定设备的索引非常重要：如果只有一个设备，则应该将其索引到治疗床上；如果有多个设备，则需要将每个设备相对于彼此进行索引，并且系统作为一个整体被索引到治疗床上。在质子治疗中准确地确定和保持束流路径上包括固定装置在内的 WET，是至关重要的。它有助于减小射程不确定度和对质子束半影的影响。需要指出的是，摆位的不确定性还可能会导致在患者不均匀组织中由于射程变化引起的综合效应，这可能改变质子的射程并影响剂量分布[3]。因此，好的固定系统也可以有效地降低射程的不确定性。

　　一般说来，质子治疗的模拟定位与 IMRT 和 VMAT 相似，都是使用计算机断层扫描（computed tomography，CT）机来获取容积图像的。磁共振成像（magnetic resonance imaging，MRI）和其他成像方式会使靶区的勾画更容易。然而，与光子相比,质子束的射程有限。质子在射程的末端沉积了大量的能量,也就是众所周知的布拉格峰。质子射程和相互作用取决于束流路径中的组织或材料密度;因此,用于质子治疗模拟定位的 CT 模拟定位机需要特别地校准,以建立亨氏单位值和质子阻止本领之间的关系(见第三章)。光子与介质的相互作用是 X 射线光谱的函数,不同的能量会产生不同的光谱。对于同一能量,由于 X 射线管壳结构的不同,不同的 CT 机可能会有不同的光谱,这可以作为 X 射线能谱的过滤器。因此,在进行质子治疗的 CT 扫描时,工作人员应该只使用针对质子治疗进行了校准的 CT 机。此外,即使能量相同,也不应将一台的 CT 阻止本领校准曲线应用于另一台不同的 CT 模拟定位机,除非已对其进行校准验证。

## 固定装置:一般考虑因素

放射肿瘤学固定装置应具有以下一般属性:①患者可重复性和舒适性;②易于使用和摆位;③易于制造和清洁;④在患者使用专用装置的整个治疗过程中保持刚度和形状;⑤索引到固定的治疗床。

Wore 等人讨论了用于质子治疗的固定设备的其他考虑因素[4,5]。在 MD Anderson 会议上,设计和选择质子治疗固定设备时,我们的考虑包括但不限于以下因素:①均匀、尽可能低密度的材料(部件间的差异性最小),以便在束流路径中引入最小的射程扰动;②斜率变化平缓和无锐边的设备;③产生最小成像伪影;④在治疗计划期间尽量避免射野通过部分床架和/或床的边缘。

根据治疗部位的不同,使用各种外固定装置,包括头枕、面网、咬块、真空垫、翼板和 T 形握杆以及腿-膝盖装置。对于运动目标,可能需要使用一些运动缓解策略,包括腹压板、屏气和门控。

MD Anderson 使用的 Hitachi 治疗床板(couch tops)是长方形平板,如图 4.1 所示,由碳纤维外壳包裹制成。这些床板具有低密度和均匀性的理想特性。它们有三种长度:长、中、短。短固定板最初是为头颈部(head and neck,HN)和脑部肿瘤患者设计的。然而,矩形会对常用于 HN 和脑部患者的侧野或斜侧野产生较大的气隙。对于浅层靶区,大的气隙将扩大被动散射束准直器的半影和带射程移位器点扫描束流的束斑尺寸。为了最大限度地减少气隙,设计和制造了专用于质子治疗的头颈固定板。如图 4.2 所示是 MD Anderson 使用的由 CIVCO(Kalona,IA)制造的一个示例,其中治疗床板上端轮廓为头部和肩部的形状。类似地,由 Qfix(Avondale,PA)开发的 BoS Headframe 也被其他一些机构使用。

尽管碳纤维床板在放射治疗方面具有许多优势,例如机械强度高、比密度低等[6],但它具有磁场传导性,这限制了它与 MRI 的兼容性[7]。另一方面,MRI

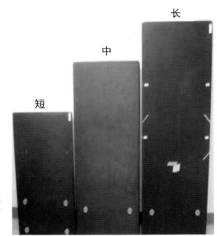

**图 4.1** MD Anderson 使用的 Hitachi 的治疗床板有三种不同的长度:短、中和长

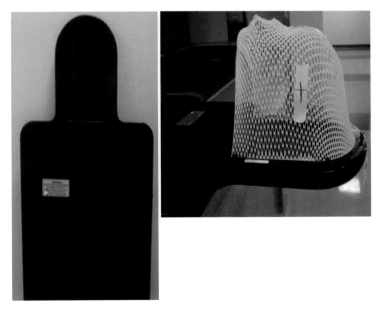

**图 4.2** MD Anderson 专用于质子治疗的头颈部治疗床板(head and neck couch tops);床板的上端轮廓具有头部和肩膀的形状

已成为现代医学中必不可少的成像方式,其可以进行放射治疗的原因是其优异的软组织对比度和其他先进的成像应用(例如弥散加权成像和弥散张量成像)[8]。建议使用与 MRI 兼容的固定装置进行质子治疗。目前已经开发出其他材料,例如聚丙烯和玻璃纤维的复合材料[7],作为 MRI 兼容碳纤维的替代材料。目前提出了两种方法[9]:①使用具有 MRI 兼容性材料治疗床和具有相同泡沫系数、形状和尺寸的固定装置进行成像,同时使用碳纤治疗床板进行患者 CT 模拟和治疗;②使用与 MRI 兼容的材料替换碳纤维,进行 CT 和 MRI 成像和治疗。在 MD Anderson,我们目前在质子治疗过程中使用第一种方法进行所有患者的模拟定位和 MRI 成像。

## 固定装置在治疗计划系统中的建模

传统上忽略了接受放射治疗的患者外部固定装置对患者剂量的影响,比如增加皮肤剂量,减少肿瘤剂量和改变剂量分布,就好像患者被悬浮在空气中一样。最近,美国医学物理学会(American Association of Physicists in Medicine,AAPM)发布的 176 号报告(TG176)也讨论了这个问题[6]。虽然在光子治疗中这些对剂量的影响应纳入计划系统中,但它们的影响很小,这些设备引入的射程误差可能导致质子束对部分目标靶区和/或正常组织的剂量变化高达 100%。对于质子治疗,束流路径中的固定装置(包括固定装置和治疗床)可作为射程移位器。在束流路径中的任何东西都会对束流的 WET 厚度产生影响,因此治疗计划系统(treatment planning system,TPS)应正确考虑到这一点。基于这些考虑,TG176 报告建议,对于质子治疗,应使用 TPS 计算设备的 WET 厚度值,将 TPS 计算值与测量值进行比较,以确保对设备进行正确建模[6]。

要在 TPS 中对外部设备进行建模,需要在计划 CT 图像中正确表示这些设备。一种直接的方法是将 CT 模拟定位期间治疗过程中使用的所有设备都包括在内。治疗床通常不同于 CT 模拟定位治疗床。MD Anderson 已经使用了几种方法来解决这个问题:

1. 如果照射患者的束流不通过任何设备和治疗床板,例如只使用侧野的前列腺患者,在这方面不需要特别考虑。
2. 对于头颈部和脑部肿瘤患者,在 CT 模拟定位时放置一个与治疗时相同的治疗床板,并将患者固定到治疗床板上。在 CT 模拟定位过程中,要特别注意确保 CT 的图像包含整个治疗床板。MD Anderson 开发了一个软件工具来移除 CT 治疗床板。图 4.3 显示了带和不带 CT 治疗床板的头颈部患者的 CT 图像。头颈部位治疗床 WET 厚度为 8mm,与实测值误差在 1mm 以内。

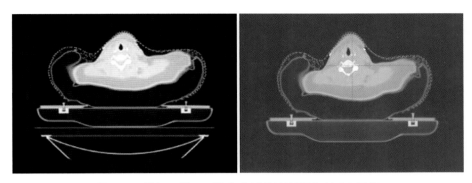

**图 4.3**　带与不带 CT 治疗床板的头颈部患者 CT 图像

3. 对于任何治疗时使用后照野束流由下方穿透 Hitachi 治疗床板的 MD
   Anderson 患者，使用 2 中提到的同一软件工具的不同功能用治疗床板的
   数字模型替换 CT 治疗床板。图 4.4 显示了分别具有 CT 治疗床板和数
   字治疗床板的胸部患者的 CT 图像。

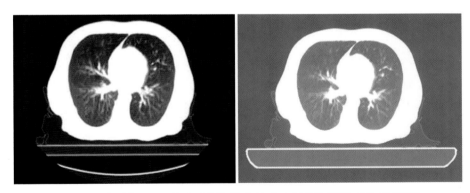

**图 4.4**　分别使用 CT 治疗床板和数字治疗床板的胸部患者的 CT 图像

　　在 CT 图像中正确表示这些外部固定设备之后，至关重要的是要验证 TPS
预测的 WET 值是否在确定的公差范围内。通常，TPS 根据每个体素 CT 值，在
CT 值与阻止本领校准曲线上找到该体素对应的相对线性阻止本领，并对束流路
径上所有体素阻止本领求和来计算 WET 值。
　　特定装置的 WET 可以通过测量在有无该装置情况下的深度-剂量曲线来
确定。粒子束的深度-剂量曲线可以通过扫描水箱中的电离室或多层电离室
（multilayer ionization chamber，MLIC）来测量[10,11]。图 4.5 是 MDACC 使用和不使
用 Hitachi 治疗床板在水箱中测量的深度-剂量曲线示例。经测定，治疗床板的

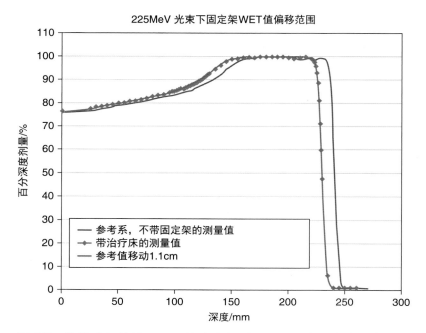

**图 4.5**　使用或不使用 Hitachi 治疗床板时,MDACC 在水箱中测量的深度-剂量曲线示例。确定治疗床板的 WET 为 (1.10 ± 0.05) cm

WET 值为 (1.10 ± 0.05) cm。在 TPS 中,此治疗床板已被证实具有相同的 WET 值。Wroe 等人[12]对临床上使用的各种固定装置进行了 WET 值分析。发现商用治疗床系统的多个配件的 WET 值与 TPS 预测的 WET 值误差在 1mm 以内。如果 TPS 对测得的 WET 值无法预测,则必须对装置进行等高线测量,并覆盖 HU 或阻止本领值,以使 WET 值与在装置上 WET 的实际测量值容差在 1mm 以内。在最近的一项研究中,Fellin 等人研究了 TPS 中 WET 模型引入的量程误差,并用 MLIC 进行了测量验证[11]。结果发现,除一个器件外,其余器件均可用 TPS 进行预测。

## 特定治疗部位示例

### 头颈部和脑部疾病患者

　　一般来说,在考虑固定和模拟定位时,应尽量减少患者摆位的潜在误差。例如,对于留长头发的头颈部和脑部患者,束流路径内发量每天的变化,是射程扰动的潜在问题,特别是后-前(posterior-anterior,PA)射野。因此,应特别注意留长发的患者,确保头发在模拟定位和整个治疗过程中每天都保持一致。头颈部患者的颈部弯曲、头部旋转和肩膀位置的变化可能会影响靶区体积的剂量覆盖范围以及正常组织的保护。

　　头颈部和脑部固定装置通常包括头枕、面罩和咬块。对于口咽和鼻咽双侧淋巴结的患者,我们通常使用三野技术,即后前、左和右头脚斜外侧射野[13]。因此,对于后前射野和垂直射野,选择适当长度的头颈治疗床板是很重要的。例如,当等中心放置在位于颈部中间的靶区总体积中心时,原装的头颈治疗床板对后前射野来说太短。我们不得不和厂商合作,重新设计并制造了新的头颈部治疗床板,比原装的长了12cm,同时保留了原先设计的轮廓形状。多年来,我们测试并使用了各种头枕,如图4.6所示,包括透明塑胶头枕、彩色泡沫头枕、Mayo的发

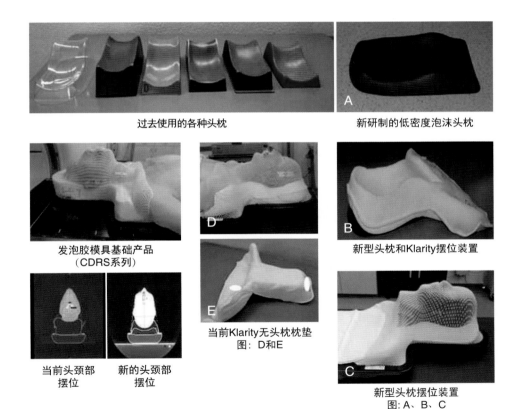

过去使用的各种头枕　　　　　　　　新研制的低密度泡沫头枕

发泡胶模具基础产品
(CDRS系列)

当前头颈部
摆位　　　新的头颈部
摆位

新型头枕和Klarity摆位装置

当前Klarity无头枕枕垫
图:D和E

新型头枕摆位装置
图:A、B、C

**图4.6**　头颈部患者的各种头枕。(A)透明塑胶;(B)有色泡沫;(C)Mayo模具(经Mayo Foundation for Medical Education and Research许可使用,版权所有。Mayo Clinic, Rochester,MN);(D)Klarity无头枕枕垫(Klarity Medical Products USA,Heath,OH);(E) Klarity最新研制的低密度泡沫头枕(Klarity Medical Products,LLC,Heath,OH)

泡胶模具基础产品（CDRS 系列）[14]、Klarity 无头枕枕垫（Klarity Medical Products USA，Heath，OH）和 Klarity 最新研制的低密度泡沫头枕。表 4.1 总结了每种头枕的优缺点。热塑成形面罩通常与头枕、模具或枕垫一起使用。如图 4.7A 所示，为了尽量减少脑部患者的头部旋转，一般将通用咬块连接到面罩上。如图 4.7B 所示，口腔肿瘤科生产的患者个性化支架可用于大多数的头颈部患者。头颈部患者的肩部位置通常是摆位一致性的关注点。注意让患者处于更放松和可重复的肩部摆位。最近，我们使用了一种利用锁骨位置来评估肩部在整个治疗过程中摆位是否一致的技术：在 TPS 中勾画出锁骨结构的轮廓，并将其投影到摆位用的数字重建 X 线片上，然后每天按照之前的图像引导时可以将锁骨结构的轮廓显示到拍摄的 X 线片，通过勾画轮廓与锁骨显影的匹配程度来确定肩部位置的一致性。

表 4.1 ■ 头枕比较

| 头枕 | 优点 | 缺点 |
| --- | --- | --- |
| 透明塑胶 | 内部均匀、小的 WET | 外侧边缘锋利 |
| 有色泡沫 | 内部均匀 | 外侧边缘锋利 |
| Mayo 的发泡胶模具基础产品（CDRS 系列） | 低密度 | 随时间收缩，模拟定位需花费很长时间 |
| Klarity 无头枕枕垫 | 与患者颈部非常适形，从而减少颈部弯曲变化和旋转 | 很难考虑与治疗床板的相对位置 |
| Klarity 低密度泡沫头枕枕垫 | 与患者颈部非常适形，从而减少颈部弯曲变化和旋转，改善了与治疗床的相对位置的分布 | 待定 |

WET，水等效厚度。

## 胸腹部

如图 4.8 所示，胸腹部患者使用类似的固定装置，包括一个大的半身真空垫（BlueBAG，Elekta Co.，Atlanta，GA）、翼板和 T 形握杆（Extended Wing Board，CIVCO，Kalona，IA）。患者通常采用手臂上举姿势。因为在治疗计划设计时，使用横向穿过治疗床板顶部边缘的后斜方向的束流，可能是最优射野方向之一。患者每天的摆位误差变化会转换为质子束流远端射程的变化，可能会导致靶区剂量欠量或关键结构剂量过高。可通过将固定装置按刻度固定在治疗床上以减

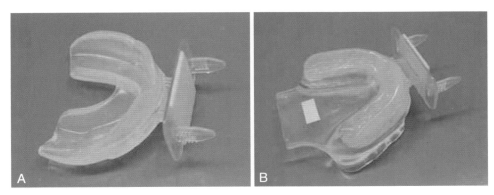

**图 4.7**　(A)用于脑部患者的通用咬块;(B)用于头颈部患者的定制咬块

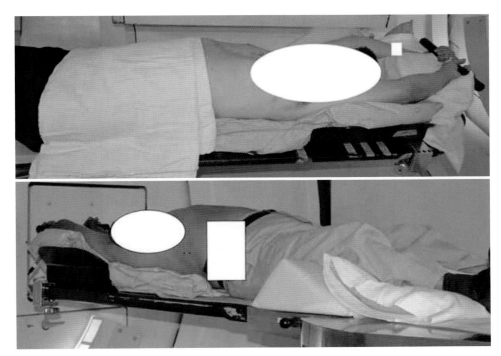

**图 4.8**　胸腹部患者使用的固定装置,包括一个大的半身真空垫、翼板和 T 形握杆

少每天的变化。然而,MD Anderson 的一项研究证明,即使使用有刻度指示的固定装置,观察到的误差也高达 1cm[15]。因此,应尽可能使用不横向穿过治疗床板顶部边缘的其他方向的束流。MD Anderson 使用位移指示杆将固定装置偏移 5cm 到束流路径内的一侧作为替代方法。采用该方法,患者始终偏移到治疗床

板顶部的一侧,从而避免束流横向穿过治疗床顶部边缘。其他部位疾病可能也存在类似的潜在边缘问题。

　　胸腹部患者另一个重要影响因素是呼吸运动。胸腹部运动靶区的模拟定位、治疗计划、治疗实施策略包括四维 CT(four-dimensional,4D CT)[16]、腹部施压、屏气、层和容积重绘以及呼吸门控[17]。一般在用 4D CT 评估运动幅度后进行屏气模拟定位。通常需要多次(3~5 次)屏气 CT 扫描以确定屏气的重复性。治疗计划只取其中的一次扫描。治疗实施时的屏气参数与模拟定位一致。

## 盆腔和前列腺

　　虽然软组织在人体内占主导地位,但束流路径内的骨骼结构可能会对 WET 有很大的贡献,例如前列腺患者的横向射野。因此,对于盆腔和前列腺患者,股骨头位置和前列腺相对于盆腔内骨结构位置的变化是选择固定装置和模拟定位的重要考虑因素。如图 4.9 所示,用于股骨头的脚膝固定装置(feet-knee fixation device)(Klarity Medical Products USA,Newark,OH USA)。装置的脚和膝盖部分

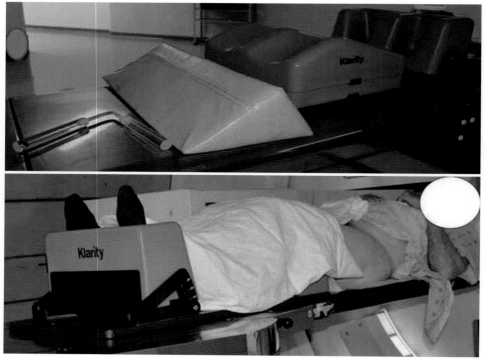

**图 4.9**　用于前列腺患者的脚膝固定装置(Klarity Medical Products,LLC,Heath,OH)

可以分开使用,也可作为整体固定到治疗床上,根据患者个体情况灵活选择。通常可使用多套 CT 影像扫描来确定摆位的一致性。患者可在两次 CT 扫描中间坐起来并走动一会,最终保持一个更放松的姿势,在治疗过程中也更利于体位的重复。前列腺癌放疗时,可采用直肠内球囊(endorectal balloons,ERBs)固定前列腺并保护直肠壁,减少前列腺分次内和分次间的位置差异[18,19]。可以经直肠超声引导下,在前列腺内放置 2~3 个金属标记物,用于计算前列腺的残余位置变化[20,21]。通过金标将前列腺体积与治疗射野匹配对齐,以进行图像引导的质子治疗。MD Anderson 使用的金标是由碳涂层二氧化锆制成的,它的剂量效应比金等 Z 值更高的材料要小[22]。水凝胶间隔物,SpaceOAR(Augmenix,Inc.,Waltham,MA)最近已用于前列腺癌的质子治疗[23]。将凝胶间隔物植入前列腺和直肠前壁之间,增加间隔距离从而减少直肠前壁的受照剂量。但在前列腺癌放疗过程中,凝胶间隔物并不能减少分次内和分次间的前列腺运动[24,25]。因此,有凝胶间隔物的患者,仍建议同时使用基准标记。但通常情况下,凝胶间隔物不与直肠内球囊一起使用[23]。

## 全脑全脊髓放疗

全脑全脊髓放疗(craniospinal irradiation,CSI)是用于中枢神经系统恶性肿瘤患者的一种放疗技术,如髓母细胞瘤(medulloblastoma)和原始神经外胚瘤[26]。如图 4.10 所示,在 MD Anderson 接受放疗的 CSI 患者多采用仰卧位,固定装置包括头枕、头部面罩和大的体部真空垫(BlueBAG,Elekta Co.,Atlanta,GA)。此外,为使后斜野可以避开横向穿过治疗床板顶部边缘,常规方法是使用聚苯乙烯泡沫板将患者抬高,这样射束角度通常与水平面成 15 度角,可以覆盖筛骨板同时避开晶状体[27]。一般全中枢神经系统的长度是大于最大可用射野尺寸的,因此需要多个等中心大射野[28]。对于使用笔形束扫描技术的 CSI 患者,通过 IMPT优化程序,不同等中心的相邻射野会有较大的重叠和较低的剂量梯度。在这种情况下,无须更改连接处的匹配线[28-30]。

因此,将泡沫塑料板和真空垫按刻度固定在治疗床板上是非常重要的,可以确保全中枢系统患者摆位的一致性。对儿科患者,常使用镇静剂来保持患者的治疗位置。同时对头部合理摆位保持呼吸通畅也很重要。

## 总结

固定和模拟定位是放射肿瘤学实践成功的关键过程之一。由于质子束流的射程有限,这对质子治疗和 IMPT 更为重要。只有校准过的扫描协议才可以用

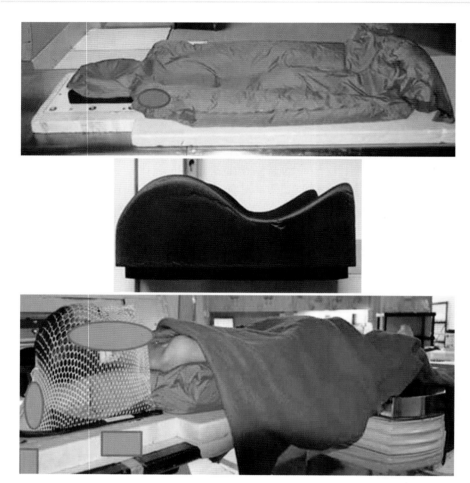

**图 4.10**  MD Anderson 全脑全脊髓放疗患者,仰卧位,固定装置包括头枕、头部面罩和大的体部真空垫

于质子治疗患者的 CT 扫描。应尽量减少固定装置造成的射程扰动,并避开锋利的边缘。TPS 需要能准确预测射程漂移效应。

(朱夫海  张书源 译    尹勇  校)

## 参考文献

1. Verhey LJ, Goitein M, McNulty P, Munzenrider JE, Suit HD. Precise positioning of patients for radiation therapy. *Int J Radiat Oncol Biol Phys*. 1982;8:289-294.
2. Goitein M. Calculation of the uncertainty in the dose delivered during radiation therapy. *Med Phys*. 1985;12:608-612.

3. Liebl J, Paganetti H, Zhu M, Winey BA. The influence of patient positioning uncertainties in proton radiotherapy on proton range and dose distributions. *Med Phys*. 2014;41:091711.

4. Wroe AJ, Bush DA, Schulte RW, Slater JD. Clinical immobilization techniques for proton therapy. *Technol Cancer Res Treat*. 2015;14:71-79.

5. Wroe AJ, Bush DA, Slater JD. Immobilization considerations for proton radiation therapy. *Technol Cancer Res Treat*. 2014;13:217-226.

6. Olch AJ, Gerig L, Li H, Mihaylov I, Morgan A. Dosimetric effects caused by couch tops and immobilization devices: report of AAPM task group 176. *Med Phys*. 2014;41:061501.

7. Langmack K. The use of an advanced composite material as an alternative to carbon fibre in radiotherapy. *Radiography*. 2012;18:74-77.

8. Metcalfe P, Liney GP, Holloway L, et al. The potential for an enhanced role for MRI in radiation-therapy treatment planning. *Technol Cancer Res Treat*. 2013;12:429-446.

9. Kruse J. Chapter 18: Immobilization and simulation. In: Das IJ, Paganetti H, eds. *Principles and Practice of Proton Beam Therapy*. Madison, WI: Medical Physics Publishing; 2015.

10. Dhanesar S, Sahoo N, Kerr M, et al. Quality assurance of proton beams using a multilayer ionization chamber system. *Med Phys*. 2013;40:092102.

11. Fellin F, Righetto R, Fava G, Trevisan D, Amelio D, Farace P. Water equivalent thickness of immobilization devices in proton therapy planning—modelling at treatment planning and validation by measurements with a multi-layer ionization chamber. *Phys Med*. 2017;35:31-38.

12. Wroe AJ, Ghebremedhin A, Gordon IR, Schulte RW, Slater JD. Water equivalent thickness analysis of immobilization devices for clinical implementation in proton therapy. *Technol Cancer Res Treat*. 2014;13: 415-420.

13. Frank SJ, Cox JD, Gillin M, et al. Multifield optimization intensity modulated proton therapy for head and neck tumors: a translation to practice. *Int J Radiat Oncol Biol Phys*. 2014;89:846-853.

14. Chungbin S. SU-E-J-171: Evaluation of cervical spine and mandible reproducibility of the CDR Mayo Mold and Civco Type-S head and neck immobilization systems. *Med Phys*. 2012;39:3692.

15. Dong L, Cheung J, Zhu X. Chapter 7: Image-guided proton and carbon ion theray. In: Ma C, Lomax T, eds. *Proton and Carbon Ion Therapy*. Boca Raton, FL: CRC Press, Taylor & Francis Group; 2013.

16. Zhang X, Li Y, Pan X, et al. Intensity-modulated proton therapy reduces the dose to normal tissue compared with intensity-modulated radiation therapy or passive scattering proton therapy and enables individualized radical radiotherapy for extensive stage IIIb non-small-cell lung cancer: a virtual clinical study. *Int J Radiat Oncol Biol Phys*. 2010;77:357-366.

17. Chang JY, Zhang X, Knopf A, et al. Consensus guidelines for implementing pencil-beam scanning proton therapy for thoracic malignancies on behalf of the PTCOG Thoracic and Lymphoma Subcommittee. *Int J Radiat Oncol Biol Phys*. 2017;99:41-50.

18. Wootton LS, Kudchadker RJ, Beddar AS, Lee AK. Effectiveness of a novel gas-release endorectal balloon in the removal of rectal gas for prostate proton radiation therapy. *J Appl Clin Med Phys*. 2012;13:3945.

19. Joo JH, Kim YJ, Kim YS, et al. Analysis of prostate bed motion using an endorectal balloon and cone beam computed tomography during postprostatectomy radiotherapy. *Onco Targets Ther*. 2016;9: 3095-3100.

20. Pugh TJ, Choi S, Nguyen QN, et al. Proton beam therapy for the treatment of prostate cancer. *Pract Radiat Oncol*. 2013;3:e87-e94.

21. Pugh TJ, Lee AK. Proton beam therapy for the treatment of prostate cancer. *Cancer J*. 2014;20:415-420.

22. Cheung J, Kudchadker RJ, Zhu XR, Lee AK, Newhauser WD. Dose perturbations and image artifacts caused by carbon-coated ceramic and stainless steel fiducials used in proton therapy for prostate cancer. *Phys Med Biol*. 2010;55:7135-7147.

23. Hedrick SG, Fagundes M, Robison B, et al. A comparison between hydrogel spacer and endorectal balloon: an analysis of intrafraction prostate motion during proton therapy. *J Appl Clin Med Phys*. 2017; 18:106-112.

24. Juneja P, Kneebone A, Booth JT, et al. Prostate motion during radiotherapy of prostate cancer patients with and without application of a hydrogel spacer: a comparative study. *Radiat Oncol*. 2015;10:215.

25. Picardi C, Rouzaud M, Kountouri M, et al. Impact of hydrogel spacer injections on interfraction prostate motion during prostate cancer radiotherapy. *Acta Oncol*. 2016;55:834-838.

26. Li H, Giebeler A, Dong L, et al. Chapter 23: Treatment planning for passive scattering proton therapy. In: Das IJ, Paganetti H, eds. *Principles and Practice of Proton Beam Therapy*. Madison, WI: Medical Physics Publishing; 2015.

27. Giebeler A, Newhauser WD, Amos RA, Mahajan A, Homann K, Howell RM. Standardized treatment planning methodology for passively scattered proton craniospinal irradiation. *Radiat Oncol*. 2013;8:32.

28. Liao L, Lim GJ, Li Y, et al. Robust optimization for intensity modulated proton therapy plans with multi-isocenter large fields. *Int J Part Ther*. 2016;3:305-311.

29. Lin H, Ding X, Kirk M, et al. Supine craniospinal irradiation using a proton pencil beam scanning technique without match line changes for field junctions. *Int J Radiat Oncol Biol Phys*. 2014;90:71-78.

30. Farace P, Bizzocchi N, Righetto R, et al. Supine craniospinal irradiation in pediatric patients by proton pencil beam scanning. *Radiother Oncol*. 2017;123:112-118.

# 第五章

# 调强质子治疗的计划设计原则

Xiaodong Zhang，Yupeng Li，Heng Li，Richard Wu，Matthew Palmer

## 调强质子治疗对复杂靶区是有效的

质子束治疗(proton beam therapy，PBT)，以其布拉格峰的特性，有望进一步降低放疗的毒性反应。现有的质子治疗技术主要包括：被动散射质子治疗(passive scatter proton therapy，PSPT)[1-10]和调强质子治疗(intensity-modulated proton therapy，IMPT)[11-19]。尽管 PSPT 降低了远端剂量，但对包含非常复杂解剖结构的肿瘤实施剂量递增放疗时，仍然面临着一些挑战。由于照射野数目有限，使用 PSPT 很难将足够高的消融剂量投递给复杂形状或位置的肿瘤靶区(比如在重要的敏感结构周围存在弯曲的肿瘤)。在 IMPT 中，笔形束(点或者子束)受磁场作用而扫描，在垂直于束流方向的二维平面上形成照射野。通过改变质子能量，笔形束可穿透不同深度从而"扫描"整个指定的靶区。每个布拉格峰是单独调制的，因此投递所有这些布拉格峰的总和可以产生高度适形的剂量分布以覆盖肿瘤靶区的三维体积。从数学上，使用扫描束的 IMPT 可以通过目标函数来同时优化所有笔形束的强度和能量，这些目标函数通常考虑了靶区和正常组织的限制。与 PSPT 相比，IMPT 在设计针对复杂形状和位置的靶区(比如在重要的敏感结构附近存在弯曲的肿瘤)给予消融剂量的治疗计划方面更为有效。如图 5.1[19]所示，由于脊髓与计划靶区(planning target volume，PTV)距离很近，因此需要在 PSPT 计划中对准直器(aperture)进行编辑以满足脊髓的剂量约束(dosimetric constraints)，这将导致 PTV 的剂量不足，如图中靶区放大后的图像所示。在临床上，我们观察到，在我们中心使用 PSPT 技术治疗的患者在这些剂量不足区域存在局部复发的现象。与常规调强放射治疗(intensity-modulated radiation therapy，IMRT)/容积调强弧度治疗(volumetric-modulated arc therapy，VMAT)技术相比，IMPT 可以充分利用质子束的特性设计出最优的治疗计划。IMPT 的计划能够显著降低健康组织的剂量，同时给予相似的靶区剂量。图 5.2[11]展示了我们中心第一例接受多野优化(multiple-field optimization，MFO)IMPT 患者的 IMPT 计划与 VMAT 计划的对比，可以看到，与 VMAT 计划相比，IMPT 计划中肺的平均剂量减少了

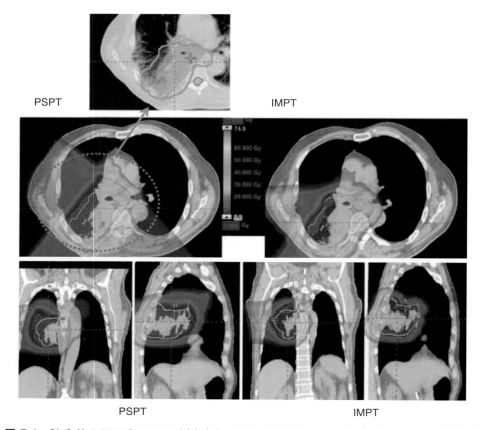

**图 5.1** 肺癌的 PSPT 和 IMPT 计划对比。图中分别展示了 PSPT（左）和 IMPT（右）计划的剂量分布。绿色曲线勾画的是 PTV。左侧放大图像展示了 PSPT 计划中靶区内的剂量分布，显示了由于编辑准直器导致靶区内剂量覆盖不足 [ 来源：Zhang X，Li Y，Pan X，et al. Intensity-modulated proton therapy reduces the dose to normal tissue compared with intensity-modulated radiation therapy or passive scattering proton therapy and enables individualized radical radiotherapy for extensive stage IIIB nonsmall-cell lung cancer：a virtual clinical study. *Int J Radiat Oncol Biol Phys*. 2010；77（2）：357-366. ]

4.4Gy。目前，胸部肿瘤是最为复杂的病例，对于这些患者，VMAT 计划无法满足剂量-体积限制，或者因为他们需要再程放疗（reirradiation）。

## 不确定性

由于 IMPT 相比于 IMRT 和 PSPT 具有更好的剂量学优势，因此新成立的质子中心已经开始采用仅使用扫描束技术的方案。针对治疗计划的转化研究也

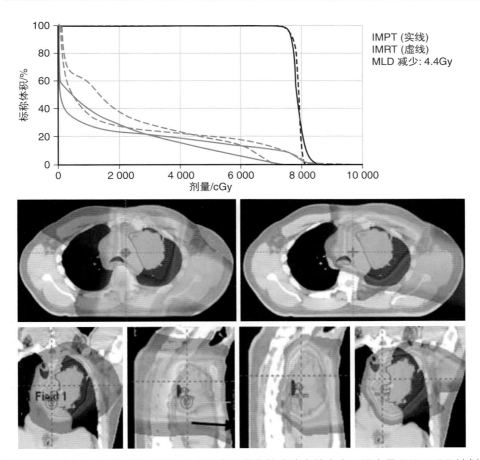

**图 5.2** MDACC 首位接受 IMPT 并采用多野优化技术治疗的患者。图中展示了 IMPT 计划（右）和 IMRT 计划（左）的对比。MLD，Mean lung dose，肺的平均剂量[ 来源：Chang JY，Li H，Zhu XR，Liao Z，Zhao L，Liu A，et al. Clinical implementation of intensity modulated proton therapy for thoracic malignancies. *Int J Radiat Oncol Biol Phys.* 2014；90（4）：809-818. ]

主要以开发 IMPT 专用的计划技术为中心。其中发展起来的最为重要的技术就是 IMPT 计划的鲁棒优化。IMPT 计划的非鲁棒性来源主要有：①射程不确定性；②摆位不确定性；③解剖结构的运动/相互作用带来的不确定性；④解剖结构变化引起的不确定性。

## 射程不确定性

质子束流最重要的正常器官保护能力来自质子能够在射程终点附近停下。

然而,由于治疗计划系统中是通过 CT 影像中的 HU 值来近似估计组织类型的,因此当我们了解质子在患者组织中的停止位置时,存在的系统性射程不确定性约为 3%。图 5.3[20] 显示了原始计划的剂量分布以及假定质子射程过调 3.5% 的计划的剂量分布。原始计划中的肿瘤靶区拥有非常好的处方剂量覆盖,但如果计划中质子射程增加 3.5%,则靶区的处方剂量覆盖率会严重不足。如果原始计划中质子束恰好在重要器官前停止(比如原始计划中的脊髓或脑干),而质子束射程增加 3.5%,脑干或脊髓实际接受的剂量就要高得多。当前选择质子束流的经验法则之一仍然是排除那些恰好在关键器官之前停止的束流。

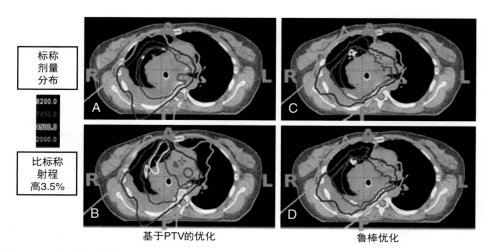

**图 5.3**　肺癌病例横断面上剂量分布的等剂量线。(A 和 B)基于 PTV 的计划;(C 和 D)鲁棒优化的计划;(A 和 C)采用标称的质子射程;(B 和 D)比标称射程高 3.5%。绿色区域:临床靶区;紫色区域:脊髓[来源:Liu W,Zhang X,Li Y,Mohan R. Robust optimization of intensity modulated proton therapy. *Med Phys*. 2012;39(2):1079-1091.]

## 摆位不确定性

所有的放射治疗模式,无论是质子还是光子,都会存在摆位不确定性。摆位不确定性主要来源于入射束流与患者解剖结构未对准的情况,以及内部异质性之间及异质性相对于肿瘤靶区的重新排列。对于光子治疗,可以通过使用基于临床靶区(clinical target volume,CTV)外扩一定范围生成 PTV 的方法来减少摆位不确定性。外扩的方法对于光子治疗非常有效,这主要是基于光子的良好特性:光子剂量分布的空间性质受不确定性的干扰很小。换句话说,面对不确定性,光子剂量分布相对而言更为鲁棒。Unkelbach 等人[21] 使用术语 "静态剂量云" 来描述光子剂量分布。然而,外扩的方法不适用于质子治疗。在束流入射的远端和近端,质子治疗中使用的外扩范围需要根据射程不确定性来决定。而在横向方向上,静态剂量云也将因为横向摆位不确定性而被破坏。如图 5.4 所示,如果患者向上移动 5mm,则剂量云[ 图中红色等剂量线覆盖靶区(蓝色阴影区域)]的对称性将被破坏。靶区向上部分仍然有足够剂量覆盖,但在中间却会出现剂量不足。图 5.4 中所示靶区剂量不足的情况无法通过靶区边界外扩的方式来缓解。

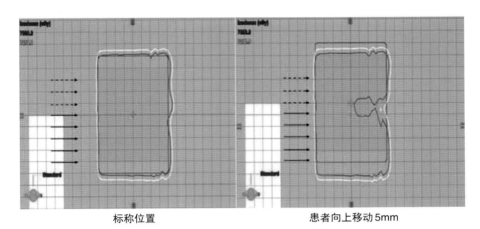

标称位置　　　　　　　　　　　　患者向上移动 5mm

**图 5.4**　扰动引起剂量分布的对称性受到破坏[ 来源:Li H,Zhang X,Park P,et al. Robust optimization in intensity-modulated proton therapy to account for anatomy changes in lung cancer patients. *Radiother Oncol*. 2015;114(3):367-372. ]

## 运动/相互作用带来的不确定性

质子对于束流路径上组织密度的变化非常敏感[5,22-26],这在组织存在运动时显得尤为重要,例如肺部肿瘤案例。通过计算四维 CT(four-dimensional CT,4D CT)不同时相的剂量分布可看出质子对运动解剖结构的敏感性。图 5.5 显示了利用模体模拟呼吸运动时引起的不确定性。在这种极端情况下,如果仅使用 T50 时相的图像设计计划,那么可以看到,T0 时相的剂量与 T50 时相的剂量分布大不相同。

PSPT 和 IMPT 技术在 CT 不同时相的剂量分布也具有不确定性。然而,对于 IMPT 计划,还有额外的不确定性。当磁偏转粒子束扫描照射肿瘤靶区时,在横向上是通过依次投递一系列扫描点来实现的,而在纵向则通过改变质子能量来进行逐层扫描。如果肿瘤靶区在束流扫描的同时存在运动,那么笔形束的运动可能会干扰预期剂量分布的传递,从而导致与计划剂量分布出现偏差。这种

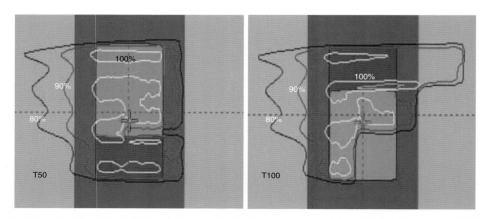

**图 5.5**　呼吸运动引起的不确定性。左侧：根据 4D CT T50 时相设计的计划；右侧：同样的计划在 T10 时相重新计算的结果

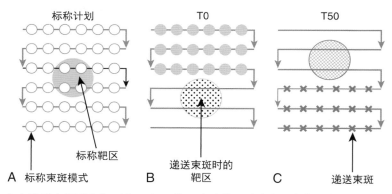

**图 5.6**　由束流动态运动和运动靶区相互作用产生的不确定性。（A）在自由呼吸时相设计的标称计划；（B）当递送黄色束斑时，靶区在 T0 时相没有接受任何束斑的照射；（C）递送绿色束斑时，靶区在 T50 时相没有接受任何束斑的照射

干扰通常导致局部区域出现剂量不足和剂量过高，称为相互作用效应。如图 5.6 所示，如果肿瘤的运动和束流的动态递送不同步，那么在极端情况下我们可能会完全错过对靶区的照射。

## 解剖结构变化引起的不确定性

　　在接受放射治疗期间有时会因放射治疗而引起解剖学变化。因为辐射是用来消灭肿瘤的，因此在治疗过程中肿瘤可能会缩小。如图 5.7[27] 所示。CT 模拟时的肿瘤/临床可见靶区（gross tumor volume，GTV）与第 50 天 CT 扫描显示的

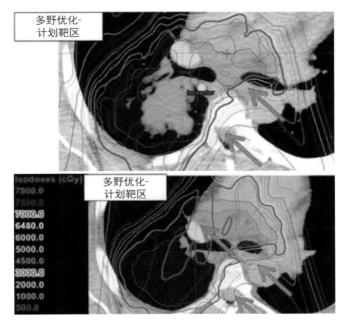

**图 5.7** 解剖结构变化引起的不确定性。放射治疗引起靶区收缩从而导致靶区剂量的缺失。最上方为基于 CT 模拟生成初始计划的剂量分布,蓝色是处方剂量线(70Gy)。下方是在第 50 天的结果,肿瘤靶区(GTV)缩小导致剂量不足[ 来源:Li H,Zhang X,Park P,et al. Robust optimization in intensity-modulated proton therapy to account for anatomy changes in lung cancer patients. *Radiother Oncol.* 2015;114(3):367-372. ]

GTV 有所不同。而且,患者在治疗过程中经常会出现体重减轻的情况,尤其是那些头颈肿瘤患者。治疗过程中的解剖结构变化对质子治疗的影响远大于光子治疗。由于解剖结构改变会引起 IMPT 计划出现较大的扰动,因此我们提议针对肺癌 IMPT 必须进行自适应计划(adaptive planning),以确保靶区有足够的覆盖率[28]。在我们中心,治疗过程中需要对 30% 以上的肺癌 IMPT 计划进行自适应调整以补偿因解剖结构变化引起的不确定性[29]。

## 鲁棒性评价

### 计划靶区和临床靶区概念

由于存在之前讨论的各种不确定性,质子治疗界当前面临的主要挑战是如何评估这些治疗计划的鲁棒性。在光子治疗中,评估鲁棒性的主要工具是 PTV

和计划风险体积（planning risk volume，PRV）的概念。PTV 通常定义为 CTV 外扩一定范围。外扩范围的计算公式通常为：$2.5\Sigma+0.7\sigma$，其中 $\Sigma$ 是系统误差，$\sigma$ 是随机误差。基于上述 Van Herk 公式[30,31]，如果将 PTV 的外扩范围设置为 $2.5\Sigma+0.7\sigma$，根据机器的系统误差和随机误差对 CTV 进行处理，则 CTV 受到 95% 处方剂量的概率为 95%。外扩范围的公式已被广泛用作评估光子治疗鲁棒性的指南。然而，越来越多人认识到，使用 PTV 作为评估计划鲁棒性的方法对 IMPT 计划会失效。图 5.8 展示了两个不同计划的剂量-体积直方图（dose-volume histogram，DVH）。计划 A（实线表示）的 PTV 覆盖率比计划 B（虚线表示）的要差。然而，考虑到各种不同场景的不确定性，A 计划中 CTV 的 DVH 变化范围（如图中 A 计划的 DVH 阴影区域所示）要比 B 计划中窄得多。在这幅图中，我们对计划 A 和计划 B 采用了相同的不确定性场景。显然，计划 A 比计划 B 更具鲁棒性。因此，图 5.8 表明，质子计划的 PTV 覆盖率更好并不一定代表计划更具鲁棒性。换句话说，PTV 并不是一个评估质子计划鲁棒性的好方法。

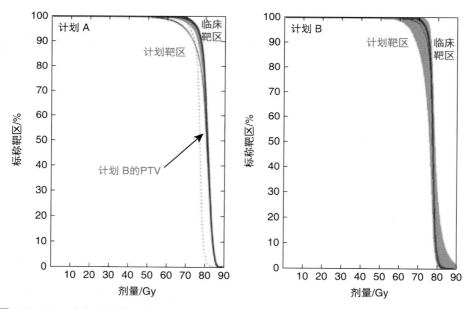

**图 5.8**  同一个患者计划 A 和计划 B 的剂量-体积直方图。左侧图中计划 A（实线）比计划 B（虚线）的 PTV 覆盖率要差，但左侧图中计划 A 的 CTV 覆盖变化范围（图中阴影区域）明显比右侧图中计划 B 要窄得多

## 最坏情况的鲁棒性评价

当前,最坏情况剂量分布(worst-case dose distribution)和最坏情况 DVH 越来越多地被用作评估质子计划鲁棒性的主要工具。最坏情况剂量分布最初由 Lomax 等人提出[32]。在治疗计划设计完成后,将其放在不同的不确定性场景下重新计算剂量,每种不确定性场景都会对应一个新的计划。由于评估如此多的新计划并不方便,Lomax 等人建议使用最坏情况剂量分布来代表多个使用了不同的不确定性场景的计划。Lomax 等人引入的最坏情况剂量分布是一种将多个剂量分布(比如针对不同射程布拉格峰计算得出的剂量分布)组合为单个剂量分布的方法。对于靶区内的体素,所有剂量分布中此体素接受的最小剂量将被存储在最坏情况剂量分布中。对于靶区外的体素,则取其最大剂量值储存。商用治疗计划系统(treatment planning systems,TPS)实际上还未采用这种最坏情况剂量分布的评估方法。实际上,我们中心使用的商用 TPS Eclipse 发布了一款射程不确定性工具,以便计算许多新的扰动计划。它还可以画出多个考虑不确定性计划的 DVH 曲线。来自多个计划的特定感兴趣器官的 DVH 被组合在一起,形成了 DVH 带。我们可以通过 DVH 带来衡量计划的鲁棒性。Trofimov 等人[33]甚至建议将这些 DVH 带重新绘制为 DVH 阴影区,并将其用作评估 IMPT 计划鲁棒性的标准方法。

尽管最坏情况剂量分布和最坏情况 DVH 似乎是评估 IMPT 计划鲁棒性的有效方法,但仍有两个未解决的问题:①应该考虑多少不确定性的场景? ②评估一个计划鲁棒与否的标准是什么?

针对第一个问题已经做了很多的工作。其中一种方案是使用统计不确定性[34]。然而,在我们的实践中,仅采用了 8 种不同的扰动情况,并根据这 9 种情况(8 个扰动情况加上原始情况)绘制了 DVH 带状图。这 8 种扰动场景的计算包括:将原始计划的等中心移动 $\pm dx,\pm dy,\pm dz$ 的距离以及增加或者减少 $\pm dr$ 的质子射程,其中 $dx,dy,dz$ 是在 $x,y,z$ 方向上的系统不确定性,$dr$ 是质子的射程不确定性,通常取值为 3.5%。我们倾向于将质子的最坏情况中 CTV 95% 覆盖率等同于光子计划中 PTV 95% 覆盖率。但是这个概念是无效的,这九种方案只是一种近似。由于以下原因,这种方法的假设可能并不可靠:①并非总是认为只有冷点对靶区具有负面影响;②扰动误差(比如 $dx$)不能同时为+3mm 和−3mm;③最坏情况分析(worst-case analysis,WCA)方法分别考虑了 $x,y$ 和 $z$ 方向上的偏移以及质子束的射程不确定性,但所有方向上的偏移始终与射程不确定性同时发生。因此,尚不清楚 WCA 方法是否会高估或低估计划对不确定性的敏感度,有必要全面地验证 WCA 方法。我们使用了类似蒙特卡罗的方法来研究不同扰动下大量的与治疗计划相关的场景。我们的研究使用了 Ziggurat 拒绝采样算法,对一系列修改质子束射程和移动等中心的扰动方法进行了 500 次采样,以得出前列腺癌病例和头颈部肿瘤病例可能的计划质量概率分布。扰动的大小是按照高斯分布随机分配的,每个维度的扰动中都有特定的标准差。每次采样都计算了扰动剂量和 DVH 曲线。对 DVH 指标,包括 95% 的 CTV 所接受的剂量(D95),直肠和膀胱受到至少 70Gy 剂量对应的体积(V70),股骨头的 V25(在此研究的病例中 V50 和 V45 均为零),脑干和脊髓的最大剂量以及脑和右腮腺的平均剂量都进行了检查和分析。研究结果还与 WCA 方法得出的结果进行了对比。图 5.9 中显示了扰动计划的 DVH 指标优于 WCA 相对应指标的概率。对于 CTV,

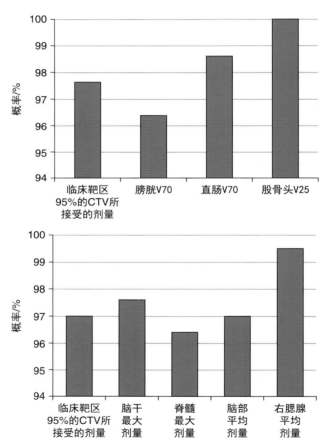

**图 5.9**　在选定的剂量体积指标下,扰动计划的剂量处于最坏情况估计范围之内的概率。对于前列腺癌病例(上部),最坏情况分析得出 97.6% 的 CTV D95,96.4% 的膀胱 V70,98.6% 的直肠 V70 和 100% 的股骨头 V25 都在最坏情况的估计值边界以内。对于头颈部肿瘤病例(下部),97% 的 CTV D95,97.6% 的脑干最大剂量,96.4% 的脊髓最大剂量,97% 的脑部平均剂量和 98% 的右腮腺平均剂量在最坏情况的估计范围以内

扰动计划中 97.6% 的前列腺癌病例,97% 的头颈部肿瘤病例,其 D95 指标要高于 WCA 方法给出的值。对于正常组织,至少 96.4% 的干扰计划的剂量显示出比 WCA 更低的 DVH 指标。如图 5.10 所示,500 个扰动剂量的 DVH 曲线分布在狭窄或较宽的带上,WCA 方法给出的 DVH 曲线位于这些带内并且在"最差"的边缘附近。这表明 WCA 可能合理评估了 IMPT 计划对摆位和射程不确定性的敏感性。在另一方面,我们观察到干扰计划的剂量可能比 WCA 方法的结果更差,只是概率较低,这表明 WCA 方法并没有高估计划的敏感性。

关于第二个问题,不确定性的标准,迄今为止,尚未对此问题进行任何研究。我们认为,要完全解决这一问题,必须将临床结果与 IMPT 计划相关联,以确定鲁棒性的评估标准。在撰写本章时,这个问题仍是我们研究的重点。

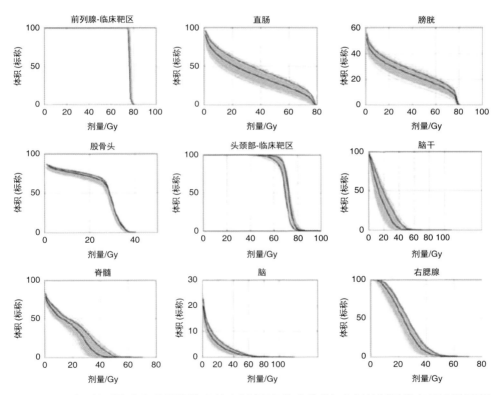

**图 5.10** 对于前列腺癌和头颈部肿瘤的病例(青色的曲线带),分别绘制了所有 500 种可能情况的剂量分布 DVH 图,以及最坏情况对应的 DVH 图(红色实线)。蓝色实线标识的 DVH 线代表没有任何干扰的标称计划剂量。在所有情况下,最坏情况的 DVH 曲线都位于 500 个采样扰动所覆盖的 DVH 带图的"最差"边缘附近,这表明最坏情况分析的方法可以为扰动的负面影响提供合理的估计值

### 考虑运动情况的鲁棒性评价

最坏情况的剂量分布中只考虑了摆位和射程不确定性。然而,对于肺和肝肿瘤,肿瘤和正常组织器官的运动会非常显著。该运动对质子计划的影响为评估质子计划的鲁棒性提出了另一个挑战。如图5.5所示,同一计划在不同的呼吸时相可能会产生非常不同的剂量分布。在MDACC,对于胸部肿瘤,无论计划是PSPT还是IMPT,都必须计算T0时相和T50时相的剂量分布以作为鲁棒性评价策略。为了评估束斑的动态递送与移动性肿瘤或解剖结构的相互作用,我们开发了动态剂量模拟器。4D动态剂量模拟器根据我们中心的治疗计划程序和束流递送系统详细信息来计算剂量。借助此4D动态剂量模拟器,我们定义了一个度量标准,表示在不考虑重复扫描的情况下,单个分次4D动态剂量的靶区覆盖率,我们称之为1FX动态剂量[23]。基于我们的4D动态剂量模拟器所计算得到的1FX动态剂量靶区覆盖率目前已经成为我们中心评估相互作用效应幅度的临床标准。

### 鲁棒优化

在我们了解了各种不确定性来源之后,我们提出了不同的应对不确定性的策略,从而使计划更具有鲁棒性。为了补偿在光子计划中看不到的射程不确定性,有研究提出了一种称为束流特定的PTV(beam-specific PTV,bsPTV)[35]的概念。束流特定针对的靶区是CTV/GTV,使用类似于CTV到PTV的边界横向外扩,使用由射程不确定性确定的远端边界和近端边界向束流入射的远端和近端进行外扩。bsPTV这种方法的一个缺点就是该方法仅适用于单野优化(single-field optimization,SFO)。

自2010年中期以来,直接将误差纳入优化算法的鲁棒优化方法已从早期的探索性研究[21,36,37]演变为临床实践[20,38-41]。可以通过几种方式实现鲁棒优化:概率方法和最坏情况优化。概率方法[21,37]假设事先了解不确定性的概率分布;在大多数情况下,可以假定是正态分布的。最坏情况优化方法优化了可能发生的最坏情况。Pflugfelder等人[36]在他们内部的粒子治疗(particle therapy)TPS上实现了最坏情况优化的第一个版本(KonRad,Heidelberg,Germany),此后最坏情况剂量优化或其变种已成为MD Anderson或商业TPS中的标准方法[39,40]。

$$Min\ F_{Robust} = \sum_{i \in T} w_{T,min}(D_{i,min} - D_{p,T})^2 + \sum_{i \in T} w_{T,max}(D_{i,max} - D_{p,T})^2 +$$
$$\sum_{i \in OAR} w_{OAR}(D_{i,max} - D_{p,OAR})_+^2 \qquad [5.1]$$

其中 $D_{i,min}=\min(D_i^m)$ 和 $D_{i,max}=\max(D_i^m)$ 表示第 $i$ 个体素在 $m$ 种可能的剂量分布中的最小值和最大值，$D_i^m=\sum_j k_{i,j}^m w_j^2$ 通过每次迭代计算而得到。第 $m$ 个矩阵 $k_{i,j}^m$ 包含射程或者摆位不确定性的影响，是在优化前就计算好并储存在内存中的。值得注意的是，公式 (5.1) 中的优化目标是 CTV，而不是 PTV。并且，在所有可能的 m 种剂量中，每次都强制使用最小或最大剂量。我们将这种目标称为鲁棒性目标。在实际的临床场景中，可能有必要在鲁棒优化中仅使用标称剂量分布来计算选定的目标。这样的目标可以称为标称目标。我们将其称为鲁棒计划方法，其中将鲁棒性优化目标和标称目标选择性地应用于不同的结构区域，以产生有选择性的鲁棒优化。通过协作将选择性鲁棒性优化方式应用于 Eclipse TPS 中。与传统的基于 PTV 的优化模式相比，基于最坏情况的鲁棒优化最初旨在直接将目标函数应用于 CTV。当然，如果在优化过程中不考虑 PTV，则无法保证 PTV 的覆盖率，并且根据常规的评估标准，PTV 覆盖率可能是不可接受的。在完全建立起使用上述最坏情况剂量的计划鲁棒性评价并使其被进一步广泛接受之前，基于 PTV 的评估可能仍然是临床实践的必要组成部分。

标准的最坏情况优化只考虑了摆位和射程的不确定性，比如之前介绍的 9 种扰动情况。但是，对于涉及解剖结构运动的部位，4D CT 现在已成为治疗计划和模拟的标准。当使用 4D CT 时，我们还实现了一种简单版本的 4D 鲁棒优化[18]。我们在公式 (5.1) 中添加了两个额外的场景：标称剂量分布中的最大吸气时相和最大呼气时相对应的剂量。我们验证了这种方法对于食管癌（esophageal cancer，EC）IMPT 计划的有效性，并且证明了 4D 鲁棒优化的 IMPT 计划显著降低了多个分次的总体剂量偏差以及在单个分次中相互作用效应引起的剂量偏差。

## 调强质子治疗计划设计

类似于光子 IMRT 技术，IMPT 计划设计过程实质上是利用每个束流的方向特性和物理特性来绘制出复杂的肿瘤靶区和需要保护的区域形状。IMPT 计划中束流的参数需要包含束流方向，射野数目，每个射野的能量层，束斑间隙，每个束斑的强度等。对于几乎所有的提供质子计划设计功能的商用 TPS，计划设计者需要手动指定或者预先配置射野方向，射野数目，能量层间距，每个射野的能量层数目，以及每个能量层的束斑间隙等。TPS 会提供逆向优化模块来方便计划设计者设定 DVH 或等效均匀剂量（equivalent uniform dose，EUD）类型的目标函数。DVH 参数、EUD 参数以及目标权重都是用户可调的参数。计划设计者的主要职责就是通过反复调整这些参数，以实现最佳的靶区剂量覆盖率，同时最大限度地保护正常组织。以下是根据我们的研究和理解对计划参数选择和逆向计划过程的详细解释。

## 束流角度

因为 IMPT 计划允许在深度方向上对质子束进行调制,所以对于大多数病灶而言,即使设计复杂的 IMPT 计划也只需较少的射野数。在休斯敦的质子治疗中心,我们仅使用两个横向对穿的照射野来治疗前列腺癌,对于大多数其他部位的肿瘤,则使用三个照射野的方式。对于前列腺癌,我们使用了照野角度优化(beam angle optimization,BAO),发现三个射野的计划优于两野的计划,但是使用三个以上射野的计划并没有获益[42,43]。我们也提供了针对前列腺癌的三野照射方案。

类似于前列腺癌,我们已经开始针对不同患者间具有相对不变的肿瘤形状的其他一些疾病部位,生成了不同的解决方案。比如,对于双侧的头颈部肿瘤,我们使用以下三个照射野的类解决方案:一个后前方(posterior-anterior,PA)野,两个使用了旋转治疗床以匹配射野发散(couch kick)的横向前入射野。值得注意的是,三野照射的方案是根据我们的经验得出的。在其他机构,两个背侧斜入射野常被用于双侧头颈部肿瘤的治疗。

除了针对前列腺癌和双侧头颈部肿瘤这两类解决方案外,我们还为胃与食管连接处的食管癌提供了三个照射野的解决方案。这种三野照射的类解决方案主要考虑的因素是,三个后入射的野可以提供足够的靶区覆盖率,并使得正常组织接受质子束照射最少,更重要的是,受运动的影响最小。

据我们所知,目前尚未开发出用于质子治疗的弧形递送技术。但已有一些研究开始探索使用弧形递送的方式进行质子治疗。

## 能量层间隔(Energy Spacing)

为了"扫描"整个肿瘤靶区,可以通过改变质子束的能量来穿透到患者体内的不同深度。虽然扫描具有相同能量的质子束或束斑可能仅需 10~20m/s,但从一档质子能量切换到另一档能量大约需要 2s。因此,总的 IMPT 计划递送时间主要取决于治疗中使用的质子能量层的数目。当前的 TPS 通常使用质子束在穿透从靶区远端边缘到近端边缘范围内所需的所有能量。为了解决质子能量最优化选择的问题,我们开发了一种混合整数编程的迭代优化方法,以在满足剂量学目标的前提下选择所有可用质子能量的子集[44]。我们将这种方法应用到六个患者的数据集:4 例前列腺癌,1 例肺癌和 1 例间皮瘤(mesothelioma)。在前列腺癌病例中,质子能量层数目减少了 14.3%~18.9%,肺癌病例减少了 11.0%,间皮瘤病例减少了 26.5%。这些结果表明,可以在不降低剂量学性能的前提下,减少常规设计的 IMPT 计划中所使用的质子能量层数量。考虑到束流递送系统较慢的能量切换速度,能量层优化可以提高 IMPT 计划的递送效率,从而提高繁忙的质子中心的患者流量。

## 束斑间隔

在 MDACC 当前的 TPS（Eclipse，Varian Medical Systems，Palo Alto，CA）中，束斑的空间位置排列是预先确定的，以覆盖靶区。在所有的能量层中，一组离散束斑的布置从一个点到下一个点之间具有确定的间距。

Eclipse 系统默认设置将每个射野内的束斑间距值指定为该射野使用的最高能量的束斑尺寸的一定百分比。束斑间距的范围可以从 221.8MeV 能量对应的大约 6mm（束斑尺寸约为 13mm）到 72.5MeV 能量对应的约 16mm（束斑尺寸约为 35mm）。基于这些布置的束斑，可以优化出每个治疗射野内每个束斑的强度。

研究表明，较小的束斑间距可以提高靶区剂量的均匀性，并降低对危及器官（organ at risk，OAR）的剂量，但会导致出现许多低强度的束斑，并降低计划的最优性。对于点扫描系统，每个递送的笔形束（点）都存在最小跳数（monitor unit，MU）约束，MU 的定义来自扫描治疗头中主剂量监测器电离室固定数目的输出脉冲。因此，MU 值常用于表示束斑强度。计划中需要设置最小 MU（在 MD Anderson 设为 0.005）以确保准确地递送。但是，当前的 TPS 中并未考虑可递送的最小 MU 约束，而是使用后处理来满足这些约束。超过 0.002 5 的 MU 值会四舍五入为 0.005，低于 0.002 5 的 MU 值会四舍五入为 0。后处理中的四舍五入误差会导致计划偏离最佳剂量分布，从而出现明显的失真[49]。小的束斑间距会导致 MU 值较小，如果射野中存在大量的 MU 值较小的质子束斑，那么失真就会变得更严重。因此，在计划设计时，需要设置束斑间距的阈值以解决剂量学优势与递送约束之间的平衡。由于舍入误差会导致剂量分布变差，因此在设计 IMPT 计划时需要避免使用小于阈值的束斑间距。

我们开发了一种两阶段的优化方法来优化束斑强度，并在 IMPT 计划中同时纳入最小可递送 MU 数的限制[45]。与当前的商用 TPS 相比，这种方法使得治疗计划的设计者可以使用较小的束斑间距来改善 IMPT 计划的剂量学性能，而不会降低计划递送的鲁棒性。我们的结果表明，当将较小的束斑间距用于 4 例前列腺癌 IMPT 计划时，可以在靶区剂量均匀性和正常组织保护方面获得更多的剂量学益处。我们所提出的方法避免了当前 TPS 中常规 IMPT 计划所需的较为麻烦的后处理程序。更为重要的是，可以省去反复试错来选择合适的束斑间距这一步骤。此外，束斑强度优化可以通过仅使用一小部分候选扫描点自动创建非均匀的束斑排列。因此，可在优化过程中选择可递送的扫描点，无须添加后处理步骤。

## 逆向计划优化参数

IMPT 的逆向计划过程与光子 IMRT 相似。计划设计者需要交互式地调整计划参数,并经过多次反复尝试,以设计出可被医师批准的计划。因此,计划设计者的目标是设计一个可以被批准的计划,但不一定是最优化的计划。这不是我们期望的目标,但最优计划尚不可知,治疗计划设计的反复试验过程意味着治疗的质量通常取决于治疗计划者的经验。实际上,由经验丰富的计划者设计的 IMRT/VMAT 计划可能比没有经验的计划者设计的 IMPT 计划更好。最近,基于先验知识或自动计划的 IMRT/VMAT 计划取得了快速进展[46-48]。自动计划试图消除或减少不同计划设计者之间的差异,并通过消除或减少试错过程来提高计划设计的效率。我们开发了一套 MD Anderson AutoPlan 系统,该系统本质上可以实现无须人工干预的 IMRT/VMAT 计划,这些自动设计的计划甚至比有经验的计划者创建得更好(或者至少不会更差)。一旦 Eclipse 系统的应用程序编程接口(application programming interface,API)完全可用,就可以将这种自动计划技术应用到 Eclipse TPS 中。但是,在通过科研用途的 API 将自动计划技术提供给计划者之前,我们将采用中间的自动计划过程,以确保我们的 IMPT 计划比 VMAT/IMRT 计划更好(或不差)。为了设计新的 IMPT 计划,我们首先由经验丰富的计划者或内部开发的自动计划系统生成一个 VMAT 计划。再使用内部开发的工具来为 IMPT 计划生成剂量-体积限制,并作为 Eclipse TPS 的计划模板。IMPT 计划中的射野角度是根据 VMAT 计划中权重较高的角度来进行选择的。IMPT 计划的优化目标也是通过导入从 VMAT 计划生成的计划目标来设计的。例如,我们根据肿瘤放射治疗协作组(Radiation Therapy Oncology Group,RTOG)1308 协议选择了胸部的 IMPT 计划,以证明这种方法的有效性和效率。对于 IMPT 计划,DVH 指标 PTV D95,肺 V20,肺平均剂量,心脏平均剂量,食管 D1 和脊髓 D1 分别为 70Gy,31%,17.8Gy,25.5Gy,73Gy 和 45Gy。而 VMAT 计划中同样的 DVH 指标分别为 65.3Gy,34%,21.6Gy,35Gy,74Gy 和 48Gy。对于大多数情况,IMPT 计划和 VMAT 计划在 PTV 附近正常组织中的高剂量区是相当的。IMPT 计划中的低剂量区明显优于 VMAT 计划。利用在 VMAT 计划设计中获得的知识,可以帮助我们有效地设计出高质量的 IMPT 计划。可以通过控制 IMPT 的计划质量,来确保其与 VMAT/IMRT 计划相比具有一定的优越性。

# 病症部位特异的治疗计划设计（Site-Specific Treatment Planning Design）

## 前列腺癌的治疗计划

在 MD Anderson,前列腺癌的 IMPT 计划目前使用两个左右平行对穿射野,处方剂量为 78 Co Gy 当量(cobalt Gray equivalent,CGE),分为 39 个分次,并采用 SFO 方法进行计划设计[49]。CTV 包括了整个前列腺腺体和近端精囊(通常为 1cm)。对于每一个前列腺癌患者,扫描质子束治疗计划中定义了一个优化结构区域,称为扫描靶区(scanning target volume,STV)。STV 的定义在侧向解剖扩展上利用了远端边缘(distal margin),后部扩展范围为 0.6cm,从 CTV 到其他任何地方的扩展范围是 0.8cm。STV 本质上是一个在束流入射方向上具有 3.5% 射程不确定性的 bsPTV。横向扩展主要基于我们对摆位不确定性的经验,这与前列腺癌的基于 X 射线的 IMRT 计划和 PSPT 计划中所使用的外扩范围类似。射野方向观中的射野横向外扩设置为等于束流间距,也就是说,我们允许一个束斑位于 STV 之外。每个患者的处方等剂量线固定为 97% 或 97.5%。

图 5.11[43] 比较了一个两野 SFO IMPT 计划和 VMAT 计划。两个计划中靶区覆盖率相似。对于两野的 SFO IMPT 计划,低剂量区中直肠保护得更好,而高剂量区中直肠保护更差。图 5.11 中还比较了三野 IMPT 计划和 VMAT 计划。IMPT 计划与 VMAT PTV 覆盖率相似,但在所有剂量水平上,IMPT 计划中直肠保护更好。三野 IMPT 计划是通过使用鲁棒优化来设计的,即使可能存在 3.5% 的射程偏差,对直肠的保护也不会改变。

## 涉及盆腔淋巴结的前列腺癌治疗计划

对于有前列腺癌且浸润到盆腔淋巴结的患者,初级的治疗需要覆盖盆腔淋巴结并包含合适的外扩范围,然后再辅以一次或多次的推量治疗。初级治疗包含三个射野的布置,包括一个 PA 野和两侧的两个对穿射野。图 5.12 中展示了前列腺癌病例涉及盆腔淋巴结的 GTV、CTV 和 PTV,图中分别显示了其横断面,冠状面和矢状面视图,以及三野排布方式。图 5.12D 中还以 3D 视图阐释了解剖结构和射野的布置。与 SFO 技术不同,该计划中所有射野都一起优化以实现对 OAR 的最佳保护。图 5.12 展示了三野前列腺癌计划中的每个射野的剂量贡献以及三野合成的剂量分布。重要器官(例如直肠、膀胱和乙状结肠)位于双侧盆腔淋巴结之间,可以通过将靶区分为左右两侧的子靶区来对这些 OAR 进行保护。每一个横向射野只覆盖同一侧的子靶区,而不会越过体中线。后前方 PA 照射野旨在覆盖整个靶区。这样,靶区的任何部分都被至少两个射野所覆盖。

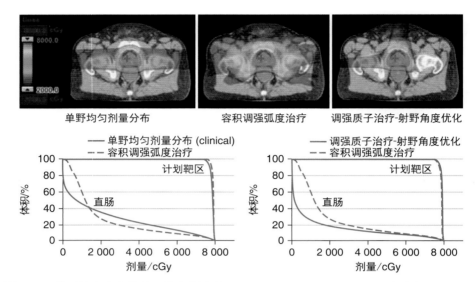

**图 5.11**　前列腺癌患者的单野均匀剂量（single-field uniform dose，SFUD）分布，VMAT 和 IMPT 计划的对比。SFUD 表示使用了两个射野的 IMPT 单野均匀剂量分布计划。该计划在 MD Anderson 被实际用于治疗患者。VMAT 代表了光子容积调强弧度治疗计划。IMPT-BAO 代表了三野的 IMPT 计划，其中 BAO 表示照野角度优化[ 来源：Cao W，Lim GJ，Li Y，et al. Improved beam angle arrangement in intensity modulated proton therapy treatment planning for localized prostate cancer. *Cancers*. 2015；7（2）：574-584. ]

　　对于图 5.12 中所示的计划，PA 射野包含 57 个能量层，具有 8 100 个束斑点，右侧射野包含 63 个能量层，具有 4 964 个束斑点，而左侧射野包含 64 个能量层，具有 5 473 个束斑点。值得注意的是，MD Anderson 的 Hitachi 机器不能为一个射野提供超过 64 个能量层。治疗计划在设计过程中通过删除一些能量层来满足该约束条件。由于使用了 PA 方向的射野，因此在 TPS 中需要替换患者的支撑装置，使用与日常治疗摆位一致患者支撑装置。

　　我们在计划过程中使用了鲁棒优化，将摆位和射程不确定性的扰动结合在一起。对于图 5.11 和图 5.12 中所示的计划，我们使用 0.5mm 的摆位不确定性和 3.5% 的射程不确定性进行鲁棒优化。我们仅将鲁棒性目标应用于 CTV 和直肠，并且采用了选择性鲁棒优化策略[40]。在图 5.13 中，我们展示了上述计划的最终剂量分布和 DVH。DVH 图中包含八种可能的不确定性场景，它被用作我们的鲁棒分析方法（图 5.14）。我们可以看到，CTV 的 DVH 在 4mm 和 3.5% 射程不确定性的扰动下相当稳定，但是直肠和膀胱的变化相对较大。不过这些变化在临床上是可接受的，因为它们是由几何错位而引起的，这可以通过膀胱 PRV 来解释。

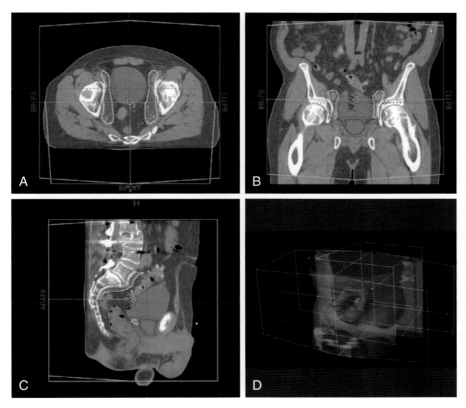

**图 5.12** 前列腺癌病例累及盆腔淋巴结的 GTV、CTV 和 PTV,图中分别显示了其横断面(A),冠状面(B)和矢状面(C)视图,以及三野排布方式。解剖结构和射野布置的三维视图(D)。图中蓝色:GTV;青色:CTV;红色:PTV;棕色:直肠

## 肺癌的治疗计划

除了射程和摆位不确定性以外,肺癌 IMPT 计划设计的主要挑战是呼吸运动的管理。国际离子治疗联合会(Particle Therapy Co-Operative Group,PTCOG)提出了用于胸腔恶性肿瘤的笔形束扫描质子治疗共识指南,其中 MD Anderson 做出了重要贡献[50]。MD Anderson 在临床实施肺部肿瘤治疗计划和运动管理的工作在其他地方已有介绍[4,11,23,50-54]。对于肺癌,所有患者均应进行基于 4D CT 的治疗模拟,以确定肿瘤运动的幅度。对于可以在"自由呼吸"时接受治疗的患者,应通过结合所有呼吸时相的 GTV 或在最大强度投影 CT 扫描上使用 GTV 轮廓来生成内部 GTV(internal GTV,IGTV),并通过不同呼吸时相进行验证。对于要进行屏气治疗(breathhold,BH)的患者,应进行多次屏气 CT 扫描,并且应使用不同屏气 CT 扫描上定义的 GTV 取并集来生成 IGTV。对于接受呼吸门控治疗

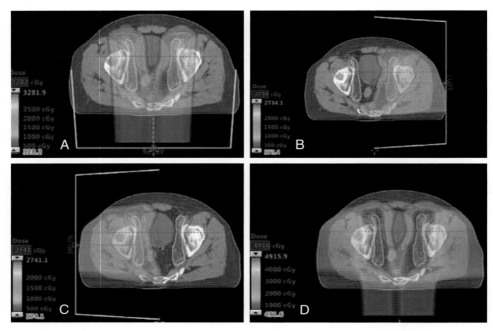

**图 5.13**    三野前列腺癌计划中每个射野的贡献。射野剂量贡献分别来自后前方入射野(A),左侧入射野(B),右侧入射野(C)以及来自三个射野的合成剂量(D)

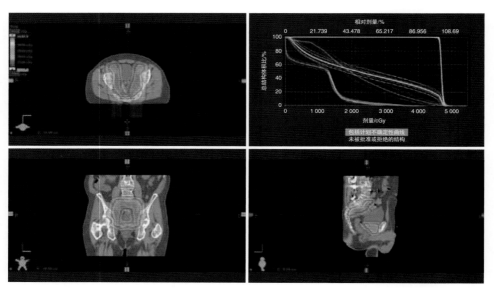

**图 5.14**    累及盆腔淋巴结的前列腺癌治疗计划的剂量分布和 DVH。DVH 图中包含 8 种可能的不确定性场景,作为我们采用的鲁棒分析方法

的患者,应基于门控窗来定义 IGTV。内部 CTV(internal CTV,ICTV)定义为将 IGTV 各向同性地外扩 5~10mm,IGTV 是根据肿瘤扩散和解剖边界(椎体,胸壁,食管,心脏和大血管等)的形态来进行编辑的。PTV 通常被定义为 ICTV 外扩 5mm,主要应用于报告和评估。来自 Chang 等人[50]文章中的图 5.15,展示了在 MD Anderson 应用于肺癌治疗计划的典型工作流程。该文章还对肺癌的治疗计划提供了很好的总结,如下所示:

1. 用运动模体开展基本的测量工作,以建立起相互作用影响较小的运动幅度阈值。
2. 使用基于 4D CT 的评估和/或管理来评估肿瘤运动,以更好地选择射野角度。

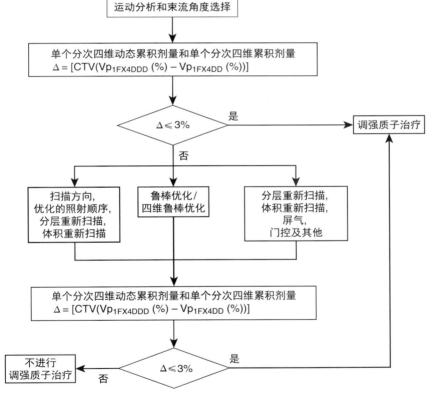

**图 5.15**　基于单个分次四维动态累积剂量(1FX4DDD)和单个分次四维累积剂量(1FX4DD)之间差异来评估处方剂量的靶区覆盖并进行各种运动评估的临床工作流程示例,必要时使用各种运动缓解策略[ 来源:Chang JY,Zhang X,Knopf A,et al. Consensus guidelines for implementing pencil-beam scanning proton therapy for thoracic malignancies on behalf of the PTCOG thoracic and lymphoma subcommittee. *Int J Radiat Oncol Biol Phys*. 2017;99(1):41-50. ]

3. 开展运动分析。比较单个分次四维动态累积剂量(single-fraction four-dimensional dynamic accumulated Dose, 1FX4DDD)和单个分次四维累积剂量(single-fraction four-dimensional accumulated dose, 1FX4DD),以确定缓解运动的措施是否必要或足够。

4. 使用 T0 时相和 T50 时相的 CT 图像计算剂量分布,以此来量化由呼吸运动引起系统性剂量降低的极端情况。

5. 使用重新扫描(分层的或体积的)来减少相互作用的影响,同时要记住,使用多个射野的 SFO 计划实际上等效于体积重新扫描,而分次治疗模式也提供了有效的重新扫描。根据需要选择屏气或呼吸门控,这需要基于运动评估或结合上述这些重扫描技术。

6. 使用优化后的束流照射顺序(包括扫描方向),以最大程度地减少相互作用的影响。

7. 使用 3D 鲁棒优化来最大程度地减少器官运动的影响。使用 4D 鲁棒优化来进一步提高对于存在较大幅度器官运动或者较短分割方案中分次内运动的鲁棒性。

8. 经常(例如每周一次)使用 4D CT 验证来确定是否需要进行自适应计划,以保持计划的鲁棒性。

## 头颈部肿瘤的治疗计划

用于头颈部肿瘤的质子治疗被认为是最复杂的治疗手段之一。头颈部肿瘤可以考虑两种治疗方式:当需要多个剂量等级并且要治疗下颈部的双侧淋巴结时,应考虑使用扫描束治疗;当仅使用一种剂量水平,并且阳性淋巴引流区仅限于一侧,通常不会延伸到下颈部,则可以使用被动散射治疗。使用扫描束治疗的示例可包括鼻咽癌(nasopharyngeal carcinoma),扁桃体癌,舌根癌,龈颊沟癌和颌下腺癌。这里我们讨论扫描束治疗技术。治疗计划从获取 CT 图像开始。医生随后勾画出靶区,其中还包括内置的摆位外扩范围。正常组织结构的勾画根据治疗部位而定。放射肿瘤学家然后给出头颈部肿瘤的处方和剂量约束文档,并将其加载到 MOSAIQ 环境中,以供计划参考。然后由剂量师勾画出特殊结构来辅助设计出符合处方的等剂量线。治疗照射野的几何确定以后,将优化参数输入到 TPS。需要确定优化的类型(SFO 或 MFO)。通常,对于接受根治性放化疗的患者,IMPT 治疗原发病灶(GTV)的处方剂量为 70GyE[相对生物当量(relative biological eqivalence, RBE)],总共 33 个分次,每个分次 2.12Gy(RBE)。CTV 区域(包括 CTV1, CTV2 和 CTV3)是根据对肉眼可见的和/或微观的危及解剖区域(包括淋巴结区域)的临床评估来设计的。我们的临床实践中使用了 Eclipse TPS (Varian Medical System, Palo Alto, CA)。所有计划均使用 TPS 进行计算并通过离散点扫描方式进行质子治疗[55]。实际 IMPT 计划的递送是通过使用同步加速器和 Hitachi PROBEAT PBT 系统（Hitachi，Ltd.，Tokyo，Japan）来完成的。计划设计中采用了标准的三野布置，包括右前斜，左前斜和后前 PA 方向的非共面射野，并考虑了鲁棒性（图 5.16）[15,56]。使用了 Eclipse 中的 IMPT 逆向计划技术，射野远侧和近侧的靶区外扩为 0cm，侧向的靶区外扩为 1cm。束斑间距由 TPS 根据每个射野中最高能量的束斑 $[(s=\alpha \times FWHM（半高宽），\alpha \leqslant 0.65]$ 来确定[49]。所有 CTV 区域的计划目标是：V100% 大于 95%（即至少 95% 的处方剂量覆盖相应 CTV 的 100% 体积），V95% 大于 99%，V105% 小于 10% 和最大剂量（Dmax）小于120%。点扫描系统总共有 94 档能量，从 72.5MeV 到 221.8MeV。质子束的穿透深度（射程）与能量成正比。最小能量 72.5MeV 的质子射程是 4cm。这导致当靶区位于小于 4cm 的深度时会出现问题。为了实现对这些浅层靶区的剂量覆盖，我们将一块塑料（67mm 厚）插入束流路径上。塑料的厚度缩短了质子进入患者体内的射程。这允许质子剂量沉积在浅表深度或者头颈部靠近皮肤的浅层区域中。

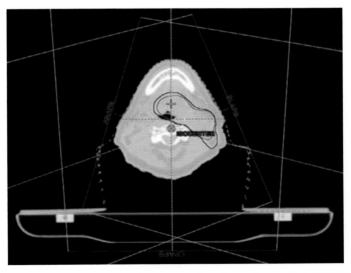

**图 5.16**　口咽癌患者治疗计划中典型的非共面布野方式，这里采用了调强质子治疗技术 [ 来源：Quan EM，Liu W，Wu R，et al. Preliminary evaluation of multifield and single-field optimization for the treatment planning of spot scanning proton therapy of head and neck cancer. *Med Phys*. 2013；40（8）：081709. 和 Liu W，Frank SJ，Li X，et al. Effectiveness of robust optimization in intensity-modulated proton therapy planning for head and neck cancers. *Med Phys*. 2013；40（5）：051711. ]

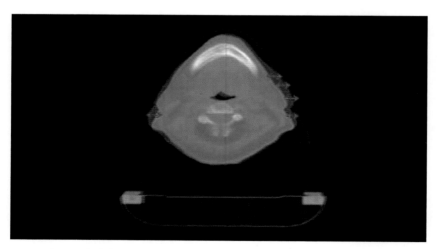

## 验证与自适应计划策略

我们的回顾性研究[57]表明,在质子治疗过程中需要对患者进行计划验证和自适应计划,以确保给予计划的 CTV 足够的剂量,同时保持对 OAR 的安全剂量。在本节中,我们将讨论当前的验证和自适应计划策略(adaptive planning strategies),阐述原始计划和自适应计划之间以及自适应计划和验证计划之间对 CTV 和 OAR 的潜在剂量差异,以模拟如果未实施自适应计划时所递送的剂量。

通常,患者在接受治疗前以及放疗开始后的第 4 周(±1 个工作日),需要接受双侧颈部照射并进行 CT 扫描验证。先前的一项内部研究表明,放疗开始后约 4 周会因体重减轻导致身体轮廓线出现偏差[58]。在我们的实践中,几乎 100% 的患者拥有验证计划,而超过 90% 的患者拥有自适应计划。有些自适应计划早于 4 周之前完成,这在大多数情况下归因于初始摆位不佳。一些患者(<10%)可能不需要进行自适应计划(由放射肿瘤学家确定)。为患者实施自适应计划的标准是保持 CTV1 D95%≥100%(即 CTV1 95% 靶区接受的剂量≥100% 处方剂量),并且还要满足 RTOG 指南中的 OAR 剂量。

身体轮廓明显发生改变,通常出现在治疗过程的第 3 到 4 周(如图 5.17)。患者体内的 CTV 和 OAR 位置也发生了变化,这最终可能会影响实际的剂量分布(如图 5.18);事实证明,原始 CT 扫描和验证 CT 扫描之间的 CTV 覆盖范围有所改变。

**图 5.17**　沿水平双红色箭,皮肤和身体轮廓的变化为 2~5mm 厚度,这可能发生在质子治疗疗程的第 4 周[ 来源:Wu RY,Liu AY,Sio TT,et al. Intensity-modulated proton therapy adaptive planning for patients with oropharyngeal cancer. *Int J Part Ther*. 2017;4(2): 26-34. ]

验证性 CT 扫描在第一次治疗前会采集,然后每周采集一次,具体取决于病灶特征和医生的偏好,并且保证在治疗的第 4 周采集一次。为了进行比较,验证 CT 图像与原始计划 CT 图像进行了配准(alignment),这里采用了 Eclipse 中的刚性配准工具来模拟患者日常治疗的配准过程。

两套 CT 图像集之间的形变图像配准(Deformable image registration,DIR)是使用商用形变配准软件(Velocity Medical,Varian Medical Systems,Palo Alto,)来完成的。Kirby 等人此前评估过形变配准 DIR 算法的准确性[59,60]。我们的系统也根据 Mohamed 等人的方法进行了验证[61]。治疗靶区具有三个 CTV(CTV1,

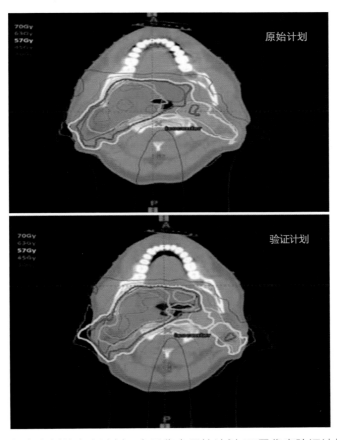

**图 5.18**　以舌根癌为例的患者计划。上图代表原始计划,下图代表验证计划。图中可以观察到剂量分布的变化,这是由于患者在治疗过程中舌头位置轻微变化以及体重减轻导致的。在这种情况下,肯定会需要自适应计划[来源:Wu RY,Liu AY,Sio TT,et al. Intensity-modulated proton therapy adaptive planning for patients with oropharyngeal cancer. *Int J Part Ther*. 2017;4(2):26-34.]

CTV2 和 CTV3),分别对应于预期的剂量水平 70、63 和 57Gy(RBE)。主要的 OAR 有腮腺,口腔,脊髓和脑干。CTV 和 OAR 都经过了形变从原始 CT 图像转移到验证 CT 图像数据集上。在生成自适应计划之前,需要一名放射肿瘤学家对所有形变的轮廓进行检查。然后将原始治疗计划的射野布置和强度分布复制到验证 CT 图像集中,创建验证计划,重新计算并更新剂量水平,以反映最近解剖变化的影响。根据剂量结果,放射肿瘤学家将评估,比较并确定是否应制定自适应治疗计划。这些计划是高度个性化的,并取决于其他的临床特征。然后,我们对原始计划和自适应计划之间的 CTV 和 OAR 累积剂量进行了比较,还研究了自适应验证计划与不使用自适应计划之间的剂量差异。

　　对于自适应计划,原始计划与自适应计划之间不应存在明显的剂量差异(如图 5.19)。这是预料之中的,因为重新计划的过程是基于验证 CT 的对最初计划的模仿与重现,它们具有相同的计划目标和剂量约束。但是,如图 5.19 所示,自适应计划和验证计划之间存在明显的剂量差异。在验证计划的 DVH 中,处方剂量(70GyE)覆盖了 95% 的 CTV1 体积;但是,剂量均匀性和适形性降低了。对于 CTV2 和 CTV3,剂量均匀性和适形性降低得更明显。另外,腮腺和口腔的剂量也增加了。

　　对于接受 IMPT 放射治疗的头颈部肿瘤患者,我们的回顾性研究证明了使用验证性 CT 成像的重要性,以及对制定系统性自适应放疗流程的需求。Wang 等人[62]发现,由于肿瘤或淋巴结缩小或者体重减轻,头颈部肿瘤放疗过程中可

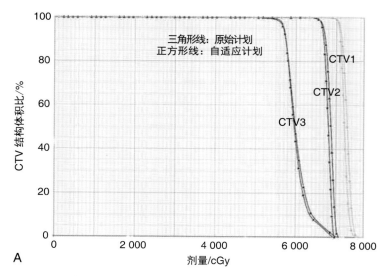

**图 5.19**　(A)原始计划(正方形线)和自适应计划(三角形线)关于 CTV 区域的 DVH 对比(全部 33 个分次)

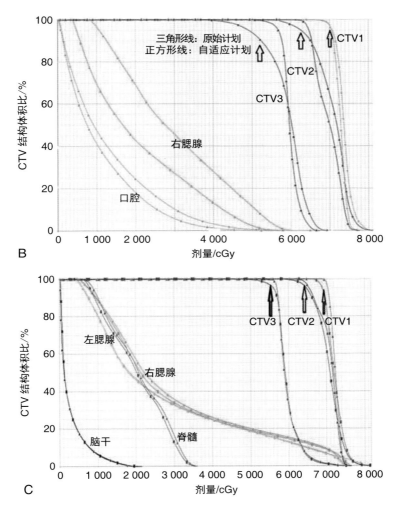

**图 5.19（续）**（B）验证计划（正方形线）和自适应计划（三角形线）计划关于 CTV 和 OAR 的 DVH 对比。CTV 的覆盖率没有显著差异。但可发现验证计划和自适应计划间存在显著差异。（C）D95 小于 CTV1 的处方剂量。因此，尽管其他 OAR 并没有大的变化，也需要采用自适应计划。CTV，临床靶区；DVH，剂量-体积直方图；D95，95% 靶区接受的剂量［来源：Wu RY, Liu AY, Sio TT, et al. Intensity-modulated proton therapy adaptive planning for patients with oropharyngeal cancer. *Int J Part Ther*. 2017；4（2）：26-34.］

能发生解剖结构变化，GTV 可能降低高达 70%[63]。因此，在质子治疗期间，评估整个治疗过程中的剂量学效应是非常重要的。我们的结果与以前的研究结果一致[62,63]，在这些研究中一些作者得出的结论是，放疗后（在我们的研究中是三周后）CTV 和腮腺体积持续下降，我们内部的剂量学结果与这些文献中的发现一致[64,65]。在实际繁忙的临床实践中,在新 CT 图像数据集中重新勾画所有结构会非常耗时,DIR 可以减少医生的工作量;DIR 的确是保证自适应治疗计划设计和评估准确性的基础,也是重要的一步。然而,针对新 CT 数据集上新轮廓的检查或修改过程,无法完全通过 DIR 来替代[61],这也是 MD Anderson 正在进行的一个研究课题。

(刘红冬 译　黄晓延 校)

## 参考文献

1. Chang JY, Komaki R, Lu C, et al. Phase 2 study of high-dose proton therapy with concurrent chemotherapy for unresectable stage III nonsmall cell lung cancer. *Cancer*. 2011;117(20):4707-4713.
2. Chang JY, Verma V, Li M, et al. Proton beam radiotherapy and concurrent chemotherapy for unresectable stage III non-small cell lung cancer: final results of a phase 2 study. *JAMA Oncol*. 2017;3(8):e172032.
3. Chang JY, Zhang W, Komaki R, et al. Long-term outcome of phase I/II prospective study of dose-escalated proton therapy for early-stage non-small cell lung cancer. *Radiother Oncol*. 2017;122(2):274-280.
4. Chang JY, Zhang X, Wang X, et al. Significant reduction of normal tissue dose by proton radiotherapy compared with three-dimensional conformal or intensity-modulated radiation therapy in Stage I or Stage III non-small-cell lung cancer. *Int J Radiat Oncol Biol Phys*. 2006;65(4):1087-1096.
5. Pan X, Zhang X, Li Y, Mohan R, Liao Z. Impact of using different four-dimensional computed tomography data sets to design proton treatment plans for distal esophageal cancer. *Int J Radiat Oncol Biol Phys*. 2009;73(2):601-609.
6. Torres MA, Chang EL, Mahajan A, et al. Optimal treatment planning for skull base chordoma: photons, protons, or a combination of both? *Int J Radiat Oncol Biol Phys*. 2009;74(4):1033-1039.
7. Wang X, Amos RA, Zhang X, et al. External-beam accelerated partial breast irradiation using multiple proton beam configurations. *Int J Radiat Oncol Biol Phys*. 2011;5(80):1464-1472.
8. Wang X, Krishnan S, Zhang X, et al. Proton radiotherapy for liver tumors: dosimetric advantages over photon plans. *Med Dosim*. 2008;33(4):259-267.
9. Zhang X, Dong L, Lee AK, et al. Effect of anatomic motion on proton therapy dose distributions in prostate cancer treatment. *Int J Radiat Oncol Biol Phys*. 2007;2(67):620-629.
10. Zhang X, Zhao KL, Guerrero TM, et al. Four-dimensional computed tomography-based treatment planning for intensity-modulated radiation therapy and proton therapy for distal esophageal cancer. *Int J Radiat Oncol Biol Phys*. 2008;72(1):278-287.
11. Chang JY, Li H, Zhu XR, et al. Clinical implementation of intensity modulated proton therapy for thoracic malignancies. *Int J Radiat Oncol Biol Phys*. 2014;90(4):809-818.
12. Frank SJ, Cox JD, Gillin M, et al. Multifield optimization intensity modulated proton therapy for head and neck tumors: a translation to practice. *Int J Radiat Oncol Biol Phys*. 2014;4(89):846-853.
13. Lomax A. Intensity modulation methods for proton radiotherapy. *Phys Med Biol*. 1999;44(1):185-205.
14. Pan HY, Jiang S, Sutton J, et al. Early experience with intensity modulated proton therapy for lung-intact mesothelioma: a case series. *Pract Radiat Oncol*. 2015;5(4):e345-e353.
15. Quan EM, Liu W, Wu R, et al. Preliminary evaluation of multifield and single-field optimization for the treatment planning of spot-scanning proton therapy of head and neck cancer. *Med Phys*. 2013;40(8):081709.
16. Register SP, Zhang X, Mohan R, Chang JY. Proton stereotactic body radiation therapy for clinically challenging cases of centrally and superiorly located stage I non-small-cell lung cancer. *Int J Radiat Oncol Biol Phys*. 2011;80(4):1015-1022.
17. Wang X, Zhang X, Li X, et al. Accelerated partial-breast irradiation using intensity-modulated proton radiotherapy: do uncertainties outweigh potential benefits? *Br J Radiol*. 2013;86(1029):20130176.
18. Yu J, Zhang X, Liao L, et al. Motion-robust intensity-modulated proton therapy for distal esophageal

cancer. *Med Phys.* 2016;43(3):1111.

19. Zhang X, Li Y, Pan X, et al. Intensity-modulated proton therapy reduces the dose to normal tissue compared with intensity-modulated radiation therapy or passive scattering proton therapy and enables individualized radical radiotherapy for extensive stage IIIB non-small-cell lung cancer: a virtual clinical study. *Int J Radiat Oncol Biol Phys.* 2010;77(2):357-366.

20. Liu W, Zhang X, Li Y, Mohan R. Robust optimization of intensity modulated proton therapy. *Med Phys.* 2012;39(2):1079-1091.

21. Unkelbach J, Bortfeld T, Martin BC, Soukup M. Reducing the sensitivity of IMPT treatment plans to setup errors and range uncertainties via probabilistic treatment planning. *Med Phys.* 2009;36(1):149-163.

22. Kang Y, Zhang X, Chang JY, et al. 4D proton treatment planning strategy for mobile lung tumors. *Int J Radiat Oncol Biol Phys.* 2007;67(3):906-914.

23. Kardar L, Li Y, Li X, et al. Evaluation and mitigation of the interplay effects of intensity modulated proton therapy for lung cancer in a clinical setting. *Pract Radiat Oncol.* 2014;4(6):e259-e268.

24. Mori N, Jud C, Salomir R, Cattin PC. Leveraging respiratory organ motion for non-invasive tumor treatment devices: a feasibility study. *Phys Med Biol.* 2016;61(11):4247-4267.

25. Mori S, Dong L, Starkschall G, Mohan R, Chen GT. A serial 4DCT study to quantify range variations in charged particle radiotherapy of thoracic cancers. *J Radiat Res.* 2014;55(2):309-319.

26. Rietzel E, Bert C. Respiratory motion management in particle therapy. *Med Phys.* 2010;37(2):449-460.

27. Li H, Zhang X, Park P, et al. Robust optimization in intensity-modulated proton therapy to account for anatomy changes in lung cancer patients. *Radiother Oncol.* 2015;114(3):367-372.

28. Hoffmann L, Alber M, Jensen MF, Holt MI, Møller DS. Adaptation is mandatory for intensity modulated proton therapy of advanced lung cancer to ensure target coverage. *Radiother Oncol.* 2017;122(3):400-405.

29. Wang X, Li H, Zhu XR, et al. Multiple-CT optimization of intensity-modulated proton therapy—Is it possible to eliminate adaptive planning? *Radiother Oncol.* 2018;128(1):167-173.

30. van Herk M. Errors and margins in radiotherapy. *Semin Radiat Oncol.* 2004;14(1):52-64.

31. van Herk M, Remeijer P, Rasch C, Lebesque JV. The probability of correct target dosage: dose-population histograms for deriving treatment margins in radiotherapy. *Int J Radiat Oncol Biol Phys.* 2000;47(4):1121-1135.

32. Lomax AJ, Pedroni E, Rutz HP, Goitein G. The clinical potential of intensity modulated proton therapy. *Z Med Phys.* 2004;14(3):147-152.

33. Trofimov A, Unkelbach J, DeLaney TF, Bortfeld T. Visualization of a variety of possible dosimetric outcomes in radiation therapy using dose-volume histogram bands. *Pract Radiat Oncol.* 2012;2(3):164-171.

34. Park PC, Cheung JP, Zhu XR, et al. Statistical assessment of proton treatment plans under setup and range uncertainties. *Int J Radiat Oncol Biol Phys.* 2013;86(5):1007-1013.

35. Park PC, Zhu XR, Lee AK, et al. A beam-specific planning target volume (PTV) design for proton therapy to account for setup and range uncertainties. *Int J Radiat Oncol Biol Phys.* 2012;82(2):e329-e336.

36. Pflugfelder D, Wilkens J, Oelfke U. Worst case optimization: a method to account for uncertainties in the optimization of intensity modulated proton therapy. *Phys Med Biol.* 2008;53(6):1689.

37. Unkelbach J, Chan TC, Bortfeld T. Accounting for range uncertainties in the optimization of intensity modulated proton therapy. *Phys Med Biol.* 2007;52(10):2755.

38. Chen W, Unkelbach J, Trofimov A, et al. Including robustness in multi-criteria optimization for intensity-modulated proton therapy. *Phys Med Biol.* 2012;57(3):591.

39. Fredriksson A, Forsgren A, Hårdemark B. Minimax optimization for handling range and setup uncertainties in proton therapy. *Med Phys.* 2011;38(3):1672-1684.

40. Li Y, Niemela P, Liao L, et al. Selective robust optimization: a new intensity-modulated proton therapy optimization strategy. *Med Phys.* 2015;42(8):4840-4847.

41. Liao L, Lim GJ, Li Y, et al. Robust optimization for intensity modulated proton therapy plans with multi-isocenter large fields. *Int J Part Ther.* 2016;3(2):305-311.

42. Cao W, Lim GJ, Lee A, et al. Uncertainty incorporated beam angle optimization for IMPT treatment planning. *Med Phys.* 2012;39(8):5248-5256.

43. Cao W, Lim GJ, Li Y, Zhu XR, Zhang X. Improved beam angle arrangement in intensity modulated

proton therapy treatment planning for localized prostate cancer. *Cancers*. 2015;7(2):574-584.

44. Cao W, Lim G, Liao L, et al. Proton energy optimization and reduction for intensity-modulated proton therapy. *Phys Med Biol*. 2014;59(21):6341-6354.

45. Cao W, Lim G, Li X, Li Y, Zhu XR, Zhang X. Incorporating deliverable monitor unit constraints into spot intensity optimization in intensity-modulated proton therapy treatment planning. *Phys Med Biol*. 2013;58(15):5113.

46. Quan EM, Chang JY, Liao Z, et al. Automated volumetric modulated Arc therapy treatment planning for stage III lung cancer: how does it compare with intensity-modulated radio therapy? *Int J Radiat Oncol Biol Phys*. 2012;84(1):e69-e76.

47. Quan EM, Li X, Li Y, et al. A comprehensive comparison of IMRT and VMAT plan quality for prostate cancer treatment. *Int J Radiat Oncol Biol Phys*. 2012;83(4):1169-1178.

48. Zhang X, Li X, Quan E, Pan X, Li Y. A methodology for automatic intensity-modulated radiation treatment planning for lung cancer. *Phys Med Biol*. 2011;56(13):3873-3893.

49. Zhu XR, Sahoo N, Zhang X, et al. Intensity modulated proton therapy treatment planning using single-field optimization: the impact of monitor unit constraints on plan quality. *Med Phys*. 2010;37(3):1210-1219.

50. Chang JY, Jabbour SK, De Ruysscher D, et al. Consensus statement on proton therapy in early-stage and locally advanced non-small cell lung cancer. *Int J Radiat Oncol Biol Phys*. 2016;95(1):505-516.

51. Hui Z, Zhang X, Starkschall G, et al. Effects of interfractional motion and anatomic changes on proton therapy dose distribution in lung cancer. *Int J Radiat Oncol Biol Phys*. 2008;72(5):1385-1395.

52. Jeter MD, Gomez D, Nguyen QN, et al. Simultaneous integrated boost for radiation dose escalation to the gross tumor volume with intensity modulated (photon) radiation therapy or intensity modulated proton therapy and concurrent chemotherapy for stage II to III non-small cell lung cancer: a phase 1 study. *Int J Radiat Oncol Biol Phys*. 2018;100(3):730-737.

53. Kang Y, Zhang X, Chang J, et al. 4D Proton treatment planning strategy for mobile lung tumors. *Int J Radiat Oncol Biol Phys*. 2007;67(3):906-914.

54. Li Y, Kardar L, Li X, et al. On the interplay effects with proton scanning beams in stage III lung cancer. *Med Phys*. 2014;41(2):021721.

55. Gillin MT, Sahoo N, Bues M, et al. Commissioning of the discrete spot scanning proton beam delivery system at the University of Texas MD Anderson Cancer Center, Proton Therapy Center, Houston. *Med Phys*. 2010;37(1):154-163.

56. Liu W, Frank SJ, Li X, et al. Effectiveness of robust optimization in intensity-modulated proton therapy planning for head and neck cancers. *Med Phys*. 2013;40(5):051711.

57. Wu RY, Liu AY, Sio TT, et al. Intensity-modulated proton therapy adaptive planning for patients with oropharyngeal cancer. *Int J Part Ther*. 2017;4(2):26-34.

58. Palmer M, Jones T, Waddell M, et al. The optimal timing for off-line adaptive planning for bilateral head-and-neck IMPT is week 4. *Int J Radiat Oncol Biol Phys*. 2012;84(3):S479-S480.

59. Kirby N, Chuang C, Ueda U, Pouliot J. The need for application-based adaptation of deformable image registration. *Med Phys*. 2013;40(1):011702.

60. Schreibmann E, Pantalone P, Waller A, Fox T. A measure to evaluate deformable registration fields in clinical settings. *J Appl Clin Med Phys*. 2012;13(5):126-139.

61. Mohamed AS, Ruangskul MN, Awan MJ, et al. Quality assurance assessment of diagnostic and radiation therapy–simulation CT image registration for head and neck radiation therapy: anatomic region of interest-based comparison of rigid and deformable algorithms. *Radiology*. 2014;274(3):752-763.

62. Wang W, Yang H, Hu W, et al. Clinical study of the necessity of replanning before the 25th fraction during the course of intensity-modulated radiotherapy for patients with nasopharyngeal carcinoma. *Int J Radiat Oncol Biol Phys*. 2010;77(2):617-621.

63. Barker JL, Garden AS, Ang KK, et al. Quantification of volumetric and geometric changes occurring during fractionated radiotherapy for head-and-neck cancer using an integrated CT/linear accelerator system. *Int J Radiat Oncol Biol Phys*. 2004;59(4):960-970.

64. Feng M, Yang C, Chen X, et al. Computed tomography number changes observed during computed tomography–guided radiation therapy for head and neck cancer. *Int J Radiat Oncol Biol Phys*. 2015;91(5):1041-1047.

65. Hansen EK, Bucci MK, Quivey JM, Weinberg V, Xia P. Repeat CT imaging and replanning during the course of IMRT for head-and-neck cancer. *Int J Radiat Oncol Biol Phys*. 2006;64(2):355-362.

# 第六章

# 物理质量保证

Falk Poenisch，Narayan Sahoo，Heng Li，Yoshifumi Hojo

## 引言

本章介绍 UT MDACC PTC 的 Hitachi ProBeat 机器（Hitachi America，Ltd.，Tarrytown，NY）质子笔形束扫描机架的物理质量保证(quality assurance，QA)方案，该设备自 2008 年 5 月投入临床使用。QA 方案由机器 QA 和患者治疗射野专属 QA 两部分组成。机器 QA 方案旨在测试递送系统各组件的功能，确保将剂量安全、准确地递送到机器治疗的所有患者。患者治疗射野专属 QA 旨在确保患者的实际受照剂量和计划的射野剂量分布在可接受的容差范围内。该 QA 方案的制定参考了国际辐射单位与测量委员会（International Commission on Radiation Units and Measurements，ICRU)78 号报告[1]和美国医学物理学会（American Association of Physicists in Medicine，AAPM）TG40 号报告[2]中关于放射肿瘤学综合 QA 方案的建议，并考虑了 QA 检查的实用性和有效性，以确保安全、准确的治疗实施。笔形束扫描质子束 QA 方案的目标是确保以下递送系统各性能的准确性或一致性：

1. 剂量监测仪校准
2. 单个束斑的能量和射程
3. 束斑深度剂量分布
4. 束斑横向注量和剂量轮廓
5. 束斑位置
6. 旋转机架和床等中心
7. X 射线和辐射等中心重合性
8. 治疗床平移
9. X 射线成像系统功能
10. 患者治疗射野剂量分布

机器 QA 方案由项目 1~9 组成，项目 10 是患者治疗射野专属 QA。表 6.1 总结了 UT MDACC 质子治疗中心质子笔形束扫描机架 QA 方案的各项任务，并

### 表 6.1 ■ PTC 质子笔形束扫描机架质量保证任务

| 质量保证检查项目 | 频率 | 容差（±） |
|---|---|---|
| X 射线、激光灯和治疗床校准 | 每日、每月、每年 | 1mm |
| 质子笔形束射程一致性 | 每日、每年 | 1mm |
| 束斑位置精度 | 每日、每年 | 1mm |
| 束斑尺寸一致性 | 每日、每年 | 1mm 或 10% |
| 体积剂量一致性 | 每日、每月、每年 | 每日 3%，每月和年检 2% |
| 治疗床旋转等中心（rotation isocentricity） | 每周、每月、每年 | 1mm |
| 治疗床平移 | 每月、每年 | 1mm |
| 喷嘴平移 | 每月、每年 | 1mm |
| 机架等中心 | 每月、每年 | 1mm |
| 质子射野和 X 射线射野重合性 | 每月、每年 | 2mm |
| 患者成像和分析系统的移位计算精度 | 每月 | 1mm |
| 辐射与机械等中心重合性检查 | 每月、每年 | 1mm |
| 输出量随机架变化 | 每月、每年 | 2% |
| 使用 IAEA TRS 398 规程校准剂量监视器 | 每年 | 2% |
| 每日和每月 QA 剂量系统基线验证 | 每年 | 2% |
| 剂量、MU 线性和动态 MU 输出稳定性 | 每年 | 2% |
| 平方反比因子（inverse-square factor，ISF）验证 | 每年 | 2% |
| 积分深度剂量一致性 | 每年 | 2% |
| X 射线成像系统：kVp 精度 | 每两年一次 | 10% |
| X 射线成像系统：HVL | 每两年一次 | >2.3mm @ 80kV |
| X 射线成像系统：计时器精度 | 每两年一次 | 5% |
| X 射线成像系统曝光重复性 | 每两年一次 | 系数 <0.005 |
| X 射线成像系统：mA 线性 | 每两年一次 | <10% |
| X 射线成像系统：输出一致性 | 每两年一次 | 20% |

续表

| 质量保证检查项目 | 频率 | 容差（±） |
|---|---|---|
| X射线成像系统:射野光束 vs. X射线校准 | 每两年一次 | 源到影像距离的2% |
| X射线成像系统:图像质量 | 每两年一次 | 与基线保持一致 |
| X射线成像系统:安全、失能开关、5min时间、辐射警告标志和门联锁 | 每两年一次 | 根据功能界定 |
| 递送系统安全连锁:束流暂停、室内束流停止、设施束流停止、束流递送指示灯、辐射监视器、门联锁、视听监视、机架旋转传感器、室内清除按钮、室内运动传感器 | 每年 | 根据功能界定 |
| 患者专用治疗射野的剂量分布:计划和测量的一致性 | 开始治疗前 | 伽马通过率 >90%（3%，3mm） |
| 患者专用治疗射野的束斑位置:计划与输出的束斑位置和束斑跳数重合性 | 开始治疗前和每个射野递送后 | 束斑位置平均偏差1mm，束斑 MU 平均偏差1% |

HVL,半价层;kVp,千伏峰值;MU,监测跳数;PTC,UT MDACC 质子治疗中心。

在后续各节中进行了详细说明。其他中心的 QA 方案参考已出版的文献进行了简要描述。

## 机器质量保证

质子治疗中心以机器为重点的 QA 方案有每日、每周、每月和每年四部分。质子治疗中心的初始 QA 方案来自 Arjomandy 等人[3]论文中描述的被动散射质子束（passive scattering proton beam,PSPT）QA 方案和 Gin 等[4]论文中描述的点扫描束流线的初始调试。然而我们根据最初的经验,多年来对每日和每月的 QA 方案进行了调整。因此,我们更重视每日和每月这两部分。

每日 QA 在治疗前执行,每天一次,耗时约半小时。每月要完成一次每月 QA。年检 QA 内容是最全面的,需在 365 天内完成一次。

## 每日 QA

每日 QA 的目标是验证:①质子笔形束的剂量学特性;②剂量监测电离室正常运行;③束斑位置监视器正常运行;④用于患者摆位的影像系统正常运行;⑤电子病历（electronic medical record,EMR）、患者影像分析系统（Patient

Positioning Image and Analysis System，PIAS）与治疗递送系统之间正常通讯；⑥患者治疗前治疗机器的所有机械和安全方面正常运行。我们的扫描束流线能输出94种不同能量。每天检查质子笔形束扫描所有能量的剂量特性是不现实的，所以有必要开发一套自动的 QA 方案。剂量学检查包含三部分内容：射程检查、束斑位置检查和体积剂量检查。可使用 Keithley Tracker 探测器（Fluke Biomedical，Cleveland，OH）进行剂量学检查，如图 6.1 所示，它是由 5 个平行板电离室组成的阵列（Φ=2.5cm×0.8cm），间隔 10cm，呈十字排列。追踪器卡入紧贴在 Hitachi 床面的夹具中。

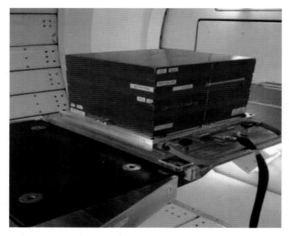

**图 6.1**　在建成和夹具之间使用追踪探测器进行测量摆位

　　所有的每日 QA 任务都调取患者 QA 计划，提供与治疗患者相同的数据流，通过 EMR 和 MOSAIQ 验证系统执行。通过 MOSAIQ 系统执行 QA 检查时，Hitachi 治疗控制系统 Zenkei 将切换到治疗模式，提供与实际患者治疗相同的条件。

## X 射线、激光灯和治疗床配准检查

　　该测试主要有两个目标：通信测试和数据流，以及检查 X 射线成像系统的功能。在此过程，将 MOSAIQ 中存储的计划发送到 Hitachi HMI（Hitachi 机器接口）计算机。启动 MOSAIQ 摆位任务，将二维（two-dimensional，2D）正交参考图像从 MOSAIQ 发送到 Hitachi 成像系统，也叫作 PIAS。患者实际治疗时，将参考图像与两个摆位验证 X 射线影像比较。对于 QA 患者，将参考图像从 MOSAIQ 发送到 PIAS 是确保两套系统可以正常通信。图 6.2 显示了 X 射线摆位装置，由

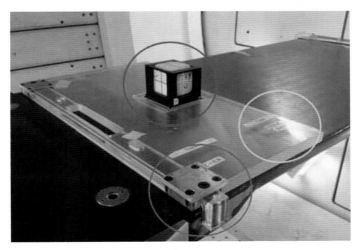

**图 6.2**　摆位以确定床位置正确和 X 射线功能正常。在治疗床上放置定制的夹具,使用床上的旋钮和夹具上的滚珠轴承(红色圆圈)进行调整。Varian OBI 立方模体(白色塑料,尺寸:5cm×5cm×5cm)置于丙烯酸板(紫色圆圈)中,这样立方模体、夹板和治疗床相互位置不会变动。Varian 立方模体在白色塑料的中心内置一个直径 2mm 的高 X 线成像可见度(radiopaque)金属球体。根据夹具上床的坐标(黄色圆圈)将金属球定位到机械等中心

丙烯酸材料制成的夹具和中心内嵌 2mm 金属球的 Varian 机载影像(On-Board Imaging,OBI)立方模体组成。影像立方模体紧紧地固定在夹具上,同时夹具也使用滚珠轴承螺丝系统紧紧地卡在治疗床上。该摆位装置可确保 X 射线影像立方模体中心亚毫米精度的摆位可重复性。然后使用 Hitachi 治疗床控制挂件将治疗床移动到其预期的校准坐标(x,y 和 z)。将金属球体送入机架等中心,如果治疗床校准和激光配准没有变化,则室内激光灯与立方模体的十字线对齐。如果超出 1mm 的容差,查找未对准的原因,并在患者治疗前采取纠正措施。我们发现的未对准的一个主要原因是治疗机头与床之间发生碰撞,影响了治疗床位置校准。

　　在每日 QA 中,比较正交 X 射线影像立方模体的中心与 X 射线系统的中心。该测试每天的容差为 1mm,即球体的半径。PIAS 系统的像素大小为 0.3mm,允许以 0.1mm 为增量进行平移(因此,某些平移不会移动图像)。如果超过容差并在 2mm 以内,通知当班物理师,物理师另选时间做进一步的测试。如果测试确认偏差,则通知 Hitachi 工程师重新校准治疗床坐标。附加说明:实际上治疗床绝对坐标对正确的 QA 摆位更为重要,可以获得准确的剂量读数。如果治疗床的原点发生偏移,电离室的位置也不正确。对于患者摆位不是问题,患者每天的位置是根据 X 射图像引导结果修正的,并非基于治疗床的绝对坐标。记录下每

天的偏移值,从 PIAS 系统将两幅正交图像通过治疗床手控盒发送回 MOSAIQ。图像数据正确传输是每日 QA 的一部分。此外,每天都会进行安全测试,包括检查对讲系统、视频电视系统、室内音频警告信号、辐射监视器(内部/外部)、束流暂停键和门联锁。

## 质子笔形束射程检查(Proton Pencil Beam Range Check)

射程检查的执行方式随时间推移有所改变,可分为两个阶段:2016 年前和 2016 年后。测量设备和测量背后的逻辑是不变的。每个工作日都会使用到不同能量的束斑模式。对应的笔形束射程从 28.8cm 到 5.1cm 不等。检查质子束流的建成(Solid Water,Gammex,RMI)在每一个特定工作日是固定的。

### 2016 年前的射程检查

最初的射程检查是位置和输出剂量的卷积。因此,获得的是剂量读数,而不是实际射程。该测试由以电离室位置为中心的单能束斑组成。能量获取方式为在靠近布拉格峰深度和另外两个深度(布拉格峰近端和布拉格峰远端)测量剂量值。近端剂量和最大剂量都是两个电离室读数的平均值,而远端剂量只有一个电离室读数。该方法能够检测出输出量变化、位置偏移和射程变化(参考图 6.3 中 2014 年 2 月至 2015 年 12 月的绿色符号)。

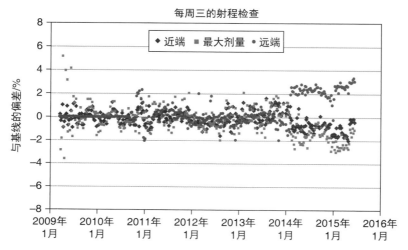

**图 6.3** 以 2009—2015 年期间每周三读数为例,射程检查偏差与基准数据的比较

## 2016 年以来的射程检查

类似于 2016 年前使用的方法,在每个工作日都会使用不同的能量和不同数量的建成。现在修改后的射程检查每天使用 5 种不同的能量,而非以前的 3 种能量。此外,束斑不再像 2016 年前那样使用电离室测量束流上的单个点剂量,而是在 3cm×3cm 的正方形上优化权重,使得正方形内的剂量是均匀的。新的测量模式降低了剂量读数受体模摆位变化的影响。由于建成对于 3cm×3cm 的正方形输出保持恒定,并且测量深度接近布拉格峰值,因此 5 个单能能量可测量出不同的剂量值。如图 6.4 所示的测试示例,第一个导出的数据点用作剂量输出检查验证,容差为 3%。然后,根据前四个剂量读数,进行三次多项式拟合,用一条线连接起所有四个测量点。根据多项式拟合可导出剂量最大值的位置(第二个绿色圆圈)及其读数值。根据最大剂量值,通过在第四和第五个测量剂量值之间进行插值推算出 80% 剂量值(第三个绿色圆圈)和 0 剂量值(第四个绿色圆圈)。

新方法可通过从电荷读数得出射程来间接测量射程。所有测量的趋势图如图 6.5 所示。大部分时间,输出值偏差在 1% 以内。过去两年内多项式拟合产生的剂量最大值(Pmax),剂量降至 80%(P80%),和剂量降至 0(P0%)的位置变化保持不变,与基线值偏差在 0.6mm 以内。2017 年 5 月,这一趋势出现一个跳跃。因为安装了新的初级剂量监测仪,WET 与之前的有 0.2mm 的不同。变化很小,

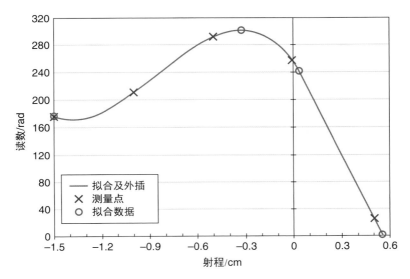

**图 6.4**　如何获得相关剂量值以及放大的布拉格峰示例。测量剂量值用红叉表示。偏移 X 轴,使得第四个测量剂量值 $x=0$,绿色圆圈是由内部插值外部推导得出的四个导出点。用蓝色连接绿色圆圈

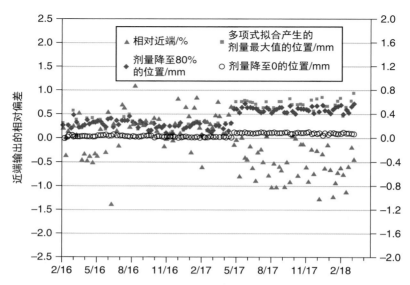

**图 6.5** 以 2016 年至 2018 年期间每周三读数为例，新的射程输出检查与基准数据比较，其中 P80% 是剂量降至 80% 的位置，P0% 是剂量降至 0 的位置

所以基线数据没有变化。

## 束斑位置精度检查

　　该测试中，5 个单能束斑输出到中心轴和沿 x 轴和 y 轴 ± 10cm 处。最高可用能量为 221.8MeV，它可为质子笔形束扫描提供可用的最小束斑尺寸。由于使用了 20cm 厚度的固体水建成，束斑尺寸的大小增加了 15%，建成可将剂量读数提高 50% 至 112cGy。从 2008 年开始，每个治疗日都会对束斑位置检查，其基线值直到 2017 年 5 月才发生变化。因为更换了初级剂量监测仪，新的监测仪使用了更薄的铜箔，减少了约 10% 的束斑尺寸，所以基线值发生改变是必然的。更换硬件后，束斑形状的改变使剂量读数增加了 7%。如图 6.6 和表 6.2 所示，该系统既能检测束斑尺寸变化，又能检测束斑位置变化。尽管图 6.6 中的总体偏差相当稳定，但也有一些跳跃，例如，2010 年 10 月、2011 年 2 月、2012 年 8 月、2013 年 8 月、2015 年 3 月和 2016 年 2 月。偏差大部分是因为治疗头和治疗床底座碰撞后导致治疗床坐标未对准，探测器不在最大剂量处，导致测量剂量值下降。Hitachi 工程师重新校准治疗床可以修正。

## 体积剂量检查

　　作为每周剂量输出检查的一部分，最初使用立方模体形状的水箱进行体积

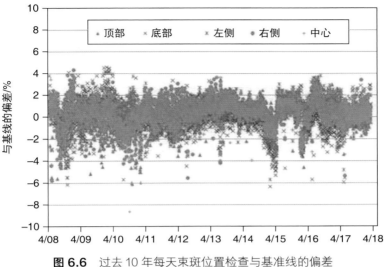

**图 6.6** 过去 10 年每天束斑位置检查与基准线的偏差

**表 6.2** ▪ **五个电离室的平均相对偏差和标准偏差**

| | 电离室位置 | | | | |
|---|---|---|---|---|---|
| | 顶部 | 底部 | 左侧 | 右侧 | 中心 |
| 平均值 | 0.1% | 0 | 0.3% | 0.5% | 0 |
| STD | 1.3% | 1.4% | 1.2% | 1.2% | 1.1% |
| Max | 3.5% | 4.6% | 3.8% | 4.3% | 3.6% |
| Min | −6.1% | −6.3% | −5.7% | −5.8% | −8.6% |

Max,最大值;Min,最小值;STD,标准偏差。

剂量检查(volumetric dose check)。因为需要额外的摆位,2012 年,我们决定使用相同的追踪探测器(见上一段)进行测试。采用三种不同的体积束斑扫描模式[所有射野尺寸大小均为 10cm×10cm,和 10cm 的扩展布拉格峰(spread-out Bragg peak,SOBP)],最大射程分别为 30.6cm、20.4cm 和 14cm。如 Gillin 等人[4]在论文中介绍,第一种模式是标准校准文件,输出 1cGy/MU。其他文件来源于不同版本的 Eclipse 治疗计划系统(treatment planning system,TPS)。每天使用一个体积束斑模式文件进行体积剂量检查,每种模式每周至少输出一次。图 6.7 显示了每天体积剂量检查结果的偏差,所有数据点偏差均在 2% 以内。2013 年 8

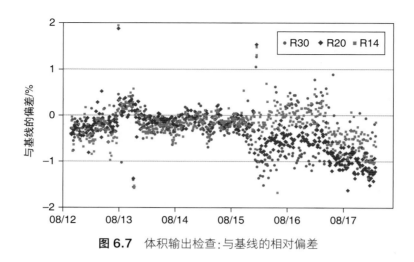

**图 6.7** 体积输出检查：与基线的相对偏差

月和 12 月由于更换剂量监测仪电缆出现了一些异常值。此外，在 2016 年 1 月和 2017 年 5 月还有两次剂量监测仪互换。第一次更换导致了不同的能量响应，特别是 R30 文件(紫色符号)出现更大的波动，以及 R20 文件的偏移(黄色符号)。同样，基线数据在五年内没有变化。

## 每周机器质量保证检查

作为每周机器质量保证检查(weekly machine quality assurance checks)方案的一部分，每日 QA 的所有结果由专业委员会认证的医学物理师进行审查。此外，每周还会对治疗床旋转等中心进行检查。具体如下：

Hitachi 治疗床旋转轴位于远离机架旋转平面的位置，需要通过平移 x 轴、y 轴和旋转治疗床头来模拟等中心床。这一步需要三个旋转(马达)的精确配合才能实现等中心旋转。机头和治疗床的碰撞会导致等中心旋转失败，属于敏感参数，所以应每周进行一次测试。测试时将机架角归为 0°，OBI 模体(图 6.2)与 X 射线等中心对齐。然后将治疗床转到 90° 和 270°，并拍摄一张 X 线图像。记录立方模体的不透明 BB 钢球与治疗床在 x 和 y 方向上的偏差。偏差容差为 ± 1mm。

## 每月质量保证

每月质量保证(monthly quality assurance)的目标与每日 QA 相同，即验证剂量数据的稳定性、X 射线影像系统配准和安全检查。与每日 QA 不同，每月 QA 由委员会认证的医学物理师执行，使用不同的探测器系统：IBA Matrixx 2D 电离室阵列和 EBT3 胶片，作为每日 QA 的补充。最初的每月 QA 方案参照 PTC 的被动散射质子束流方案,现在的每月方案在质子扫描束机架投入临床前 2 年使用。每月 QA 方案包括机械检查、使用 X 射线成像系统和 PIAS 系统对机架等中心和治疗床等中心检查,以及 X 射线与辐射等中心和基于机架角度函数的剂量输出检查。

## 机械质量保证检查(Mechanical Quality Assurance Checks)

通过将治疗床移动到 x、y 和 z 预定义位置(–10cm、–3cm、0cm、+3cm、+10cm)检查床平移。用尺子测量激光灯位置,并记录与预期位移的偏差。在扫描束流机架运行期间,保证容差小于 1mm。使用尺子和激光检查质子治疗中心的可移动喷嘴。将喷嘴位置设置到 38、23 和 8cm,记录下实际位置。偏差始终保持在预期值 1mm 以内。除了机架角之外,六维床和喷嘴的旋转值都用水平仪测量。

## 使用 X 线成像系统检查机架等中心性(Gantry Isocentricity Check with X-ray Imaging System)

在该检查项目中,图 6.2 所示的夹具可用于摆位 Varian OBI 立方模体。将床移动到预期的参考坐标。在用于患者 0° 摆位的参考机架角度拍摄一堆正交 X 射线片。除非机架和治疗床之间发生碰撞或在 X 射线成像系统执行此检查,否则不需要额外的床偏移。记录治疗床的位置,将机架转到 90°、180° 和 270°,并在机械治疗床调整后重复拍摄 X 射线片。机械等中心调整在 Hitachi 质子治疗中心设计阶段完成,以满足机械等中心在 0.5mm 以内的要求。这只能通过对治疗床进行软件校正(称为机械治疗床调整)来实现。等中心位置与机架角度容差偏差在 ± 1mm。

## 治疗床旋转等中心检查(Couch Rotation Isocentricity Check)

该测试作为每月 QA 的一部分,可按照本章"每周机器质量保证检查"中的方案进行。这是对周检项目的独立检测。

## 患者影像分析系统(Patient Image Analysis System)移位计算准确性检查

通过 PIAS 软件对采集的 X 射线影像分析,治疗床最大移动距离为 3cm。该测试是为了验证治疗床运动控制系统是否实际执行了 3cm 的治疗床移动值,以及 PIAS 系统的校准是否没有改变。将 Varian OBI 模体中的 BB 钢球与 PIAS 十字线对准,治疗床在三个方向上都移动 3cm 以内的指定距离,拍摄正交 X 射线影像。将 BB 钢球移动到 PIAS 十字准线中心,与治疗床移动比较,获取的移动值总是比预期值多大概 1mm,因为 X 射线影像板采集的是 2D 图像,而 BB 钢球的移动是 3D 的,并且立方模体移动了,所以导致获得了一个更大的值。

## 辐射与机械等中心重合性检查

为了检查辐射等中心与 X 射线影像系统等中心的重合性,可将束斑输送到等中心位置与 Varian OBI 模体对齐。详见本章"使用 X 线成像系统检查机架等中心性"中描述。此时,OBI 模体里的 BB 钢球位于 X 射线等中心,束斑透射穿过立方模体,在 EBT3 胶片上产生剂量变化(图 6.8)。对所有的基准角度重复测试。使用 Epson Expression 10000XL 平板扫描仪扫描胶片,用 IBA OmniPro 软件对胶片分析。BB 钢球与辐射等中心应在 1mm 内。应注意,束斑是通过磁场偏移束流递送的,实际的束斑位置有所改变。如图 6.9 所示,为确定实际输出位置,可使用束斑分析工具验证,Li 等人[5]和 Mackin 等人[6]在论文中描述了此工具(HPlusQA)在验证束斑递送位置与计划束斑位置的偏差。实际递送的束斑位置与胶片数据的比较比辐射和 X 射线成像系统等中心位置的差异比较是否在容差范围内更有意义。

## 输出量随机架变化

使用 IBA MatriXX EVO(二维电离室阵列)和自制的治疗头附件(由丙烯酸组成等效 5cm 水建成)测量机架角度(0°、90°、180° 和 270°)的输出量。将 MatriXX 读数与基线比较,作为独立的输出检查。在我们总结的年度质量保证报告结果中,所有机架角度最大偏差均小于 0.3%。

**图 6.8**  以 BB 钢球为束斑中心的 EBT3 胶片图像

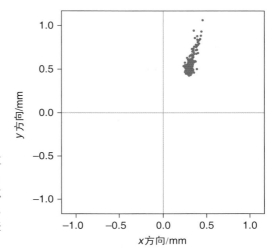

**图 6.9** 每月 QA 射野质量保证的束斑位置记录共输出 15MU,每个束斑 0.04MU,共 375 个束斑。绿色圆点表示由多线式束斑位置监视仪记录的每个束斑位置。该输出中,束斑在 $x$ 和 $y$ 方向的平均偏差为 0.31mm 和 0.54mm

## 每年质量保证检查(Annual Quality Assurance Checks)

年检质量保证测试旨在检查临床使用的束流线在调试期间的机器参数和数据的稳定性。束流调试数据的详细信息可参照 Gillin 等人[4]论文中的描述。我们中心的年检质量保证检查列表参照表 6.1,后文会对其介绍。

### 机械质量保证检查

年检机械质量保证包括以下测试:

1. 机架旋转机械等中心位置:使用机械指针确定机械等中心;该等中心位置在后续测试中作为参考。
2. 治疗床机械旋转等中心:使用 2mm 圆球指针。
3. 机架和 X 射线影像系统旋转等中心重合性:使用放置在机械等中心的圆球指针进行 X 线检查。
4. 激光灯坐标与机械等中心重合性。
5. 质子辐射等中心与机械等中心的重合性:使用辐射胶片和定制夹具完成。

上述测试的容差通常都是 1mm。更多细节可参考 Arjomandy 等[3]发表的文章。

### X 射线成像系统性能质量检查

X 射线成像系统性能质量检查(x-ray imaging system performance quality checks)旨在确保两个 X 射线管和数字面板在诊断成像要求参数范围内临床使用。该测试由委员会认证的影像诊断医学物理师执行,重点在 X 射线设备操作的安全性和成像剂量。以下是每年对 X 射线影像系统进行测试的内容。具体测试程序和容差可见参考文献[7]。

1. 千伏峰值(kilovoltage peak,kVp)、半价层和计时器精度
2. 曝光重复性
3. mA 线性
4. 输出(kVp 函数曝光量)
5. 影像质量(高对比度分辨率和低对比度分辨率)
6. 安全性

## 剂量学质量保证检查(Dosimetric Quality Assurance Checks)

### 剂量监测仪的正式校准(Formal Calibration)

作为强制性的年检质量保证检查项目,旨在确保以国际原子能机构(International Atomic Energy Agency,IAEA)技术报告系列(Technical Report Series,TRS)-398[8]规程作为参考条件的剂量监测仪校准在可接受容差范围内。在主剂量监测仪上定义 MU 的参考条件,射程为 30.6cm 束斑模式(称为 R30 模式)输出 10cm × 10cm × 10cm 体积的均匀剂量。217.13MU 相当于 217.13cGy 的预期剂量。根据 IAEA TRS-398 规程的要求[8],我们使用水箱、一个具有源于剂量校准实验室(Accredted Dose Calibration Laboratory,ADCL)的 Co-60 束流的有效剂量对水校准系数的 Farmer 型电离室,以及一个校准静电计。将电离室置于辐照体积中心,在机架等中心进行校准。使用 IAEA TRS 规程提供的工作表记录和计算每 MU 的剂量。此外,如 2.1.4 段所述,可使用另外两种体积参考束斑递送模式(R20 和 R14),在年检剂量校准时验证剂量/MU。如果剂量/MU 值容差超出偏差,应认真调查偏差原因并对年检校准期间测量的剂量/MU 值进行第二次独立检查,调整每 MU 的脉冲以使剂量/MU 达到所需值。可使用两个不同的电离室进行检查校准,确保电离室功能正常。我们还在相同条件下使用 R30 和 R20 模式进行年度热释光剂量计(thermoluminescent dosimeter,TLD)照射。热释光剂量计由美国国家癌症研究所(US National Cancer Institute,NCI)资助的影像与放射肿瘤学中心(Imaging and Radiation Oncology Center,IROC)质量保证中心提供,结果一直在预期的 3% 范围内。监测电离室校准在过去十年中非常稳定,每 MU 所需脉冲数的变化很小。当治疗头的电缆或电离室更换时,会发生变化。

### 每日质量保证(Daily Quality Assurance)剂量学系统基线验证

在 IAEA TRS 398 校准完成后的年检 QA 期间,应检查每日 QA 基线标准,确保基线标准值没有变化。如果需要,在调查超过 ± 2% 容差限制的变化原因

后,重新建立基线值。

## 剂量和跳数线性度测试(Dose and Monitor Unit Linearity Test)和动态跳数递送检查(Dynamic Monitor Unit Delivery Check)

使用 PTW 布拉格峰电离室测量剂量随 MU 的线性增加。将最低能和最高能(72.5MeV 和 221.8MeV)束斑的测量电荷值与 MU 值(从 0.5MU 到 25MU)进行比较。将电荷数外推到"0MU"的剂量,即端效应剂量,通常非常小:12 pC 相当于 0.002MU。该稳定性检查用于确保束流自剂量监测端效应调试以来未发生重大变化。

离散束斑扫描束流的最大 MU 为 0.04,最小 MU 为 0.005。使用布拉格峰电离室在 2cm 深度固体水模中对最低能束流和最高能束流进行动态 MU 检查。分别使用 0.005MU/束斑(2 000 束斑)、0.01MU/束斑(1 000 束斑)和 0.04MU/束斑(250 束斑)递送相同的 MU(10MU)。将结果归一为三个读数的平均值。我们临床的趋势是 0.04MU/束斑递送的读数略高,分别为 221.8MeV 和 72.5MeV 的 0.3%和 0.6%。重复再次的稳定性检查用于确保束流自从调试投入临床使用以来,束斑与 MU 的输出最大值和最小值未发生显著变化。

## 剂量随源到探测器距离变化的平方反比因子验证

平方反比因子表示剂量随源到探测器距离(source-to-detector distance,SDD)的变化,是 Eclipse 治疗计划系统中使用的一个重要剂量学参数。因此,需在年检质量保证检查中重新确定其有效性。使用 20cm 射程的束斑模式进行 ISF 测量,旨在将均匀剂量输送到 1L 水中。在水箱中使用 Farmer 电离室确定 SCD 函数剂量。移动水箱,将电离室置于离等中心不同的距离处。将测量的电荷读数与使用 253cm 的 ISF 作为参考 SCD 计算的期望值进行比较。该参数在过去 10 年内一直保持在期望值的 1% 以内。

## 空气中的束斑尺寸

束斑尺寸是由束流轮廓决定,作为 TPS 中笔形束扫描束流模型中的一个十分重要的输入值,在年度 QA 中,需要核查束斑尺寸的一致性。可以利用 IBA 公司的电离室矩阵 MatriXX 或者 PTW 公司小尺寸电离室配合 3D 水箱来测量等中心处束流在空气中的尺寸。在 IBA 公司的 OmniPro 软件里使用三次样条差值方法来平滑和内插电离室矩阵 MatriXX 测量的数据,计算的半高全宽和 80/20 的剂量跌落值与调试机器时测量的基准值做比较。发现质子能量低于 150MeV 时,使用 MatriXX 和尖点电离室测量束流尺寸符合很好;对于质子能量高于 150MeV 时,利用 MatriXX 测量的数据系统性的高于尖点电离室测量的值,因为插值效应。因此,对于高能量质子,电离室测量的数据通常用来检查束斑形状和大小的稳定性。与基准值相比,测量的束流尺寸偏差是1%。在过去十年的年度质量保证结果中,还未发现偏差大于1%的数据。如本章"束斑位置精度检查"中描述的一样,当2017年更换新的剂量探测器后,束斑尺寸的基准值也随之重新建立。

## 作为机架角度的函数输出

检查输出值(剂量/MU)随机架角度的变化是为了确保剂量探测器的响应不受机架旋转的影响。在每月QA中,利用电离室矩阵MatriXX进行测量。虽然电离室矩阵MatriXX不能用来做绝对剂量的刻度,但是可以做交叉校正使用。因此每月的交叉校正也用来确保MatriXX内电离室矩阵响应与基准值一致。绝对剂量的输出值随机架角度的变化,通过Farmer型电离室测量,电离室放置于随机架旋转的装满水的丙烯酸立方体内,过去十年内,绝对剂量的输出值误差在0.5%以内。

## 质子笔形束射程检测

质子笔形束射程是TPS中束流配置的重要参数,也是影响患者体内剂量准确性的重要参数。射程检查在年度QA中实施。本中心使用PTW公司的布拉格峰电离室配合扫描系统来准确测量质子笔形束射程,并与基准值比较。机架设置0度,电离室的前表面位于水面,电离室沿深度扫描的目的是建立整个射程,并非为了测整个束斑的剂量分布。本中心将剂量跌落90%的位置定义为束流的射程,并对所有不同能量的质子束流测量射程。图6.10显示了从测量值到标称射程的偏差,可以看出,偏差随射程增加而变大,射程为306mm时,偏差为1.4mm。

## 束斑位置检测

束斑与计划位置的任何偏差均会影响剂量递送的准确性,因此递送系统的束斑位置检测非常重要。在之前"辐射与机械等中心重合性检查"部分讨论过,如果使用MOSAIQ肿瘤信息系统进行递送,可以利用记录的日志文件(log file)来检查束斑位置。对于这项年度QA,本中心使用治疗日志文件,结合电离室矩阵MatriXX测量数据,并比较两者差异。对于能量为96.9MeV,148.8MeV,221MeV的笔形束,采用单能交叉/矩形照射模式(图6.11)。在计划模式和刻意调整两种模式里,后者有明显的-0.05cm,+0.1cm,-0.2cm,0.3cm的偏差,尽管电离室矩阵MatriXX网格间距为0.76cm,此方法能够准确检测亚毫米的偏差。表6.3和表6.4显示,这两种方法都能精确地检测出几分之一毫米的位移,计划的照射位置可以精确递送,偏差在1%或1mm以内。

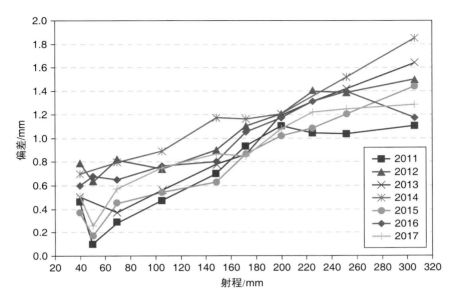

**图 6.10** 标称量程与测量的射程之间偏差随能量的变化,结果显示了过去七年的每年质量保证检查结果

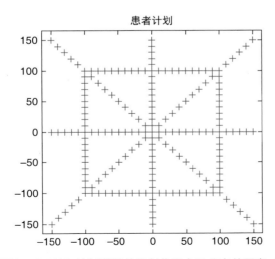

**图 6.11** 通过 MOSAIQ 控制递送的照射位置交叉分布的图案,单位为 mm

### 表 6.3 ■ 年度质量保证的 MatriXX 结果

| 位置 Cm E/MeV | 计划模式 | | | 故意修改模式 | | | 偏移/cm | 误差/cm | | |
| --- | --- | --- | --- | --- | --- | --- | --- | --- | --- | --- |
| | 96.9 | 148.8 | 221.8 | 96.9 | 148.8 | 221.8 | cm | 96.9 | 148.8 | 221.8 |
| 9.7 +x | 10.1 | 1.04 | 10.12 | 9.68 | 9.64 | 9.64 | -0.30 | -0.33 | -0.40 | -0.48 |
| -10.5 -x | -10.2 | -10.09 | -10.13 | -10.08 | -10.15 | 10.18 | -0.05 | -0.06 | -0.06 | -0.05 |
| 10.1 +y | 10.07 | 10.10 | 10.14 | 10.17 | 10.19 | 10.22 | 0.10 | -0.10 | 0.09 | -0.08 |
| -10.2 y | -9.95 | -9.99 | -10.06 | -10.17 | -10.21 | -10.25 | -0.20 | -0.22 | -0.22 | -0.19 |

### 表 6.4 ■ 点扫描束流日志文件

| 位置 Cm E/MeV | 计划模式 | | | 故意修改模式 | | | 偏移/cm | 误差/cm | | |
| --- | --- | --- | --- | --- | --- | --- | --- | --- | --- | --- |
| | 96.9 | 148.8 | 221.8 | 96.9 | 148.8 | 221.8 | cm | 96.9 | 148.8 | 221.8 |
| 9.7 +x | 10.6 | 10.05 | 10.02 | 9.76 | 9.75 | 9.74 | -0.30 | -0.30 | -0.30 | -0.28 |
| -10.5 -x | -10.6 | -10.07 | -10.09 | -10.12 | -10.11 | -10.14 | -0.05 | -0.06 | -0.04 | -0.05 |
| 10.1 +y | 10.01 | 9.99 | 10.00 | 10.10 | 10.10 | 10.13 | 0.10 | -0.09 | 0.11 | -0.13 |
| -10.2 y | -9.99 | -9.98 | -10.00 | -10.19 | -10.19 | -10.21 | -0.20 | -0.20 | -0.21 | -0.21 |

**2cm 深度处布拉格峰电离室的剂量测量（Bragg Peak Chamber Measurements of Dose）**

本中心的 TPS 内束流参数配置需要积分深度剂量分布。每年利用 PTW 公司的布拉格峰电离室测量 1.8cm（0.4cm 固有厚度和 1.4cm 额外固体水建成厚度）深度处的剂量。在物理模式下递送中心轴 5MU 的剂量，利用电离室测量电荷数。如图 6.12 所示，在过去 6 年中，所有能量测量的读数都保持稳定，偏差低于 2% 公差限值。

## 其他中心质子笔形束扫描的机器质量保证程序

针对其他中心质子笔形束扫描的机器质量保证方面，目前只有少量文献报道。接下来简要总结这些文献。文献里其他中心每日 QA 检查使用不同的设备和步骤。不同中心 QA 方案的目标是一致的，即检查以下剂量学参数的一致性：①剂量输出；②束流射程检查；③束斑位置准确性和束流递送系统的安全联锁

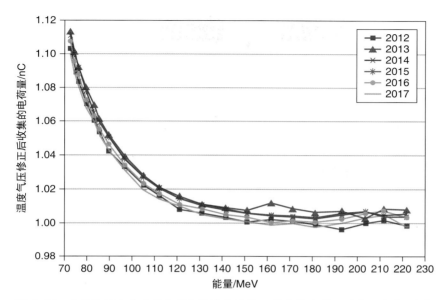

**图 6.12**　布拉格峰电离室收集的经温度气压修正收集的电荷量随能量变化,电荷被标准化为 5 个最高能量读数

正常运行。

瑞士 Villigen 的 Paul Scherrer Institute(PSI),其质子笔形束扫描束流的每日 QA 在 Actis 等人发表的这篇文献里[9]。一个专门设计的每日 QA 模体用来检查束斑位置,束流宽度,质子笔形束射程,SOBP 区和 50% 远端跌落区的剂量,该模体由多层电离室,条带探测器,丙烯酸树脂及内嵌的两个电离室和温度传感器组成的剂量模体,闪烁屏构成。另外,激光配准和安全联锁测试也包含在每日 QA 中。利用 QA 软件来记录和分析测量结果,优化工作流程。该多合一模体使每日 QA 全面化,提高了质控效率,节约了时间。

Mayo Clinic[10]利用 Sun Nuclear 公司的 Daily QA 3 设备和定制的丙烯酸块在非均匀单个射野内来同时测量低能和高能质子的射程。使用该设备节约时间,在较高标准的误差限制下,与基准值比较,输出量、射程、束斑位置偏差分别为 1%、0.5mm、1.5mm。

意大利国家强子放疗中心(Italian National Centre for Oncological Hadrontherapy)的 QA 方案[11]包含每日、半年检、年检。EBT 胶片,多合一模体,条带探测器,电离室和 PTW 公司的布拉格峰探测器用来检查束斑位置,束斑尺寸,束流校准,二维射野内剂量均匀性,能量一致性,束流污染,非均匀模体内的剂量分布和 CT 刻度一致性,也包含在 QA 方案中。

# 患者治疗计划的质量保证检查

## 材料和方法

　　患者治疗计划的质量保证（patient treatment plan-specific QA,PSQA）包含两部分：第一部分，物理师对于治疗计划的审核，该步确保合适的束流分布，设计尽可能最优计划的束流参数。审核正确生成摆位验证用的和治疗野的数字重建影像（digitally reconstructed radiographs,DRR）。记录与验证系统或 EMR 治疗野也需要核对，以此来确保所有必要数据正确地从 TPS 递送。治疗野特定的准直块（aperture），如果在治疗过程使用，制作完成后也需要进行物理 QA 检查。因此，需要在准直器上覆盖计划准直器以检查任何的偏差。第二部分，在水等效模体内测量的各个治疗野剂量分布和计划剂量分布的对比。测量治疗野的剂量分布是必须的，因为之前描述的机器 QA 方案只检查一部分能量质子数的剂量学特性和很有限数目的束斑位置来保证束流递送系统联锁正常运行。部分重要的束流参数例如束斑形状，布拉格峰形状并没有频繁被检查，所有能量下的束流测量也未实施。另外，治疗患者使用的扩展束流对特定患者来说是独特的。因此，确保递送的剂量分布和计划的剂量分布之间的偏差在可接受范围内是十分重要的。同时，患者治疗野剂量分布的测量也是对机器递送系统的间接检查。在剂量分布方面任何触及误差容许标准的情况都显示递送系统部件或 TPS 配置的错误。在质子笔形束扫描束流生成的患者治疗计划剂量方面的 QA 工作与光子调强治疗时的验证方法的原理是相同的。质子治疗中心针对患者特定的剂量 QA 方案见下部分。

　　测量分为两种类型：①通过记录和验证系统 MOSAIQ，测量一个深度的剂量分布，即 MOSAIQ QA；②不使用 MOSAIQ 递送束流，在附加深度测量剂量分布，即附加深度 QA。在 Mosaiq-QA 中，机器处于治疗模式时，扫描束流通过加速器控制系统（Accelerator Control System,ACS）递送束流；束流参数和束斑传送方式通过 MOSAIQ 系统的 QA 模式传给 ACS。在这种模式下，如 Zhu 等人的文献中描述[23]，以下项目需要被核实：①数据从 TPS 传输到 ACS 完整性的端对端测试；②通过测量治疗射野角度下的剂量分布，并与 TPS 计算的剂量分布对比，以此验证束流偏转磁铁的正常功能。另外，偏转磁铁的磁场强度，虽然 TPS 不提供，但是 MOSAIQ 中有存储，数值变化可以作为监测参数[4]。同时，通过 MOSAIQ QA 可以把束斑位置日志文件从 ACS 传到 MOSAIQ，用于以后的分析。附加深度 QA 测量在 Hitachi ACS 物理模式下完成，为了测量效率，所有射野使用固定不变的 270° 机架角。为了这个目的，从 Eclipse 中产生的医学数字成像和通信（Digital Imaging and Communications in Medicine,DICOM）RT 计划文件用来生成控制点和束斑位置,ACS需要这些数据来递送治疗时的束斑。

QA程序准备工作第一步是在TPS中生成验证计划。在Eclipse TPS中,验证计划利用笔形束卷积叠加算法计算治疗野在生成的水模上的剂量分布,然后将计划上传至MOSAIQ系统,以备QA测量使用。

本中心接受质子扫描笔形束治疗的最初249例患者都是前列腺癌患者。治疗使用两侧水平对穿野,均采用单野均匀剂量(single-field uniform dose, SFUD)递送技术。SFUD的特点是整个靶区接受处方剂量。因此,相比IMPT,该技术对质子射程不确定性不敏感[13]。因为靶区剂量在相当大的体积上是均匀分布(体积>50cm³)的,QA剂量测量相对简单,使用简单的工具即可。

为了测量前列腺癌患者所有治疗野的剂量分布,如图6.13所示,使用一个椭圆形水模和一个小体积的电离室CC04(IBA Scanditronix Wellhoffer, Barlett, TN)。使用这个模体,在不移动模体的情况下,机架位于90°和270°,能很方便地测量双侧射野模体中心的剂量分布。

深度剂量测量和二维相对剂量分布测量作为点剂量测量的补充。对于中心轴深度剂量分布,如图6.14,可以使用一维扫描水箱和平行板电离室(type 34045; PTW, Freiburg, Germany)测量;对于二维相对剂量分布,本中心最初在水箱中使用Gafchromic EBT胶片测量,后来,使用二维电离室矩阵MatriXX(Scanditronix Wellhofer, Schwarzenbruck, Germany),固体水(CIRS Inc., Norfolk, VA)做建成以替代胶片[3,12]。最初五年,利用IBA公司OmniPro软件分析二维剂量分布,结果详见Zhu等发表的文献[12]。测量的深度剂量曲线和等剂量线与TPS计算的对比结果见图6.15和图6.16。

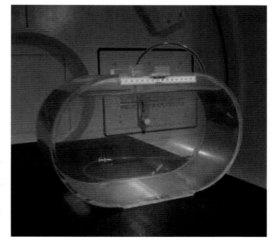

**图6.13** 2008—2011年用于前列腺患者特定质控的"Fishbowl"模体,模体中心放置小体积电离室[来源:Zhu XR, Poenisch F, Song X, et al. 2011: patient-specific quality assurance for prostate cancer patients receiving spot scanning proton therapy using single-field uniform dose. *Int J Radiat Oncol Biol Phys*. 2011;81(2):552-559.]

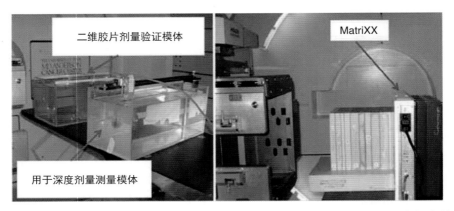

**图 6.14**　患者质控测试摆位。左侧为二维胶片测量和一维深度剂量测量,右侧为使用 MatriXX 进行的二维深度剂量测量,以固体水作为建成[ 来源:Zhu XR,Poenisch F,Song X, et al. 2011:patient-specific quality assurance for prostate cancer patients receiving spot scanning proton therapy using single-field uniform dose. *Int J Radiat Oncol Biol Phys*. 2011;81(2):552-559. ]

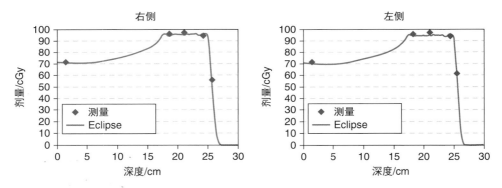

**图 6.15**　前列腺癌患者使用两侧射野时中心轴不同深度处的剂量。图中的点为测量的剂量, 图中的线为治疗计划系统计算的剂量

　　在利用扫描质子笔形束方法治疗非前列腺患者时,采用了 IMPT 技术和能 量吸收板,QA 方案相应改变。Mosaiq QA 现在使用二维电离室矩阵 MatriXX 结 合自行设计的支架,见图 6.17。

　　电离室矩阵 MatriXX 具有角度依赖性[14],因此需要将 MatriXX 表面垂直 正对束流中心轴。因此,本中心制作一个支架来支撑 MatriXX,并可以跟随机 架角度旋转,保证任何治疗角度下 MatriXX 垂直。这个设计也容许可移动喷嘴 (moveable snout)移到治疗计划中指定的位置,从而提供与患者治疗室相似的空 气间隙(air gap)。另外,不同的建成厚度的材料可以固定于 MatriXX 表面。目前,

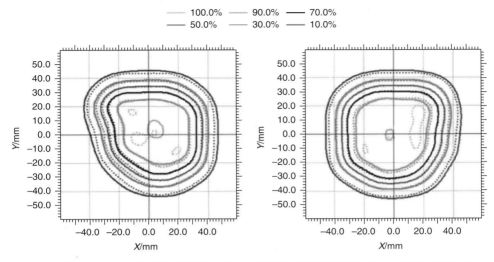

图 **6.16** 前列腺癌患者使用质子笔形扫描束流照射时等剂量线的比较。左图为患者右侧射野的等剂量线分布,右图为患者左侧射野的等剂量线分布。实线为测量值,虚线为治疗计划系统计算的计算值

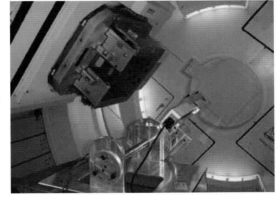

图 **6.17** Mosaiq QA 时测量摆位,MatriXX 用螺栓固定于定制的治疗床支架上[ 来源:Mackin D,Li Y,Taylor MB,et al. Improving spot-scanning proton therapy patient specific quality assurance with HplusQA,a second-check dose calculation engine. Med Phys. 2013;40(12):121708. ]

有 2cm、5cm、20cm 厚度可选,结合 MatriXX 固有的 0.4cm 的建成,用扫描照射技术治疗不同部位的肿瘤时,该仪器均可很好地工作。附加深度 QA 测量时,机架固定在 270 度,MatriXX 配合固体水模(CIRS Inc.,Norfolk,VA),而不是如前所述地在水模中使用电离室。这些测量时所用的 SSD 与 TPS 生成的验证计划一致。本中心通常测量三个深度处的剂量分布:即 SOBP 的近端、中心和远端。但是,如果测量优化的 IMPT 计划,此种方法则显得比较主观。目前,本中心利用自行开发的 HplusQA 软件对比 TPS 计算的剂量分布与测量的剂量分布对比[6],提升了 QA 的工作效率。HplusQA 软件也可以独立完成质子笔形束扫描验证计划的

剂量计算[23]，可以实现 HplusQA 软件计算的剂量、Eclipse 计算的剂量、测量的剂量三者的对比。关于 HplusQA 软件剂量计算的细节可参考 Li[15]和 Mackin[6]发表的论文。本中心患者特定的剂量 QA 流程见图 6.18。

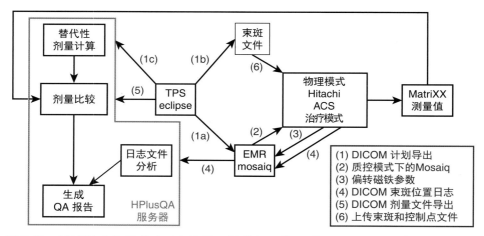

**图 6.18**　患者特定的扫描束 QA 流程。绿线显示的是利用 HplusQA 服务器进行的计算。ACS，加速器控制系统；EMR，电子病历；TPS，治疗计划系统［改编自 Zhu XR，Li Y，Mackin D，et al. Towards effective and efficient patient-specific quality assurance for spot scanning proton therapy. *Cancers* (*Basel*). 2015；7：631-647.］

在 TPS 中创建验证计划之后，PSQA 过程还包括以下步骤：(1a) 传输计划到 MOSAIQ；(1b) 生成包含控制点和束斑位置的文件；(1c) 传输 TPS 中的计划信息到 HplusQA，进行独立的剂量计算；(2) 机器在治疗模式下通过 MOSAIQ 系统进行 QA 测量；(3) 在完成束流递送后，在 MOSAIQ EMR 中记录偏转磁铁磁场强度；(4) 传输包含束斑位置的 DICOM 文件到 HplusQA 软件；(5) 传输包含患者验证计划剂量的 DICOM 文件到 HplusQA；(6) 机器在物理模式下，使用控制点和束斑信息文件进行额外的深度 QA 测量，并将所有测量到的剂量分布传输至 HplusQA。以上剂量分布的相互对比见图 6.19，对比信息包含深度剂量曲线和 2%/2mm 及 3%/3mm 剂量/射程评价标准下的 2D gamma 分析。如图 6.20 所示，HplusQA 软件提供剂量分布，2D gamma 图，gamma 测试通过率直方图，等剂量线分布。

除了剂量比较，HplusQA 软件能进行日志文件分析一例采用五野 IMPT 计划的头颈部肿瘤患者，其中一个治疗野的计划的束斑位置和实际递送位置的对比，实际递送位置的束斑位置偏差分析，每个束斑位置处计划的 MU 值和测量的实际递送的 MU 值见图 6.21[16]。表 6.5 显示了来自 HplusQA 软件的束斑日志文件分析的 5 个治疗野的偏差信息汇总。

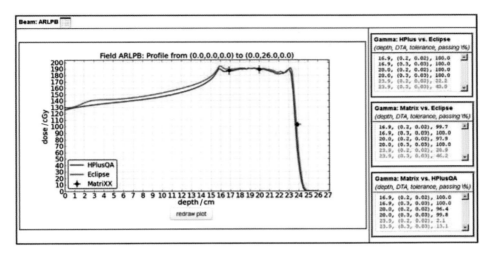

**图 6.19** HplusQA 软件中一例前列腺癌患者 ARLPB 治疗野的分析结果截图。剂量测量点显示在 HplusQA 软件计算的剂量（蓝色）和 Eclipse 治疗计划系统计算的剂量（红色）上。误差棒描述的是 3%/3mm 的偏差。右侧显示的是 2D gamma 分析结果。可以看出，SOBP 中间位置的剂量分布具有较好的吻合性，由于跌落区剂量梯度大，此处差异相比中间大（3%/3mm 剂量/射程评价标准不适合本区域）。DTA，吻合射程

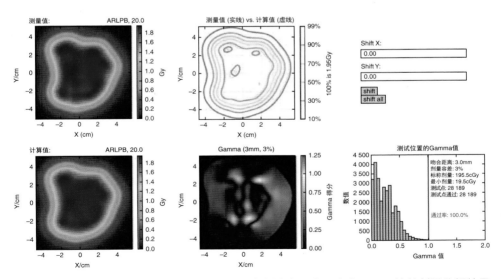

**图 6.20** 与图 6.19 相同患者标记 ARLPB 的右侧治疗野在深度为 20cm 处的剂量分析结果

机架角度: 270.0°
扫描层数 = 19 (193.0→151.0 MeV), 束斑数 = 2 454
X 方向平均偏差/标准偏差: 0.14/0.21mm
Y 方向平均偏差/标准偏差: 0.01/0.24mm
MU 平均偏差/标准偏差: −0.04%/0.40% (MU 容差标称 = 0.04)
计划比较文件: RPi.1.2.246.352.71.5.781512219724.472275.20160318170706

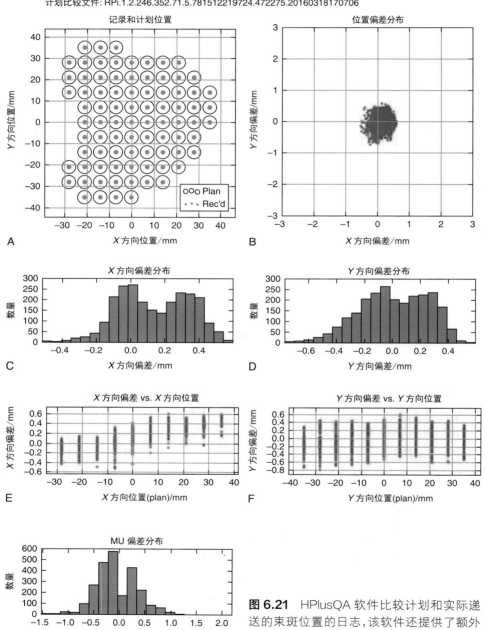

**图 6.21** HPlusQA 软件比较计划和实际递送的束斑位置的日志,该软件还提供了额外的束斑位置和束斑 MU 偏差统计分析结果

独立的剂量计算,剂量分布相互比较分析,束斑日志文件分析等工作完成以后,HplusQA 软件可以生成一份兼容 word 文档格式的完整 QA 报告。报告包含患者治疗处方剂量,分次数,束流参数例如每个治疗野的束斑数量和 MU、各测量深度的 gamma 测试通过率,每个束斑位置的偏差、MU 偏差。在患者治疗前,这份 QA 报告由物理师审核。如果发现有某一项结果的偏差超过容差范围,重新进行分析和测量,如果必要,在患者治疗前,重新完成制定治疗计划,使每个治疗野的 QA 指标在容差范围内。

## MD Anderson 质子治疗中心的患者计划质量保证结果

249 例前列腺患者的 PSQA 结果见 Zhu 等人[12]发表的文献。其中 248 例患者 "fishbowl" 体模中心点的剂量测量值与 TPS 计算值偏差在 2% 以内,1 例在 3% 以内。对于所有治疗野,测量 SOBP 区域平面上和该区域的近端的所有深度上的剂量,对比 TPS 计算的剂量分布和使用胶片和 MatriXX 测量的剂量分布,对于 3%/3mm 剂量/射程的 gamma 分析评价标准,gamma 测试通过率(gamma passing rate)超 90%。所有中心轴处测量的点剂量通过 3%/2mm 剂量/射程的 gamma 分析。Mackin 等人[17]发表不同部位(309 个计划)的肿瘤患者利用质子扫描束的 PSQA 测量结果。在 3%/3mm 剂量/射程标准下,所有病例的 gamma 测试通过率均大于 96.2%,gamma 测试通过率最低为 95% 是一例头颈癌计划,最高的 gamma 测试通过率 100% 的是一例前列腺癌计划。使用射程移位器的治疗野的 gamma 测试通过率(94.8% ± 0.6%)低于不使用射程移位器的通过率(99% ± 0.6%)。多野和单野调强计划的 gamma 测试通过率是相近的。在剂量梯度较大的区域和 SOBP 近端的区域 gamma 测试通过率略低,由于 TPS 中解析算法的局限性,上述位置处计算的剂量均被高估。束斑位置日志能够自动提醒物理师注意可能发生的位置偏差和 MU 偏差。束斑位置的 MU 无任何偏差,由于位置监测仪特定通道的异常,出现偶发的束斑位置偏差。因此,需要在剂量测量和纠正方面开展进一步的调查研究,以确保质子扫描治疗头束斑位置监测仪正常运转。

表 6.5 ■ 实际递送的束斑位置和 MU 与计划位置的偏差汇总。束斑位置和 MU 的平均偏差容差范围为 1mm 和 1%

| 治疗野 ID | 机架角度 /° | 扫描层数量 | 束斑数量 | X 方向平均偏差/STD/mm | Y 方向平均偏差/STD/mm | MU 平均偏差/STD/mm |
|---|---|---|---|---|---|---|
| ARLPB | 270 | 19 | 2 454 | 0.14/0.21 | 0.01/0.24 | 20.04/0.40 |
| BLLPB | 270 | 21 | 2 456 | 20.44/0.22 | 20.45/0.27 | 20.01/0.44 |

MU,跳数;STD,标准偏差。

## 其他质子中心的患者计划质量保证

目前使用质子笔形束扫描技术开展 PSQA 的文献有限。瑞士 Villigen 的 Paul Scherrer Institute（PSI）的 Pedroni 等人[18]和 Lomax 等人[19]的论文描述了 PSQA 在 PSI 质子治疗中心的工作表现。该中心通过在特定深度使用基于电荷耦合摄像头的闪烁屏测量 2D 剂量分布和使用电离室矩阵测量点剂量来验证患者治疗野的剂量。测量值和计划值具有很好的一致性，偏差在 3% 以内。射程偏差在 1.5mm 以内。Jakel 等人[20]报道了在德国海德堡 German Cancer Research Center 采用扫描电离束治疗时 PSQA 的方法学和结果，利用在水模中的 24 个针尖电离室，测量值和计划值的偏差在 3% 以内。Furakara 等人[21]报道 122 例使用扫描碳离子束患者治疗野的 PSQA 方法和结果，他们使用 PTW Octavius Detector 729 XDR（PTW，Freiburg，Germany）电离室矩阵测量几个深度处的 2D 剂量分布，在 3%/3mm 剂量/射程标准下，所有病例的 gamma 测试通过率均大于 90%。他们研制了多丝正比室（multiwire proportional chamber，MWPC）记录质子递送过程中的 2D 注量，该数据可以作为患者治疗期间一致性检查的参考。Belosi 等人[22]最近发表的文章报道了利用束斑递送日志文件来重建患者体内的剂量分布，并用来比较递送的剂量和计划剂量之间的偏差。他们发现该功能非常有用，特别是在递送束斑位置不确定性的计划鲁棒性方面。这种方法可以很容易自动化，并且成为扫描质子笔形束治疗 PSQA 方案的一部分。

## 总结

质子治疗中心开展扫描质子笔形束机器 QA 已有 10 年。已有不同周期的 QA 项目来确保递送系统的正常工作。除了偶然的机架和治疗床碰撞导致治疗床旋转等中心误差超出容差范围，近十年来本中心未曾出现重大的 QA 检查结果偏差。当前的 PSQA 方案[23]包含独立的剂量计算和实际测量，同时利用测量的剂量分布结果与计划值的对比来自动生成报告。日志文件自动分析的实际递送束斑位置和计划位置之间的偏差提供患者每个分次间递送剂量的连续 QA 检查。未来 PSQA 的改进包括，开发基于蒙特卡罗的剂量计算程序，将治疗野的剂量分布测量深度减少到一个，根据束斑日志文件为 QA 阶段和为整个治疗过程计算复合剂量。

（贾亚军 朱夫海 译 戴建荣 校）

# 参考文献

1. ICRU 78 *Prescribing, Recording, and Reporting Proton-Beam Therapy*. ICRU Report 78. Bethesda, MD: International Commission on Radiation Units and Measurements, Inc.; 2007.
2. Kutcher GJ, Coia L, Gillin M, et al. Comprehensive QA for radiation oncology: report of Task Group 40 Radiation Therapy Committee AAPM. *Med Phys*. 1994;21:581-618.
3. Arjomandy B, Sahoo N, Zhu XR, et al. An overview of the comprehensive proton therapy machine quality assurance procedures implemented at The University of Texas M.D. Anderson Cancer Center Proton Therapy Center-Houston. *Med Phys*. 2009;36:2269-2282.
4. Gillin MT, Sahoo N, Bues M, et al. Commissioning of the discrete spot scanning proton beam delivery system at the University of Texas M.D. Anderson Cancer Center, Proton Therapy Center, Houston. *Med Phys*. 2010;37:154-163.
5. Li H. Use of treatment log files in spot scanning proton therapy as part of patient-specific quality assurance. *Med Phys*. 2013;40:21703.
6. Mackin D, Li Y, Taylor MB, et al. Improving spot-scanning proton therapy patient specific quality assurance with HPlusQA, a second-check dose calculation engine. *Med Phys*. 2013;40(12):121708.
7. Shepard SJ, Paul Lin PJ, Boone JM, et al. *Quality Control in Diagnostic Radiology*. Report of Task Group #12: Diagnostic X-ray Imaging Committee published for the AAPM by Medical Physics Publishing; 2002.
8. Andreo P, Burns DT, Hohlfeld K, et al. *Absorbed Dose Determination in External Beam Radiotherapy: An International Code of Practice for Dosimetry Based on Standards of Absorbed Dose to Water*. IAEA Technical Report Series No. 398. Vienna, Austria: International Atomic Energy Agency; 2000.
9. Actis O, Meer D, König S, Weber DC, Mayor A. A comprehensive and efficient daily quality assurance for PBS proton therapy. *Phys Med Biol*. 2017;62:1661-1675.
10. Younkin JE, Shen J, Bues M, et al. An efficient daily QA procedure for proton pencil beam scanning. *Med Phys*. 2018;45:1040-1049.
11. Mirandola A, Molinelli S, Vilches Freixas G, et al. Dosimetric commissioning and quality assurance of scanned ion beams at the Italian National Center for Oncological Hadrontherapy. *Med Phys*. 2015;42:5287-5300.
12. Zhu XR, Poenisch F, Song X, et al. 2011: patient-specific quality assurance for prostate cancer patients receiving spot scanning proton therapy using single-field uniform dose. *Int J Radiat Oncol Biol Phys*. 2011;81(2):552-559.
13. Lomax AJ. Intensity modulated proton therapy and its sensitivity to treatment uncertainties 1: the potential effects of calculational uncertainties. *Phys Med Biol*. 2008;53:1027-1042.
14. Shimohigashi Y, Araki F, Tominaga H, et al. Angular dependence correction of MatriXX and its application to composite dose verification. *J Appl Clin Med Phys*. 2012;13(5):3856.
15. Li Y, Zhu RX, Sahoo N, Anand A, Zhang X. Beyond Gaussians: a study of single-spot modeling for scanning proton dose calculation. *Phys Med Biol*. 2012;57(4):983-997.
16. Li H, Sahoo N, Poenisch F, et al. Use of treatment log files in spot scanning proton therapy as part of patient-specific quality assurance. *Med Phys*. 2013;40:021703.
17. Mackin D, Zhu R, Poenisch F, et al. Spot-scanning proton therapy patient-specific quality assurance: results from 309 treatment plans. *Int J Part Ther*. 2014;1:711-720.
18. Pedroni E, Scheib S, Böhringer T, et al. Experimental characterization and physical modelling of the dose distribution of scanned proton pencil beams. *Phys Med Biol*. 2005;50:541-561.
19. Lomax AJ, Böhringer T, Bolsi A, et al. Treatment planning and verification of proton therapy using spot scanning: initial experiences. *Med Phys*. 2004;31:3150-3157.
20. Jäkel O, Hartmann GH, Karger CP, Heeg P, Rassow J. Quality assurance for a treatment planning system in scanned ion beam therapy. *Med Phys*. 2000;27:1588-1600.
21. Furukawa T, Inaniwa T, Hara Y, Mizushima K, Shirai T, Noda K. Patient-specific QA and delivery verification of scanned ion beam at NIRS-HIMAC. *Med Phys*. 2013;40:121707.

22. Belosi MF, van der Meer R, Garcia de Acilu Laa P, Bolsi A, Weber DC, Lomax AJ. Treatment log files as a tool to identify treatment plan sensitivity to inaccuracies in scanned proton beam delivery. *Radiother Oncol*. 2017;125:514-519.
23. Zhu XR, Li Y, Mackin D, et al. Towards effective and efficient patient-specific quality assurance for spot scanning proton therapy. *Cancers (Basel)*. 2015;7:631-647.

# 第七章

# 调强质子治疗

Michael T. Gillin，Yoshifumi Hojo，Narayan Sahoo，X. Ronald Zhu

## 引言

　　质子调强治疗（Intensity-modulated proton therapy，IMPT）只有在完成一系列步骤后才能开始实施，这些步骤包括模拟定位和治疗计划等。对于质子和光子治疗来说，放射肿瘤学已经发展到一个阶段，在这一阶段中，每天在制订治疗计划过程中为每个治疗野定义的、将要上传到束流递送系统中的治疗参数，都记录在放射肿瘤科电子病历（electronic medical record，EMR）中。当日患者治疗结束后，束流递送系统将下载该患者当天治疗的一系列计划参数。束流递送系统有自己的日志，记录了历史操作及其具体日期和时间。这些治疗递送日志作为根本的数据来源，记录了有关治疗设备的详细操作信息。在某些情况下，需要查阅设备的治疗日志以确定特定日期的某个治疗情况。

　　IMPT 是典型的高度复杂的治疗技术，必须使用 EMR 传递治疗参数来实施治疗。除治疗参数外，EMR 还会将患者的参考图像上传到束流递送系统，以便可以与患者每日的治疗摆位图像进行对比。在 IMPT 治疗过程中，有时也会使用多家供应商的设备或系统。例如，在 MDACC，治疗递送系统由 Hitachi 提供，EMR 系统由 Elekta 提供，而治疗计划系统（Treatment Planning System，TPS）由 Varian 提供。成功实现跨供应商设备或系统数字通信的关键在于"医学数字成像和通信"（Digital Imaging and Communications in Medicine，DICOM）标准的运用。DICOM 由美国放射学会（American College of Radiology）和国家电子制造商协会（National Electrical Manufacturers Association）共同开发，以助于医学图像的分发和察看。第一版的 DICOM 于 1985 年发布。使用于放射治疗的 DICOM 标准稍晚出现，由 Working Group 7 于 1995 年发布。有关该行业标准的信息，请访问 DICOM 主页 dicom.nema.org 查询。DICOM 随着时间不断发展进步，已成为一个被广泛接受的成熟的标准。它使得 IMPT 可在多供应商环境中的实现。

　　DICOM 定义了许多基本的放射治疗离子束属性，包括束流类型（静态或动态），辐射类型（光子、质子、离子），扫描模式（无、均匀、调制、特定调制）等等。

DICOM 在放疗中采用控制点的概念。控制点"0"的累积剂量权重为零,并定义了所有的初始参数(例如,机架、治疗床、准直器)。控制点在 IMPT 的束流递送中很重要。每个能量的变化都将定义一个新的控制点。每个控制点都有特定数量的点和跳数(monitor unit,MU)。

利用能量和位置各不同的独立照射点(质子束团)进行治疗,与用光子或质子的大射野实施治疗是不同的。剂量(单位质量中沉积的能量)需要反映在治疗点中,例如,涉及的单位质量和瞬时剂量率。一种(点扫描治疗中)特有的可能出现的重大事故是因数据损坏或设备故障,导致所有的点都被持续不断地反复递送到同一个物理位置。

## 调强质子治疗的束流递送

IMPT 是一种高度适形的放射治疗,它可以调节质子束的强度以适应肿瘤的形状和深度。质子笔形束的各个点可以带有不同的能量,不同的位置或不同的强度(剂量)。IMPT 提供了一种三维(three-dimensional,3D)调节方式,使得质子的辐射范围与靶区相匹配。

2008 年,Hitachi 为在休斯敦的 UT MDACC 质子治疗中心提供了全球第二套用于临床的点扫描系统。第一套同类系统是在瑞士的一个多学科研究机构,Paul Scherrer Institute。该系统可以提供约 94 个能量、射程范围从 4.0~30.6cm 的质子束。其最大照射野大小为 30cm × 30cm。每个点的最大 MU 为 0.04MU,而每个点的最小 MU 为 0.005MU。空气中等中心处最大束斑尺寸半峰全宽范围在 12~34mm,具体数值取决于质子束能量。在 MDACC,质子治疗中 MU 与光子治疗中 MU 的定义是一样的,而不是以由穿过剂量监控器的质子数来定义。MU 的定义早在治疗设备调试过程中就已经配置在 TPS 中[1]。

作为早期系统,MDACC 点扫描治疗头采用非常保守的设计。治疗头中的束流路径长度大于 3m。当束流进入治疗头时,束流先经过束流剖面监视器,然后进入氦室。离开氦气室后,束流依次经过一个 Y 扫描磁铁和一个 X 扫描磁铁。最后,束流通过两个剂量监测器和一个束斑位置监测器。如果该系统中设有脊形过滤器和射程移位器的话,束流在离开治疗之前还会经过能量过滤器(脊形过滤器)和能量吸收器(射程移位器)。如想减少束流的半影,可以在最后插入一准直器。该系统对于离散点扫描质子治疗(包括 IMPT 技术)的患者效果良好[2]。

常规患者的 IMPT 递送需要治疗计划(包含每个点的参数:束流能量、位置和每个点的 MU/剂量),记录和验证系统(如 EMR,上传治疗计划参数到束流递送系统并记录所递送的治疗方案)和束流递送系统。表 7.1 显示了三野头颈部患者的多野优化治疗计划的射野参数。

表 7.1 ■ 治疗野参数

| 处方等剂量线/% | CTV60/cc | 靶区/cc | 射野名 | 射程/cm | 布拉格峰宽/cm | 最大能量/MeV | 层数 | 束斑数量 | MU |
|---|---|---|---|---|---|---|---|---|---|
| 100.0 | 32.2 | 201.4 | ALPPB | 10.2 | 10.2 | 153.2 | 37 | 1 973 | 62.94 |
| | | | BPAPB | 20.3 | 18.6 | 203.7 | 47 | 1 910 | 60.94 |
| | | | CLAPB | 7.5 | 7.4 | 143.2 | 32 | 3 144 | 109.46 |

MDACC 当前使用的 TPS 是 Varian 的 Eclipse[3]，EMR 是 Elekta[4]的 Mosaiq，束流递送系统是 Hitachi 的[5]。每个系统关联的软件可能会改动，也可能保持不变。当软件发生变化时，需要进行大量的测试。在过去的十年中，大约每两年(或更长时间)升级一次 Eclipse，大约 18~24 个月升级一次 Mosaiq。而 Hitachi 系统的束流递送系统软件在过去的十年中没有任何更改。鉴于升级对于改进治疗过程十分有效，它可以在一定程度上保证治疗递送控制系统的稳定性。在大型诊所中，放射肿瘤学实践范围内的 EMR 的升级，可能是由质子治疗之外的发展驱动的，而只有更新后的 EMR 软件版本才支撑这些新变化。

放射肿瘤学发展至今，几乎所有患者在治疗中都会用到放射治疗 EMR，即使是急诊的患者。UT MDACC 质子中心已经治疗了大约 9 000 多例患者，其中包括大约 3 000 例接受质子点扫描治疗的患者。所有的患者在治疗一开始就在使用放射治疗 EMR。没有临时出现的急诊患者，这保证了治疗束流递送的安全性。在首次治疗之前，临床物理师必须在审查完初期质量保证(quality assurance，QA)测量结果后批准其校准和图表。

Hitachi 治疗递送系统可以在三种不同的模式下递送束流，即治疗模式，物理模式和检修模式。不同的模式下启用的联锁的数量不同。检修模式本质上仅限于，且几乎专用于检修。物理模式为物理师设计，用于机器调试，机器 QA，和患者特定 QA。物理模式测试的参数存储在独立的文件夹中，而非 EMR 中。在物理模式下，同一文件可以随意运行多次。在治疗模式下，所有联锁均启用，治疗前每次都必须从 EMR 上传所有特定射野的参数，并在每次递送完成后从束流递送系统中下载。除了质子束递送所需的时间，信息传输也需要时间。Mosaiq EMR 在每个质子治疗野都具有特殊的验证功能。此功能可将 QA 中偏转磁铁的磁场强度上传到 Mosaiq，以便每次治疗时验证该参数。使用 Mosaiq QA 模式时，剂量不会记录在 EMR 中。必须先在 Mosaiq QA 模式下和 Hitachi 系统的治疗模式下对患者的每个治疗野进行验证后，才能对患者进行治疗。

治疗参数的验证是在 Hitachi 束流递送系统中独立进行的，并以 Hitachi 系统和 Mosaiq 之间的联动方式进行。明确在哪个系统中可获得哪些信息很重要。例如，TPS 提供了治疗某深度所需的质子能量信息。束流递送系统确保加速器提供正确能量的质子束，并设置正确的质子束光学参数，以保证离开治疗头时质子束具有所需的能量。对于光子，每个射野都有一个束流能量，例如 6MV。对于 IMPT，每个射野有多种束流能量，例如，33 种不同的束流能量。这要求治疗头束流光学器件可以根据每个束流能量进行调整。因此，验证最终机架弯曲磁体的磁场强度是一项重要检查，以确保递送的点位置正确。

患者治疗前的 QA 中，物理师会多次递送相同射野测量不同深度的剂量分布，Hitachi 系统的治疗模式在这方面不是非常有效。因此，物理师一般在物理模式下进行患者治疗前的 QA。Hitachi 束流递送系统中，治疗模式和物理模式之间没有信息互通，因此，同一位患者的信息必须以不同的方式在 EMR 之外传递。当前在物理模式下，信息通过记忆棒从 TPS 传输到治疗设备，虽然这是一种老式的且不太符合信息安全要求的方法。

技师和物理师都必须通过人机界面与 Hitachi 系统进行交互。此交互过程主要有三个阶段，即下载阶段、设置阶段和照射阶段。Hitachi 系统中的验证分为两部分，即临床验证和机器验证。临床验证确认验证开关是 IMPAC（现称为 Mosaiq）并且包括患者、机架、剂量监测器和六维（degrees of freedom，DOF）治疗床等基本参数已设置。机器验证则会显示治疗时所需的某些特定机器参数的状态。治疗开始，技师首先通过操作 EMR 将患者治疗参数下载到束流递送系统。束流递送系统必须在内部确认某些参数，并与 EMR 通讯确认设置正确后才能在束流递送系统中执行下一步。EMR 和束流递送系统之间一直保持着稳定的通信检查。

治疗有时也会因为电子设备噪声或某些意外情况不能如期进行，发生治疗递送系统的自身中止。在 IMPT 治疗中，系统从意外中止情况中恢复到正常工作的能力非常重要。使用 Hitachi 系统时，当治疗在完成一部分后意外中止时，它会将已递送的控制点（control point）数和每个控制点已照射的束斑数上传至 Mosaiq，精确到一个束斑以内。Mosaiq 系统具有记录部分治疗的功能，然后计算出剩余的控制点和尚未递送的点。这剩余部分计划可以被重新下载到束流递送系统中，以完成剩余的治疗。MDACC 开发了另外的软件，用于分析治疗意外中止时 Hitachi 的日志。该软件作为一个检查束流递送系统性能的独立工具，专注于分析可能导致系统在治疗期间中止的各种情况，包括要递送的射野名称、机架角度以及有关控制点和束斑数量的详细信息。它可以方便地确定系统确切的中止点（束流能量和以此能量递送的束斑）。相对而言，MDACC 开发的软件更易用，也比查看 Hitachi 日志更加快捷，它可以向质子物理师、Hitachi 服务和维护负责人发送电子邮件。Hitachi 系统数年来平均每天的意外中止次数不同，取决于系统自身状况。目前,Hitachi 系统一般每天意外中止一次或两次。在治疗模式下,让 Hitachi 系统恢复并完成剩余治疗野的剂量递送有时并不容易。市场也鼓励加速器和 EMR 供应商进一步优化束流递送工作流程,包括如何恢复意外中止的剩余治疗计划。需要注意的是,如果系统无法完整递送计划中所有的束斑分布,部分靶区将接受到低于每日处方的剂量。这与使用散射质子或光子治疗方案时,整个靶区可能接受到一个低于处方的剂量的情况完全不同。

总而言之,IMPT 要求在治疗之前将每个治疗野的特定治疗参数都从束流递送系统上传到 EMR 系统。因此,患者首次治疗前都需要完成 QA。一般情况下(但不总是),假设操作人员将所需的步骤按顺序执行,IMPT 治疗效果很好。束流递送系统确实偶尔会中止。因此,我们建立了使用 EMR 和治疗递送系统进行部分治疗的机制。

每个患者都有自己的特定 IMPT 治疗计划。通常每个治疗计划包含多个照射野。每个射野内包含多个质子能量(层)。而每个质子能量(层)由许多不同的束斑点组成。每个束斑点都需要在特定的位置递送特定的剂量(MU)。最终每个照射野组合后形成一个可被高度调强的三维剂量分布。TPS 可以根据患者的解剖结构计算最终的剂量分布。通常,特定患者 QA 的第一步就是将患者的剂量分布转换为水模中的剂量分布。虽然三维剂量测定系统正在积极开发中,但 MDACC 并未将此类设备纳入常规使用。目前,MDACC 主要使用成熟的 2D 矩阵剂量测定系统,例如 MatriXX[6]。剂量验证时,可以进行多个 2D 矩阵测量以估算 3D 剂量分布,或者只测量某一深度处的剂量来验证该深度下的点剂量分布。表 7.2 显示了使用 MatriXX 进行测量的结果与使用 3%/3mm 剂量/射程一致性标准的计算结果。约 90% 或以上的像素点通过了此标准。

必须为每个射野递送完整的剂量点阵,没有其他快捷的方法,例如不能采用减少递送 MU 的方式来缩短时间。对于每个射野而言,每次 2D 剂量测定可能需要 2~5min 才能完成。这限制了为 QA 或其他目的进行 2D 剂量测量的次数[7]。

表 7.2 ▊ 治疗机架角度下递送射野的 Gamma 测试通过率

| 射野 | 机架角度/° | 喷嘴位置/cm | 源皮距/cm | 深度/cm | Gamma 测试通过率/(3%/3mm) |
|------|-----------|------------|----------|---------|---------------------------|
| ALPPB | 110 | 21 | 268 | 2.0 | 95.7% |
| BPAPB | 180 | 25 | 265 | 5.0 | 99.9% |
| CLAPB | 65 | 19 | 268 | 2.0 | 90.7% |

特定患者的 IMPT 测量所需的时间以及相关测量的局限性使得人们发展了其他 IMPT QA 方法。MDACC 使用另一套完全独立的系统,根据 TPS 提供的射野参数计算剂量分布[8]。每位患者的每个射野应该执行的 2D 测量数量和独立计算数量一直都是个问题。表 7.3 列出了由 MDACC 独立剂量计算系统 HPlusQA 和商用 TPS 对不同深度处的剂量计算结果的比较。

### 表 7.3 ■ HPlusQA vs. Eclipse Gamma 测试通过率

| 射野 | 深度/cm | amma 测试通过率<br>(3% 剂量,3mm 吻合距离) |
|------|---------|------------------------------------------|
| ALPPB | 2.0 | 96.3% |
|       | 2.9 | 97.6% |
| BPAPB | 5.0 | 98.8% |
|       | 9.9 | 100% |
| CLAPB | 2.0 | 87.9% |
|       | 3.9 | 98.3% |

HPlusQA 和商用 TPS 计算出的剂量结果除了在一个较浅深度下有所不同,其他深度下的剂量结果一致。目前,蒙特卡罗计算方法正在被用做作辅助独立剂量计算引擎,以增加剂量验证的可信度。

作为常规患者 QA 方案的一部分,可在递送治疗野后收集 Hitachi 治疗日志,并对日志进行分析[9]。(日志中)测得的束斑位置可与治疗计划中的点位置进行比较。表 7.4 介绍了这些日志文件的分析。

### 表 7.4 ■ QA 模式下 Mosaiq 和临床模式下质子治疗控制系统生成的射野日志文件的分析

| 射野 ID | 机架角度 /° | 层数 | 束斑数量 | X 方向平均偏差/STD /mm | Y 方向平均偏差/STD /mm | MU 平均偏差/STD/% |
|---------|-------------|------|----------|------------------------|------------------------|-------------------|
| ALPPB | 110 | 37 | 1 973 | 0.26/0.14 | 0.20/0.35 | −0.05/0.54 |
| BPAPB | 180 | 47 | 1 910 | 0.01/0.17 | 0.16/0.20 | −0.05/0.47 |
| CLAPB | 65 | 32 | 3 144 | 0.19/0.21 | −0.07/0.34 | 0.03/0.61 |

STD,标准偏差。

　　点扫描束流从每日的清晨(凌晨 4 点)至深夜(下午 11 点)用于治疗患者,每周 5 天。治疗一例患者所需的时间取决于所治疗的疾病部位。泌尿生殖系统(genitourinary,GU)疾病患者可以在 15min 内完成治疗,而头颈部患者则需要大约 30min。最常治疗的三种疾病部位是头颈部、脑部和 GU。少数有其他部位疾病的患者,包括胃肠道、妇科和肺部也在接受(点扫描)治疗。并非所有接受点扫描治疗的患者都采用 IMPT,因为某些计划是使用单野优化技术设计的。

## 运动管理

　　在 IMPT 治疗中,运动器官管理对所有治疗部位来说都是一个很重要的话题,特别是针对位于肺和上腹部的靶区。Kubiak 最近发表了一篇关于粒子治疗中照射移动靶区的综述性文章[10]。这篇文章总结了器官运动的管理方法,主要有门控、重复扫描/重复勾画、门控下的重复扫描以及肿瘤追踪。作者强调了他"在放射治疗中合理使用器官运动补偿技术对于减少靶区运动的不良影响是绝对有必要的"的观点。作者还表示,标准 PTV 体积或屏气技术在粒子治疗中还不具备足够的有效性。另一篇由国际离子治疗联合会(Particle Therapy Co-Operative Group,PTCOG) 胸 部 与 淋 巴 瘤 分 委 会 (Thoracic and Lymphoma Subcommittee)近期发布的文章总结出"主动呼吸控制(如屏气技术)、束流门控、重复扫描、追踪技术或自适应计划等技术在有明显的器官运动或解剖结构改变的治疗过程中是必要的"[11]。运动管理在质子扫描技术中仍是一个有待研究和发展的活跃领域。

　　MDACC 在使用质子束扫描治疗时使用了非常谨慎的方法来应对运动管理带来的挑战。对于器官运动可能造成问题的所有患者,均进行了四维计算机断层扫描(four-dimensional computed tompgraphy,4D CT)扫描。对靶区在 4D CT 扫描中显示出明显运动的患者不推荐使用 IMPT 进行治疗,使用屏气下的扫描治疗是可行的。但是,这种方法会导致治疗效率很低,因此不是很好的方法。MDACC 已发表其在 34 例胸腔恶性肿瘤中实施 IMPT 的临床经验[12]。所有患者均进行了 4D CT 扫描且运动幅度小于 5mm。针对每位患者的肿瘤运动模式下的剂量不确定性都进行了个体化分析。计划的鲁棒性采用最坏情况分析的方法进行了优化。在治疗期间,所有患者均进行了 4D CT 验证。为选择 IMPT 治疗的患者,进行了大量的工作来解决运动问题。

　　自适应计划对于包括 IMPT 在内的所有质子治疗都很重要。靶区的深度可能会因早期的照射治疗而发生改变。因此最初的计划应适用于束流路径上靶区及正常组织的变化。在整个治疗过程中多次重复 CT 定位,为生成多个自适应计划提供了可能。当然,每个新计划都要在递送至患者之前进行一定程度的 QA 验证。

## 调强质子治疗的室内成像

在影像引导下为患者定义一个体位参考点对于 IMPT 治疗是非常重要的,就像所有使用外部射线照射肿瘤治疗一样。事实上,相较于质子治疗系统,光子治疗系统的影像系统可能集成得更好,这是因为质子系统往往使用独立的影像控制系统。新型质子治疗系统一般配备有锥形束 CT(cone-beam CT,CBCT)系统或者滑轨 CT(CT-on-rails)系统。老式的质子治疗系统,如 MDACC 的设备,一般只配备搭载在机架上的正交 X 射线系统(包括 X 射线管和平板探测器)。技师会在患者处于治疗体位时拍摄透视片,并与 TPS 提供的参考影像进行对比,得出治疗床调节量。计算的移床值通过患者图像分析系统(Patient Image Ananlysis System,PIAS)上传至治疗床系统,将治疗床移动到正确的位置。第二组图像可拍,也可不拍。Hitachi 治疗床是一个 6 维治疗床。但是,当治疗床仅限于简单平移和围绕垂直轴的旋转运动时,精度更可靠。围绕其他两个轴的旋转运动尚未用来矫正。

治疗床位置配准是 QA 中一个挑战,或可使用室内图像引导系统来部分解决。不管是在日常的治疗过程中,或是与机架发生碰撞以后,治疗床的位置一致性都可能发生改变。一个正确校准的 X 射线系统对于确认治疗床配准非常有用。

由 Hokkaido University 的 Shirato 等人开发的肿瘤位置实时追踪技术,自 2000 年起就投入于 X 射线治疗设备的临床使用。这个系统现在已经应用于新型的 Hitachi 质子系统。Hokkaido University Hospital 在 2016 年 5 月就已经开始在 Hitachi 递送系统使用实时影像门控与质子点扫描结合的方式进行治疗,并报道了 7 例肺癌患者治疗的经验[13]。

## UT MDACC 质子治疗中心未来的 IMPT 放疗发展方向

在 MDACC 过去 10 多年 IMPT 的实践过程当中,核心技术本质上没有发生变化。可用的能量和束斑尺寸基本不变,但是 TPS 有了改进。MDACC 的一些不太显著的技术上的改变包括例行使用能量吸收器和使用准直器来产生一个更锐利的射野边界。一个持续不变的目标是要理解和减少治疗中的不确定性,而最大的不确定性在于人体的生物组织。随着临床和技术经验的积累,不确定性已经减少了,但是器官的运动管理始终是一个挑战。实时肿瘤追踪技术的局限性需要被充分地理解。显然地,胸部和上腹部肿瘤患者可以从更好的运动管理中获益。

现代的扫描式射线递送系统,配有更好的图像引导技术,包括 CBCT、室内滑轨 CT 和机器人治疗床,可以为室内 3D 成像提供更多灵活性。机器人治疗床可以为点扫描束流线提供更好治疗带来更大的灵活性。

　　MDACC 将持续研究哪些患者因使用 IMPT 技术增强了局部控制或降低了毒性。未来的一个方向是增加接受 IMPT 治疗的协议患者数量。将 IMPT 与 IMRT 进行比较的方案具有极大的学术意义,研究正在展开。由于多种原因,技术方案的建立很困难,例如:技术的不断发展以及可能需要大量患者才能获得有统计意义的答案。

　　被动散射与点扫描质子治疗之间存在有趣的区别。对于 IMPT,治疗计划由射程在靶区内的束流形成。因此,可以利用小体积相对生物学效应(relative biological effectiveness,RBE)来获益,这样可能得到的结果是更高的局部控制或较低的毒性,正在制订方案来正式研究这种广为讨论的 RBE 现象。

　　一种重复出现的技术解决方案(例如解决 IMPT 问题)是引入更多的新技术。IMPT 的未来发展计划可能包括使用正电子发射断层显像(positron emission tomography,PET)或磁共振(magnetic resonance,MR)进行额外的成像(手段)。MDACC 质子治疗中心有一套 MR 系统用于放射治疗模拟定位。可以在大约 1min 内将患者从点扫描治疗线运送到 MR 室或从 MR 室运送到点扫描治疗室。这将使得每天基于 MR 的自适应计划或对即时组织辐射响应分析成为可能。当然,影像学具有改善 IMPT 治疗的巨大潜力。室内剂量测定系统,例如瞬时伽马发射,极有可能减少 IMPT 的不确定性。

　　未来显然将包含新机器的变革。Oborn 等人在 2017 年描述了 MRI 引导的质子治疗[14]。将来也会有其他新的治疗装置。UT MDACC 凭借其 IMPT 经验做出了重大贡献。即使是使用了 10 年的设备,也将继续做出重大贡献。尽管技术很重要,但临床团队更重要。拥有强大支持团队的质子放射肿瘤学家是 IMPT 在 MDACC 质子治疗中心取得成功的关键原因。

(徐秋怡 高正心 译　陈志凌 校)

## 参考文献

1. Gillin MT, Sahoo N, Bues M, et al. Commissioning of the discrete spot scanning proton beam delivery system at the University of Texas M.D. Anderson Cancer Center, Proton Therapy Center, Houston. *Med Phys*. 2010;37(1):154-163.
2. Zhu XR, Sahoo N, Zhang X, et al. Intensity modulated proton therapy treatment planning using single-field optimization: the impact of monitor unit constraints on plan quality. *Med Phys*. 2010;37(3):1210-1219.
3. Varian. Eclipse Treatment Planning System. Available at: https://www.varian.com/oncology/products/software/treatment-planning/eclipse-treatment-planning-system. Accessed October 2017.
4. Elekta. MOSAIQ Radiation Oncology. Available at: https://www.elekta.com/software-solutions/care-management/mosaiq-radiation-oncology/. Accessed October 2017.
5. Hitachi. Hitachi's Particle Therapy System. Available at: http://www.hitachi.com/businesses/healthcare/products-support/pbt/. Accessed October 2017.

6. Dosimetry I. MatriXX—Universal Detector Array. Available at: http://www.iba-dosimetry.com/solutions/radiation-therapy/patient-qa/matrixx-universal-detector-array/. Accessed October 2017.

7. Zhu X, Li H, Li Y, et al. SU-C-BRCD-04: development of an efficient and effective patient specific QA program for IMPT. *Med Phys*. 2012;39(6 Part 2):3600-3600.

8. Mackin D, Li Y, Taylor MB, et al. Improving spot-scanning proton therapy patient specific quality assurance with HPlusQA, a second-check dose calculation engine. *Med Phys*. 2013;40(12):121708.

9. Li H, Sahoo N, Poenisch F, et al. Use of treatment log files in spot scanning proton therapy as part of patient-specific quality assurance. *Med Phys*. 2013;40(2):021703.

10. Kubiak T. Particle therapy of moving targets—the strategies for tumour motion monitoring and moving targets irradiation. *Br J Radiol*. 2016;89(1066):20150275.

11. Chang JY, Zhang X, Knopf A, et al. Consensus guidelines for implementing pencil-beam scanning proton therapy for thoracic malignancies on behalf of the PTCOG Thoracic and Lymphoma Subcommittee. *Int J Radiat Oncol Biol Phys*. 2017;99(1):41-50.

12. Chang JY, Li H, Zhu XR, et al. Clinical implementation of intensity modulated proton therapy for thoracic malignancies. *Int J Radiat Oncol Biol Phys*. 2014;90(4):809-818.

13. Kanehira T, Matsuura T, Takao S, et al. Impact of real-time image gating on spot scanning proton therapy for lung tumors: a simulation study. *Int J Radiat Oncol Biol Phys*. 2017;97(1):173-181.

14. Oborn BM, Dowdell S, Metcalfe PE, Crozier S, Mohan R, Keall PJ. Future of medical physics: real-time MRI-guided proton therapy. *Med Phys*. 2017;44(8):e77-e90.

# 第三部分

# 疾病部位

# 第八章

# 乳腺癌

Wendy A. Woodward，Falk Poenisch，Karen E. Hoffman

## 引言

众多研究表明,与所有基于光子的放射治疗相比,质子治疗对于所有分期的乳腺癌治疗均具有剂量学上的优势,甚至与调强放射治疗(intensity-modulated radiation therapy,IMRT)相比也是如此[1]。与设计良好的基于光子的三维适形计划相比,质子治疗可以将心脏受照射剂量减少 2~3 倍,并且质子治疗可以提高靶区覆盖率[2-9]。目前,有一项比较光子治疗相对于质子治疗对心脏毒性(cardiac toxicity)影响的前瞻性随机临床试验正在招募中(NCT02603341)。然而,迄今为止,在乳腺癌治疗中将质子与光子进行比较的临床结果数据仍然有限,因此仍需要研究这种剂量学优势的转化,在某些情况下,由于医疗资源限制和费用问题可能会抵消质子明显的剂量学优势。在已经发表的数百例接受质子治疗的患者报告中,大多数研究都展示了良好的患者满意度和早期临床结果[10-13],但其他研究显示了质子治疗增加皮肤毒性和其他副作用[11,14-16]。不同分割剂量方案的使用,进一步增加了数据分析的复杂性(表 8.1)。在这里,我们简要回顾了现有与乳腺癌的质子治疗相关的剂量学,临床和价值方面的数据,突出显示在现有数据的背景下质子治疗明显受益的病例,并探讨计划问题以优化治疗结果。所有计划在放射肿瘤医师审核之前,物理师应对其进行评估。物理师需签字确认该计划是可靠的。当使用多个被动散射射野时,应对每个射野进行独立检查。对于多角度扫描计划,在医生审核计划前之前,应使用鲁棒性方法来优化质子计划。

### 复杂几何结构/局部晚期乳腺癌

关于乳腺癌放射治疗的一个普遍的误解是这很容易。对于部分病例来说的确是的。但是一旦患者因身体状况,疾病因素以及手术或全身治疗的不同选择而产生各种复杂情况,实际的乳腺放射治疗的技术往往并不完美。区域淋巴结照射(Regional nodal irradiation,RNI;锁骨下,锁骨上和乳腺内乳淋巴结引流区照

表 8.1 ■ 乳腺癌临床治疗数据

| 文献 | 数量 | 中位随访时间/月 | Gy(RBE)/分割方案 | IBTRFS | 早期皮肤毒性/n | 后期皮肤毒性 | 美容效果 |
| --- | --- | --- | --- | --- | --- | --- | --- |
| *APBI* | | | | | | | |
| Bush 等人 [10] | 100 | 60 | 40/10 一天一次 | 97%(5年) | 0例 MD | 7% 1级毛细血管扩张 | 90% |
| Chang 等人 [14] | 30 | 59 | 30/5 一天一次 | 100%(5年) | 1例 MD | | 69%(第3年) |
| Galland-Girodet 等人 [15] | 19 | 82.5 | 32/8 一天两次 | 89%(7年) | NR | 54%~69% 后期皮肤毒性反应 | 62%(MD第7年);92%(PRO) |
| MDACC* | 113 | 36 | 34/10 一天两次 | 100%(3年) | 0例 MD | 23% 毛细血管扩张 | NR |
| *LABC* | | | | | | | |
| Cuaron 等人 [11] | 30 | 6 | 50.4/28 | NA | 8例 MD | 2级食管炎 n=8 | 1级 3重建并发症 |
| MacDonald 等人 [12] | 12 | 2 | 50.4/28 (淋巴结剂量45) | NA | 9例 2级皮肤反应 | n=0 | NA |
| Mutter 等人 [13] | 12 | 10 | 50/25 | NA | 1例 MD,5例2级皮肤反应 | n=2 | 1小裂口 |
| Verma 等人 [16] | 91 | 15.5 | 50.4/28+10/5 加量 | NA | ~7 治疗中断 | n=~30 | NA |
| Bradley 等人 [19] | 18 | 20 | 50.4/28+10/5-16/8 加量 | NA | ~4 3级皮肤反应 | n=5 | NA |

* 未发表的。

APBI,加速部分乳房照射;IBTRFS,同侧乳腺无复发生存率;LABC,局部晚期乳腺癌;MD,湿性脱皮;NA,不适用;NR,未报道;PRO,患者报告疗效。

射)是造成肺和心脏剂量的主要因素。尽管许多患者可以通过使用光子线与电子线组合的治疗方式在正常组织限量范围内治疗这些淋巴结区域,但是对于以光子线和电子线为基础的治疗方法,在以下几种情况下同时满足靶区目标和正常组织限量是不可能的:①内乳淋巴结治疗区域过深;②受照射内乳淋巴结引流区正好位于心脏正面上方;③很大一部分肺体积位于锁骨上区域。重要的是,一项基于两项随机试验的荟萃分析对 RNI 照射的益处进行了研究,结果表明,RNI 治疗的患者总生存期增加[17]。对于靶区形态复杂但仍需 RNI 的乳腺癌患者,肿瘤放疗医生通常必须在治疗目标上做出妥协,也许使用 IMRT 并接受更高的心/肺剂量或降低靶区剂量以达到正常组织限量。大量的剂量学研究(dosimetric studies)表明,使用质子治疗可以克服复杂解剖结构患者的这些挑战[1-4,8,9,18-26]。肿瘤放疗医生正努力通过一系列相关研究,建立因乳腺及淋巴引流区解剖结构复杂而适合质子治疗的临床指征,其中包括了 Mailhot Vega 等人提出的对于有一个或多个心脏风险因素的患者,将平均心脏剂量控制在 5Gy 以内是非常有价值的[27]。此建议基于既往研究证实质子可以减少冠状动脉左前降支剂量和心脏平均剂量[28]。正在进行的随机光子与质子对照的 RadComp 试验将确定在接受 RNI 的未选患者中,使用质子治疗改善剂量学后是否会改善乳房放疗引起的临床心脏毒性(NCT02603341)。

## 乳腺切除术后放射治疗计划

治疗计划的设计首先要获取计算机断层扫描(CT)图像,并特别注意包括头部位置在内的体位设置和固定装置[20,25,29,30]。医生绘制 CTV 后,物理师对其进行编辑以创建扫描靶区(scanning target volume,STV)。STV 近端边界规避 5mm 的皮肤外皮,由 CTV 外扩的远端边界根据射程不确定性计算而得。由于这些患者的胸壁厚度较薄(≈5mm),减少远端边界可避免过度照射肺部,但是必须考虑到胸壁前方的组织以及在某些情况下,胸壁本身,需要接受到足够的剂量。在大多数情况下,局部晚期乳房切除术后光子/电子治疗的靶区会包含整个胸壁,在质子治疗患者选择和计划过程中应考虑到这一点。

为了避免射野从切线方向进入,最好使用正面射野,因此通常只需要一个角度理想的射野,可以采用前后方向 30° 的射野,根据患者的摆位情况变化 ±10°。如果射野大小限制为 30cm,在某些情况下,一个射野中不能包含全部体积,可以在治疗过程中使用包含两处衔接的双等中心计划。在这种情况下,可以创建于射野特定的靶区,并且每个射野剂量重叠区域宽度至少有 4cm,以便剂量在两个射野交界处平滑过渡。

为了确保靶区剂量覆盖率不受摆位和解剖结构变化的过度影响,需进行鲁棒优化。如果使用单野计划,则鲁棒优化可能获益不大。

## 硅胶植入体

植入物是造成局部进展期乳腺癌患者复杂几何形状的主要因素。我们已经证明，注入物和重建物会影响最优的电子/光子计划[31-33]。质子治疗的剂量学优势可以克服这一问题。硅胶材料均匀性较好，能准确预测质子在其中停留的位置。治疗计划设计与前文讨论的切除术后病例相似，同时需要修正硅胶阻止本领。

为了确定这个修正值的准确性，我们测试了来自两个不同供应商（Mentor和 Allergan）的三种不同类型的硅胶（表面光滑，表面粗糙和轮廓）。第一步是确定不同类型的组织扩张器（tissue expanders，TE）的水等效射程。硅胶材料的阻止本领值并不在和人体组织的 CT 校准曲线（亨氏单位-阻止本领转换曲线）上，因为它的 Z 值（14）与人体组织（Z 值平均约为 7）相比更高。所以 CT 图像中植入物的 HU 值是被高估的，而且为了避免因质子束射程不足而错过了远端靶区，必须对植入物的 HU 值进行修正。

为了获得 HU 值，我们使用 Siemens Definition Edge CT 扫描仪及其用于患者治疗计划 CT 扫描的临床 CT 方案扫描了所有植入物。植入物沿 CT 的 z 轴放置以避免重叠，从而避免引起任何衰减伪影。材料特性和测得的 HU 值列于表 8.2。最后一列显示了基于 HU 值计算而得到的高估的相对阻止本领（relative stopping power，RSP）。

实验设置如图 8.1 所示。表 8.3 列出了测量的剂量及其在水中的不同深度的结果。从水下的深度差和间隔件厚度之间的比率可以得出相对的水等效阻止本领。硅胶的 WET 的加权平均值约为 0.933 ± 0.010。这于我们的 HU 到阻止本领转换表中对应的 HU 值为−89。这是剂量师用来为任何硅胶植入体（silicone implants）HU 赋值的正确覆盖因子。这三个样本之间的差异约为 1%。因此，我们在 Eclipse 中进行的射程预测及其与患者实际剂量的一致性非常好，并且远端边缘可以设置得很小（1~2mm）。

表 8.2 ▦ 硅胶植入物的参数和特性

| | 表面 | 形状 | 体积/cm³ | 测量 HU 值 | 预估相对阻止本领 |
|---|---|---|---|---|---|
| | 粗糙 | 泪滴形 | 445 | 92 ± 3 | 1.082 8 |
| Mentor | 光滑 | 圆形,高外形轮廓 | 650 | 90 ± 4 | 1.081 1 |
| Allergan Naturelle | 光滑 | 整圆形 | 445 | 93 ± 3 | 1.083 6 |

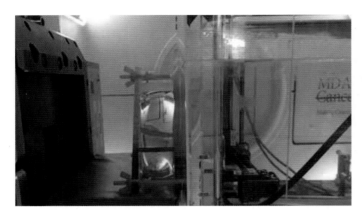

**图 8.1**　WET 测量的实验设置：使用 5cm×5cm 的射野准直器，喷嘴位置位于 20cm 处，源皮距设置为 270cm。将硅胶挤压至具有丙烯酸间隔物的自制虎钳内，以提供两个平行的丙烯酸表面。使用能量为 160MeV，射程为 13cm，展宽为 10cm 的 SOBP 进行照射，测量百分深度剂量曲线

表 8.3　相对阻止本领测量

| 测量射程/cm | 水中射程差别/cm | 间隔物厚度/cm | 相对阻止本领 |
| --- | --- | --- | --- |
| 6.962 | 3.987 | 4.318 | 0.923 3 |
| 6.307 | 4.642 | 4.967 | 0.934 5 |
| 6.908 | 4.041 | 4.318 | 0.935 8 |

## 组织扩张器

　　TE 之所以是治疗计划中的最大挑战，是因为辐照区域的周围存在金属。在质子治疗计划中，不希望使质子束穿过金属区域。TE 的设计在各供应商之间很一致，由一个注射圆顶，一个针阀，一个护针器和一个磁铁组成。因此，了解 TE 的模型和制造方式不会影响计划策略。一些制造商提供的图纸可以帮助我们了解不同组件的厚度，因为他们在 CT 扫描中的伪影较大，无法通过 CT 进行测量厚度。在治疗前为验证摆位而拍摄的 X 射线图像不会因伪影而产生变形，可帮助我们更好地了解 TE 的形状（图 8.2）。TE 的 CT 图像如图 8.2C 所示。磁铁显示为圆形物体，而不是狭窄的矩形（见图 8.2B）。在 Eclipse 13.7 版中，由于 HU-阻止本领表在 HU 阈值之上不是线性的，所以我们将 CT 值赋值到 2 500HU 以上。因为赋值区域大于该对象的实际尺寸，所以我们需要避免质子束穿过该轮廓，但质子束可以停在此结构的前面。另外，可以看到外部薄壁不锈钢结构的

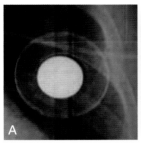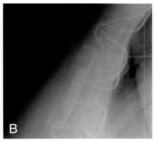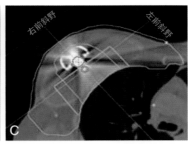

**图 8.2**　组织扩张器的 X 射线图像。(A)前后方向。(B)侧面,浅灰色的外环直径为 36mm,壁厚为 0.25mm。中心的白色圆圈由钕磁铁产生,直径约 13mm。(C)穿过组织扩张器中心部分的经轴计算机断层扫描切片:洋红色轮廓物体是钕磁铁,其 Z 值非常高(60),因此会产生非常大的伪影

HU 值低于 2 500,出现这个现象是因为部分体积效应,所以此结构不会被赋值。但软组织伪影 HU 值将赋值为 0。

　　为了确定束斑位置和权重,治疗计划系统采用了两种优化算法:①质子卷积叠加(proton convolution superposition,PCS);②支持鲁棒优化的新型非线性通用质子优化器(nonlinear universal proton optimizer,NUPO),该优化器从 Eclipse 13.7 版开始提供。NUPO 算法避免了陡峭的梯度,可以制定稳健的计划应对摆位误差和射程不确定性。但是,这些不确定性是否都能应对必须始终通过计算在几种不确定条件下的剂量来加以验证。NUPO 计划的鲁棒性可能与传统 PCS 计划类似,并且 PCS 计划可能比 NUPO 计划鲁棒性更强,这取决于解剖结构,射束角度选择,射野靶区选择和计划优化设置目标值。此外,NUPO 计划的剂量梯度较小,因此当存在由异质物体(例如金属)引起的梯度突变时,计算得到的结果可能不会太好。另一方面,NUPO 方法是首选技术,应首先使用此方法创建计划并检查其是否具有鲁棒性。如结果不好,则可以使用 PCS 算法。

　　由于金属的存在,至少要使用两个交错角度足够大的射野来覆盖端口后面靶区。这需要使用多野优化技术,其中两个单独的射野均具有不均一的剂量,但结合起来可提供均匀的剂量。

　　举例:

　　　　1+1 拼接野技术:此方法包括两个治疗野(图 8.3A),其中,前束包括了除了 TE 后面 5cm 直径的圆柱区域的整个乳房。左前斜(left anterior oblique,LAO)束可治疗这种相当小的圆柱体。LAO 射野的角度比端口略陡。标记的靶区是每个射野可以布点的区域。在此图中,端口周围有一个未被任何靶区覆盖的区域,会导致出现冷点。临床上这个问题可以忽略,因为这是人造的非生物材料。

　　两野倾斜技术:两野倾斜技术使用两个交错角大于 100° 的射野(图 8.3B)。这是首选的技术,因为过渡区域处于均质材料中,因此鲁棒性更好。图 8.3B 显示了两个重叠的区域(端口的前部和后部),它们产生平滑的过渡,因此在该重叠区域中的剂量梯度较小。这个方法的优点是,至少有一个射野不会穿透任何金属物体,可以治疗到端口后面(围绕胸壁)的这部分组织。

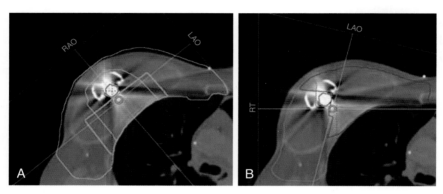

**图 8.3**　(A)1+1 拼接野的设置:主场是右前斜(RAO)射野(针对蓝绿色靶区),而左前斜(LAO)射野(针对紫色靶区)弥补了从组织扩张器后面缺失的剂量。(B)两个倾斜野的射野布置:右侧横射野(针对绿色靶区)和 LAO 射野(针对蓝色靶区)的总体积大致相同。端口前后有小的重叠区域,可确保完全覆盖靶区

## 剂量学结果

　　1+1 拼接野的标称计划,剂量分布最均匀,剂量-体积直方图最佳(图 8.4)。但是,计划的鲁棒性也必须被纳入比较。Eclipse 可以计算计划在不确定情况下的剂量,不确定的情况包括摆位误差或射程不确定性或两者的组合。尽管拼接野方法对射程不确定性最为敏感,我们还分析了摆位的不确定性(图 8.5)。存在误差的情况下,1+1 拼接野计划会在肋骨和肺部中产生一个超过 140% 的巨大热点。但是,2Obl_NUPO 计划没有出现这种现象。2Obl_PCS 不如 NUPO 计划的鲁棒性好,但靶区的覆盖程度更好。另一个在计划中需要考虑的方面是肺部剂量,对于同侧肺来说因为靶区的距离近,剂量通常很高。在计划的过程中,分隔开肺和靶区可能会有一些帮助。

## 加速部分乳房照射

　　人们已经做出了许多努力来提高保留乳房的乳腺肿瘤切除术后辅助放疗

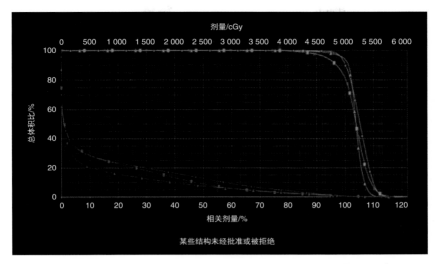

**图 8.4**　比较了三个计划的剂量-体积直方图:1+1patch_PCS(三角形),2Obl_PCS(圆形)和 2Obl_NUPO(正方形)

对乳腺癌患者的便利性。一种方法是为合适的乳腺癌患者提供加速部分乳房照射(accelerated partial breast irradiation,APBI)。首先,根据全国性指南定义的乳腺肿瘤临床病理因素来筛选潜在的 APBI 治疗患者。其次,技术可行性是选择APBI 候选人的第二个关键要素。APBI 旨在以疗程短、单次高剂量的治疗方案(通常在 1 周或更短的时间内)针对乳房肿瘤切除术后的瘤床位置和边缘进行照射。这样做的理由是,如果大剂量方案的靶区是整个乳房的一小部分,则治疗后的美容效果不会受到损害。因此,第一个关键技术因素是清楚识别肿瘤床的能力。第二个是能够充分覆盖瘤床区域,但同时又保留大部分非靶区的乳房组织的能力。与基于导管的乳腺癌近距离放射治疗(brachytherapy)相比,质子治疗能更加精准靶向偏心或不规则肿瘤床的体积,同时对非靶组织则无明显剂量[3,7,8,20,26]。在某些乳房较小的患者中,有时这是唯一符合标准剂量约束的外部束流照射的方法,因此为患者提供了部分乳房治疗的选择。

在过去的十年中,已经有多家机构根据研究方案向患者提供了 APBI 的治疗,并且已积累了有 5 年的临床结果报道[10,14,15]。剂量、疗效和毒性见表 8.1。Galland-Girodet 等报道单个射野的计划通常会导致更大的皮肤毒性。Chang 等和 Galland-Girodet 等都建议使用多个射野以减少晚期皮肤毒性,主要是毛细血管扩张和过度色素沉着。Recht 等总结了剂量-体积限制条件,如果使用共面束流,肺炎的发生率增加[34]。总体而言,文献指出使用多个、正面、非共面射野可减少副作用,而且所有 1 周的治疗方案均报道了明显的皮肤毒性。虽然这可能

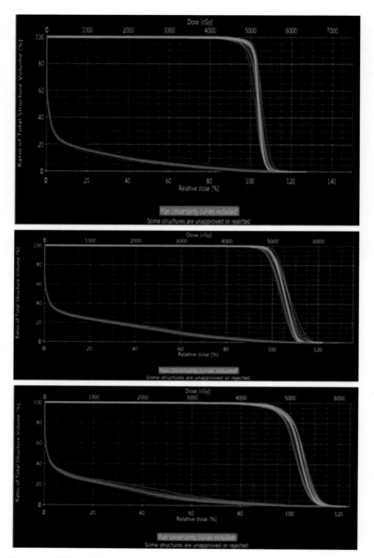

**图 8.5**   使用 3mm 摆位误差或 3.5% 射程不确定度来生成计划在不同情况下的剂量-体积直方图。虚线是不确定性计划;实线是标称计划。上:1+1Patch_PCS;中:2Obl_PCS;下:2Obl_NUPO

不会阻止 APBI 的使用,但考虑到患者满意度的问题应与患者进行讨论后确认治疗方案。值得注意的是,大多数已发表的研究都使用了被动散射质子治疗,未来的研究可能会使用扫描技术,这可能会改变毒性情况。

　　模拟定位和靶区勾画(target delineation):患者摆位和固定对于所有质子治

疗患者都至关重要。文献描述了几种固定技术[20,24,25,35]。最佳的 APBI 摆位可以将乳房固定为尽可能最大的球形,以利于实现理想中使用多个正面射野的计划。切线方向质子束不是鲁棒性最优的,因为摆位的细微差异会对靶区覆盖范围产生重大影响[8]。因此,使用仰卧姿势,并且如果可行将手臂朝下放置并充分暴露乳房进行固定是最推荐的。超大的 vac-loc 托架可增加肘部位置的稳定性。对于保乳手术瘢痕位于侧面的患者摆位,则必须手臂上举。在这种情况下,可以考虑稍微侧卧位以尽可能地使患侧乳房抬高。在任何情况下都需要进行基于解剖结构和靶区的个性化定位。鉴于 APBI 的靶区均位于所有骨结构的前面,并且通常是移动的,因此,骨解剖结构不是摆位的有效参考结构。如图 8.6 所示,高 X 线成像可见度(radioopaque)标记物的放置,包括在瘢痕上的金属丝和乳房上的小金属球(BBs),可以在治疗前确保乳房的软组织位置准确。通常,CTV 与 RTOG 0413(NCT00103181)中描述的基于光子的 APBI 相似。CTV 的外扩受胸壁和 5mm 皮肤的限制,范围在 1~1.5cm 之间。

计划:如果使用高 X 线成像可见度的标记物进行标记,对于大多数 APBI 患者而言,PTV 5mm 的放射状边界值是足够的[25]。需要计算射程特异性远端 PTV 外界值。首选使用三个射野进行计划优化,并选择非共面射野以优化正面布野的剂量分布,同时考虑到防碰撞问题和皮肤保护的需求。理想情况下,射野不会

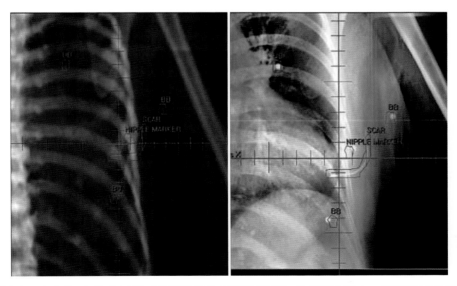

**图 8.6**　在定位时,将高 X 线成像可见度的标记线和 BBs 放置在皮肤上。用标记线对瘢痕进行精确地标记。BBs 放置在乳头和乳房上的三个非共线的点上,如果合适的话,优选患者的皮肤特征,例如雀斑或痣。对这些标记进行拍照,并在需要时在皮肤上加上标记以备将来参考。为了实现最佳的摆位,在治疗时会放置相同的标记,但在出束之前应将其移除

在皮肤上完全重叠。如果使用被动散射计划，补偿器的设计原则是将最薄的区域放置在准直器的中心，并创建对称的等剂量线，使补偿器的总厚度小于 4cm。

## 价值

常规使用质子的主要挑战是其使用价值问题。与其他选择相比，其花费是否与获益成正比？对于解剖几何形状复杂的情况，使用国家指南对靶区覆盖率和正常组织限量的要求，质子治疗是一种使用其他方式无法与其相比的安全的治疗，这是毫无疑问的。但是，在大多数情况下，问题不是简单的对或错。质子可以提供一种更安全的解决方案，但是尚未证明这种改进是否具有临床意义。为定义价值的预测变量和度量值所做的研究已经发布[27,36-40]。对于 APBI，情况更为简单。几项有关费用的研究表明，质子 APBI 的费用与公认的标准治疗方法相似，包括基于导管的 APBI 和全乳房大分割照射[7,39]。除 APBI 以外，瑞典肿瘤学家估计，瑞典乳腺癌患者因质子治疗而获益的比例约为 10%，即每年 300人[41]。Lundkvist 等人报道称，对普通乳腺癌患者进行基本病例分析后，每质量调整生命年（quality adjusted life year，QALY）的费用增加了 67 000 欧元。但是，如果对患有心脏病的高风险人群进行治疗，则获得的每 QALY 的成本将大大降低[36]。大多数研究提示可以按照 Mailhot Vega 标准，选择采用质子治疗可以大幅度降低患者过高的心脏和肺损伤的风险[27]。

## 未来研究方向

更多临床经验的发表将证实或驳斥减少 APBI 中的毛细血管扩张的技术策略，并增加关于最佳治疗方案的信心。RadComp 试验将为质子治疗有心脏保留益处的病例提供肯定或相反的证据。其他重要的研究领域包括避免非靶区淋巴结转移的潜在益处，既可以减少淋巴水肿的风险，又可以使这些重要的免疫系统介质免受干扰。

（王斌　徐秋怡 译　陈佳艺 校）

## 参考文献

1. Kammerer E, Guevelou JL, Chaikh A, et al. Proton therapy for locally advanced breast cancer: a systematic review of the literature. *Cancer Treat Rev.* 2017;63:19-27.
2. Hernandez M, Zhang R, Sanders M, Newhauser W. A treatment planning comparison of volumetric modulated arc therapy and proton therapy for a sample of breast cancer patients treated with post-mastectomy radiotherapy. *J Proton Ther.* 2015;1(1):119.
3. Kozak KR, Katz A, Adams J, et al. Dosimetric comparison of proton and photon three-dimensional,

conformal, external beam accelerated partial breast irradiation techniques. *Int J Radiat Oncol Biol Phys.* 2006;65(5):1572-1578.

4. Moon SH, Shin KH, Kim TH, et al. Dosimetric comparison of four different external beam partial breast irradiation techniques: three-dimensional conformal radiotherapy, intensity-modulated radiotherapy, helical tomotherapy, and proton beam therapy. *Radiother Oncol.* 2009;90(1):66-73.

5. Patel SA, Lu HM, Nyamwanda JA, et al. Postmastectomy radiation therapy technique and cardiopulmonary sparing: a dosimetric comparative analysis between photons and protons with free breathing versus deep inspiration breath hold. *Pract Radiat Oncol.* 2017;7(6):e377-e384.

6. Shah C, Badiyan S, Berry S, et al. Cardiac dose sparing and avoidance techniques in breast cancer radiotherapy. *Radiother Oncol.* 2014;112(1):9-16.

7. Taghian AG, Kozak KR, Katz A, et al. Accelerated partial breast irradiation using proton beams: initial dosimetric experience. *Int J Radiat Oncol Biol Phys.* 2006;65(5):1404-1410.

8. Wang X, Amos RA, Zhang X, et al. External-beam accelerated partial breast irradiation using multiple proton beam configurations. *Int J Radiat Oncol Biol Phys.* 2011;80(5):1464-1472.

9. Ranger A, Dunlop A, Hutchinson K, et al. A dosimetric comparison of breast radiotherapy techniques to treat locoregional lymph nodes including the internal mammary chain. *Clin Oncol (R Coll Radiol).* 2018;30(6):346-353.

10. Bush DA, Do S, Lum S, et al. Partial breast radiation therapy with proton beam: 5-year results with cosmetic outcomes. *Int J Radiat Oncol Biol Phys.* 2014;90(3):501-505.

11. Cuaron JJ, Chon B, Tsai H, et al. Early toxicity in patients treated with postoperative proton therapy for locally advanced breast cancer. *Int J Radiat Oncol Biol Phys.* 2015;92(2):284-291.

12. MacDonald SM, Patel SA, Hickey S, et al. Proton therapy for breast cancer after mastectomy: early outcomes of a prospective clinical trial. *Int J Radiat Oncol Biol Phys.* 2013;86(3):484-490.

13. Mutter RW, Remmes NB, Kahila MM, et al. Initial clinical experience of postmastectomy intensity modulated proton therapy in patients with breast expanders with metallic ports. *Pract Radiat Oncol.* 2017;7(4):e243-e252.

14. Chang JH, Lee NK, Kim JY, et al. Phase II trial of proton beam accelerated partial breast irradiation in breast cancer. *Radiother Oncol.* 2013;108(2):209-214.

15. Galland-Girodet S, Pashtan I, MacDonald SM, et al. Long-term cosmetic outcomes and toxicities of proton beam therapy compared with photon-based 3-dimensional conformal accelerated partial-breast irradiation: a phase 1 trial. *Int J Radiat Oncol Biol Phys.* 2014;90(3):493-500.

16. Verma V, Shah C, Mehta MP. Clinical outcomes and toxicity of proton radiotherapy for breast cancer. *Clin Breast Cancer.* 2016;16(3):145-154.

17. Budach W, Bölke E, Kammers K, et al. Adjuvant radiation therapy of regional lymph nodes in breast cancer—a meta-analysis of randomized trials- an update. *Radiat Oncol.* 2015;10:258.

18. Ares C, Khan S, Macartain AM, et al. Postoperative proton radiotherapy for localized and locoregional breast cancer: potential for clinically relevant improvements? *Int J Radiat Oncol Biol Phys.* 2010;76(3):685-697.

19. Bradley JA, Dagan R, Ho MW, et al. Initial report of a prospective dosimetric and clinical feasibility trial demonstrates the potential of protons to increase the therapeutic ratio in breast cancer compared with photons. *Int J Radiat Oncol Biol Phys.* 2016;95(1):411-421.

20. Bush DA, Slater JD, Garberoglio C, Yuh G, Hocko JM, Slater JM. A technique of partial breast irradiation utilizing proton beam radiotherapy: comparison with conformal x-ray therapy. *Cancer J.* 2007;13(2):114-118.

21. Depauw N, Batin E, Daartz J, et al. A novel approach to postmastectomy radiation therapy using scanned proton beams. *Int J Radiat Oncol Biol Phys.* 2015;91(2):427-434.

22. Fogliata A, Bolsi A, Cozzi L. Critical appraisal of treatment techniques based on conventional photon beams, intensity modulated photon beams and proton beams for therapy of intact breast. *Radiother Oncol.* 2002;62(2):137-145.

23. Howarth AL, Niska JR, Brooks K, et al. Tissue expanders and proton beam radiotherapy: what you need to know. *Plast Reconstr Surg Glob Open.* 2017;5(6):e1390.

24. MacDonald SM, Jimenez R, Paetzold P, et al. Proton radiotherapy for chest wall and regional lymphatic radiation; dose comparisons and treatment delivery. *Radiat Oncol.* 2013;8:71.

25. Strom EA, Amos RA, Shaitelman SF, et al. Proton partial breast irradiation in the supine position: treat-

ment description and reproducibility of a multibeam technique. *Pract Radiat Oncol*. 2015;5(4):e283-e290.

26. Wang X, Zhang X, Li X, et al. Accelerated partial-breast irradiation using intensity-modulated proton radiotherapy: do uncertainties outweigh potential benefits? *Br J Radiol*. 2013;86(1029):20130176.

27. Mailhot Vega RB, Ishaq O, Raldow A, et al. Establishing cost-effective allocation of proton therapy for breast irradiation. *Int J Radiat Oncol Biol Phys*. 2016;95(1):11-18.

28. Taylor CW, Wang Z, Macaulay E, Jagsi R, Duane F, Darby SC. Exposure of the heart in breast cancer radiation therapy: a systematic review of heart doses published during 2003 to 2013. *Int J Radiat Oncol Biol Phys*. 2015;93(4):845-853.

29. Batin E, Depauw N, MacDonald S, Lu HM. Can surface imaging improve the patient setup for proton postmastectomy chest wall irradiation? *Pract Radiat Oncol*. 2016;6(6):e235-e241.

30. Flejmer AM, Chehrazi B, Josefsson D, Toma-Dasu I, Dasu A. Impact of physiological breathing motion for breast cancer radiotherapy with proton beam scanning—an in silico study. *Phys Med*. 2017;39:88-94.

31. Ayoub Z, Strom EA, Ovalle V, et al. A 10-year experience with mastectomy and tissue expander placement to facilitate subsequent radiation and reconstruction. *Ann Surg Oncol*. 2017;24(10):2965-2971.

32. Motwani SB, Strom EA, Schechter NR, et al. The impact of immediate breast reconstruction on the technical delivery of postmastectomy radiotherapy. *Int J Radiat Oncol Biol Phys*. 2006;66(1):76-82.

33. Schechter NR, Strom EA, Perkins GH, et al. Immediate breast reconstruction can impact postmastectomy irradiation. *Am J Clin Oncol*. 2005;28(5):485-494.

34. Recht A, Ancukiewicz M, Alm El-Din MA, et al. Lung dose-volume parameters and the risk of pneumonitis for patients treated with accelerated partial-breast irradiation using three-dimensional conformal radiotherapy. *J Clin Oncol*. 2009;27(24):3887-3893.

35. Wroe AJ, Bush DA, Schulte RW, Slater JD. Clinical immobilization techniques for proton therapy. *Technol Cancer Res Treat*. 2015;14(1):71-79.

36. Lundkvist J, Ekman M, Ericsson SR, Isacsson U, Jönsson B, Glimelius B. Economic evaluation of proton radiation therapy in the treatment of breast cancer. *Radiother Oncol*. 2005;75(2):179-185.

37. Lundkvist J, Ekman M, Ericsson SR, Jönsson B, Glimelius B. Proton therapy of cancer: potential clinical advantages and cost-effectiveness. *Acta Oncol*. 2005;44(8):850-861.

38. Mishra MV, Aggarwal S, Bentzen SM, Knight N, Mehta MP, Regine WF. Establishing evidence-based indications for proton therapy: an overview of current clinical trials. *Int J Radiat Oncol Biol Phys*. 2017;97(2):228-235.

39. Ovalle V, Strom EA, Godby J, et al. Proton partial-breast irradiation for early-stage cancer: is it really so costly? *Int J Radiat Oncol Biol Phys*. 2016;95(1):49-51.

40. Verma V, Simone CB II, Mishra MV. Quality of life and patient-reported outcomes following proton radiation therapy: a systematic review. *J Natl Cancer Inst*. 2018;110(4).

41. Bjork-ErikssonT, Glimelius B. The potential of proton beam radiation therapy in breast cancer. *Acta Oncol*. 2005;44(8):884-889.

# 第九章

# 成人中枢神经系统肿瘤

David R. Grosshans

## 引言

对于原发性和转移性脑肿瘤,放射治疗(radiation therapy,RT)仍然是标准治疗方式之一。尽管近几十年来光子放射治疗技术已经大大提高,但是医生和患者对脑放疗后可能产生的潜在长期副作用仍然有很大的担忧。

颅脑放疗存在许多副作用。在患者签署放疗知情同意书时,经常提到对特定结构如视交叉、视神经或脊髓等的潜在损伤,可能导致视力障碍、瘫痪等。幸运的是,这些严重的副作用相对很少见。然而轻微的长期副作用也可能对患者及其家属造成麻烦,包括可能出现长期认知缺陷。虽然放射肿瘤学领域最常研究的问题是记忆形成缺陷,但注意力或其他执行功能的缺陷同样可能使人衰弱。关于副作用的生物学基础知之甚少,然而在副作用的药物预防和采用更先进的光子技术方面已经取得了一定的进展,例如海马保护调强放射治疗[hippocampal-sparing(intensity-modulated RT,IMRT)][1-3]。质子治疗可以更多地保护正常组织,从而进一步降低副作用的发生率。

包括质子治疗在内的粒子治疗有望扩展原发脑肿瘤的放射治疗指数。与光子不同,质子束穿过组织时,质子不断减速,沉积剂量的速率沿其路径不断增加。当所有能量耗尽的点称为布拉格峰,超过布拉格峰后几乎没有额外的剂量传递,因此,靶区远端的正常组织几乎不会受到任何辐射暴露。基于以上原则,在充分覆盖靶区的情况下,质子治疗可以达到同等的疾病控制,但可以更好地保护正常组织,因此可以减少长期不良反应。

目前仅在美国就有近30个质子中心在运营,还有更多处于计划或在建阶段。尽管质子治疗已用于治疗多种原发性脑肿瘤,但与先进的光子技术相比,目前尚无已发表的随机研究证明其临床优越性。在越来越多的保险公司进行审查的情况下,这可能会限制患者获得质子治疗的机会。在本文中,我们重点介绍了质子治疗技术以及包括脑胶质瘤、脑膜瘤(meningiomas)等在内的原发性脑肿瘤的初步临床研究。最后,本文还介绍了其他的研究领域,包括更先进的治疗计划技术的使用等。

# 胶质瘤

## 低级别胶质瘤

胶质瘤有广泛的疾病类型,其结局也存在差异[4]。我们对于这些肿瘤的分子图谱的理解正快速发展,也由此可以明确哪些患者可能获得长期生存。目前,对 WHO Ⅱ级和Ⅲ级的低级别胶质瘤(low grade glioma)的治疗标准基于基因突变分析。广义上说,患者可分为异柠檬酸脱氢酶(isocitrate dehydrogenase,IDH)突变型或野生型。尽管病理学家将肿瘤分为Ⅱ级和Ⅲ级,证据表明不同级别的肿瘤结局差异不大,但 IDH 突变的存在意味着预后良好[5,6]。相反,未发现 IDH 突变的Ⅱ级或Ⅲ级肿瘤可被归类为"分子胶质母细胞瘤(molecular glioblastoma,GBM)",患者可能出现与 WHO Ⅳ级 GBM 相似的疾病快速进展。

放射治疗在低级别胶质瘤的治疗中起着不可或缺的作用,尽管现在治疗决策受突变状态影响,但在过去,治疗决策基于肿瘤级别。对于 WHO Ⅱ级胶质瘤,联合治疗有助于提高生存率,早期放疗可提高无进展生存率[7,8]。然而,无论是作为辅助治疗还是挽救治疗,放疗的时机仍然存在争议。目前的争论焦点在放疗对认知功能和生活质量的负面影响上,这对预期寿命长的患者具有特别重要意义。对于 WHO Ⅲ级胶质瘤,辅助放疗是标准治疗。如上所述,尽管基因突变状态可以预测部分患者具有良好结局,尤其是,IDH 突变的Ⅲ级胶质瘤患者预后良好,许多患者可获得与 WHO Ⅱ级肿瘤相似的长期生存[5,6,9]。因此,这些患者在放疗后存在认知能力下降的重大风险。

颅脑照射后的认知功能下降与生活质量下降息息相关,这对脑肿瘤幸存者来说尤其成问题[10,11]。过去绝大多数的放射治疗都是使用光子技术进行的。Douw 等人对接受和未接受过放疗的低级别胶质瘤患者进行了回顾性分析,发现放疗与注意力功能和执行功能受损有关[12]。Gondi 等人对接受包括 IMRT 在内的先进光子治疗技术治疗的成年低级别脑肿瘤患者进行了放射对认知功能影响的前瞻性研究[13],该研究对基线和放射治疗后都进行正式的神经认知测试评估。试验表明双侧海马受到低至 7.3Gy 的剂量照射与长期记忆损伤有关。

这些证据使医生们相信质子治疗可能是治疗这些肿瘤的理想选择。除了有说服力的剂量学研究外,质子治疗的初步临床研究也表明了其疗效[14]。麻省总医院(Massachusetts General Hospital,MGH)的研究者首次对 WHO Ⅱ级和Ⅲ级胶质瘤的患者使用了光子/质子混合治疗进行剂量递增研究[15]。海德堡大学的研究者报道了 19 例低级别胶质瘤患者使用质子扫描束技术治疗。与基于光子的治疗相似,他们的初步结果表明了较高的肿瘤控制率和可接受的治疗毒性[16]。UT MDACC 的研究小组也报道了 IMRT 或质子治疗这些肿瘤的结果[17]。虽然后者是一项回顾性研究,但疾病控制结果相似。然而,用质子治疗的少突胶质细胞瘤患者比用光子治疗的患者更早发生假性进展[17]。不幸的是,尚未有正式的认知测试结果。在最近的一项研究中,Shih 等人报道了一项纳入 WHO Ⅱ级胶质瘤患者的前瞻性试验的结果,除了良好的疾病控制率外,他们还评估了质子治疗后的认知功能和生活质量[18]。纳入研究的 20 例患者都是小脑幕上肿瘤,中位随访时间为 5.1 年,与基线相比,认知功能的指标有稳定改善,没有患者出现认知功能障碍。Sherman 等人报道显示,与标准行为效果相比,这些患者在处理速度、执行功能和非文字记忆方面表现出较少的改善[19]。然而,由于这并不是一项控制变量的对照试验,因此尚不清楚这种相对稳定性是否反映了在治患者中缺乏预期的实践效果。

　　想要提供质子治疗与最佳光子治疗(IMRT)相比的优势的最佳证据,需要进行随机试验。在过去,光子治疗领域尚未做过比较放射技术的随机试验,例如比较三维适形和调强放疗。然而,鉴于质子治疗是一种完全不同的放疗方式,进行这样的试验也不是不合理的。目前,NRG 肿瘤学组进行了一项Ⅱ期随机试验,试验号为 BN005(NCT03180502)。本试验方案如图 9.1 所示。符合条件的患者为 IDH 突变的Ⅱ级或Ⅲ级胶质瘤患者,这些患者随机分组接受质子治疗或光子治疗。研究的核心假设是:与光子治疗患者相比,质子治疗带来的正常组织保护可以更好地保护患者认知功能,并减轻症状。

## 高级别胶质瘤

　　多形性胶质母细胞瘤(glioblastoma multiforme,GBM)是成人最常见的原发性脑恶性肿瘤。与Ⅱ级和Ⅲ级胶质瘤或有 IDH 突变的Ⅳ级胶质瘤相比,GBM 的预后非常差。目前的标准治疗为手术后行替莫唑胺为基础的放化疗,总中位无进展生存时间约为 7 个月,总生存时间为 15 个月[20]。尽管结果不佳,质子治疗相关的临床试验也已开展。

　　目前推荐的照射剂量为给予肿瘤增强区域外扩 1~2cm 边界的区域每天 2Gy 的剂量,总剂量达到 60Gy。当采用这种标准的放疗方案时,80%~90% 的肿瘤在原病灶 2cm 以内的区域复发。为了改善肿瘤控制,一些研究团队使用质子治疗将剂量提高至 90Gy[相对生物学效应(relative biological effectiveness,RBE)]。MGH 对 23 例 GBM 患者采用加速分割的方式进行了光子和质子联合放疗,GTV 总剂量 90Gy(RBE),GTV 周围 2cm 边界的区域给予 64.8Gy(RBE),水肿周围外扩 2cm 边界的区域给予 50.4Gy(RBE)[21]。患者按肿瘤放射治疗协作组(Radiation Therapy Oncology Group,RTOG)预后分级进行分层,该治疗方案增加了患者的中

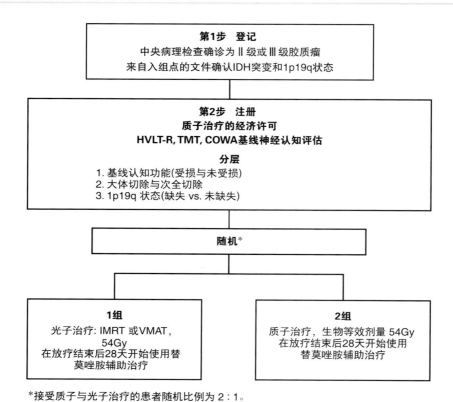

**图 9.1**　一项质子治疗对比光子治疗（IMRT）对 IDH 突变的低到中级别胶质瘤患者的认知功能保护的Ⅱ期随机试验——NRG BN005 方案示意图

位生存时间。剂量递增至 90Gy（RBE）时，RTOG Ⅲ、Ⅳ、和Ⅴ级患者的中位生存时间分别为 23、17 和 14 个月；而之前使用标准剂量放疗联合化疗的 RTOG 试验，其中位生存时间则分别为 17.9、11.1 和 8.9 个月[22]。23 例患者中只有 1 例患者在剂量递增区域出现肿瘤复发。尽管肿瘤控制良好、中位生存时间增加，但是所有 7 例取得病理组织的患者都出现了放射性坏死，大多数患者出现神经功能恶化。

　　最近的一项来自日本筑波的研究也在 21 例患者中将剂量提高到 96.6Gy（RBE）/56 次，这些患者大多数为 RTOG Ⅳ级 GBM，中位生存时间为 21.6 个月[23]。按增强肿瘤的大小分层时，肿瘤体积较小的患者的急性副作用可耐受。然而，由于影像学上难以区分肿瘤复发和坏死，本研究未能对放射治疗的晚期效应进行探讨。这些研究表明，质子治疗的剂量递增至 96Gy（RBE）可提供有效的局部控制，提高中位生存时间的前景良好。

NRG BN001（NCT02179086）作为国家试验的一部分，也结合了质子治疗。该试验虽然没有直接对质子和光子进行随机化，但在 GBM 患者中使用先进的光子或质子治疗来提高剂量。试验的次要目的将包括对两种辐射类型的间接比较，以确定质子治疗是否可以更安全地实现剂量递增。值得注意的是，一项在 GBM 患者中进行的质子与光子的随机试验实际上也已完成，这是一项在 MDACC 进行的单中心试验（NCT01854554）。GBM 患者被随机分为质子或光子组，并接受一系列认知测试，主要结果为认知功能的保护，该试验的结果尚未被报道。然而，在评估认知功能障碍时，脑实质肿瘤的存在对认知功能有显著的负面影响[24]。实际上，有证据表明高级别或 IDH 野生型肿瘤有可能与更严重的基线认知缺陷有关[25]。

## 脑膜瘤

脑膜瘤是成人中枢神经系统最常见的良性肿瘤，其预后一般较好，90% 的患者为 WHO Ⅰ级。脑膜瘤的治疗手段以手术为主，但对于部分切除和高级别或复发的病变，可采用放疗作为辅助治疗。放疗也可以作为无法切除的位置病变的根治性治疗手段。目前放疗的长期控制率大于 90%[26]。考虑到预期的长期生存，治疗的目标应为改善功能状态和限制治疗毒性。

由于颅底脑膜瘤毗邻关键结构，粒子治疗提供了减少毒性的机会。Wenkel 等人研究了 46 例使用光子和质子联合治疗的良性颅底脑膜瘤患者，报道了 5 年和 10 年无复发率分别为 100% 和 88%[27]。在这些患者中，4 例出现眼毒性。回顾性分析显示，粒子加速器重新校准后再计算剂量时发现，这些患者视神经的剂量超过了 54Gy。视神经接受剂量未超过 54Gy 的患者未出现任何眼毒性。Neol 等人研究了 51 例颅底脑膜瘤患者使用光子和质子联合治疗后的功能结果[28]，4 年局部控制率和总生存率分别为 98% 和 100%，2 例（3.9%）出现Ⅲ级副作用。此外，68.8% 的眼部相关症状在放疗后得到改善，67% 的其他各类症状得到改善，这与光子治疗相关文献报道比较，正常脏器的功能保存有所提高[29-32]。

Paul Scherrer Institute 的 Weber 等人对 39 例使用笔形束技术的质子治疗的患者进行了研究[33]，其中至少有 10 例患者为 WHOⅡ/Ⅲ级脑膜瘤，并且这些患者的平均肿瘤体积大于其他的研究。所有病理类型的 5 年局部控制率和总体生存率分别为 84.8% 和 81.8%，良性肿瘤为 100%。5 年无Ⅲ/Ⅳ级毒性的生存率为 84.5%。出现晚期毒性的患者为肿瘤体积较大和视神经管脑膜瘤的患者。初步结果似乎支持使用粒子治疗脑膜瘤，特别是接近关键结构的病变。然而，Wenkel 等人的研究表明需仔细设计治疗计划以避免不良反应。

与 WHOⅠ级肿瘤不同，Ⅱ级或Ⅲ级脑膜瘤虽然罕见，但更容易局部复发。这促使人们考虑增加这类肿瘤的剂量[34]。MGH 研究人员已经开始进行一项质子治疗这些侵袭性恶性肿瘤的剂量递增的前瞻性研究（NCT02693990）。作为 I/II 期试验的一部分，IMPT 剂量序贯递增研究用于非典型或 WHO III 级（恶性）脑膜瘤患者的治疗。

## 垂体瘤和前庭神经鞘瘤

　　垂体腺瘤是位于蝶鞍的良性肿瘤，放射治疗通常用于药物和外科治疗失败后，即使病变无法切除，放射治疗也提供了肿瘤治愈的可能性。此外，患者可能需要终身药物治疗，然而，肿瘤可能出现对药物治疗耐受。

　　垂体腺瘤的放射治疗常采用两种初步剂量方案。放射外科治疗（stereotactic radiosurgery，SRS）给予高剂量的单次放疗（通常为 15~20Gy），而分割放疗在 5~6 周给予 45~54Gy。已有研究表明，与常规分割放疗相比，SRS 能更快地使功能性垂体腺瘤的激素水平达到正常[35]。然而，由于 SRS 的处方剂量较高，在靠近关键结构如视交叉的肿瘤的使用可能会受到限制。

　　一些机构已经开始使用质子进行 SRS。与质子分割治疗相似，质子 SRS（PSRS）具有低入射剂量和无出射剂量的特点，从而降低了毒性风险。MGH 研究了 PSRS 在促肾上腺皮质激素和生长激素分泌肿瘤治疗中的作用。共有 22 例经蝶窦切除术后残留生长激素分泌肿瘤的患者接受了 PSRS 治疗，中位剂量为 20Gy（RBE）[36]。在放射治疗后中位时间 42 个月后，59% 的患者出现完全缓解（complete response，CR），CR 的定义为胰岛素样生长因子 1（insulin-like growth factor 1，ILGF-1）水平持续正常超过 3 个月。在另一项研究中，38 例经蝶窦切除术后仍持续存在症状和皮质醇水平异常的库欣病或纳尔逊综合征患者接受了 PSRS 治疗[37]，中位随访时间 62 个月，其中 100%（5/5）纳尔逊综合征（5/5）和 52%（17/33）库欣病患者达到 CR，中位 CR 时间为 PSRS 后 18 个月。在这两个研究中，患者 CR 比例和达到 CR 的时间与之前的 SRS 研究相似[38-46]。此外，没有证据显示有视力障碍、癫痫或脑损伤的临床症状。然而，与其他 SRS 研究相比，PSRS 后两项研究的垂体功能减退率均略高。尽管如此，PSRS 仍然是一项很有前景的放疗技术。

　　前庭神经鞘瘤（vestibular schwannomas）和大多数垂体瘤（pituitary tumors）一样，也是颅内良性肿瘤。前庭神经鞘瘤被认为起源于前庭耳蜗神经的髓磷脂形成细胞。因为许多前庭神经鞘瘤是在影像学上偶然发现的，只有 43%~46% 的肿瘤会缓慢增长，平均增长率为 1.2~1.9mm 每年，因此许多患者可以继续观察[47]，对于需要治疗的肿瘤，手术和放射治疗均可作为一线治疗。外科手术具有很好的控制率，通常用于治疗具有占位效应的大肿瘤。根治性放疗也是一种治疗选择,肿瘤控制率超过 90%。尽管前庭神经鞘瘤的放射治疗与显微手术相比可能听力丧失或面神经麻痹等副作用发生率更低,但由于显微手术治疗的肿瘤往往更大,因此很难进行直接比较[48]。

　　Harsh 等人使用 PSRS,肿瘤剂量 12Gy(RBE),并将脑干的剂量约束在 12Gy(RBE),结果发现控制率为 94%,三叉神经和面神经保留率为 95.3%,听力保留率为 33.3%[49]。他们认为听力保留率低是由于患者年龄较大(平均年龄 67 岁),且在放疗前进行了手术,这可能增加了颅神经损伤的易感性。Bush 等使用了54~60Gy(RBE)/30~33 次的分割方案[50],平均随访时间为 34 个月,控制率为100%,没有三叉神经和面神经毒性病例,31% 的患者保持有效听力。使用 α/β模型比较分次立体定向放疗和 SRS 研究中的剂量,该方案的处方剂量比常规分割增加大约 40% 的照射,同样的处方剂量可能会更好地保护听力。Vernimenn等人提出,对于大的、不可手术的肿瘤,质子大分割治疗也可能是一种选择[51]。该研究的平均肿瘤体积为 5.3cm³,是这些研究中最大的。该方案的处方剂量为 26Gy(RBE)/3 次,报道的 5 年局部控制率为 98%。平均随访时间为 72 个月,听力保留率为 42%,三叉神经和面神经功能保存率分别为 93% 和 90.5%。Baummert 等人比较了光子和粒子治疗的剂量分布,发现二者适形性相同,但质子治疗降低了周围正常组织的整体剂量,因对大肿瘤中可实现更好的剂量保护,粒子治疗可能对大肿瘤特别有用。

## 髓母细胞瘤和其他恶性肿瘤

　　髓母细胞瘤、室管膜瘤和颅咽管瘤(craniopharyngioma)等疾病常见于儿童,但也可发生在成人患者中。因为儿童对放射引起的正常组织毒性可能比成人更敏感,因此一般认为质子治疗对于儿童患者更具优势,引起的长期不良反应较少。对于前面列出的各种肿瘤类型,成年患者的生存结果都是好的,甚至是极好的。因此,质子治疗越来越多地用于治疗这些成人肿瘤患者。

　　对于全脑全脊髓接受治疗的患者,如髓母细胞瘤,有数据支持质子治疗可能具有可量化的优点。Brown 等回顾性地比较了使用光子或质子治疗的患者,发现质子治疗的患者出现恶心和食管炎的概率有所降低[52]。重要的是,接受质子治疗的患者血液毒性也较低[52]。对于儿童患者,医生通常要照射整个椎体,以防止晚期出现的发育不对称。然而,对于成人来说,这是不必要的;相反,除了心脏和甲状腺等前部结构外,大部分骨髓可以避免照射,这可能有助于维持白细胞数量[53]。这可能因为这些患者需要接受辅助化疗,因此可能更好地耐受这种治疗。

　　成人的颅咽管瘤和室管膜瘤等肿瘤比较少见,用质子治疗来治疗这些疾病的报道也很少。然而,在儿童患者中,质子治疗可以成功地治疗这些肿瘤,并且低剂量保护有望转化为副作用的减少[54,55]。

## 照射技术和治疗计划

　　虽然早期的回顾性临床研究提供了支持使用质子治疗原发脑肿瘤的初步证据,但这些研究中大部分患者都是用一些"过时"的质子技术来治疗的。与近几十年来光子治疗取得的进展相似,质子治疗也是一项快速发展的技术[56]。自 2010 年以来,治疗患者且公布结果的质子中心的数量一直很少。此外,这些中心几乎都使用被动散射质子治疗(passive-scattered proton therapy,PSPT)。在 PSPT 中,被动散射使用准直孔径(apertures)和射程补偿器这些物理器件来定义照野的侧面和深端的剂量分布适形。目前,几乎所有新的质子中心都只提供质子扫描束治疗。通过质子扫描束治疗,可以对小的原始质子束进行电磁扫描,以使其与靶区的侧边缘相符,并且能量变化可控制穿透深度。质子扫描束治疗不仅在低剂量区可以有最大程度的适形性,而且在高剂量区也能达到适形性(图 9.2)。事实上,PSPT 与 IMRT 比起来,IMRT 的计划往往具有更好的高剂量一致性。质子扫描束治疗也可以实现真正的 IMPT。真正的 IMPT 中,优化系统具有一定的灵活性,可以在每个质子射野中同时调控所有的质子束,以提供一个最好的适形治疗计划。本文要说明一个事实,即大多数患者接受的是被称为第一代质子治疗技术的治疗,在这种技术中,高剂量区域的正常组织没有得到最大程度的保护。

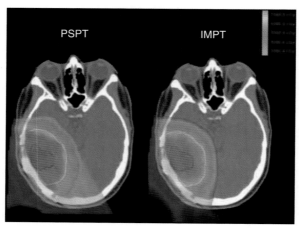

**图 9.2**　胶质母细胞瘤患者的剂量递增的被动散射质子治疗(passive-scattered proton therapy,PSPT)和 IMPT 计划。注意 IMPT 的高剂量适形得到了改善

## 生物学效应

从生物学角度来说,越来越多新的实验室证据表明质子与光子非常不同[57]。然而,在目前的临床实践中,我们认为质子和光子是非常相似的。最简单的假设是质子与光子的 RBE 比值为常数 1.1,即我们假设质子杀死癌细胞的效率比光子大约高 10%。实际上,正如实验室实验所证明的那样,质子的生物学效应是非常复杂的,并且可能由于许多因素的作用而有所不同。新的证据表明,在远侧高 LET 区域附近,质子束引起生物破坏的能力大大提高[58,59]。如前所述,在目前质子治疗的临床实践中,已常规使用的技术是被动散射质子治疗。使用质子扫描束的中心经常使用单射野优化计划,在这种计划中每个质子射野覆盖整个靶区。这种技术下,质子束的远端高传能线密度(linear energy transfer,LET)区域几乎总是落在靶区远端的正常组织中。在这种现状下,通常引用的临床数据并不能表明质子的 RBE 不是 1.1。然而,在儿童脑肿瘤患者中,越来越多的证据表明高 LET 区域可能与亚临床放射性损伤的增加有关[60,61]。在未来的几年里,研究人员通过蒙特卡罗或分析技术提取剂量和 LET 信息,有望增加对儿童和成人患者 RBE 不同所带来的影响的了解。值得注意的是,真正的多野优化 IMPT 可以选择性地将高 LET 区域限制在肿瘤靶区内,进一步使正常组织避免放射损伤。然而,要做到这一点,需要改进生物效应模型,以及新的优化技术。

## 结论与未来方向

在撰写本章时,对于成人脑肿瘤患者,只有一项随机试验已完成,另外两项正在进行中。虽然许多医师质疑随机研究的必要性,但质子治疗相对昂贵,而且越来越多的保险公司要求提供支持其使用的证据。作为一个团体,如果这个领域要向前发展,支持这类研究对放疗医师来说很重要。随着建造质子治疗设施的成本降低,人们希望更多的中心能够使用质子治疗技术。预期疾病控制率将与基于光子的治疗相似,但我们希望毒性将会减少。尽管如此,仍需要证据来支持这一观点,也支持质子治疗中心的继续增加。

除了考虑新的随机研究,还可以从队列研究或单臂转化研究中了解更多关于质子治疗的信息。质子治疗紧密的剂量分布可能能有效降低辐射诱发淋巴细胞减少症,这是一种治疗相关的副作用,但通常不被重视[62]。淋巴细胞减少越来越多地与不良结果相关。质子治疗通过保护可能含有敏感淋巴细胞群的正常组织,可以减少治疗相关的淋巴细胞减少的发生率,甚至提高生存预后。因为免疫治疗与放疗的结合,淋巴细胞的保护可能尤为重要。在研究范围内,新的质子治疗计划和实施技术仍有机会进行改善。这包括基于 RBE 或 LET 的优化。优先将质子束造成高度生物损伤的部分置于肿瘤靶区内,可以改善肿瘤控制,甚至增加免疫原性,同时降低正常组织的照射。最后,肿瘤的整体反应可能会因癌细胞的遗传特征而有所不同。如果这是真的,那么就有可能根据肿瘤的基因组成来选择对质子治疗比光子治疗反应更大的患者。所有这些研究都应该谨慎地进行前瞻性试验。

## 致谢

本章的部分内容来自 Dinh JQ, Mahajan A, Pamler MB, Grosshans DR, *Particle therapy for central nervous system tumors in pediatric and adult patients*, Translational Cancer Research 2012;1(3):137-149 和 Grosshans DR, Mohan R, Gondi V, Shih HA, Mahajan A, Brown PD, *The role of image-guided intensity modulated proton therapy in glioma*, Neuro-Oncology 2017;129(suppl 2):ii30-ii37。

(倪雅楠 译  袁智勇 校)

## 参考文献

1. Brown PD, Pugh S, Laack NN, et al. Memantine for the prevention of cognitive dysfunction in patients receiving whole-brain radiotherapy: a randomized, double-blind, placebo-controlled trial. *Neuro Oncol.* 2013;15(10):1429-1437.
2. Caine C, Deshmukh S, Gondi V, et al. CogState computerized memory tests in patients with brain metastases: secondary endpoint results of NRG Oncology RTOG 0933. *J Neurooncol.* 2016;126(2):327-336.
3. Gondi V, Pugh SL, Tome WA, et al. Preservation of memory with conformal avoidance of the hippocampal neural stem-cell compartment during whole-brain radiotherapy for brain metastases (RTOG 0933): a phase II multi-institutional trial. *J Clin Oncol.* 2014;32(34):3810-3816.
4. Louis DN, Perry A, Reifenberger G, et al. The 2016 World Health Organization Classification of Tumors of the Central Nervous System: a summary. *Acta Neuropathol.* 2016;131(6):803-820.
5. Olar A, Wani KM, Alfaro-Munoz KD, et al. IDH mutation status and role of WHO grade and mitotic index in overall survival in grade II–III diffuse gliomas. *Acta Neuropathol.* 2015;129(4):585-596.
6. Brat DJ, Verhaak RG, Aldape KD, et al. Comprehensive, integrative genomic analysis of diffuse lower-grade gliomas. *N Engl J Med.* 2015;372(26):2481-2498.
7. Shaw EG, Wang M, Coons SW, et al. Randomized trial of radiation therapy plus procarbazine, lomustine, and vincristine chemotherapy for supratentorial adult low-grade glioma: initial results of RTOG 9802. *J Clin Oncol.* 2012;30(25):3065-3070.
8. van den Bent MJ, Afra D, de Witte O, et al. Long-term efficacy of early versus delayed radiotherapy for low-grade astrocytoma and oligodendroglioma in adults: the EORTC 22845 randomised trial. *Lancet.* 2005;366(9490):985-990.
9. Eckel-Passow JE, Lachance DH, Molinaro AM, et al. Glioma groups based on 1p/19q, IDH, and TERT promoter mutations in tumors. *N Engl J Med.* 2015;372(26):2499-2508.
10. Kiebert GM, Curran D, Aaronson NK, et al. Quality of life after radiation therapy of cerebral low-grade gliomas of the adult: results of a randomised phase III trial on dose response (EORTC trial 22844). EORTC Radiotherapy Co-operative Group. *Eur J Cancer.* 1998;34(12):1902-1909.
11. Li J, Bentzen SM, Li J, Renschler M, Mehta MP. Relationship between neurocognitive function and quality of life after whole-brain radiotherapy in patients with brain metastasis. *Int J Radiat Oncol Biol*

*Phys.* 2008;71(1):64-70.

12. Douw L, Klein M, Fagel SS, et al. Cognitive and radiological effects of radiotherapy in patients with low-grade glioma: long-term follow-up. *Lancet Neurol.* 2009;8(9):810-818.

13. Gondi V, Hermann BP, Mehta MP, Tome WA. Hippocampal dosimetry predicts neurocognitive function impairment after fractionated stereotactic radiotherapy for benign or low-grade adult brain tumors. *Int J Radiat Oncol Biol Phys.* 2013;85(2):348-354.

14. Harrabi SB, Bougatf N, Mohr A, et al. Dosimetric advantages of proton therapy over conventional radiotherapy with photons in young patients and adults with low-grade glioma. *Strahlenther Onkol.* 2016;192(11):759-769.

15. Fitzek MM, Thornton AF, Harsh GT, et al. Dose-escalation with proton/photon irradiation for Daumas-Duport lower-grade glioma: results of an institutional phase I/II trial. *Int J Radiat Oncol Biol Phys.* 2001;51(1):131-137.

16. Hauswald H, Rieken S, Ecker S, et al. First experiences in treatment of low-grade glioma grade I and II with proton therapy. *Radiat Oncol.* 2012;7:189.

17. Bronk JK, Guha-Thakurta N, Allen PK, Mahajan A, Grosshans DR, McGovern SL. Analysis of pseudoprogression after proton or photon therapy of 99 patients with low grade and anaplastic glioma. *Clin Transl Radiat Oncol.* 2018;9:30-34.

18. Shih HA, Sherman JC, Nachtigall LB, et al. Proton therapy for low-grade gliomas: results from a prospective trial. *Cancer.* 2015;121(10):1712-1719.

19. Sherman JC, Mancuso S, Evans C, Yeap B, Shih H. Preserved cognitive function following proton radiation in adults with low grade glioma. Presented at: 43rd Annual Meeting of the International Neuropsychological Society; 2015; Denver, CO.

20. Stupp R, Mason WP, van den Bent MJ, et al. Radiotherapy plus concomitant and adjuvant temozolomide for glioblastoma. *N Engl J Med.* 2005;352:987-996.

21. Fitzek MM, Thornton AF, Rabinov JD, et al. Accelerated fractionated proton/photon irradiation to 90 cobalt gray equivalent for glioblastoma multiforme: results of a phase II prospective trial. *J Neurosurg.* 1999;91:251-260.

22. Curran WJ Jr, Scott CB, Horton J, et al. Recursive partitioning analysis of prognostic factors in three Radiation Therapy Oncology Group malignant glioma trials. *J Natl Cancer Inst.* 1993;85:704-710.

23. Mizumoto M, Tsuboi K, Igaki H, et al. Phase I/II trial of hyperfractionated concomitant boost proton radiotherapy for supratentorial glioblastoma multiforme. *Int J Radiat Oncol Biol Phys.* 2010;77:98-105.

24. Hall WA, Pugh SL, Wefel JS, et al. Influence of residual disease following surgical resection in newly diagnosed glioblastoma on clinical, neurocognitive, and patient reported outcomes. *Neurosurgery.* 2018;84(1):66-76.

25. Wefel JS, Noll KR, Rao G, Cahill DP. Neurocognitive function varies by IDH1 genetic mutation status in patients with malignant glioma prior to surgical resection. *Neuro Oncol.* 2016;18(12):1656-1663.

26. Minniti G, Amichetti M, Enrici RM. Radiotherapy and radiosurgery for benign skull base meningiomas. *Radiat Oncol.* 2009;4:42.

27. Wenkel E, Thornton AF, Finkelstein D, et al. Benign meningioma: partially resected, biopsied, and recurrent intracranial tumors treated with combined proton and photon radiotherapy. *Int J Radiat Oncol Biol Phys.* 2000;48:363-370.

28. Noel G, Bollet MA, Calugaru V, et al. Functional outcome of patients with benign meningioma treated by 3D conformal irradiation with a combination of photons and protons. *Int J Radiat Oncol Biol Phys.* 2005;62:1412-1422.

29. Debus J, Wuendrich M, Pirzkall A, et al. High efficacy of fractionated stereotactic radiotherapy of large base-of-skull meningiomas: long-term results. *J Clin Oncol.* 2001;19:3547-3553.

30. Dufour H, Muracciole X, Métellus P, Régis J, Chinot O, Grisoli F. Long-term tumor control and functional outcome in patients with cavernous sinus meningiomas treated by radiotherapy with or without previous surgery: is there an alternative to aggressive tumor removal? *Neurosurgery.* 2001;48:285–294.

31. Takanashi M, Fukuoka S, Hojyo A, Sasaki T, Nakagawara J, Nakamura H. Gamma knife radiosurgery for skull-base meningiomas. *Prog Neurol Surg.* 2009;22:96-111.

32. Shin M, Kurita H, Sasaki T, et al. Analysis of treatment outcome after stereotactic radiosurgery for cavernous sinus meningiomas. *J Neurosurg.* 2001;95:435-439.

33. Weber DC, Schneider R, Goitein G, et al. Spot scanning-based proton therapy for intracranial meningioma: long-term results from the Paul Scherrer Institute. *Int J Radiat Oncol Biol Phys.* 2012;83:865-871.
34. Madani I, Lomax AJ, Albertini F, Trnkova P, Weber DC. Dose-painting intensity-modulated proton therapy for intermediate- and high-risk meningioma. *Radiat Oncol.* 2015;10:72.
35. Kong DS, Lee JI, Lim do H, et al. The efficacy of fractionated radiotherapy and stereotactic radiosurgery for pituitary adenomas: long-term results of 125 consecutive patients treated in a single institution. *Cancer.* 2007;110:854-860.
36. Petit JH, Biller BM, Coen JJ, et al. Proton stereotactic radiosurgery in management of persistent acromegaly. *Endocr Pract.* 2007;13:726-734.
37. Petit JH, Biller BM, Yock TI, et al. Proton stereotactic radiotherapy for persistent adrenocorticotropin-producing adenomas. *J Clin Endocrinol Metab.* 2008;93:393-399.
38. Castinetti F, Nagai M, Dufour H, et al. Gamma knife radiosurgery is a successful adjunctive treatment in Cushing's disease. *Eur J Endocrinol.* 2007;156:91-98.
39. Devin JK, Allen GS, Cmelak AJ, Duggan DM, Blevins LS. The efficacy of linear accelerator radiosurgery in the management of patients with Cushing's disease. *Stereotact Funct Neurosurg.* 2004;82:254-262.
40. Cho CB, Park HK, Joo WI, Chough CK, Lee KJ, Rha HK. Stereotactic radiosurgery with the CyberKnife for pituitary adenomas. *J Korean Neurosurg Soc.* 1999;45:157-163.
41. Hoybye C, Grenback E, Rahn T, Degerblad M, Thoren M, Hulting AL. Adrenocorticotrophic hormone-producing pituitary tumors: 12- to 22-year follow-up after treatment with stereotactic radiosurgery. *Neurosurgery.* 2001;49:284-291.
42. Castinetti F, Taieb D, Kuhn JM, et al. Outcome of gamma knife radiosurgery in 82 patients with acromegaly: correlation with initial hypersecretion. *J Clin Endocrinol Metab.* 2005;90:4483-4488.
43. Attanasio R, Epaminonda P, Motti E, et al. Gammaknife radiosurgery in acromegaly: a 4-year follow-up study. *J Clin Endocrinol Metab.* 2003;88:3105-3112.
44. Pollock BE, Nippoldt TB, Stafford SL, Foote RL, Abboud CF. Results of stereotactic radiosurgery in patients with hormone-producing pituitary adenomas: factors associated with endocrine normalization. *J Neurosurg.* 2002;97:525-530.
45. Voges J, Kocher M, Runge M, et al. Linear accelerator radiosurgery for pituitary macroadenomas: a 7-year follow-up study. *Cancer.* 2006;107:1355-1364.
46. Jezkova J, Marek J, Hana V, et al. Gamma knife radiosurgery for acromegaly—long-term experience. *Clin Endocrinol (Oxf).* 2006;64:588-595.
47. Smouha EE, Yoo M, Mohr K, Davis RP. Conservative management of acoustic neuroma: a meta-analysis and proposed treatment algorithm. *Laryngoscope.* 2005;115:450-454.
48. Arthurs BJ, Fairbanks RK, Demakas JJ, et al. A review of treatment modalities for vestibular schwannoma. *Neurosurg Rev.* 2011;43:265-277.
49. Harsh GR, Thornton AF, Chapman PH, Bussiere MR, Rabinov JD, Loeffler JS. Proton beam stereotactic radiosurgery of vestibular schwannomas. *Int J Radiat Oncol Biol Phys.* 2002;54:35-44.
50. Bush DA, McAllister CJ, Loredo LN, Johnson WD, Slater JM, Slater JD. Fractionated proton beam radiotherapy for acoustic neuroma. *Neurosurgery.* 2002;50:270-273.
51. Vernimmen FJ, Mohamed Z, Slabbert JP, Wilson J. Long-term results of stereotactic proton beam radiotherapy for acoustic neuromas. *Radiother Oncol.* 2009;90:208-212.
52. Brown AP, Barney CL, Grosshans DR, et al. Proton beam craniospinal irradiation reduces acute toxicity for adults with medulloblastoma. *Int J Radiat Oncol Biol Phys.* 2013;86(2):277-284.
53. Barney CL, Brown AP, Grosshans DR, et al. Technique, outcomes, and acute toxicities in adults treated with proton beam craniospinal irradiation. *Neuro Oncol.* 2014;16(2):303-309.
54. Sato M, Gunther JR, Mahajan A, et al. Progression-free survival of children with localized ependymoma treated with intensity-modulated radiation therapy or proton-beam radiation therapy. *Cancer.* 2017;123(13):2570-2578.
55. Bishop AJ, Greenfield B, Mahajan A, et al. Proton beam therapy versus conformal photon radiation therapy for childhood craniopharyngioma: multi-institutional analysis of outcomes, cyst dynamics, and toxicity. *Int J Radiat Oncol Biol Phys.* 2014;90(2):354-361.
56. Mohan R, Grosshans D. Proton therapy - present and future. *Adv Drug Deliv Rev.* 2017;109:26-44.
57. Ilicic K, Combs SE, Schmid TE. New insights in the relative radiobiological effectiveness of proton irradiation. *Radiat Oncol.* 2018;13(1):6.

58. Guan F, Bronk L, Titt U, et al. Spatial mapping of the biologic effectiveness of scanned particle beams: towards biologically optimized particle therapy. *Sci Rep*. 2015;5:9850.
59. Britten RA, Nazaryan V, Davis LK, et al. Variations in the RBE for cell killing along the depth-dose profile of a modulated proton therapy beam. *Radiat Res*. 2012;179:21-28.
60. Gunther JR, Sato M, Chintagumpala M, et al. Imaging changes in pediatric intracranial ependymoma patients treated with proton beam radiation therapy compared to intensity modulated radiation therapy. *Int J Radiat Oncol Biol Phys*. 2015;93(1):54-63.
61. Peeler CR, Mirkovic D, Titt U, et al. Clinical evidence of variable proton biological effectiveness in pediatric patients treated for ependymoma. *Radiother Oncol*. 2016;121(3):395-401.
62. Fang P, Shiraishi Y, Verma V, et al. Lymphocyte-sparing effect of proton therapy in patients with esophageal cancer treated with definitive chemoradiation. *Int J Part Ther*. 2017;4(3):23-32.

# 第十章

# 胃肠道肿瘤

Emma B. Holliday，Prajnan Das

## 引言

质子束放疗（proton beam radiation，PBR）有可能通过减少对非靶区关键结构的剂量来提高多种胃肠道恶性肿瘤的治疗比例。一般来说，由于胃肠道器官对放射毒性的固有敏感性，使得腹、盆部的放射治疗具有挑战性。

### 胃

#### 放射治疗的作用

Intergroup 0116 研究显示，基于氟尿嘧啶的辅助放化疗（chemoradiotherapy，CRT），比单纯手术有更好的生存获益，因此胃癌（gastric cancer）术后放疗曾经是既定的治疗标准[1]。当给予 CRT 时，处方剂量为 45~50.4Gy，单次 1.8Gy，若切缘阳性或有大的残留病灶会考虑给予更高剂量。然而，在西方国家的大多数中心接受治疗的患者更有可能接受围手术期化疗，这也显示出比单纯手术更能提高生存率[2]。在东方国家，常规的做法是进行更广泛的手术，包括 D2 淋巴结清扫，同时化疗是首选的辅助治疗[3]。与辅助化疗相比，伴有淋巴结阳性疾病和肠型组织学的患者似乎确实受益于辅助 CRT[4]，这部分患者正在做进一步临床试验。

辅助 CRT 和化疗的完成率历来较低，由于毒性作用，分别有 15% 和 10% 的患者不能完成辅助 CRT 和化疗[1,3]。因此，一种新辅助治疗方法目前在 UT MDACC 受到青睐。在一项合作组的Ⅱ期试验中，病理完全缓解（pathologic complete response，pCR）率和切缘阴性切除（margin-negative resection，R0）率分别为 26% 和 77%，且 98% 的患者能够按照方案完成所有治疗[5]。

#### 质子治疗的论据

其他降低急性毒性和提高 CRT 治疗胃癌的耐受性的努力主要集中在使用

更适形的放射技术来减少正常组织的辐照。目前的美国指南指出,IMRT 可用于减少危及器官的剂量[6]。研究表明 IMRT 在新辅助治疗和辅助治疗中都有很好的耐受性[7,8]。然而,IMRT 导致大量正常组织接受低剂量的辐射,引起了对继发性恶性肿瘤发生率增加的担忧[9]。PBR 具有增加对非靶组织保护并进一步提高胃癌耐受性和治疗率的潜力。此外,在长期随访中,与单纯手术相比,PBR 有可能降低辅助 CRT 后的继发恶性肿瘤发生率[10]。

## 剂量学研究

在术后组,已经证明 PBR 可以减少正常器官接受低至中等剂量的体积[11]。一项治疗计划的研究显示,接受 15Gy(V15)IMRT 放疗的小肠中位体积为 133cm³,2~3 个射野双散射质子治疗的小肠中位体积为 82cm³。与 IMRT 相比,PBR 的肝脏和肾脏平均剂量也更低。或许更重要的是,与 IMRT 相比,PBR 获得了明显更低的平均心脏剂量[7.4Gy(RBE) vs. 9.5Gy,假设质子与光子的 RBE 比值为 1.1][12]。来自乳腺癌长期生存者的数据表明,主要冠状动脉事件的发生率随心脏平均剂量呈线性增加,增长率约为 7.4%/Gy,且无明显阈值[13],这表明,在这一类人群中,PBR 可以显著降低晚期毒性。Dionisi 等人报道重复验证计算机断层扫描的靶区覆盖范围在初始模拟扫描的 62% 以内,给出了 PBR 在胃癌术后治疗中的鲁棒性[12]。这一点很重要,因为在胃癌治疗中使用 PBR 的挑战之一是胃容量、内容物的变化和气体的存在。考虑到每日靶区的不确定性,需增加适当的靶区体积,以及饮食管理,例如采用低渣饮食和治疗前禁食一段时间,是胃癌准确有效治疗的必要条件[14]。

## 临床研究

在术前或不手术的情况下,从食管癌和胃食管接合部癌的研究中推断出可行性和有临床意义的毒性。在 MD Anderson 进行的一项前瞻性研究中,以 50.4GyE(Gy equivalents,GyE)评估了以质子为基础的术前 CRT 治疗食管癌,pCR 率和近 pCR 率都很高,且几乎没有严重的毒性[15]。在 Tsukuba 大学进行的一项 60GyE 质子治疗 CRT 的回顾性研究同样显示了良好的控制率和非常低的严重急性毒性。20 世纪 90 年代的两份病例报告证明了使用根治性 PBR 治疗不能手术的晚期胃癌的可行性[16,17],并分别在 61GyE 35 分次(61GyE/35 次)和 83~86GyE 后出现临床 CR。PBR 对胃癌的潜在剂量学和临床获益值得进一步研究。肿瘤的具体位置、大小和范围可能会影响获益的大小(图 10.1)。

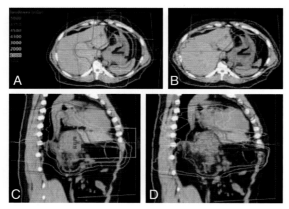

图 10.1　一个 8cm T3N1 型胃腺癌并延伸至食管的患者的 IMPT（A 和 C）和 IMRT（B 和 D）的轴位和矢状位的计划比较。两种计划的靶区覆盖相似，但 IMPT 计划的心脏平均剂量为 17.5GyE，IMRT 计划为 22.2Gy，IMPT 计划的肝脏平均剂量为 9.4GyE，IMRT 计划为 19.8Gy

## 胰腺

### 放射治疗的作用

胰腺腺癌是一种特别具有侵袭性的疾病，手术切除是目前唯一的治疗选择，但仅手术后的中位总生存期（overall survival，OS）只有 20 个月[18]。全身治疗已被证明可以提高无病生存率[19-21]，但是对于胰腺恶性肿瘤常规使用放射治疗还是存在一些争议的[20,22-24]。目前一项开放的随机试验正在评估以氟尿嘧啶为基础的同步 CRT 是否能提高胰腺癌（pancreatic cancer）手术切除后接受 5 个月辅助化疗的患者的生存[25]。由于辅助治疗的完成率很低[19]，人们对新辅助治疗的兴趣越来越大[26,27]。这种新辅助治疗方法目前在 MD Anderson 很受欢迎。新辅助 CRT 有助于将边缘可切除的肿瘤转变为潜在的可手术的疾病[28]，提高边缘阴性（margin-negative，R0）的切除率[29,30]，并有可能降低护理相关的成本[31]。立体定向放射治疗（Stereotactic body radiotherapy，SBRT）已成为标准分割放射治疗的替代方案。Alliance for Clinical Trials in Oncology（A021501）目前正在进行的一项试验是比较新辅助治疗包括单独化疗或化疗后 SBRT（33~40Gy/5 次）或大分割图像引导放疗（25Gy/5 次）[32]。最后，尽管在评估诱导化疗 4 个月后进行巩固 CRT 治疗的随机试验中没有显示 OS 获益，但 CRT 确实改善了局部控制（local control，LC），除恶心外没有增加 3~4 级毒性的发生率[22]。研究表明，局部进展是局部晚期胰腺癌患者 15 个月后死亡的主要原因[33]。随着全身治疗改善了远处转移率，CRT 等局部治疗方式，有可能有机会证明其价值。

### 质子治疗的论据

胰腺位于解剖学上具有挑战性的部位，周围环绕着辐射敏感器官，如胃、十二指肠、空肠、肾脏和肝脏。胰腺照射可引起疲劳、恶心、呕吐、腹泻和腹部绞痛等急性副作用。放疗只是多学科治疗方法的一部分,因此,尽量减少放疗副作用对于提高所有治疗的完成率是很重要的。PBR 可以通过增加剂量,同时最大限度地减少非预期剂量对邻近正常器官的毒性,从而提高治疗比。

## 剂量学研究

　　一项早期剂量学研究显示 PBR 在治疗需要大射野的、不能手术的胰腺癌时具有潜在的益处。Zurlo 等人的研究表明,对于 4 例胰腺癌患者,IMRT 计划对肾脏、肝脏或肠道产生毒性的风险增加了 5%,质子计划能够提供相同的靶区覆盖而没有过高的发病风险[34]。其他的治疗计划研究也显示了 PBR 对减少正常组织低到中等剂量的优势[35]。一项小型研究表明,PBR 安全剂量增加到59.4GyE,同时将脊髓、左肾、右肾和肝脏的平均剂量分别减少 78%、73%、42%和 55% 是可行的[36]。MD Anderson 进行的另一项治疗计划研究表明,PBR 可以允许安全剂量增加到 72GyE,同时降低胃和小肠的 V15(分别为 48% vs. 5% 和61% vs. 9%)[37]。在术后,治疗计划研究也显示 PBR 能够减少小肠、胃和肾脏的剂量[38,39]。然而,对于治疗胰腺癌患者的 PBR 计划的鲁棒性也存在一些担忧。一项研究表明,质子计划非常容易受到分次间解剖结构变化的影响,由于每日变化,CTV 的覆盖减少了 8%[40]。在胰腺癌的碳离子治疗中研究过的最坏情况优化策略,可能有助于减轻由分次间解剖结构改变带来的风险[41]。图 10.2

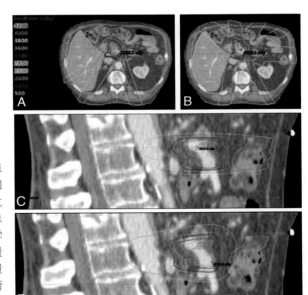

**图 10.2**　边缘可切除的胰腺癌患者 IMPT(A 和 C)和 IMRT(B 和 D)计划代表性轴向和矢状层面比较,接受立体定向放射治疗的总剂量 33Gy[或 Gy(相对生物学效应)]/5 次,十二指肠最大剂量相似,但 IMPT 中肠接受低剂量(5Gy、10Gy 和 15Gy)的体积显著降低

显示了接受新辅助 SBRT 治疗边缘可切除胰腺癌患者的 IMRT 和 IMPT 计划的比较。

## 临床研究

MGH 的一项 I 期研究结果显示,在局部可切除的胰头腺癌患者中,四种剂量水平的 PBR 测试中的任何一种都没有剂量约束毒性。放疗剂量范围从 3Gy(RBE)×10 次(剂量水平 1)到 5Gy(RBE)×5 次(剂量水平 4),5Gy(RBE)×5 次设为最大耐受剂量(maximum tolerated dose,MTD)。同时给予卡培他滨,放疗结束后 4~6 周行手术切除。入选的 15 例患者中,4 例出现 G3 毒性(疼痛、支架梗阻和感染),11 例继续接受手术切除。术后无意外并发症发生[42]。同一组进行了随后的 II 期研究,额外招募了 35 例患者,采用 5Gy(RBE)×5 次的 MTD 治疗。治疗耐受良好,G3 急性毒性率为 4.1%。中位无进展生存时间为 10 个月,中位 OS 时间为 17 个月。16.2% 的患者发生局部失败,72.9% 的患者以远处失败为主[43]。这些研究的 LC 和 OS 结果略好于基于光子的 SBRT 系列报道(中位生存时间为 14.5 个月,1 年 LC 率为 61%)[44],这也可能与患者选择有关,仍需要随机临床研究来比较两种模式。

## 原发性肝癌

### 放射治疗的作用

移植和手术切除被认为是肝细胞癌(hepatocellular carcinoma,HCC)患者唯一的治疗选择[45],但是仅有少数患者在诊断时符合解剖学和医学对外科手术的要求[46]。美国国家综合癌症网络(National Comprehensive Cancer Network,NCCN)指南将消融、动脉定向治疗和外照射放射治疗(external beam radiation therapy,EBRT)作为那些不可切除或需要移植患者的局部治疗的选择[47]。EBRT 建议分类为 2B(基于较低水平的证据,一致认为干预是合适的)。然而,目前的实践数据表明,放疗对于这些患者来说并未得到充分利用。来自监测、流行病学和最终结果(Surveillance,Epidemiology,and End Results,SEER)方案的数据表明,在 1998—2007 年间被诊断为 HCC 的医疗保险患者中,仅有 9% 的人接受过放射肿瘤学家的诊治[48]。放射治疗也不是肝内胆管癌(intrahepatic cholangiocarcinoma,IHC)的一线治疗方法。主要治疗方法是手术切除,没有结论性的数据指导推荐辅助治疗[49]。由顺铂和吉西他滨组成的化疗仍然是转移性或不可切除性疾病的主要治疗手段,但目前一项在研的试验正在评估放射治疗在这种情况下对患者的作用[50]。

## 质子治疗的论据

在 HCC 和 IHC 治疗中使用放射治疗的一个障碍是辐射诱发肝病（radiation induced liver disease, RILD）和对邻近器官（如肠道、胆管和肾脏）的其他毒性[51]。然而，来自当代治疗的最新数据表明，通过使用更适形的技术可以安全地进行放疗，并可能提供有价值的 LC 获益，这可能转化为改善无法切除的 HCC 和 IHC 患者 OS[52,53]。PBR 的物理特性使其减少通过健康、有功能的肝组织的出射剂量，从而获得更有利的治疗比。因此，PBR 可以提供更好的治疗比，特别是对于 IHC HCC 患者，否则他们可能会因基于光子的辐射而产生不可接受的肝毒性。

## 剂量学研究

相对于其他胃肠道部位的肿瘤，PBR 对肝脏肿瘤的应用研究更为广泛。早期治疗计划研究证实，与三维适形技术和 IMRT 相比，PBR 有能力显著降低对正常肝脏和其他危及器官的剂量。在对非靶组织实现较低剂量的同时，PBR 也可将剂量增加 20%~30%[54]。

## 临床研究

大多数使用 PBR 治疗 HCC 的早期数据来自 HCC 流行的日本。对于大肿瘤，从大分割治疗方案（16~25 次）到消融剂量的结果与手术切除后的结果相似，5 年 LC 和 OS 率分别为 90% 和 50%。Tsukuba 大学的研究小组已经发表了大量关于使用 PBR 单次大剂量安全治疗大肿瘤的文章[55]。该团队最近发表了318 例 HCC 患者在 2001—2007 年间接受治疗的队列研究，5 年 OS 率为 44.6%。该队列中的治疗方案更加标准化，远离胃肠道黏膜和肝门的外周肿瘤患者给予66Gy（RBE）/10 次治疗，肝门 2cm 以内的肿瘤给予 72.6Gy（RBE）/22 次治疗，胃肠道黏膜 2cm 内的肿瘤给予 77Gy（RBE）/35 次治疗。这些方案的耐受性非常好，未出现 RILD 病例，几乎没有严重毒性反应[56]。亚洲研究中心的病例研究也显示出相似的疗效[57,58]，这些疗效根据患者和肿瘤的特征不同而有所差异，包括肝功能、肿瘤负荷和门静脉癌栓（portal vein tumor thrombus, PVTT）。当使用 PBR 治疗伴有 PVTT 的晚期 HCC 同样获得了令人鼓舞的反应率和可接受的毒性反应[59]。最近的一份报告显示，在并发 PVTT 的 HCC 患者中采用 PBR 的风险适应性同步增强技术是可行和有前景的。根据总肿瘤体积和与胃肠黏膜的距离，41 例患者接受 50~66Gy（RBE）/10 次治疗，中位 OS 时间为 34.4 个月[60]。

一些前瞻性研究也在这一背景下开展和发表。Mizomoto 及其同事报告了 266 例患者在 Tsukuba 大学的质子医学研究中心（Proton Medical Research Center）制定的三个前瞻性方案中接受治疗，其中 66GyE/10 次用于治疗距肝门区 2cm 以上的肿瘤,72.6GyE/22 次用于治疗距肝门区 2cm 以内的肿瘤,胃肠道附近的肿瘤进一步减少到 77GyE/35 次治疗。大多数肿瘤小于 5cm。3 年平均 LC 和 OS 率分别为 87% 和 61%,在所使用的三种不同分割方案之间,LC 没有显著差异。毒性反应发生率低,提示根据肿瘤部位选择合适的剂量和分割次数可以提高治疗比[61]。最近有报道称,在 Tsukuba 治疗患者的长期结果显示出了良好的长期控制,且没有 3 级或更高的毒性反应。本次更新数据还显示,对于并发 PVTT 的肝癌患者,5 年 LC 和 OS 分别为 90% 和 34%,表明 PBR 可能对历史上预后较差患者来说是一个可行的治疗策略[62]。

在美国,Loma Linda 的Ⅱ期试验评估了 76 例不能手术的 HCC 和肝硬化患者的接受 PBR 治疗情况。该队列中约有 18 例患者最终接受了肝移植,其中 33% 的患者在三周内给予 63Gy(RBE)照射后达到了 pCR[63]。MD Anderson 参与了一项由 MGH 牵头的多机构试验,其中包括不能切除 HCC 或 IHC 患者。PBR 给予 67.5Gy(RBE)/15 次照射 2~12cm 大小的肿瘤(中位大小为 5cm)。大部分患者有肝硬化,79.5% 为 Child-Pugh B。尽管这一队列的患者存在不利因素,但 HCC 患者的 2 年 LC 率为 94.8%,IHC 患者的 LC 率为 94.1%;2 年 OS 率分别为 63.2% 和 46.5%[64]。

目前正在进行两项采用 PBR 治疗 HCC 的随机临床试验。在 Loma Linda,符合 Milan 或 San Francisco 移植标准的 HCC 患者随机接受 PBR 或经导管动脉化疗栓塞(transarterial chemoembolization,TACE)治疗。在 PBR 组,剂量为 70.2Gy(RBE)/15 次,持续治疗 3 周。在最近的一项中期分析报告中,该队列 2 年的 OS 率为 59%,两组之间没有差异。每组中约有三分之一的患者继续进行移植,尽管差异无统计学意义,但 PBR 后的 pCR 率为 25%,而 TACE 后为 10%。注意到 PBR 组的 LC 率有改善的趋势(2 年为 88% vs. 45%;$P$=0.06)。与 TACE 相比,PBR 后的住院天数也减少,作者认为这可能表明毒性降低[65]。NRG 肿瘤学组最近启动了一项Ⅲ期临床试验,将 HCC 患者随机分为接受光子或质子根治性放射治疗[66]。初步研究结果提示 OS 改善,希望这项试验将产生必要的数据来巩固 PBR 的益处,从而可以使这部分患者获益。

## 转移性肝癌(Metastatic Liver)

### 放射治疗的作用

肝转移的根治性治疗因其可以长期生存甚至达到治愈,一直是治疗结直肠原发性肿瘤的常见方法。随着肝转移肿瘤的手术切除和更有效的化疗方案的发展,研究人员发现这些患者的中位生存时间增加到 20 个月,10 年后仍有 20%~25% 的患者存活[67]。然而,并不是所有的患者都适合手术治疗,有的是因为疾病的位置,医学上的并发症,有的是因为既往化疗或其他肝脏靶向治疗导致的肝毒性。因此,人们对使用放射疗法治疗这些患者的兴趣不断增加。考虑到结直肠转移瘤对标准剂量/分割方案的放射耐受性较高,SBRT 尤其适合治疗此类患者[68,69]。

## 质子治疗的论据

大多数 SBRT 研究主要涵盖最大尺寸小于 3~6cm 的小转移瘤患者。治疗更大肿瘤的限制因素仍然是存在 RILD 和非靶组织的其他毒性风险。与上述原发性肝肿瘤的情况一样,PBR 有可能允许增加靶区剂量,同时避开非靶区内的肝组织和其他危及器官。

## 剂量学研究

PBR 治疗肝转移瘤的剂量学优势很大程度上主要来自原发性肝肿瘤治疗计划和临床研究的推算。然而,考虑到孤立肝转移成功治疗后长期生存的可能性,对非靶组织因不必要的剂量导致的辐射诱导的继发恶性肿瘤受到额外关注。Stockholm 大学的一组研究人员进行了一项治疗计划研究,该研究表明,将 IMPT 用于肝脏 SBRT,通过减少对皮肤、肺、食管和健康功能肝脏的剂量,显著降低了继发恶性肿瘤的计算风险[70]。

## 临床研究

最近完成了一项单臂Ⅱ期试验,其中 89 例有各种原发性肿瘤的肝转移患者接受了基于 PBR 的 SBRT 治疗,剂量分次为 30~50Gy(RBE)/5 次,具体取决于有效照射量。无 G3~G5 毒性反应,中位生存时间为 18.1 个月。1 年和 3 年的 LC 率分别为 71.9% 和 61.2%。同时也发现即使肿瘤大于 6cm,SBRT 治疗在该人群中仍是有效的[71]。在 MD Anderson,我们还使用 PBR 对双侧结直肠癌肝转移患者进行了"放射性肝切除术",这些患者最初被认为是二期肝切除术的候选患者,但最终无法接受二期治疗。对于这组特殊的患者,使用消融剂量的 PBR[生物有效剂量 >89.6Gy(RBE)]照射整个右半肝。所有 5 例接受该方案治疗的患者都经历了部分或完全的放射反应,并在最近的随访中达到了治疗野内 LC。两例患者仍然存活,没有疾病进展的证据,两例患者肝外远处转移[72]。

目前在 Loma Linda 进行的 Ⅰ~Ⅱ期临床试验正在评估基于质子的 SBRT 治疗肝转移后的毒性和 LC 率。放射治疗方案由 3 种分割照射方案组成,以递增的方式分别给予 36Gy、48Gy 或 60Gy(RBE)的总剂量[73]。希望 PBR 在肝脏中的剂量学优势可以帮助安全地递增剂量,同时保持安全的毒性反应。

# 直肠

## 放射治疗的作用

对于 T3、T4 或淋巴结阳性的直肠腺癌（rectal adenocarcinoma）患者,美国目前的治疗标准是在全直肠系膜切除术后辅助化疗前,给予新辅助 CRT,总剂量为 45~50.4Gy/25~28 次[74]。另一种策略是分 5 次给予 25Gy 照射,然后进行手术[75]。放射治疗有时也用于复发性疾病,如用在再次切除术前,或用于最终缓解局部复发症状。超分割常用于再程放疗,MD Anderson 常用的方案为总剂量 39Gy,1.5Gy/次,每日两次,间隔 6h[76]。

## 质子治疗的论据

与其他盆腔恶性肿瘤相似,PBR 有可能减少对危及器官的剂量,同时达到对预期靶区的足够剂量覆盖。

## 剂量学研究

使用 PBR 治疗妇科和前列腺恶性肿瘤进行全盆腔放射治疗已被证实有一些益处,包括保留骨髓、肠道和膀胱[77,78]。同样,佛罗里达大学的 Colaco 等人证明了 PBR 能够减少骨髓接受 5Gy、10Gy、15Gy 和 20Gy（RBE）剂量的体积。此外,与三维适形 RT 计划相比,当治疗计划向盆腔递送 45Gy,肿瘤及切缘推量至 5.4Gy 时,受到 30GY（RBE）和 40Gy（RBE）剂量照射的小肠的体积和受到 40Gy（RBE）剂量照射的膀胱的体积可以通过 PBR 减少[79]。其他治疗计划研究也发现了类似的收益[80]。一些剂量学分析表明,小肠受照射体积的减少可能使治疗升级,无论是增加放射剂量还是加强化疗方案,都可能会提高 pCR 率并增加 LC[81,82]。

## 临床研究

对于复发性直肠癌,一些研究给出了 PBR 有潜在益处。宾夕法尼亚大学对 7 例既往 CRT 和手术后复发的直肠癌患者进行 PBR 治疗,平均剂量为 61.2Gy,同时使用氟尿嘧啶。仅 1 例患者发生 CR,毒性发生率显著,G3 腹泻 3 例,G3 腹痛 1 例,小肠梗阻 2 例,直肠阴道瘘 1 例[83]。文章还简要介绍了 6 例盆腔复发患者的治疗,这些患者在既往的放射治疗中使用了 39~45Gy 的剂量,使用单后前野或对穿野的 PRB。中位随访时间仅 1 年,无 G3 毒性报告,无照射野内失败报道[84]。Samsung Medical Center 正在进行一项试验并招募患者,该试验前瞻性地评估挽救性 CRT 联合 PBR 治疗对既往接受过放疗的复发直肠癌患者的疗效和毒性。主要结果指标为 3 年 LC 率,次要观测指标包括不良事件、反应率、生存率和生活质量[85]。

# 肛门

## 放射治疗的作用

　　肛管鳞状细胞癌的当前治疗标准由肿瘤放射治疗协作组(Radiation Therapy Oncology Group,RTOG)9811制定,包括根治性CRT联合氟尿嘧啶与丝裂霉素C化疗(mitomycin-C,MMC)[86]。然而,研究表明氟尿嘧啶联合顺铂的同步治疗方案与之疗效相当[87],因此该方案也在包括MD Anderson在内的一些中心使用[88]。RTOG 0529,一项Ⅱ期研究,前瞻性地显示IMRT可以显著降低G2+血液学和G3+皮肤学毒性反应,IMRT成为治疗肛管癌(anal cancer)新的治疗标准[89]。

## 质子治疗的论据

　　具有里程碑意义的研究是将CRT确立为使用三维治疗技术的标准治疗方案。因此,大量的肠道、膀胱、外生殖器和皮肤接受了大量的剂量。在RTOG 9811的MMC组中,G3~G4血液学和非血液学急性毒性率分别为61%和74%[86]。尽管IMRT显示出可以降低毒性反应,但在RTOG 0529研究中接受IMRT联合氟尿嘧啶和MMC治疗的患者仍有77%的G2+胃肠道、73%的G2+血液学和23%的G3+皮肤学毒性发生率。新的数据还表明,IMRT实际上可能会增加骨髓剂量[90]。而骨髓剂量在接受CRT肛管癌患者的血液毒性风险预测中非常重要。具体而言,接受剂量为5Gy、10Gy、15Gy和20Gy的盆腔骨髓体积均与白细胞减少和绝对中性粒细胞计数下降至最低点显著相关[91]。PBR有可能优先避免骨髓不必要的剂量,并有可能增加治疗的耐受性。此外,PBR有可能减少外生殖器、肠道和膀胱的剂量,这可能会进一步改善接受CRT治疗的肛门癌患者的急性和长期生活质量。血液学、胃肠道和皮肤毒性是患者在治疗期间需要中断治疗的常见原因。由于中断而延长整体治疗时间会使肿瘤预后恶化[92],因此PBR有可能提高治疗效果。

## 剂量学研究

　　2015年发表的两项小型治疗计划研究评估了笔形束扫描质子治疗对肛管癌的潜在益处[93,94]。第一项是在Mayo Clinic进行的,比较了8例肛管鳞状细胞癌患者的治疗方案。总肿瘤体积加切缘接受剂量为54~60Gy,选择性淋巴结体积接受剂量为45~50.4Gy。他们发现IMRT和SPBT的靶区覆盖没有差异。SPBT计划对不确切也有很强的鲁棒性,即使在最坏情况下的剂量值覆盖也在可接受范围内便证明了这一点。然而,SPBT 对骨髓、膀胱、小肠和生殖器的平均剂量均明显低于 IMRT。特别是在骨髓方面,SPBT 使盆腔骨髓 V10 降低了 54%(P=0.008),V20 降低了 56%(P=0.008),V30 降低了 44%(P=0.008)[94]。宾夕法尼亚大学进行的另一项治疗计划研究也比较了 IMRT 和 SPBT 对肛门癌患者的治疗计划。同样,发现靶区覆盖无差异,但是结果显示出,小肠剂量显著减少 35Gy(P=0.008),生殖器剂量显著减少 29Gy(P=0.008),骨髓剂量显著减少 30Gy(P=0.008)[93]。图 10.3 显示与 IMRT 相比,IMPT 可实现骨髓和前脏器保留。

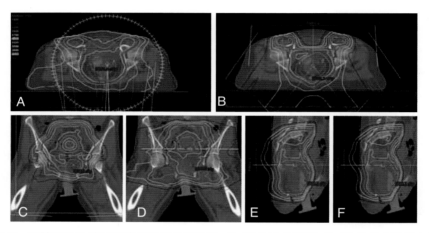

**图 10.3** 肛管 T2N0 鳞状细胞癌患者 IMPT(A、C、E)和 IMRT(B、D、F)的代表性轴向和矢状面比较。IMRT 对盆腔骨髓的平均剂量为 29.4Gy,IMPT 为 23.8Gy(RBE)。接受 10Gy 或 Gy(RBE)的盆腔骨髓体积,IMRT 组大于 90%,而 IMPT 组仅为 66%

## 临床研究

关于使用 PBT 治疗肛门癌发表的临床研究结果很少。宾夕法尼亚大学的研究小组在 2013—2014 年间的一项注册研究中通过 PBT 治疗了 8 例患者。他们发表了治疗计划研究的剂量学结果[93],但尚未发表任何关于疗效或毒性的临床结果。因为对日常变化导致靶区覆盖范围和正常结构剂量的不确定性的担忧,他们公布了鲁棒性评价的结果。在这项注册研究中,他们在治疗期间每 1 到 2 周进行一次扫描验证。在每次扫描验证中,对 98% 的 CTV 所接受的剂量进行评估,他们发现偏差在 0.1%~0.43%[93]。其他的临床资料包括病例报告,其中一篇描述了一例前列腺癌患者在接受近距离放射治疗后出现肛管癌。质子治疗被用来保护尿道,减少再照射引起的进一步的毒性反应[95]。另一个病例研究描述了在对原发灶和选择性淋巴结体积给予 45Gy 的光子放射治疗同时进行化疗的基础上,使用 PBT 进行 24.2Gy 的推量剂量照射。患者达到完全的临床缓解,5 年后没有疾病进展的证据[96]。

目前有两项研究正在评估 PBT 在肛门癌治疗中降低毒性方面的潜在作用。辛辛那提大学正在招募患者参加一项初步研究,主要研究终点为 G3+血液学、胃肠道、泌尿生殖学和皮肤学毒性。PBT 的剂量确定基于疾病分期,50.4~54Gy/28~30 次照射原发灶,给予选择性淋巴结体积照射剂量为 42~54Gy/28~30 次。化疗方案为 MMC 联合氟尿嘧啶[97]。宾夕法尼亚大学和 MGH 的另一项联合试点研究正在进行中,但并未招募参与者。同样,研究终点是 G3+毒性反应,同期化疗方案为氟尿嘧啶联合 MMC[98]。

## 结论

总之,质子治疗通过允许安全剂量递增和限制敏感危及器官的剂量,可能有助于提高许多胃肠道恶性肿瘤的治疗比例。这是一个令人兴奋的研究领域,许多研究正在进行中,希望未来的数据将更好地定义质子治疗在这种情况下的价值。

(余奇 译 刘士新 校)

## 参考文献

1. Macdonald JS, Smalley SR, Benedetti J, et al. Chemoradiotherapy after surgery compared with surgery alone for adenocarcinoma of the stomach or gastroesophageal junction. *N Engl J Med*. 2001;345(10): 725-730.
2. Cunningham D, Allum WH, Stenning SP, et al. Perioperative chemotherapy versus surgery alone for resectable gastroesophageal cancer. *N Engl J Med*. 2006;355(1):11-20.
3. Bang YJ, Kim YW, Yang HK, et al. Adjuvant capecitabine and oxaliplatin for gastric cancer after D2 gastrectomy (CLASSIC): a phase 3 open-label, randomised controlled trial. *Lancet*. 2012;379(9813): 315-321.
4. Park SH, Sohn TS, Lee J, et al. Phase III trial to compare adjuvant chemotherapy with capecitabine and cisplatin versus concurrent chemoradiotherapy in gastric cancer: final report of the adjuvant chemoradio- therapy in stomach tumors trial, including survival and subset analyses. *J Clin Oncol*. 2015;33(28):3130-3136.
5. Ajani JA, Winter K, Okawara GS, et al. Phase II trial of preoperative chemoradiation in patients with localized gastric adenocarcinoma (RTOG 9904): quality of combined modality therapy and pathologic response. *J Clin Oncol*. 2006;24(24):3953-3958.
6. The National Comprehensive Cancer Network. *Gastric Cancer Guidelines Version 3*. 2017. Available at: https://www.nccn.org/professionals/physician_gls/pdf/gastric.pdf. Accessed September 15, 2017.
7. Chakravarty T, Crane CH, Ajani JA, et al. Intensity-modulated radiation therapy with concurrent che- motherapy as preoperative treatment for localized gastric adenocarcinoma. *Int J Radiat Oncol Biol Phys*. 2012;83(2):581-586.
8. Liu G, Bair RJ, Bair E, Liauw SL, Koshy M. Clinical outcomes for gastric cancer following adjuvant chemoradiation utilizing intensity modulated versus three-dimensional conformal radiotherapy. *PLoS One*. 2014;9(1):e82642.

9. Dahele M, Skinner M, Schultz B, Cardoso M, Bell C, Ung YC. Adjuvant radiotherapy for gastric cancer: a dosimetric comparison of 3-dimensional conformal radiotherapy, tomotherapy and conventional intensity modulated radiotherapy treatment plans. *Med Dosim*. 2010;35(2):115-121.

10. Smalley SR, Benedetti JK, Haller DG, et al. Updated analysis of SWOG-directed intergroup study 0116: a phase III trial of adjuvant radiochemotherapy versus observation after curative gastric cancer resection. *J Clin Oncol*. 2012;30(19):2327-2333.

11. Mondlane G, Gubanski M, Lind PA, Ureba A, Siegbahn A. Comparison of gastric-cancer radiotherapy performed with volumetric modulated arc therapy or single-field uniform-dose proton therapy. *Acta Oncol*. 2017;56(6):832-838.

12. Dionisi F, Avery S, Lukens JN, et al. Proton therapy in adjuvant treatment of gastric cancer: planning comparison with advanced x-ray therapy and feasibility report. *Acta Oncol*. 2014;53(10):1312-1320.

13. Darby SC, Ewertz M, McGale P, et al. Risk of ischemic heart disease in women after radiotherapy for breast cancer. *N Engl J Med*. 2013;368(11):987-998.

14. Smitsmans MHP, Pos FJ, de Bois J, et al. The influence of a dietary protocol on cone beam CT-guided radiotherapy for prostate cancer patients. *Int J Radiat Oncol Biol Phys*. 2008;71(4):1279-1286.

15. Lin SH, Komaki R, Liao Z, et al. Proton beam therapy and concurrent chemotherapy for esophageal cancer. *Int J Radiat Oncol Biol Phys*. 2012;83(3):e345-e351.

16. Koyama S, Kawanishi N, Fukutomi H, et al. Advanced carcinoma of the stomach treated with definitive proton therapy. *Am J Gastroenterol*. 1990;85(4):443-447.

17. Shibuya S, Takase Y, Aoyagi H, et al. Definitive proton beam radiation therapy for inoperable gastric cancer: a report of two cases. *Radiat Med*. 1991;9(1):35-40.

18. Sohn TA, Yeo CJ, Cameron JL, et al. Resected adenocarcinoma of the pancreas-616 patients: results, outcomes, and prognostic indicators. *J Gastrointest Surg*. 2000;4(6):567-579.

19. Oettle H, Post S, Neuhaus P, et al. Adjuvant chemotherapy with gemcitabine vs observation in patients undergoing curative-intent resection of pancreatic cancer: a randomized controlled trial. *JAMA*. 2007; 297(3):267-277.

20. Neoptolemos JP, Dunn JA, Stocken DD, et al. Adjuvant chemoradiotherapy and chemotherapy in resectable pancreatic cancer: a randomised controlled trial. *Lancet*. 2001;358(9293):1576-1585.

21. Neoptolemos JP, Stocken DD, Bassi C, et al. Adjuvant chemotherapy with fluorouracil plus folinic acid vs gemcitabine following pancreatic cancer resection: a randomized controlled trial. *JAMA*. 2010; 304(10):1073-1081.

22. Hammel P, Huguet F, van Laethem JL, et al. Effect of chemoradiotherapy vs chemotherapy on survival in patients with locally advanced pancreatic cancer controlled after 4 months of gemcitabine with or without erlotinib: the LAP07 randomized clinical trial. *JAMA*. 2016;315(17):1844-1853.

23. Abrams RA, Lillemoe KD, Piantadosi S. Continuing controversy over adjuvant therapy of pancreatic cancer. *Lancet*. 2001;358(9293):1565-1566.

24. Katz MH, Landry J, Kindler HL. Current controversies in the stage-specific multidisciplinary management of pancreatic cancer. *Am Soc Clin Oncol Educ Book*. 2014:e157-e164.

25. Abrams R. *Radiation Therapy Oncology Group: RTOG 0848 Protocol Information*. Radiation Therapy Oncology Group Foundation. Available at: https://www.rtog.org/ClinicalTrials/ProtocolTable/StudyDetails.aspx?study=0848. Accessed August 16, 2017.

26. Evans DB, Varadhachary GR, Crane CH, et al. Preoperative gemcitabine-based chemoradiation for patients with resectable adenocarcinoma of the pancreatic head. *J Clin Oncol*. 2008;26(21):3496-3502.

27. Varadhachary GR, Wolff RA, Crane CH, et al. Preoperative gemcitabine and cisplatin followed by gemcitabine-based chemoradiation for resectable adenocarcinoma of the pancreatic head. *J Clin Oncol*. 2008;26(21):3487-3495.

28. Gillen S, Schuster T, Meyer Zum Büschenfelde C, Friess H, Kleeff J. Preoperative/neoadjuvant therapy in pancreatic cancer: a systematic review and meta-analysis of response and resection percentages. *PLoS Med*. 2010;7(4):e1000267.

29. Laurence JM, Tran PD, Morarji K, Eslick GD, Lam VWT, Sandroussi C. A systematic review and meta-analysis of survival and surgical outcomes following neoadjuvant chemoradiotherapy for pancreatic cancer. *J Gastrointest Surg*. 2011;15(11):2059-2069.

30. Katz MHG, Shi Q, Ahmad SA, et al. Preoperative modified FOLFIRINOX treatment followed by capecitabine-based chemoradiation for borderline resectable pancreatic cancer: Alliance for Clinical

Trials in Oncology Trial A021101. *JAMA Surg.* 2016;151(8):e161137.

31. Abbott DE, Tzeng CW, Merkow RP, et al. The cost-effectiveness of neoadjuvant chemoradiation is superior to a surgery-first approach in the treatment of pancreatic head adenocarcinoma. *Ann Surg Oncol.* 2013;20(suppl 3):S500-S508.
32. Katz MHG, Ou FS, Herman JM, et al. Alliance for clinical trials in oncology (ALLIANCE) trial A021501: preoperative extended chemotherapy vs. chemotherapy plus hypofractionated radiation therapy for borderline resectable adenocarcinoma of the head of the pancreas. *BMC Cancer.* 2017;17(1):505.
33. Crane CH, Varadhachary GR, Yordy JS, et al. Phase II trial of cetuximab, gemcitabine, and oxaliplatin followed by chemoradiation with cetuximab for locally advanced (T4) pancreatic adenocarcinoma: correlation of Smad4(Dpc4) immunostaining with pattern of disease progression. *J Clin Oncol.* 2011;29(22):3037-3043.
34. Zurlo A, Lomax A, Hoess A, et al. The role of proton therapy in the treatment of large irradiation volumes: a comparative planning study of pancreatic and biliary tumors. *Int J Radiat Oncol Biol Phys.* 2000;48(1):277-288.
35. Thompson RF, Mayekar SU, Zhai H, et al. A dosimetric comparison of proton and photon therapy in unresectable cancers of the head of pancreas. *Med Phys.* 2014;41(8):081711.
36. Hsiung-Stripp DC, McDonough J, Masters HM, et al. Comparative treatment planning between proton and X-ray therapy in pancreatic cancer. *Med Dosim.* 2001;26(3):255-259.
37. Bouchard M, Amos RA, Briere TM, Beddar S, Crane CH. Dose escalation with proton or photon radiation treatment for pancreatic cancer. *Radiother Oncol.* 2009;92(2):238-243.
38. Nichols RC, Huh SN, Prado KL, et al. Protons offer reduced normal-tissue exposure for patients receiving postoperative radiotherapy for resected pancreatic head cancer. *Int J Radiat Oncol Biol Phys.* 2012;83(1):158-163.
39. Ding X, Dionisi F, Tang S, et al. A comprehensive dosimetric study of pancreatic cancer treatment using three-dimensional conformal radiation therapy (3DCRT), intensity-modulated radiation therapy (IMRT), volumetric-modulated radiation therapy (VMAT), and passive-scattering and modulated-scanning proton therapy (PT). *Med Dosim.* 2014;39(2):139-145.
40. Houweling AC, Crama K, Visser J, et al. Comparing the dosimetric impact of interfractional anatomical changes in photon, proton and carbon ion radiotherapy for pancreatic cancer patients. *Phys Med Biol.* 2017;62(8):3051-3064.
41. Steitz J, Naumann P, Ulrich S, et al. Worst case optimization for interfractional motion mitigation in carbon ion therapy of pancreatic cancer. *Radiat Oncol.* 2016;11(1):134.
42. Hong TS, Ryan DP, Blaszkowsky LS, et al. Phase I study of preoperative short-course chemoradiation with proton beam therapy and capecitabine for resectable pancreatic ductal adenocarcinoma of the head. *Int J Radiat Oncol Biol Phys.* 2011;79(1):151-157.
43. Hong TS, Ryan DP, Borger DR, et al. A phase 1/2 and biomarker study of preoperative short course chemoradiation with proton beam therapy and capecitabine followed by early surgery for resectable pancreatic ductal adenocarcinoma. *Int J Radiat Oncol Biol Phys.* 2014;89(4):830-838.
44. Moningi S, Dholakia AS, Raman SP, et al. The role of stereotactic body radiation therapy for pancreatic cancer: a single-institution experience. *Ann Surg Oncol.* 2015;22(7):2352-2358.
45. Poon RT, Fan ST, Lo CM, et al. Improving survival results after resection of hepatocellular carcinoma: a prospective study of 377 patients over 10 years. *Ann Surg.* 2001;234(1):63-70.
46. Bruix J, Llovet JM. Prognostic prediction and treatment strategy in hepatocellular carcinoma. *Hepatol Baltim Md.* 2002;35(3):519-524.
47. National Comprehensive Cancer Network Guidelines. *Hepatobiliary Cancers.* Available at: https://www.nccn.org/professionals/physician_gls/pdf/hepatobiliary.pdf. Accessed January 2, 2017.
48. Hyder O, Dodson RM, Nathan H, et al. Referral patterns and treatment choices for patients with hepatocellular carcinoma: a United States population-based study. *J Am Coll Surg.* 2013;217(5):896-906.
49. Weber SM, Ribero D, O'Reilly EM, Kokudo N, Miyazaki M, Pawlik TM. Intrahepatic cholangiocarcinoma: expert consensus statement. *HPB (Oxford).* 2015;17(8):669-680.
50. Hong T. *Randomized Phase III Study of Focal Radiation Therapy for Unresectable, Localized Intrahepatic Cholangiocarcinoma.* RTOG Foundation. Available at: https://www.rtog.org/ClinicalTrials/Protocol Table/StudyDetails.aspx?study=1320. Accessed September 30, 2017.
51. Benson R, Madan R, Kilambi R, Chander S. Radiation induced liver disease: a clinical update. *J Egypt*

*Natl Canc Inst.* 2016;28(1):7-11.

52. Tao R, Krishnan S, Bhosale PR, et al. Ablative radiotherapy doses lead to a substantial prolongation of survival in patients with inoperable intrahepatic cholangiocarcinoma: a retrospective dose response analysis. *J Clin Oncol.* 2016;34(3):219-226.

53. Jang WI, Kim MS, Bae SH, et al. High-dose stereotactic body radiotherapy correlates increased local control and overall survival in patients with inoperable hepatocellular carcinoma. *Radiat Oncol.* 2013;8:250.

54. Li J, Yu J, Liu S, et al. Dose distributions of proton beam therapy for hepatocellular carcinoma: a comparative study of treatment planning with 3D-conformal radiation therapy or intensity-modulated radiation therapy [in Chinese]. *Zhonghua Yi Xue Za Zhi.* 2009;89(45):3201-3206.

55. Chiba T, Tokuuye K, Matsuzaki Y, et al. Proton beam therapy for hepatocellular carcinoma: a retrospective review of 162 patients. *Clin Cancer Res.* 2005;11(10):3799-3805.

56. Nakayama H, Sugahara S, Tokita M, et al. Proton beam therapy for hepatocellular carcinoma: the University of Tsukuba experience. *Cancer.* 2009;115(23):5499-5506.

57. Kawashima M, Kohno R, Nakachi K, et al. Dose-volume histogram analysis of the safety of proton beam therapy for unresectable hepatocellular carcinoma. *Int J Radiat Oncol Biol Phys.* 2011;79(5):1479-1486.

58. Komatsu S, Fukumoto T, Demizu Y, et al. Clinical results and risk factors of proton and carbon ion therapy for hepatocellular carcinoma. *Cancer.* 2011;117(21):4890-4904.

59. Lee SU, Park JW, Kim TH, et al. Effectiveness and safety of proton beam therapy for advanced hepatocellular carcinoma with portal vein tumor thrombosis. *Strahlenther Onkol.* 2014;190(9):806-814.

60. Kim DY, Park JW, Kim TH, et al. Risk-adapted simultaneous integrated boost-proton beam therapy (SIB-PBT) for advanced hepatocellular carcinoma with tumour vascular thrombosis. *Radiother Oncol.* 2017;122(1):122-129.

61. Mizumoto M, Okumura T, Hashimoto T, et al. Proton beam therapy for hepatocellular carcinoma: a comparison of three treatment protocols. *Int J Radiat Oncol Biol Phys.* 2011;81(4):1039-1045.

62. Fukuda K, Okumura T, Abei M, et al. Long-term outcomes of proton beam therapy in patients with previously untreated hepatocellular carcinoma. *Cancer Sci.* 2017;108(3):497-503.

63. Bush DA, Kayali Z, Grove R, Slater JD. The safety and efficacy of high-dose proton beam radiotherapy for hepatocellular carcinoma: a phase 2 prospective trial. *Cancer.* 2011;117(13):3053-3059.

64. Hong TS, Wo JY, Yeap BY, et al. Multi-institutional phase ii study of high-dose hypofractionated proton beam therapy in patients with localized, unresectable hepatocellular carcinoma and intrahepatic cholangiocarcinoma. *J Clin Oncol.* 2016;34(5):460-468.

65. Bush DA, Smith JC, Slater JD, et al. Randomized clinical trial comparing proton beam radiation therapy with transarterial chemoembolization for hepatocellular carcinoma: results of an interim analysis. *Int J Radiat Oncol Biol Phys.* 2016;95(1):477-482.

66. NRG Oncology. Radiation therapy with protons or photons in treating patients with liver cancer. *ClinicalTrials.gov.* Available at: https://clinicaltrials.gov/ct2/show/NCT03186898?term=liver%2C+proton&draw=1&rank=7. Accessed September 30, 2017.

67. Kopetz S, Chang GJ, Overman MJ, et al. Improved survival in metastatic colorectal cancer is associated with adoption of hepatic resection and improved chemotherapy. *J Clin Oncol.* 2009;27(22):3677-3683.

68. McPartlin A, Swaminath A, Wang R, et al. Long-term outcomes of Phase 1 and 2 studies of SBRT for hepatic colorectal metastases. *Int J Radiat Oncol Biol Phys.* 2017;99(2):388-395.

69. Ahmed KA, Caudell JJ, El-Haddad G, et al. Radiosensitivity differences between liver metastases based on primary histology suggest implications for clinical outcomes after stereotactic body radiation therapy. *Int J Radiat Oncol Biol Phys.* 2016;95(5):1399-1404.

70. Mondlane G, Gubanski M, Lind PA, Ureba A, Siegbahn A. Comparative study of the calculated risk of radiation-induced cancer after photon- and proton-beam based radiosurgery of liver metastases. *Phys Med.* 2017;42:263-270.

71. Hong TS, Wo JY, Borger DR, et al. Phase II study of proton-based stereotactic body radiation therapy for liver metastases: importance of tumor genotype. *J Natl Cancer Inst.* 2017;109(9).

72. Colbert LE, Cloyd JM, Koay EJ, Crane CH, Vauthey JN. Proton beam radiation as salvage therapy for bilateral colorectal liver metastases not amenable to second-stage hepatectomy. *Surgery.* 2017;161(6):1543-1548.

73. Yang G. Proton therapy in the treatment of liver metastases. *ClinicalTrials.gov*. Available at: https://clinicaltrials.gov/ct2/show/NCT01697371?term=proton&cond=Liver+Metastases&rank=1. Accessed September 30, 2017.

74. Sauer R, Liersch T, Merkel S, et al. Preoperative versus postoperative chemoradiotherapy for locally advanced rectal cancer: results of the German CAO/ARO/AIO-94 randomized phase III trial after a median follow-up of 11 years. *J Clin Oncol*. 2012;30(16):1926-1933.

75. Bujko K, Wyrwicz L, Rutkowski A, et al. Long-course oxaliplatin-based preoperative chemoradiation versus 5 × 5 Gy and consolidation chemotherapy for cT4 or fixed cT3 rectal cancer: results of a randomized phase III study. *Ann Oncol*. 2016;27(5):834-842.

76. Tao R, Tsai CJ, Jensen G, et al. Hyperfractionated accelerated reirradiation for rectal cancer: An analysis of outcomes and toxicity. *Radiother Oncol*. 2017;122(1):146-151.

77. Yoshimura T, Kinoshita R, Onodera S, et al. NTCP modeling analysis of acute hematologic toxicity in whole pelvic radiation therapy for gynecologic malignancies–a dosimetric comparison of IMRT and spot-scanning proton therapy (SSPT). *Phys Med*. 2016;32(9):1095-1102.

78. Widesott L, Pierelli A, Fiorino C, et al. Helical tomotherapy vs. intensity-modulated proton therapy for whole pelvis irradiation in high-risk prostate cancer patients: dosimetric, normal tissue complication probability, and generalized equivalent uniform dose analysis. *Int J Radiat Oncol Biol Phys*. 2011;80(5):1589-1600.

79. Colaco RJ, Nichols RC, Huh S, et al. Protons offer reduced bone marrow, small bowel, and urinary bladder exposure for patients receiving neoadjuvant radiotherapy for resectable rectal cancer. *J Gastrointest Oncol*. 2014;5(1):3-8.

80. Palmer M, Mok H, Ciura K. Dose reduction to small bowel and other relevant structures in rectal carcinoma with proton therapy. *Int J Radiat Oncol Biol Phys*. 2012;84:S846.

81. Tatsuzaki H, Urie MM, Willett CG. 3-D comparative study of proton vs. x-ray radiation therapy for rectal cancer. *Int J Radiat Oncol Biol Phys*. 1992;22(2):369-374.

82. Wolff HA, Wagner DM, Conradi LC, et al. Irradiation with protons for the individualized treatment of patients with locally advanced rectal cancer: a planning study with clinical implications. *Radiother Oncol*. 2012;102(1):30-37.

83. Berman A, Both S, Sharkoski T. Proton reirradiation of recurrent rectal cancer: dosimetric comparison, toxicities, and preliminary outcomes. *Int J Part Ther*. 2014;1:2-13.

84. Vitek P, Kubes J, Ondrova B. Hypofractionated proton reirradiation of pelvic and retroperitoneal malignancies. Present ed at the 2nd Annual Meeting of the Particle Therapy Cooperative Group of North America; May 18–23, 2015; San Diego, CA.

85. Kim HC. Concurrent chemo-proton radiotherapy with or without resection and spacer insertion for loco-regional recurrence of previous irradiated rectal cancer (RECCPT). *ClinicalTrials.gov*. Available at: https://clinicaltrials.gov/ct2/show/NCT03098108?term=proton&cond=Rectal+Cancer&rank=2. Accessed September 30, 2017.

86. Ajani JA, Winter KA, Gunderson LL, et al. Fluorouracil, mitomycin, and radiotherapy vs fluorouracil, cisplatin, and radiotherapy for carcinoma of the anal canal: a randomized controlled trial. *JAMA*. 2008;299(16):1914-1921.

87. James RD, Glynne-Jones R, Meadows HM, et al. Mitomycin or cisplatin chemoradiation with or without maintenance chemotherapy for treatment of squamous-cell carcinoma of the anus (ACT II): a randomised, phase 3, open-label, 2 × 2 factorial trial. *Lancet Oncol*. 2013;14(6):516-524.

88. Eng C, Chang GJ, You YN, et al. Long-term results of weekly/daily cisplatin-based chemoradiation for locally advanced squamous cell carcinoma of the anal canal. *Cancer*. 2013;119(21):3769-3775.

89. Kachnic LA, Winter K, Myerson RJ, et al. RTOG 0529: a phase 2 evaluation of dose-painted intensity modulated radiation therapy in combination with 5-fluorouracil and mitomycin-C for the reduction of acute morbidity in carcinoma of the anal canal. *Int J Radiat Oncol Biol Phys*. 2013;86(1):27-33.

90. Lin A, Ben-Josef E. Intensity-modulated radiation therapy for the treatment of anal cancer. *Clin Colorectal Cancer*. 2007;6(10):716-719.

91. Mell LK, Schomas DA, Salama JK, et al. Association between bone marrow dosimetric parameters and acute hematologic toxicity in anal cancer patients treated with concurrent chemotherapy and intensity-modulated radiotherapy. *Int J Radiat Oncol Biol Phys*. 2008;70(5):1431-1437.

92. Allal AS, Mermillod B, Roth AD, Marti MC, Kurtz JM. The impact of treatment factors on local control in T2–T3 anal carcinomas treated by radiotherapy with or without chemotherapy. *Cancer*. 1997;79(12): 2329-2335.
93. Ojerholm E, Kirk ML, Thompson RF, et al. Pencil-beam scanning proton therapy for anal cancer: a dosimetric comparison with intensity-modulated radiotherapy. *Acta Oncol Stockh Swed*. 2015;54(8): 1209-1217.
94. Anand A, Bues M, Rule WG, et al. Scanning proton beam therapy reduces normal tissue exposure in pelvic radiotherapy for anal cancer. *Radiother Oncol*. 2015;117(3):505-508.
95. Apinorasethkul O, Lenards N, Hunzeker A. Urethral dose sparing in squamous cell carcinoma of anal canal using proton therapy matching electrons with prior brachytherapy for prostate cancer: a case study. *Med Dosim*. 2016;41(3):242-247.
96. Suzuki N, Azami A, Todate Y, et al. A case of perianal squamous cell carcinoma with left inguinal lymph node metastasis that showed a complete response more than five years after chemotherapy and concomitant proton beam therapy [in Japanese]. *Gan To Kagaku Ryoho*. 2017;44(6):525-528.
97. Kharofa J. Proton therapy in reducing toxicity in anal cancer. *ClinicalTrials.gov*. Available at: https://clinicaltrials.gov/ct2/show/NCT03018418?term=proton&cond=Anal+Cancer&rank=1. Accessed September 29, 2017.
98. Wo J. Concurrent chemoradiation + 5-FU + mitomycin-c in anal carcinoma. *ClinicalTrials.gov*. Available at: https://clinicaltrials.gov/ct2/show/NCT01858025?term=proton&cond=Anal+Cancer&rank=2. Accessed September 29, 2017.

# 第十一章

# 妇科恶性肿瘤

Lillie L. Lin

## 引言

在美国,每年超过 90 000 例女性确诊为妇科恶性肿瘤(gynecologic malignancies)(包括卵巢、外阴、阴道、宫颈、子宫体、输卵管或者原发腹膜的肿瘤)[1]。放射治疗或联合同期化疗通常用于局部晚期外阴癌、阴道癌或者宫颈癌的根治性治疗。宫颈癌,子宫内膜癌和外阴癌术后病理有高危因素者也需要进行辅助放疗[2-7]。外照射治疗和腔内近距离放射治疗联合同期化疗是女性局部晚期宫颈癌的标准治疗,可以提高患者局部控制和总生存[8]。对伴有高风险的Ⅲ/Ⅳ期子宫内膜癌,推荐行盆腔或者延伸野的辅助放疗,通常以夹心或者序贯的方式结合系统性化疗,伴或不伴有同期放射增敏的化疗[6]。

需要行盆腔放疗的靶区包括盆腔淋巴结(闭孔、髂外、髂内和髂总),宫颈癌患者或子宫内膜癌累及宫颈的患者靶区还要包括骶前淋巴结。对于子宫切除术后患者,其靶区主要是术区瘤床,包括阴道上部和阴道旁组织。对于宫颈癌患者,主要靶区包括大体肿瘤、子宫体、全宫颈和宫旁组织。伴有宫旁侵犯的患者,靶区会延伸和覆盖整个直肠系膜[9]。对于累及或可疑累及腹主动脉旁淋巴结的患者,靶区将扩展到肾门水平。

对于妇科肿瘤,外照射放射治疗最初是按两个或四个野的方式对盆腔或盆腔/腹主动脉旁区域进行照射,通常联合同期化疗。这样的联合治疗方案可导致血液、胃肠、泌尿生殖系统急性毒副作用和晚期毒副作用。最近 IMRT 对比三维适形放疗(three-dimensional conformal radiation therapy, 3D CRT)用于治疗子宫切除术后宫体和宫颈癌的随机对照研究结果显示 IMRT 可以降低急性肠道毒性的发生率[10]。重要的是,在同期化疗的情况下,急性血液毒性会导致化疗剂量减少或延迟,可能影响疗效。正如 Duenas-Gonzalez 等人研究所见,他们尝试在局部晚期宫颈癌患者放疗时,每周顺铂同期化疗的基础上加上每周吉西他滨化疗,结果血液和胃肠毒性往往限制联合治疗的应用[11]。质子治疗在妇科恶性肿瘤方面具有可扩宽治疗窗和应用更大强度新治疗方法的潜力;质子治疗也具有实施更适形的剂量给予和提升剂量的能力。

## 子宫切除术后

放疗技术应用到妇科恶性肿瘤中已有几十年历史。最初,患者接受对穿野或四个野的传统光子治疗,放射野由骨标志定义。随着 CT 影像的应用,通过 CT 图像确定危及器官,可减少附近正常组织的照射剂量。然而,小肠仍然会受到较高剂量的照射。NRG 肿瘤学组/肿瘤放射治疗协作组(Radiation Therapy Oncology Group,RTOG)最近完成的一项研究(TIME-C 研究 RTOG 1203)旨在验证对于因宫颈癌或子宫内膜癌接受子宫切除术后辅助放疗的患者,IMRT 对比 3D CRT 是否可减少正常组织毒性[10]。主要的研究终点是患者报告的小肠毒性,通过 EPIC(前列腺综合指数)工具对小肠功能进行测量。结果显示在患者接受 IMRT 治疗 5 周时 EPIC 小肠功能评分高于接受 3D CRT 的患者,小肠毒性更少。考虑到在质子治疗中肠道受照体积更小,特别是在低剂量区,使得质子治疗可更有效降低小肠毒性这一假设似乎是合理的。

Lin 等人第一个发表了关于笔形束扫描质子治疗用于因宫颈癌或子宫癌接受子宫切除术患者的临床报告[12]。在他们的研究中,11 例患者接受了均一的笔形束质子扫描治疗,分别采用双对侧野、两对侧联合中后野、两斜后野。低剂量区的保护得到改善,比如小肠、盆腔骨髓和膀胱。每周或每两周进行 CT 模拟扫描,以确定与摆位不确定性相关的误差。

Xu 等人报道 7 例接受笔形束扫描治疗的子宫内膜癌患者,照射野包括盆腔和腹主动脉旁区[13]。结果表示,从剂量上看,笔形束扫描降低了盆腔骨髓、小肠和膀胱的受照体积;但未观察到明显的毒性(3 级或以上)。全部患者均为两个斜后方的照射野。这个早期研究证实了质子治疗患者的可行性。其他前瞻性研究尚在进行中[14]。图 11.1 展示了一个 FIGO 分期ⅡB 期宫颈癌患者,在行根治性子宫切除术后接受了笔形束扫描质子治疗。患者盆腔内有移植肾,需要质子治疗来减少对移植肾的照射。

## 未行手术的宫颈癌

对于接受根治性放化疗的局部晚期宫颈癌患者,近距离放射治疗是标准的治疗手段。未行近距离放射治疗的患者生存率下降。然而,一些罕见的情况也许会妨碍近距离放射治疗的实施,比如双角子宫(虽然可以选择间质性近距离放射治疗),宫颈口闭锁,或者不能耐受麻醉。Arimoto 等人[15]发表了一篇 20 世纪 80 年代中期在 Tsukuba 接受高能质子束放疗替代近距离放射治疗 15 例妇科肿瘤患者的文章,研究结果显示两年的局部控制率和总生存率分别是 92.3%

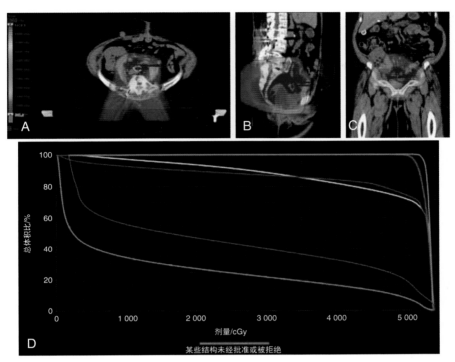

**图 11.1**　一个 FIGO 分期ⅡB 期宫颈癌患者接受了根治性子宫切除术,术后质子治疗计划横断面(A)、矢状位(B)及冠状位(C)观。患者有肾衰竭病史并行肾移植术,考虑到她盆腔肾的位置,利用质子治疗减少肾脏剂量。(D)剂量体积直方图显示了肾(橙色)、小肠(蓝色)、膀胱(黄色)、直肠(棕色)、PTV(红色)和 CTV(绿色)

和 93.3%。如果剂量大于 78Gy,所有肿瘤均得到控制。2 例患者在放疗后 7 个月和 9 个月出现短暂性的放射性直肠炎。Clivio 等人也在一项理论上的可行性研究中评估了对局部晚期宫颈癌患者使用 IMPT 替代近距离放射治疗的疗效。IMPT 计划给予宫颈 5 次分割照射,每次 6Gy,靶区包括在 MRI 上可见的肿瘤外扩 5mm 边界。对危及器官的剂量,包括直肠、小肠和膀胱,根据 GEC-ESTRO 推荐均在可接受范围内[16-17]。考虑到综合治疗的毒性,探讨具有减少危及器官受照剂量潜力的放疗技术是必要的。图 11.2 展示了一个具有代表性的病例,一例 FIGO 分期ⅢB 期的宫颈癌患者接受笔形束扫描质子治疗。选择后斜束避免了对腹部前部的器官照射。一项多中心Ⅲ期临床研究,结果显示放疗同期联合顺铂[11]和吉西他滨化疗后序贯顺铂和吉西他滨巩固化疗 2 周期的方案相比较标准的每周顺铂同期放化疗方案,可导致明显更严重的毒副反应和更高的住院率。如果我们要确定对局部晚期宫颈癌的联合治疗方式的持续改进,减少放射治疗毒性的方法将是必要的。

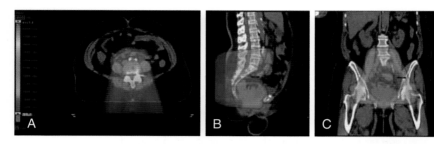

**图 11.2**　一个 FIGO 分期ⅢB 期盆腔淋巴结阳性的宫颈癌患者质子治疗计划横断面（A）、矢状位（B）及冠状位（C）观。患者采用笔形扫描束质子治疗、近距离放射治疗及淋巴结补量

## 再程放疗

对于之前接受过盆腔全量放疗后出现肿瘤复发或者第二原发肿瘤的患者，可选择手术切除或放疗或全身系统治疗。手术切除可能取决于临床情况并已经在其他恶性肿瘤中应用，包括肺癌、食管癌、直肠癌和乳腺癌[18,19]。已经接受过同期放化疗的宫颈癌患者出现中心型复发可行手术切除。但是，如果患者出现盆壁复发并不适合行手术治疗，可考虑选择再程放疗，这取决于局部复发范围和其他疾病的状态。对于大体肿瘤往往很难依靠单纯化疗达到治愈。在决定接受再程放疗前应该考虑多个因素，包括：①距离上一疗程的时长；②体力状态；③可选择的治疗手段；④肿瘤负荷。在决策过程中，需要考虑发病和增加晚期并发症的可能。根据野内复发的时间判断是复发还是新原发肿瘤，而是否可行根治性治疗也同样根据疾病复发的时间。Eifel 等人发现复发的危险比在随访的第一年达到顶峰，然后逐渐下降。他们观察到在初治后 3 年复发的患者生存率更高[20]。Li 等在一个病例报道中描述了一例 FIGOⅡB 期的宫颈鳞癌患者在 20 世纪 80 年代接受了常规放疗和低剂量近距离放射治疗，随后在 2011 年发生新发的阴道鳞癌[21]。她接受了局限的对穿被动散射野放疗，治疗 PET/CT 图像上氟代脱氧葡萄糖（fluorodeoxyglucose，FDG）浓聚显影的肿瘤，同样也进行了近距离放射治疗，现已无病生存超过 6 年，但患者出现过 3 级放射性直肠炎。

## 模拟定位，靶区勾画和治疗计划

因为增强扫描会影响亨氏单位和质子射程的计算，所以为了剂量计算，需采用平扫 CT 进行模拟定位[22]。如有需要，增强 CT 扫描可以在随后获得并与初次治疗计划扫描图像融合以便勾画淋巴结。口服造影剂也可以在随后的扫描中给予，帮助勾画大肠和小肠。

　　体位固定的选择包括一个足膝关节固定装置限制髋部旋转,当患者采用仰卧位时推荐膝关节和髋关节屈曲。手臂的摆放应该不影响射束路径且每日可重复。让患者手持一圆环置于前胸是一种方法,另一种方法为利用翼板使双手上举过头顶。虽然俯卧位可以获得更好的小肠移位,但不是所有患者可以耐受。如果没有最佳的固定,这种定位也可能无法每天重复。质子治疗不常规使用 Alpha cradles 或者真空袋等设备,因为它们可能会增加质子射程的不确定性而影响射束的精度。

　　为了尽量减少直肠和小肠的积气,建议患者在模拟扫描前和治疗期间尽可能采用低纤维或少渣饮食。预防性使用排气药物,比如西甲硅油,也可帮助促进排空和减少气体。为了模拟定位和后续治疗,可使用直肠气囊(填充50~100ml 水)。

　　考虑到分次内和分次间膀胱充盈的显著变化[23],模拟定位时同时行充盈和排空膀胱扫描是合适的,每天治疗时充盈膀胱。通过让患者在模拟定位和实施治疗前大约 45min 排空膀胱,然后喝 470~700ml 的水可以实现这一点。

## 靶区勾画

　　在子宫切除术后需要盆腔辅助放疗患者,模拟定位前放置金属标志物于阴道残端顶端可以更好地确定阴道顶端,便于勾画靶区。为了达到治疗计划目标,任何金标或高密度物质,比如手术夹,引起的伪影,应该予以覆盖。

　　根据临床情况,MRI 和 PET/CT 图像有助于确定大体肿瘤、侵犯范围和局部复发。如果这些影像用于质子治疗计划,应该在与患者治疗体位保持一致时进行扫描,理想的是在配合使用体位固定设备进行 CT 模拟定位时实施,并与平扫CT 图像融合。

　　子宫切除术后接受质子治疗的患者,其 CTV 和危及器官的勾画与接受调强放疗的患者是一致的。我们建议参考 RTOG 指南,包含闭孔淋巴结区,其终止于在闭孔血管进入闭膜管的下方[24]。对于宫颈癌和子宫内膜癌侵犯宫颈或伴有宫旁侵犯时,淋巴结 CTV 应该包括盆腔淋巴结(髂外、髂内、髂总动脉),闭孔淋巴结和骶前淋巴结。几组研究显示膀胱或者直肠的充盈情况会明显影响阴道的移动。因此我们建议在膀胱充盈和排空状态下扫描图像来勾画阴道的内靶区(internal target volume,ITV)。在直肠充盈方面可能也存在显著差异,我们在模拟定位和每日的治疗过程中均使用直肠气囊,填充相同的体积[12]。Taku 等人也发现每天使用直肠气囊的患者,阴道的移动范围更小[25]。大部分患者也能很好地耐受。在一些医院,优先选择对使用和不使用直肠气囊状态均行模拟扫描,然后每日治疗时不使用。第三个选择是不用气囊,但如果在模拟定位时直肠是排空的,ITV 的前界应该外扩至膀胱 2cm,如果直肠是充盈的,则 ITV 的后界外扩至直肠后壁 1.5cm 内。阴道近端吻合口应该包括在阴道 ITV 内。

　　需要勾画的危及器官包括小肠、结肠、直肠、盆腔骨髓(包括下骨盆、髂骨和腰骶脊柱的骨髓)、肾脏、股骨头和膀胱。小肠和大肠要勾画放射野内部分至放射野以上 2cm 的范围[26]。

　　依据临床情况,部分宫颈癌或子宫内膜癌患者可能需要行腹主动脉旁放疗,可以作为延伸野治疗的一部分,或者单独腹主动脉旁区照射。一般来说,放射野从后方射入,在前方穿过肠道射出。这点对于接受 45~50Gy 治疗亚临床病灶的这部分患者来说也许并不用关注。但是,如果患者有淋巴结转移,需要的照射剂量可能更高,达到 66Gy。在这种情况下,要仔细在诊断图像上查看靠近 CTV 的小肠。如果小肠包括十二指肠,靠近 CTV,因为射束的末端不确定性会更高,那么邻近的小肠会受到处方剂量照射。在这种情况,我们可能会选择 IMRT 治疗,尽量把十二指肠的 V55 控制少于 15cm$^3$。

　　淋巴结 CTV 应外扩 7~8mm 的边界形成一个 PTV。这个边界应该考虑到患者体位和每日摆位的变化。阴道或原发灶的 ITV 边界由各中心自行确定,因这个要根据 ITV 的勾画而定,但一般范围在 7~15mm 之间。

　　正如本书其他地方讨论的那样,质子束射程具有不确定性。为了减少这些不确定性的影响,可以使用有经验稳定的优化方式,或者当需要单野优化时,可创建笔形束质子扫描专用的优化结构来做计划。通常,这个结构是通过在射束方向上给 CTV 增加 3.5% 射束射程来创建。

## 治疗计划

　　有几个特异性的治疗计划问题会影响质子射程的不确定性和稳定性,因此做治疗计划时必须考虑到。图像伪影必须尽量最小化,因为它们会影响质子射程计算。比如,放置于皮肤表面帮助标记等中心的高 HU 标志物会影响射程计算,尤其是因为在日常治疗中它们不会放在皮肤上。所以任何表面标志物都一定要勾画并用空气的 HU(−1 000)覆盖。一定要勾画出其他高密度物质(比如钙化灶、手术夹、阴道标记物)引起的组织中伪影,并且与邻近组织的平均 HU 值覆盖。

　　在治疗野内的肠道气体也要勾画并用邻近组织平均 HU 值覆盖。如果在治疗中肠道气体持续存在会增加质子射程,但是,勾画气体的基本原理就是在气体被组织取代的情况下,它会提供自动的靶区覆盖。临床上遇到有明显的肠道气体时,采用 HU 覆盖技术是次要选择,需要选择合适的射束角度避开气体。

　　放疗期间患者会出现体重变化,尤其是需要盆腔或者腹部放疗时的患者,放疗靶区的前界或侧界会因此改变。对于接受盆腔放疗的妇科恶性肿瘤患者，优先选择后方或斜后方射束，需要注意事项少些，但仍要监测。Berger 等人发现接受分割放疗的宫颈癌患者中，当采用 4 野(2 个侧方野和 2 个斜后野)IMPT 时，体重变化不会引起靶区和危及器官显著的差异，显示了 IMPT 的可行性。

对于射束角度的选择，为了尽量减少射束路径上的解剖不确定性，通常要避免前野。虽然侧野可能适合于盆腔治疗，但是对大部分腹主动脉旁野是不可行的。同样，大量患者因腹部组织运动不适合使用侧野照射，因为射束路径上的软组织位置每天都会发生改变。当侧野与上后野匹配时，模糊化衔接线以避免衔接位置的改变，可以通过使用多个多野优化方法，使每个射野在匹配线上绘制剂量梯度来进行射野间的匹配[27]。

## 治疗递送

如果条件允许，最好每天做锥形束 CT(cone-beam CT, CBCT)或滑轨 CT。如果不能进行 CBCT，则需要每周或每两周 CT 扫描评估解剖位置潜在变化。每天千伏(kilovoltage, kV)图像验证也合适，匹配临床合适的骨性标志或金属标志物。如果使用了直肠气囊，也可以用 kV 图像来区分。

## 结论

质子治疗通过扩宽治疗窗可能使得妇科恶性肿瘤患者获益。未来研究需要明确哪些患者可以从质子治疗中获益，并评估其相对于其他放疗技术的益处。

(刘晓清 译　张福泉 校)

## 参考文献

1. Siegel RL, Miller KD, Jemal A. Cancer statistics, 2018. *CA Cancer J Clin*. 2018;68(1):7-30.
2. Sedlis A, Bundy BN, Rotman MZ, Lentz SS, Muderspach LI, Zaino RJ. A randomized trial of pelvic radiation therapy versus no further therapy in selected patients with stage IB carcinoma of the cervix after radical hysterectomy and pelvic lymphadenectomy: a Gynecologic Oncology Group study. *Gynecol Oncol*. 1999;73(2):177-183.
3. Peters WA 3rd, Liu PY, Barrett RJ 2nd, et al. Concurrent chemotherapy and pelvic radiation therapy compared with pelvic radiation therapy alone as adjuvant therapy after radical surgery in high-risk early-stage cancer of the cervix. *J Clin Oncol*. 2000;18(8):1606-1613.
4. Stehman FB, Bundy BN, Thomas G, et al. Groin dissection versus groin radiation in carcinoma of the vulva: a Gynecologic Oncology Group study. *Int J Radiat Oncol Biol Phys*. 1992;24(2):389-396.
5. Viswanathan AN, Pinto AP, Schultz D, Berkowitz R, Crum CP. Relationship of margin status and radiation dose to recurrence in post-operative vulvar carcinoma. *Gynecol Oncol*. 2013;130(3):545-549.
6. de Boer SM, Powell ME, Mileshkin L, et al. Adjuvant chemoradiotherapy versus radiotherapy alone for

women with high-risk endometrial cancer (PORTEC-3): final results of an international, open-label, multicentre, randomised, phase 3 trial. *Lancet Oncol.* 2018;19(3):295-309.

7. Keys HM, Roberts JA, Brunetto VL, et al. A phase III trial of surgery with or without adjunctive external pelvic radiation therapy in intermediate risk endometrial adenocarcinoma: a Gynecologic Oncology Group study. *Gynecol Oncol.* 2004;92(3):744-751.

8. Chemoradiotherapy for Cervical Cancer Meta-Analysis Collaboration. Reducing uncertainties about the effects of chemoradiotherapy for cervical cancer: a systematic review and meta-analysis of individual patient data from 18 randomized trials. *J Clin Oncol.* 2008;26(35):5802-5812.

9. Lim K, Small W Jr, Portelance L, et al. Consensus guidelines for delineation of clinical target volume for intensity-modulated pelvic radiotherapy for the definitive treatment of cervix cancer. *Int J Radiat Oncol Biol Phys.* 2011;79(2):348-355.

10. Klopp AH, Yeung AR, Deshmukh S, et al. A phase III randomized trial comparing patient-reported toxicity and quality of life (QOL) during pelvic intensity modulated radiation therapy as compared to conventional radiation therapy. *Int J Radiat Oncol Biol Phys.* 2016;96(2):S3.

11. Duenas-Gonzalez A, Zarba JJ, Patel F, et al. Phase III, open-label, randomized study comparing concurrent gemcitabine plus cisplatin and radiation followed by adjuvant gemcitabine and cisplatin versus concurrent cisplatin and radiation in patients with stage IIB to IVA carcinoma of the cervix. *J Clin Oncol.* 2011;29(13):1678-1685.

12. Lin LL, Kirk M, Scholey J, et al. Initial report of pencil beam scanning proton therapy for posthysterectomy patients with gynecologic cancer. *Int J Radiat Oncol Biol Phys.* 2016;95(1):181-189.

13. Xu MJ, Maity A, Vogel J, et al. Proton therapy reduces normal tissue dose in extended field pelvic radiation for endometrial cancer. *Int J Part Ther.* 2018;4(3):1-11.

14. Arians N, Lindel K, Krisam J, et al. Prospective phase-II-study evaluating postoperative radiotherapy of cervical and endometrial cancer patients using protons—the APROVE-trial. *Radiat Oncol.* 2017;12(1):188.

15. Arimoto T, Kitagawa T, Tsujii H, Ohhara K. High-energy proton beam radiation therapy for gynecologic malignancies. Potential of proton beam as an alternative to brachytherapy. *Cancer.* 1991;68(1):79-83.

16. Clivio A, Kluge A, Cozzi L, et al. Intensity modulated proton beam radiation for brachytherapy in patients with cervical carcinoma. *Int J Radiat Oncol Biol Phys.* 2013;87(5):897-903.

17. Georg P, Potter R, Georg D, et al. Dose effect relationship for late side effects of the rectum and urinary bladder in magnetic resonance image-guided adaptive cervix cancer brachytherapy. *Int J Radiat Oncol Biol Phys.* 2012;82(2):653-657.

18. Plastaras JP, Berman AT, Freedman GM. Special cases for proton beam radiotherapy: re-irradiation, lymphoma, and breast cancer. *Semin Oncol.* 2014;41(6):807-819.

19. Guttmann DM, Frick MA, Carmona R, et al. A prospective study of proton reirradiation for recurrent and secondary soft tissue sarcoma. *Radiother Oncol.* 2017;124(2):271-276.

20. Eifel PJ, Jhingran A, Brown J, Levenback C, Thames H. Time course and outcome of central recurrence after radiation therapy for carcinoma of the cervix. *Int J Gynecol Cancer.* 2006;16(3):1106-1111.

21. Li YR, Kirk M, Lin L. Proton therapy for vaginal reirradiation. *Int J Part Ther.* 2016;3(2):320-326.

22. Wertz H, Jakel O. Influence of iodine contrast agent on the range of ion beams for radiotherapy. *Med Phys.* 2004;31(4):767-773.

23. Jhingran A, Salehpour M, Sam M, Levy L, Eifel PJ. Vaginal motion and bladder and rectal volumes during pelvic intensity-modulated radiation therapy after hysterectomy. *Int J Radiat Oncol Biol Phys.* 2012;82(1):256-262.

24. RTOG Foundation. Guidelines for the delineation of the CTV in postoperative pelvic RT. Available from: http://www.rtog.org/CoreLab/ContouringAtlases/GYN.aspx. Accessed 11 February 2020.

25. Taku N, Dise J, Kenton O, Yin L, Teo BK, Lin LL. Quantification of vaginal motion associated with daily endorectal balloon placement during whole pelvis radiotherapy for gynecologic cancers. *Radiother Oncol.* 2016;120(3):532-536.

26. Kirk ML, Tang S, Zhai H, et al. Comparison of prostate proton treatment planning technique, interfraction robustness, and analysis of single-field treatment feasibility. *Pract Radiat Oncol.* 2015;5(2):99-105.

27. Lin H, Ding X, Kirk M, et al. Supine craniospinal irradiation using a proton pencil beam scanning technique without match line changes for field junctions. *Int J Radiat Oncol Biol Phys.* 2014;90(1):71-78.

# 第十二章

# 前列腺癌

Seungtaek L. Choi，Quynh-Nhu Nguyen

## 引言

1946年罗伯特·威尔逊首次提出质子治疗用于癌症治疗[1]。质子束达到固定深度时释放出大部分剂量,超过这个深度的剂量很少,这被称为布拉格峰(Bragg peak)。质子的这种物理特性能够更好地给放射治疗区域提供高剂量,而其他关键结构的散射剂量低。由于这种明显的优势,在过去的十年中质子束放射治疗的使用显著增加。目前,世界上运行的质子中心有68个,其中27个位于美国[2]。

一些研究已经证明在前列腺癌治疗中增加剂量的重要性,前列腺的高剂量照射可提高生化无复发生存率和减少临床失败率[3-5]。然而,更高的剂量意味着更高的副作用风险。前列腺癌患者在诊断和治疗后通常可以存活很长一段时间,因此任何治疗都必须将副作用风险和对患者生活质量(quality of life,QoL)的负面影响降到最低。如前所述,质子束治疗的物理特性导致肿瘤获得更高剂量,而对周围正常组织的散射和出射剂量更少,具体到前列腺癌就是直肠和膀胱的剂量变小。

本章总结了质子治疗的物理原理和质子束递送的最新技术进展,回顾了临床结果,并描述了在我们中心治疗前列腺癌的治疗方案。

## 质子治疗物理学

质子是带正电荷的粒子;因此,它在物质中的作用射程比X射线更有限。质子组成的束流将其大部分能量沉积在一个固定的深度,称为布拉格峰,在这个深度之外只沉积很少的剂量(图12.1)。相比之下,X射线会在患者体内沉积其最大剂量,然后继续穿过身体,直到它离开身体。布拉格峰的深度是基于质子束的能量,沉积深度越大剂量越大。正常情况下,布拉格峰太窄无法治疗整个肿瘤。因此,将布拉格峰的宽度展开以覆盖整个靶区就是众所周知的扩展布拉格

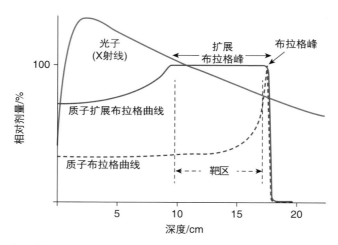

**图 12.1**　质子与 X 射线剂量沉积特性的比较 [ 来源：Mohan R，Mahajan A，Minsky，BD. New strategies in radiation therapy：exploiting the full potential of protons. *Clin Cancer Res*. 2013；19（23）；6338-6343. ©2013 AACR. ]

峰（spread-out Bragg peak，SOBP）。

　　接受质子治疗的前列腺癌患者，最常见的质子束排列方式是从左右两侧两个方向射入两个质子束。而 IMRT 需要多个角度或弧线将放射剂量集中到前列腺，导致包括膀胱和直肠的盆腔其他部位受到低剂量散射。使用质子治疗可以显著降低散射剂量（图 12.2）。

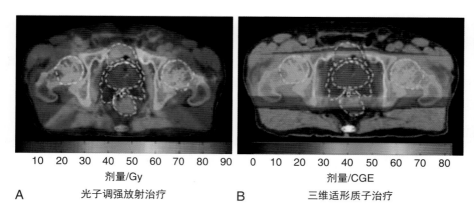

**图 12.2**　前列腺癌患者质子治疗与 IMRT 的对比 [ 来源：Trofimov A，Nguyen PL，Coen JJ，et al. Radiotherapy treatment of early-stage prostate cancer with IMRT and protons：a treatment planning comparison. *Int J Radiat Oncol Biol Phys*. 2007；69（2）：444-453. ]

## 质子照射方式

目前,质子治疗有两种照射类型:被动散射质子治疗和笔形束质子治疗。被动散射束质子治疗由单能质子束组成,然后通过散射系统来产生更大的质子束流。在 MD Anderson,用于治疗患者的被动散射束有三种大小:小(10cm×10cm),中(18cm×18cm)和大(25cm×25cm)。如前所述,通常使用射程调制轮展开布拉格峰,从而在束流方向上覆盖整个肿瘤边缘。然后,通过另外两个定制的装置对束流进行进一步塑形:一个黄铜准直器和一个丙烯酸组织补偿器。准直器决定放射野的形状(类似于 X 射线的多叶准直器),补偿器将质子束剂量的远端边缘塑造成靶区的形状(图 12.3)。这些装置由位于质子治疗中心现场的铣床为每个患者制造。

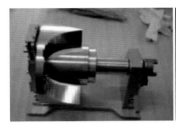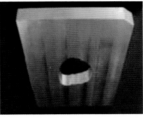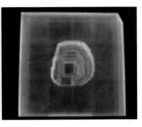

**图 12.3**　用于被动散射质子治疗的硬件(从左起:射程调制轮,准直器,组织补偿器)

笔形束质子治疗(也被称为主动扫描质子治疗或点扫描质子治疗)使用狭窄的质子束("笔形束")通过在靶区上连续分层多个原始布拉格峰(或"束斑")来递送剂量。笔形束中使用了电磁场,在垂直于束流的两个方向(即 x 轴和 y 轴)扫描质子,而不需要散射装置或准直器[7-9]。剂量沉积的深度(即 z 轴)是通过改变笔形束中质子的能量和传递多层剂量来控制的。与被动散射质子治疗相比,这种剂量分层使靶区近端边缘的一致性更好,改善了正常组织保护。

与被动散射质子治疗相比,笔形束质子治疗还有其他的几个优点。笔形束治疗可以改善质子剂量的适形性,改善肿瘤覆盖和正常组织保留,特别是弯曲结构周围。笔形束不需要使用黄铜准直器和丙烯酸补偿器,这节省了制造此类硬件所需的时间和精力。因为不再需要在治疗机器上安装硬件,放射技师治疗患者更容易、更快。被动散射质子治疗的每个束流角度都需要自己的一套准直器和补偿器,因此每位患者可以使用的束流角度数是有限的。笔形束对光束治疗角度的限制较少。此外,被动散射质子治疗路径中的硬件(包括射程调制轮、准直器和组织补偿器)导致中子产量增加。因此,笔形束质子治疗也具有中子剂量较低的优点,这将减少继发癌症的风险,并减少对植入医疗设备的潜在影响。最后,笔形束可进行多场优化的 IMPT。IMPT 允许进一步改善剂量适形性和对大体肿瘤同步增量。然而,笔形束质子治疗需要更先进的计划和严格的质量保证,以确保递送的剂量与治疗计划匹配。

图 12.4 显示了前列腺癌患者笔形束计划和被动散射计划的比较[6]。可见,IMPT 使前列腺侧方和后方的放射剂量更适形。大多数质子治疗中心现在都可使用笔形束来治疗。事实上,目前正在建造的新质子治疗中心只有笔形束(并且将不能使用被动散射质子治疗)。

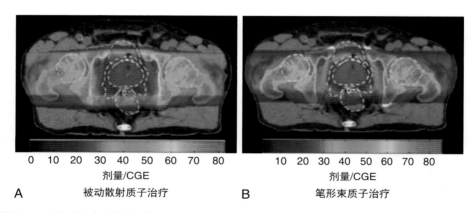

**图 12.4**　前列腺癌患者被动散射质子治疗和笔形束质子治疗的对比。CGE,钴 Gy 当量[来源:Trofimov A,Nguyen PL,Coen JJ,et al. Radiotherapy treatment of early-stage prostate cancer with IMRT and protons:a treatment planning comparison. *Int J Radiat Oncol Biol Phys.* 2007;69(2):444-453.]

## 临床结局

大量研究表明增加剂量对前列腺癌的治疗有好处。Kuban 等人将 301 例 T1b 至 T3 期前列腺癌患者随机分配到 70Gy 或 78Gy X 射线治疗组。中位随访时间 8.7 年,接受 78Gy 的患者无生化复发和临床进展的比率(78%)优于接受 70Gy 的患者(59%)($P$=0.004)[4]。78Gy 组的临床无失败生存率优于 70Gy 组(93% vs. 85%;$P$=0.014),但没有发现总生存率的提高。不幸的是,78Gy 的剂量也与更高的毒性相关,肿瘤放射治疗协作组(Radiation Therapy Oncology Group,RTOG) 2 级或更高级别胃肠道毒性的比率是 26% 比 13%($P$=0.013)。RTOG 2 级或更高级别泌尿生殖系统(Genitourinary,GU)毒性组间无显著差异(13% vs. 8%)。

荷兰多中心试验(Dutch Multicenter Trial)将 669 例局限性前列腺癌患者随

机分为两组,分别接受 68 或 78Gy 的 X 射线治疗。中位随访时间 70 个月,78Gy 组 7 年无疾病复发率低于 68Gy 组(54% vs. 47%;$P$=0.04)[10]。同样,晚期 2 级或以上的 GI 毒性 78Gy 组高于 68Gy 组(35% vs. 25%;$P$=0.04),但晚期 2 级或以上 GU 毒性无显著性差异(40% vs. 41%;$P$=0.6)。

质子放射肿瘤学组(The Proton Radiation Oncology Group,PROG)95-09 研究将在 LLUMC 或 MGH 治疗的 393 例 T1b~T2b 期前列腺特异性抗原(prostate-specific antigen,PSA)水平低于 15ng/ml 的患者随机分组。所有患者均接受前列腺和精囊的三维适形 X 射线治疗,剂量为 50.4Gy,随后行剂量 28.8 钴 Gy 当量(Cobalt Gy equivalent,CGE)或 19.8CGE 质子推量。因此,患者被随机分配到 79.2CGE 或 70.2CGE。在 LLUMC,患者仰卧,接受双侧对穿 250MeV 质子束。在 MGH,患者取截石位,接受单向经会阴 160MeV 质子束。中位随访时间为 8.9 年,患者接受 79.2CGE 治疗发生局部失败的可能性显著降低,其风险比为 0.57。根据美国放射肿瘤学会(American Society of Therapeutic Radiation Oncology,ASTRO),79.2CGE 组和 70.2CGE 组的 10 年生化失败率分别为 16.7% 和 32.4%($P$≤0.000 1)[5]。使用前列腺癌症状指数和痛苦量表另行发布。中位寿命 9.4 年,各剂量组间尿路阻塞/刺激($P$=0.36)、尿失禁($P$=0.99)、肠道问题($P$=0.70)、或性功能障碍($P$=0.65)差异无统计学意义[11]。不幸的是,PROG 95-09 不是随机比较质子和 X 射线的治疗结果;所有的患者都接受了光子和质子的联合治疗。然而,在本研究中,当质子治疗用于推量剂量时未发现胃肠道毒性的增加。

几个单机构发表了前列腺癌质子治疗后的结果。Slater 等发表了 1991 年 10 月至 1997 年 12 月间 LLUMC 治疗 1 255 例患者的经验。根据 Partin 表,盆腔淋巴结转移风险≥15% 的患者,前列腺和精囊腺接受质子的适形推量 30CGE/15 次,随后行前列腺、精囊和第一、第二级淋巴结引流区 45Gy X 射线适形治疗。如果患者无此风险因素,仅接受质子 74CGE,每次 2CGE 的治疗。这些患者每天放置直肠球囊,通常每天照射一个野。中位随访时间为 62 个月,整体生化无病生存率为 73%[12],并且该结果取决于初始 PSA 和治疗后 PSA 最低点。在初始 PSA 水平为 4.0ng/ml 或更低的患者中,生化无病生存率为 90%,而在治疗后 PSA 为 0.5ng/ml 或更低的患者中,这一比例为 87%。精确的 5 年和 10 年 3 级和 4 级 GI 毒性的发生率均为 99%。精确的 5 年和 10 年 3 级和 4 级 GU 毒性的发生率也为 99%。

Bryant 等人发表了 2006—2010 年间在佛罗里达大学 Jacksonville 分校接受质子治疗的 1 327 例患者的临床结果。中位随访时间为 5.5 年,低危、中危和高危患者 5 年无生化进展率分别为 99%、94% 和 74%[13]。使用不良事件的常见术语标准,版本 4.0(Common Terminology Criteria for Adverse Events 4.0,CTCAE 4.0),精确的 5 年 3 级及以上晚期 GI 和 GU 毒性发生率分别为 0.6% 和 2.9%。根据中位和平均扩大前列腺癌指数(Expanded Prostate Cancer Index,EPIC),肠道、尿刺激/阻塞和尿失禁方面均无明显变化。未接受内分泌治疗的患者,只有性功能总评分 5 年评估时较基线下降。

Pugh 等报道了 291 例在 MDACC 接受质子治疗患者的临床报告,其中至少随访了 2 年。所有患者均接受总剂量为 76CGE(每次 2-CGE)的双侧对穿束流治疗。其中,226 例患者采用被动散射质子治疗,65 例患者采用笔形束质子治疗。24 个月 2 级及以上 GU 和 GI 毒性累积率分别为 13.4% 和 9.6%[14]。1 例患者有 3 级 GI 毒性,无 4 级及以上毒性患者。无 3 级及以上 GU 毒性患者。患者接受被动散射质子治疗的氩等离子体凝固率略高于笔形束质子治疗,但差异无统计学意义(4.4% vs. 1.5%;$P$=0.21)。

几项回顾性研究对质子和 IMRT[15]治疗进行了比较。由 Sheets 等人报道的一个监测、流行病学和最终结果(Surveillance,Epidemiology,and End Results,SEER)的医疗保险分析显示,使用倾向分值匹配法,IMRT 相比质子有较低的 GI 发病率[相对风险(relative risk,RR):0.66 ]。然而,这种分析受到了严重的限制,因为治疗后进行的任何胃肠道手术都被视为发病。Hoppe 等人利用前瞻性收集的 EPIC 生活质量数据对接受质子治疗或 IMRT 的患者进行了比较,1 243 例质子治疗患者使用 76~82CGE,204 例 IMRT 患者使用 75.6~79.4Gy。两组在肠道、尿失禁、尿刺激/阻塞和性功能方面无差异[16]。然而,与质子治疗组相比,IMRT 组更多的患者报告有中度或重度直肠急症($P$=0.02)和频繁排便($P$=0.05)。Fang 等人比较了 2010—2012 年间 181 例质子治疗患者和 213 例 IMRT 患者的最大急性和晚期 GI/GU CTCAE 分级毒性。多因素分析显示,两组间急性/晚期 2 级及以上 GU 和 GI 毒性发生率差异无统计学意义[17]。Yu 等人分析了 27 647 例男性的医疗保险数据库,发现接受质子治疗的患者在 6 个月时 GU 毒性明显低于 IMRT(5.9% vs. 9.5%;$P$=0.03);然而,这一差异在 12 个月后消失了(18.8% vs. 17.5%;$P$=0.66)[18]。在 6 个月或 12 个月时,在胃肠道或其他毒性方面没有发现差异。

与 IMRT 相比,质子治疗也可降低继发性癌症的风险。一些分析预测 IMRT 会增加继发性癌症的风险,而质子治疗则会降低此风险[18-21]。Chung 等人[22]发表的 SEER 注册的 558 例质子治疗患者和 558 例 X 射线治疗患者的回顾性匹配队列分析,显示相对于 X 线治疗,质子治疗与继发性癌症风险显著降低相关($RR$:0.52;$P$=0.009)。然而,由于回顾性研究的局限性,作者认为这些结果应该被认为是假设产生的结果。

这些结果表明质子治疗是一种安全有效的治疗前列腺癌的方法。目前尚无随机试验结果直接比较质子治疗和 IMRT,很难知道质子治疗在疗效或副作用风险方面是否优于 IMRT。一项随机试验正在进行中,对比质子与 IMRT 治疗低或中危前列腺癌(PARTIQoL)。然而,我们需要等待数年,才能获得该试验的结果。

# MDACC 质子治疗

## 患者的选择

尽管尚无 PARTIQoL 试验的结果,但在某些特定情况下,质子治疗可能特别有益。例如,我们建议年轻患者(尽管不同的临床医生对"年轻"的定义可能会有很大不同)以及前列腺较大(尤其是中叶较大)的患者进行质子治疗。大的内侧叶前列腺癌患者 IMRT 膀胱受照通常比质子治疗更多。但是,我们通常建议内叶很大的男性考虑在放射治疗前通过经尿道前列腺切除术或激光摘除术切除该叶。如果患者要采用这样的方式,我们建议在放射治疗前间隔 2~3 个月,以便患者充分恢复,以最大程度地降低放射治疗后出现尿失禁的风险。

与 IMRT 一样,我们不建议对患有某些胶原蛋白血管疾病(例如红斑狼疮和硬皮病)或炎症性肠病(例如克罗恩病和溃疡性结肠炎)的患者进行质子治疗。我们也不建议对质子束路径中盆腔中存在金属(通常是人造髋部)的患者进行治疗。基于以下两个原因:第一,金属会显著地阻挡质子束,从而降低递送到前列腺的剂量;第二,计划中计算机断层扫描(computed tomography,CT)扫描组织密度计算的不确定性增加,金属制品可能使治疗计划的准确性降低。我们也不建议对起搏器植入患者进行质子治疗,这是由于来自质子的中子剂量及其对起搏器的潜在影响。当治疗存在起搏器植入的患者(或任何其他植入的电子设备)时,建议笔形束治疗以尽量减少中子剂量。

## 放置标记

如果前列腺癌患者决定接受质子治疗作为根治性治疗手段,须就计划进行放置标记(fiducial placement)及治疗模拟定位。

在 MD Anderson,放射肿瘤科或泌尿科团队需在超声引导下将标记点经直肠插入。但在其他机构,标记点可能由介入放射科医生置入。质子治疗的放置标记可能比 IMRT 更重要[23],因为质子剂量有可能被标记遮盖。表 12.1 和表 12.2 显示了来自各种标记的实际剂量衰减量。在列出的三种不同的标记中,金元素具有最高的质子衰减,因此在 MD Anderson(图 12.5)使用碳/$ZrO_2$ 作为标记。我们通常在前列腺中放置两个标记(而不是 IMRT 中的三个标记),以最大程度地减少肿瘤区域出现剂量阴影的风险。我们还尝试将标记放置在几乎没有肿瘤或没有肿瘤的区域。

表 12.1 ■ **不同植入深度下大小两个金标在两个方向上的最大剂量扰动**

| 标记 | 方向 | $zc$/cm | $\Delta D_{max}$/% | $zs$/cm |
|---|---|---|---|---|
| 小金 | 垂直 | 19.5 | −15 | >0.93 |
| 小金 | 垂直 | 23.5 | −17 | 0.58 |
| 小金 | 垂直 | 26.5 | −24 | 波动 |
| 小金 | 垂直 | 27.5 | −46 | 0.46 |
| 小金 | 平行 | 19.5 | −37 | 0.35 |
| 小金 | 平行 | 23.5 | −41 | 0.35 |
| 小金 | 平行 | 26.5 | −67 | 0.00 |
| 小金 | 平行 | 27.5 | −86 | 0.00 |
| 大金 | 垂直 | 19.5 | −21 | >0.93 |
| 大金 | 垂直 | 23.5 | −25 | 0.93 |
| 大金 | 垂直 | 26.5 | −42 | 1.04 |
| 大金 | 垂直 | 27.5 | −69 | 0.46 |
| 大金 | 平行 | 19.5 | −43 | 0.69 |
| 大金 | 平行 | 23.5 | −48 | 0.46 |
| 大金 | 平行 | 26.5 | −83 | 0.00 |
| Large gold | 平行 | 27.5 | −91 | 0.00 |

　　大小金标两个方向和不同植入深度（$zc$）引起的最大剂量扰动（$\Delta D_{max}$）总结。也给出了从下游边缘标记（$zs$）的最大阴影距离。此外，"波动"表示测量到的剂量在标记点下游的某一区域波动，没有显示出确定给定标记点的确定 $zs$ 的独特槽（见图 12.5）。最大剂量扰动的不确定度近似 5%。

　　来源：Cheung J，Kudchadker RJ，Zhu XR，et al. Dose perturbations and image artifacts caused by carbon-coated ceramic and stainless steel fiducials used in proton therapy for prostate cancer. *Phys Med Biol*. 2010；55（23）：7135-7147. © Institute of Physics and Engineering in Medicine. Reproduced by permission of IOP Publishing. All rights reserved.

表 12.2 ■ **C/ZrO2 标记在两个方向和不同植入深度的最大剂量扰动**

| 标记 | 方向 | $zc$/cm | $\Delta D_{max}$/% | $zs$/cm |
|---|---|---|---|---|
| C/ZrO$_2$ | 垂直 | 19.5 | — | — |
| C/ZrO$_2$ | 垂直 | 23.5 | −8 | 0.35 |
| C/ZrO$_2$ | 垂直 | 26.5 | −7 | 波动 |
| C/ZrO$_2$ | 垂直 | 27.5 | −18 | 0.58 |
| C/ZrO$_2$ | 平行 | 19.5 | −10 | 0.58 |
| C/ZrO$_2$ | 平行 | 23.5 | −15 | 0.35 |
| C/ZrO$_2$ | 平行 | 26.5 | −21 | 0.12 |
| C/ZrO$_2$ | 平行 | 27.5 | −38 | 0.23 |
| PEEK/不锈钢 | 垂直 | 19.5 | — | — |
| PEEK/不锈钢 | 垂直 | 23.5 | — | — |
| PEEK/不锈钢 | 垂直 | 26.5 | −2 | 波动 |
| PEEK/不锈钢 | 平行 | 19.5 | −7 | 0.58 |
| PEEK/不锈钢 | 平行 | 23.5 | −8 | 0.58 |
| PEEK/不锈钢 | 平行 | 26.5 | −12 | 0.35 |

　　碳涂层二氧化锆（C/ZrO$_2$）和聚醚酮（PEEK）包被不锈钢标记在两个方向和不同植入深度（$zc$）下的最大剂量扰动（$\Delta D_{max}$）。给出了从下游边缘标记（$zs$）的最大阴影距离。请注意,如果没有给出值,则表示在该给定深度的放射性胶片中没有可观察到的剂量扰动。此外,"波动"表示测量到的剂量在标记点下游的某一区域波动,没有显示出确定给定标记的确定 $zs$ 的独特槽（见图 12.5）。最大剂量扰动的不确定度近似 5%。

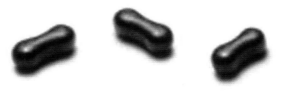

**图 12.5**　碳涂层二氧化锆标记（carbon-coated zirconium dioxide fiducials）

放置标记后,理论上应该在模拟定位之前经过七天,以使标记位置稳定。但是,由于许多患者来自外地,我们通常在放置标记的同一天进行模拟定位。如果担心标记的位置发生改变,我们会在治疗过程中进行 CT 验证。

MD Anderson 最近开始为正在接受质子治疗的患者在前列腺和直肠之间应用 SpaceOAR 水凝胶垫片,目前此过程在手术室中完成。在插入 SpaceOAR 的同时,经会阴植入标记。

对于根治性前列腺切除术后接受辅助治疗或挽救性治疗的患者,没有放置标记。

## 模拟定位

治疗模拟定位时,患者采取仰卧位,直肠里放置球囊。根据球囊的形状(短或者长),将 60~80ml 温水注入球囊,使球囊膨胀。球囊放置好后,将患者双腿置入足膝固定装置,明确患者体位没有旋转偏斜后,进行非增强 CT 定位扫描。一些中心提出了患者体位旋转对日常质子治疗的影响,Sejpal 等人和 Meyer 等人结果表明,当使用被动散射质子治疗或笔形束质子治疗时,患者两侧的旋转设置误差如不超过 5°,则不会明显改变靶区和关键结构的剂量[24-25]。

直肠球囊用于将前列腺固定在盆腔中。质子横穿至前列腺的组织路径的一致性非常重要,因为此路径长度的变化会影响质子束的剂量沉积。直肠球囊还可以将直肠的后侧以及乙状结肠和小肠推离前列腺,从而降低这些组织产生毒性的风险。但是,直肠前壁通常也被直肠球囊固定在前列腺旁,这可能抵消将直肠其余部分推开的好处。应用 SpaceOAR 水凝胶治疗的患者,我们不推荐直肠球囊。

术后患者没有前列腺需要固定,因此要根据个人情况决定是否使用直肠球囊。球囊可帮助一些患者推开乙状结肠和其余肠道,而在另一些患者,球囊可导致直肠受到更多的照射,因为球囊会使前列腺窝向直肠周围的后方和侧方变形。

在 MD Anderson 质子治疗中心设有专用的磁共振成像(magnetic resonance imaging,MRI)模拟机。目前,MD Anderson 利用此 MRI 模拟机确认已嵌入 SpaceOAR 患者的水凝胶位置,并勾勒出水凝胶以进行治疗计划(CT 很难将水凝胶与前列腺和直肠区分开)。这些患者同时接受 CT 和 MRI 的治疗模拟。我们正在研究利用 MRI 图像合成 CT 扫描的可能性,以消除对 CT 模拟的需求。

## 靶区勾画

MD Anderson 前列腺癌根治性治疗的 CTV 勾画基于 NCCN 前列腺癌的风

险分层,具体如下:低风险患者仅勾画前列腺,中等风险患者勾画前列腺及近端精囊(seminal vesicles,SV),高风险患者勾画前列腺和整个 SV。近端精囊定义为精囊腺近端1.5cm。在 MD Anderson 中心,即使高危前列腺患者,盆腔淋巴结也通常不接受照射。

## 剂量

标准剂量为78CGE,每日 2-CGE。我们确实考虑对先前接受过前列腺治疗的患者(例如冷冻疗法,高强度聚焦超声)使用较慢的分割方案(例如每日 1.8-CGE,总剂量 77.4CGE 或 79.2CGE),以最大程度地降低尿道毒性的风险。

我们还评估了一个大分割(hypofractionation)方案,55.5CGE,每次 3.7-CGE,每周 3 次(共 15 次)。

## 影像引导

通过每日标记的 kV 成像,实现根治性放疗患者每日图像引导的放射治疗(图 12.6)。而术后患者,我们以盆腔骨解剖结构为参照进行每日 kV 成像。

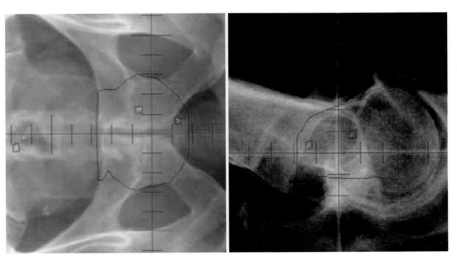

**图 12.6** 质子治疗碳材质标记物(carbon fiducials)每日 kV 成像

## 结论

质子束是治疗前列腺癌一种有效、安全的方式。笔形束质子治疗和 IMPT
的出现使治疗计划和剂量递送得到了进一步的改善。但是，仍然需要随机临床
试验来直接比较质子和 X 射线治疗，以确立质子治疗在前列腺癌治疗中的潜在
优势。

未来，MD Anderson 的目标是通过 MRI 模拟机将更多的 MR 图像纳入治疗
计划过程，以便联合 IMPT 精准治疗主体病灶。我们也可能会更倾向于大分割
质子治疗甚至是前列腺的立体定向质子治疗。

（余奇 译　王俊杰 校）

## 参考文献

1. Wilson RR. Radiological use of fast protons. *Radiology*. 1946;45(7):487-491.
2. Particle Therapy Co-Operative Group (PTCOG) website. www.ptcog.org. Accessed 13 Feb 2020.
3. Pollack A, Zagars GK, Starkschall G, et al. Prostate cancer radiation dose response: results of the M.D. Anderson phase III randomized trial. *Int J Radiat Oncol Biol Phys*. 2002;53(5):1097-1105.
4. Kuban DA, Tucker SL, Dong L, et al. Long-term results of the M.D. Anderson randomized dose-escalation trial for prostate cancer. *Int J Radiat Oncol Biol Phys*. 2008;70(1):67-74.
5. Zietman AL, Bae K, Slater JD, et al. Randomized trial comparing conventional-dose with high-dose conformal radiation therapy in early stage adenocarcinoma of the prostate: long-term results from Proton Radiation Oncology Group/American College of Radiology 95-09. *JCO*. 2010;2(7):1106-1111.
6. Trofimov A, Nguyen PL, Coen JJ, et al. Radiotherapy treatment of early-stage prostate cancer with IMRT and protons: a treatment planning comparison. *Int J Radiat Oncol Biol Phys*. 2007;69(2):444-453.
7. Zhu XR, Sahoo N, Zhang X, et al. Intensity modulated proton therapy treatment planning using single-field optimization: the impact of monitor unit constraints on plan quality. *Med Phys*. 2010;37(3):1210-1219.
8. Pedroni E, Bacher R, Blattmann H, et al. The 200–MeV proton therapy project at the Paul Scherrer Institute: conceptual design and practical realization. *Med Phys*. 1995;22(1):37-53.
9. Haberer T, Becher W, Schardt D, et al. Magnetic scanning system for heavy ion therapy. *Nucl Instrum Methods Phys Res A*. 1993;330:296-305.
10. Al-Mamgani A, van Putten WL, Heemsbergen WD, et al. Update of Dutch multicenter dose-escalation trial for radiotherapy for localized prostate cancer. *Int J Radiat Biol Phys*. 2008;72(4):980-988.
11. Talcott JA, Rossi C, Shipley WU, et al. Patient-reported long-term outcomes after conventional and high-dose combined proton and photon radiation for early prostate cancer. *JAMA*. 2010;303(11):1046-1053.
12. Slater JD, Rossi CJ, Yonemoto LT, et al. Proton therapy for prostate cancer: the initial Loma Linda University experience. *Int J Radiat Oncol Biol Phys*. 2004;59(2):348-352.
13. Bryant C, Smith TL, Henderson RH, et al. Five-year biochemical results, toxicity, and patient-reported quality of life after delivery of dose-escalated image guided proton therapy for prostate cancer. *Int J Radiat Oncol Biol Phys*. 2016;95(1):422-434.
14. Pugh TJ, Munsell MF, Choi S, et al. Quality of life and toxicity from passively scattered and spot-scanning proton beam therapy for localized prostate cancer. *Int J Radiat Oncol Biol Phys*. 2013;87(5):946-953.
15. Sheets NC, Goldin GH, Meyer AM, et al. Intensity-modulated radiation therapy, proton therapy, or conformal radiation therapy and morbidity and disease control in localized prostate cancer. *JAMA*. 2012;307(15):1611-1620.
16. Hoppe BS, Michalski JM, Mendenhall NP, et al. Comparative effectiveness study of patient-reported outcomes after proton therapy or intensity-modulated radiotherapy for prostate cancer. *Cancer*.

2014;120(7):1076-1082.

17. Fang P, Mick R, Deville C, et al. A case-matched study of toxicity outcomes after proton therapy and intensity-modulated radiation therapy for prostate cancer. *Cancer*. 2015;121(7):1118-1127.

18. Yu JB, Soulos PR, Herrin J, et al. Proton versus intensity-modulated radiotherapy for prostate cancer: patterns of care and early toxicity. *J Natl Cancer Inst*. 2013;105(1):25-32.

19. Hall EJ and Wuu CS. Radiation-induced second cancers: the impact of 3D-CRT and IMRT. *Int J Radiat Oncol Biol Phys*. 2003;56(1):83-88.

20. Hall EJ. Intensity-modulated radiation therapy, protons, and the risk of second cancers. *Int J Radiat Oncol Biol Phys*. 2006;65(1):1-7.

21. Fontenot JD, Lee AK, Newhauser WD. Risk of secondary malignant neoplasms from proton therapy and intensity-modulated x-ray therapy for early-stage prostate cancer. *Int J Radiat Oncol Biol Phys*. 2009; 74(2):616-622.

22. Chung CS, Yock TI, Nelson K, et al. Incidence of second malignancies among patients treated with proton versus photon radiation. *Int J Radiat Oncol Biol Phys*. 2013;87(1):46-53.

23. Cheung J, Kudchadker RJ, Zhu XR, et al. Dose perturbations and image artifacts caused by carbon-coated ceramic and stainless steel fiducials used in proton therapy for prostate cancer. *Phys Med Biol*. 2010;55(23):7135-7147.

24. Sejpal SV, Amos RA, Bluett JB, et al. Dosimetric changes resulting from patient rotational setup errors in proton therapy prostate plans. *Int J Radiat Oncol Biol Phys*. 2009;75(1):40-48.

25. Meyer J, Bluett JB, Amos RA, et al. Spot scanning proton beam therapy for prostate cancer: treatment planning technique and analysis of consequences of rotational and translational alignment error. *Int J Radiat Oncol Biol Phys*. 2010;78(2):428-434.

# 第十三章

# 头颈部肿瘤

Steven J. Frank，G. Brandon Gunn

## 引言

　　放射治疗，无论是根治性放疗，还是术后辅助放疗，都是许多头颈部癌（head and neck cancer，HNC）患者治疗的重要组成部分。光子（X 射线）和质子治疗都是放射治疗的标准形式，它们随着技术的进步而不断发展。目前，质子治疗已经从二维（two-dimensional，2D）和三维（three-dimensional，3D）被动散射治疗发展到最先进的主动（点）扫描［active（spot）scanning］调强质子治疗（intensity-modulate proton therapy，IMPT）。随着在计划和递送方面的不断改进，IMPT 被认为可以在不久的将来在剂量分布方面得到进一步改善。

　　相对于传统的 2D 和 3D 放射治疗技术，光子（X 射线）IMRT 对 HNC 的主要优点之一是可以获得更适形的靶区治疗剂量分布。例如，与传统的 2D/3D 放疗技术（2D/3D radiation therapy techniques）相比，IMRT 可以降低腮腺的照射剂量，从而减轻口干，提高患者的生活质量。然而，尽管 IMRT 被证明具有临床优势，且被很快地被广泛采用，但存在极其常见的急性毒性反应（例如黏膜炎、疼痛、吞咽疼痛、吞咽困难、乏力、恶心/呕吐和味觉障碍/味觉丧失）和晚期治疗相关毒性反应（例如口干、乏力、吞咽困难和骨坏死）及其相关症状，以及对重要功能（如吞咽、认知、视力、声音、说话能力和一般活动）和总体生活质量的负面影响，这些仍然是许多接受 IMRT 治疗的 HNC 患者所面临的重要问题。

　　此外，临床医生越来越多地认识到使用多个斜野（例如，7~9 个静态野或 360° 容积旋转）以减少腮腺受照剂量的 IMRT 计划所带来的剂量学权衡和临床不良后果。IMRT 技术本身即会增加受照体积，束流会穿过许多位于治疗野之外的非靶区正常组织，而这些组织在 IMRT 时代之前是不会受到照射的[1]。大量研究表明，IMRT 所致的非靶区正常组织所受到的照射会带来负面的临床后果（束流路径毒性），尤其是对于那些位于靶区前后的结构[2]。例如，即使脑干受到一般被认为属于安全水平的中、低剂量照射，也和恶心、呕吐[3]及乏力[2,4]等症状增多有关。此外，下颌骨（非靶区）前部的辐射剂量与口腔前部的黏膜炎、味觉障碍、味觉丧失、小唾液腺的功能以及对口腔湿度和舒适度的长期感知有关[2]。其他研究人员也强调了光子（X 射线）IMRT 由于技术本身缺陷所带来的潜在负面影响，包括对皮肤[5]、咽喉[6]和食管施加不必要的剂量及其相关毒性反应[6,7]。

大量的剂量学比较研究表明，质子治疗，特别是主动（点）扫描 IMPT，相较于光子（X 射线）IMRT，在很多头颈部肿瘤的治疗中可以获得更好的剂量分布[8-11]。总体上，IMPT 已被证明可实现与 IMRT 相媲美的靶区高剂量区的适形，而且能够进一步降低甚至消除众多邻近关键器官和正常组织所受到的不必要的中到低的累积照射剂量。质子独有物理特性，加上更低的入射剂量和零出射剂量，锋利的侧向半影（特别是使用准直器时），使得质子治疗较光子 IMRT 所需的射野更少，同时较 IMRT 计划优化减少了束流竞争效应。因此，临床医生在运用质子治疗方法治疗 HNC 时试图寻求高度适形和更加紧凑的剂量分布，其目标是更安全地将治疗剂量递送到靶区的同时，降低甚至消除 IMRT 相关的束流路径毒性，从而进一步改善患者的临床结果。

被动散射质子治疗是第一代用于 HNC 治疗的质子治疗技术。在过去的几年中，越来越多的肿瘤治疗中心开始使用更先进的主动（点）扫描和 IMPT 技术，质子治疗在 HNC 中的应用范围也在扩大。在 UT MDACC，我们的临床质子治疗项目是在制定了本中心的质子治疗计划策略[12,13]，完成了剂量学比较研究[9,11]，改进了计划特异性的质量保证评估方法[14]之后开始启动的。我们中心在 2007 年开展了第 1 例 HNC 患者的被动散射质子治疗，在 2010 年开展了第 1 例主动（点）扫描 IMPT[15]。随着质子治疗中心的不断增加和临床随访数据的不断成熟，临床研究和试验的数量以及相应临床结果的发表将会急剧增加。除此以外，美国放射肿瘤学会（American Society for Radiation Oncology，ASTRO）更新了它的示范政策，推荐将质子治疗纳入医疗保险覆盖范围之内[16]。美国国家综合癌症网络（National Comprehensive Cancer Network，NCCN）的《头颈部肿瘤临床实践指南》已将质子治疗视为先进适形放射治疗的一种标准选择，具有多种适应证[17]。

本章的其余部分将按头颈部肿瘤解剖部位进行展开，并将在最后简单说明质子治疗在复发或第二原发 HNC 中的应用。每个特定部位的章节回顾了：①质子治疗（特别是 IMPT）相对于 IMRT 对关键器官保护和正常组织保留方面的剂量学优势，并用病例说明；②迄今为止包括疾病控制和减少毒性反应的临床结果；③目前发表的质子治疗和光子治疗的治疗结果比较；④正在进行中的 HNC 质子治疗的前瞻性研究；⑤该领域进一步发展的机遇和未来方向。

## 颅底肿瘤：脊索瘤和软骨肉瘤

颅底肿瘤是头颈部第一个常规使用质子治疗的肿瘤，这是由于其肿瘤生长部位复杂，邻近关键结构，以及传统光子治疗受到正常组织耐受剂量的限制，使靶区照射剂量相对不足而导致疗效不佳。大量的回顾性研究表明，质子治疗的治疗结局明显好于过去的治疗（表 13.1）。因此，质子治疗目前被广泛接受作为颅底脊索瘤和软骨肉瘤（chordoma and chondrosarcoma）放射治疗的首选方式。考虑到这些肿瘤的位置以及它们邻近的关键中枢神经系统结构（即脑干、大脑和视觉传导通路），使用先进的患者摆位/定位技术和鲁棒的计划策略对于尽量减少和解决生物物理不确定性（例如质子射程）是至关重要的。未来进一步改善这些肿瘤和其他经典的放疗不敏感肿瘤预后的方向包括优化质子治疗计划的 LET 分布[18]，寻找提高质子射程末端 RBE 的方法[19]。

## 鼻窦肿瘤

在上述颅底肿瘤的临床实践基础上，许多中心已将质子治疗作为各种组织学类型的鼻窦恶性肿瘤的首选放射治疗方法，且临床结果令人鼓舞（表 13.2）。这些单中心研究中规模最大的一项评估了 1991—2002 年之间 102 例不同组织学亚型的肿瘤患者，他们接受或未接受手术治疗，并予术后辅助或根治性光子-质子联合治疗。对于中位随访时间超过 5 年的存活患者，采用质子治疗进行治疗后的局部控制率非常好：完全手术切除的患者为 95%，部分手术切除的患者为 82%，未切除或完整肿瘤的患者为 87%。最常见的复发模式是远处转移，5 年内约有 30% 的患者发生。不出所料，手术切除的程度与肿瘤远处转移和患者长期预后相关[20]。在另一项研究中，Truong 等人报道了使用高剂量［中位 76Gy（RBE）］质子治疗来治疗蝶窦肿瘤（一个生长部位特别具有挑战性的肿瘤）的 2 年局部控制率为 86%[21]。

值得注意的是，表 13.2 总结的研究中，不可切除的黏膜黑色素瘤患者经质子治疗后其局部控制率和生存率都很高。一般来说，该部位的此类肿瘤的放射治疗毒性反应发生率往往很高，高级别的毒性反应发生率可达 20%。然而，这些发生率仍与现有的光子治疗数据相当，这可能是由于采用质子治疗的病例更具挑战性，因此导致偏倚。Patel 等人的一项荟萃分析总结了大量回顾性证据，并为质子和光子治疗鼻窦肿瘤（sinonasal tumors）的疗效对比提供了强有力的数据。这些结果显示了粒子或质子治疗的生存获益更具优势；在中位随访时间约 40 个月的条件下，粒子治疗组的患者五年生存率高于光子治疗组［相对危险度（relative risk，RR）：1.51；P=0.003 8］，同时其在最长随访时间的条件下也高于光

表 13.1 ▋ 脊索瘤和软骨肉瘤质子治疗的评价研究

| 参考文献 | 患者数量/例 | 研究类型 | 肿瘤部位 | 治疗 | 结果 | 毒性 | 结论 |
|---|---|---|---|---|---|---|---|
| Rombi 等人 | 26 | 回顾性 | 颅底和中轴骨脊索瘤(19)或软骨肉瘤(7) | 手术/活检,点扫描 PBR,脊索瘤平均剂量 74CGE,软骨肉瘤平均剂量 66CGE,每次 1.8~2CGE | 5 年 LC:81%(脊索瘤),80%(软骨肉瘤); 5 年 OS:89% 和 75% | 无高级别急性或晚期毒性 | 点扫描导致极好的局部控制及可接受的晚期毒性率 |
| McDonald 等人 | 16 | 回顾性 | 经 手术 (15/16) 及 EBRT 治疗的颅底、脊柱脊索瘤 | PBR 剂 量 71.2~ 79.2CGE | 2 年 LC:85%; 2 年 CSS:88%; 2 年 OS:80% | 3 例双侧颞叶坏死,1 例脑脊液漏合并脑膜炎,1 例缺血性脑干卒中 | 对于复发性颅底脊索瘤或脊柱脊索瘤患者,再程放疗是一种可行的选择 |
| Ares 等人 | 64 | 回顾性 | 颅底脊索瘤和软骨肉瘤(22) | 手术/活检后行点扫描 PBR;平均剂量 68.4CGE,每次 1.8~2CGE 4 天/周 | 5 年 LC:81%(脊索瘤),94%(软骨肉瘤); 5 年 DFS:81% 和 100%; 5 年 OS:62% 和 91% | 94% 患 者 5 年内无高级别毒性;2 例出现 3~4 级视神经病变,2 例出现 3 级有症状的颞叶损伤 | 点扫描技术是安全的,其疗效和毒性反应发生率与被动散射技术相似 |

续表

| 参考文献 | 患者数量/例 | 研究类型 | 肿瘤部位 | 治疗 | 结果 | 毒性 | 结论 |
|---|---|---|---|---|---|---|---|
| Rutz 等人 | 10 | 回顾性 | 颅底、脊柱脊索瘤(6)和软骨肉瘤(4) | 手术后行扫描PBR;平均剂量:66~74CGE,有/无化疗 | 3年LC,DFS,和OS:100% | 仅报告了1级急性毒性。晚期毒性3例:脑垂体、脱发,影像学显示的脑病改变和听觉改变 | IMPT与被动散射技术具有相似的安全性和有效性,但可能允许更大剂量照射 |
| Noël 等人 | 100 | 回顾性 | 颅底或颈椎脊索瘤 | 手术/活检,质子-光子联合放射治疗;平均剂量67CGE | 2年LC:86%;4年LC:54%;2年OS:94%;5年OS:81% | 晚期并发症42例;视力丧失11例,神经心理并发症11例,听力下降21例,垂体功能紊乱16例 | 靶区剂量均匀性是疾病控制的一个重要预测因子 |
| Munzenrider 等人 | 519 | 回顾性 | 颅底脊索瘤和软骨肉瘤 | 手术/活检后行质子-光子联合放射治疗;剂量:66~83CGE | 5年LRFS:73%(脊索瘤),98%(软骨瘤);5年OS:80%和91% | 3例死于脑干损伤,8例发生颞叶损伤;报告的其他毒性反应包括听力损失、颅神经病变、内分泌病变 | 手术后行PBR是颅底脊索瘤和软骨肉瘤患者的最佳治疗策略 |

CGE,钴Gy当量;CSF,脑脊液;CSS,脊索瘤特异生存期;DFS,无病生存期;EBRT,体外放射治疗;IMPT,调强质子治疗;LC,局部控制;LRFS,无局部复发生存期;OS,总生存期;PBR,质子束放疗。
改编自 Holliday EB,Frank SJ. Proton radiation therapy for head and neck cancer:a review of the clinical experience to date. Int J Radiat Oncol Biol Phys. 2014;89(2):292-302. With permission.

表 13.2 鼻窦恶性肿瘤质子治疗的评价研究

| 参考文献 | 研究类型 | 年份 | 患者数量 | 技术 | 与光子治疗比较 | 同步化疗/% | 手术/% | 组织学类型 | 中位随访时间 | 结果 | 晚期毒性 |
|---|---|---|---|---|---|---|---|---|---|---|---|
| Resto等人[20] | 回顾性 | 1991—2002 | 102 | PSPT | 否 | 4 | 100 | 多种 | 61个月 | 完全切除、部分切除和仅活检患者的5年LC分别为:95%、82%和87%;5年OS:90%、53%和49% | 未报告 |
| Nakamura等人 | 回顾性 | 1999—2012 | 42 | PSPT | 否 | 26 | 0 | 嗅神经母细胞瘤 | 69个月 | Kadish分期A期:5年OS/PFS:100/80%;Kadish分期B期86/65%;Kadish分期C期:76/39% | 6例发生3~4级的毒性(3例同侧视力损害;1例双侧视力下降;1例溢泪;1例白内障) |
| Russo等人 | 回顾性 | 1991—2008 | 54 | PSPT | 否 | 39 | 69 | 鳞状细胞癌 | 82个月 | 5年LRC:73%;OS:47% | 9例发生3级的毒性,6例4级的毒性。主要是伤口部位问题(如瘘管)。没有5级毒性发生 |

续表

| 参考文献 | 研究类型 | 年份 | 患者数量 | 技术 | 与光子治疗比较 | 同步化疗/% | 手术/% | 组织学类型 | 中位随访时间 | 结果 | 晚期毒性 |
|---|---|---|---|---|---|---|---|---|---|---|---|
| Dagan 等人 | 回顾性 | 2007—2013 | 84 | PSPT | 否 | 75 | 74 | 多种 | 32个月 | 3 年 LC:83%;淋巴结控制率:94%;无远处转移率:73.2%;OS:68% | 3~5 级毒性:整体发生率 24%;中枢神经系统坏死:2 级占 11%,3 级占 4%,5 级 1 例。3~4 级骨或软组织坏死 7 例;3 例患者死于治疗相关并发症(5级) |
| Nakamura 等人[20] | 前瞻性 | 2009—2011 | 26 | PSPT | 否 | 100 | 0 | 多种 | 未报告 | 3 年 OS:58% | 4 级毒性:2 例(骨环死、视网膜病变);3 级毒性:4 例(白内障:2 例,黏膜炎/皮炎:2 例) |
| McDonald 等人 | 回顾性 | 2010—2014 | 14+26 | PSPT | 是 | 75 | 未报告 | 多种 | 未报告 | 未报告 | IMRT 组更多使用饲管饮食和吗啡患者(IMRT 组 NPC 患者更多,质子治疗组鼻旁窦肿瘤更多) |

续表

| 参考文献 | 研究类型 | 年份 | 患者数量 | 技术 | 与光子治疗比较 | 同步化疗/% | 手术/% | 组织学类型 | 中位随访时间 | 结果 | 晚期毒性 |
|---|---|---|---|---|---|---|---|---|---|---|---|
| Zenda等人 | 前瞻性 | 2008—2012 | 32 | PSPT | 否 | 0 | 0 | 黑色素瘤 | 36个月 | 1年LC:76%;3年OS:46%;PFS:36% | 无3级以上毒性病例报告 |
| Zenda等人 | 回顾性 | 1999—2008 | 90 | PSPT | 否 | 12 | 18 | 多种 | 57个月 | 5年OS:64%;PFS:44% | 3级晚期毒性17例(19%),4级6例(7%);脑脊髓炎2例;视神经功能障碍4例 |
| Linton等人 | 回顾性 | 2004—2012 | 26 | PSPT | 否 | 0 | 77 | 腺样囊性癌 | 25个月 | 2年LC:95%;OS:93%(先前未接受过放射治疗) | 3级晚期毒性2例,4级1例,5级1例(再程放疗后) |
| Takagi等人 | 回顾性 | 2002—2012 | 40 | PSPT | 否 | 0 | 0 | 腺样囊性癌 | 38个月 | 5年OS:63%;PFS:30%;LC:76% | 21例患者发生36次3级以上毒性事件(26%)。1级以上毒性24例,多为骨坏死;4级毒性9例(主要是失明);5级毒性3例(鼻咽溃疡)没有按照质子或碳离子疗法分组描述 |

续表

| 参考文献 | 研究类型 | 年份 | 患者数量 | 技术 | 与光子治疗比较 | 同步化疗/% | 手术/% | 组织学类型 | 中位随访时间 | 结果 | 晚期毒性 |
|---|---|---|---|---|---|---|---|---|---|---|---|
| Fuji 等人 | 回顾性 | 2006—2012 | 20 | PSPT | 否 | 0 | 0 | 黑色素瘤 | 35个月 | 3年 OS:68%;PFS:60% | 没有3级、5级毒性病例。4级1例(视神经病变) |
| Demizu 等人 | 回顾性 | 2003—2011 | 33 | PSPT | 否 | 0 | 0 | 黑色素瘤 | 18个月 | 2年 LC:71%;OS:44% | 3例 3~4级毒性反应:3级2例(白内障、口腔黏膜炎、疼痛;4级2例(视神经病变和视网膜病变) |
| Patel et al 人[22](荟萃分析) | 回顾性 | 1975—2013 | 286 | PSPT+CIT | 是 | | | 多种 | 38个月 | 合并的5年OS,带电粒子治疗高于光子治疗(相对危险度:1.51;95%置信区间:1.14~1.99;P=0.0038)最长随访时间条件下(1.27;1.01~1.59;P=0.037),5年DFS(1.93;1.36~2.75,P=0.0003) | |

CIT,碳离子治疗;DFS,无病生存期;G,等级;LC,局部控制;LRC,局部区域控制;PFS,无进展生存期;PSPT,被动散射质子治疗;RC,区域控制。

来源:Blanchard P,Gunn GB,Lin A,Foote RL,Lee NY,Frank SJ. Proton therapy for head and neck cancers. Semin Radiat Oncol. 2018;28(1):53-63. With permission.

子治疗组（*RR*：1.27；*P*=0.037）。5 年的局部控制率差异无统计学意义（*RR*：1.06；*P*=0.79），但最长随访时间的数据显示粒子治疗组的局部区域控制率较高（*RR*：1.18；*P*=0.031）。尽管纳入荟萃分析中的这些研究在一定程度上受到了回顾性单中心研究所固有的常见偏倚的限制，但鉴于这一系列数据均报道了强有力且令人满意的结果，粒子或质子治疗应被视为鼻窦恶性肿瘤治疗的有效选择[22]，并且该建议已被纳入 2017 年和 2018 年 NCCN HNC 指南中[17]。图 13.1 显示一

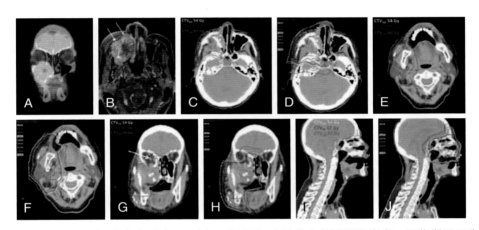

**图 13.1** 病例研究：鼻旁窦肿瘤。一例 61 岁女性，表现为右侧溢泪和鼻塞。影像学显示为一个破坏性的上颌窦肿块，活检显示肉瘤样鳞状细胞癌。(A)正电子发射断层显像/计算机断层扫描(PET/CT)的冠状位投影显示一个代谢活跃的肿瘤，侵犯到上颌窦的各个壁和眶底。(B)轴向 T1 钆增强磁共振图像显示肿瘤信号强化，充满上颌窦，并伴有中央坏死，向前延伸至面部软组织(白色箭头)、向后外侧进入咀嚼肌间隙。影像学未提示明显的局部或远处转移。该患者接受了上颌骨全切除、筛窦全切除以及蝶窦切除术，并清除蝶窦内容物，剥离咀嚼肌和翼腭间隙，切除受累硬腭。眶底被切除了，但眼球被保留了下来。最终病理评估证实为低分化肉瘤样鳞状细胞癌伴骨和软组织受累，最终手术切缘阴性。筛窦标本含有肿瘤，但蝶窦内容物没有。未见神经或淋巴血管侵犯。缺损用游离腓骨皮瓣重建，眶底用钛板重建。后患者接受术后放疗，采用主动扫描调强质子治疗，治疗模拟和实施时使用带咬合器(bite block)的张口压舌支架。瘤床区，包括重建皮瓣及其边缘[高剂量 CTV(high-dose clinical target volume，$CTV_{HD}$)]，给予 60Gy(RBE)，术区[中等剂量 CTV(intermediate-dose CTV，$CTV_{ID}$)]，给予 57Gy(RBE)，右上颈部 Ib~II 区[预防性剂量 CTV(elective dose to the CTV，$CTV_{ED}$)]，给予 54Gy(RBE)，均采用每天 1 次，共 30 次的分次照射。(C~J)CTV 和剂量分布突出了对高剂量区域的适形性及对大脑、脑干和口腔(非靶区)的等危及器官累积剂量的良好限制。对右侧视神经的最大剂量(G 图中白色箭头)限制在 60Gy(RBE)。完成治疗后 1 年，患者双眼保持功能性视力，没有疾病复发，但右眼出现轻度角膜病变及新发的白内障，采用水合物滴眼液保守治疗(来源：Garden AS，Beadle BM，Gunn GB. Paranasal sinuses. In：Garden AS，Beadle BM，Gunn GB，eds. *Radiotherapy for Head and Neck Cancers*：*Indications and Techniques*. 5th ed. New York，NY：Wolters Kluwer；2017：279-281. With permission.)

项涉及对鼻旁窦（paranasal sinus）（上颌骨）肿瘤进行术后质子治疗的病例研究。图 13.2 显示一项利用 IMPT 治疗鼻腔/前颅底肿瘤的病例研究，该研究涉及使用准直器来避开眼前部和角膜。

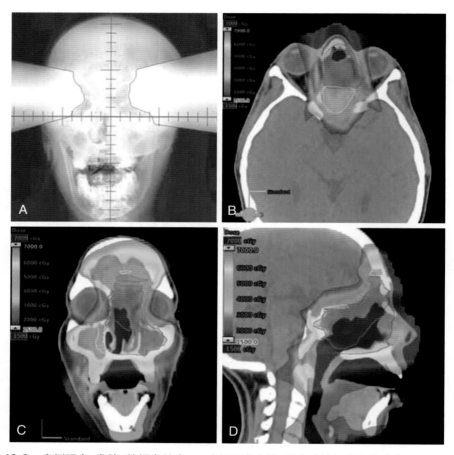

**图 13.2**　病例研究：鼻腔，前颅底肿瘤。一例 33 岁女性，患有嗅神经母细胞瘤（Kadish 分期 C 期，Hyams 分级 3 级），肿瘤中心位于左鼻筛窦区，并穿过筛板延伸至前颅窝，侵犯硬脑膜但未侵及大脑，侵犯左侧筛骨纸板和左侧眼眶内侧部。该患者通过联合内镜和经面前部入路开放手术，肿瘤大体获得了完全切除，但多处切缘阳性。患者行术后调强质子治疗，同时期予以顺铂每周方案化疗。质子治疗使用了主动（点）扫描技术，使用黄铜准直器以遮挡眼睛前部和角膜，并获得锋利的侧向半影，特别是在右侧视神经区域。（B~D）瘤床区给予 64Gy（RBE）（红色轮廓），术区 56Gy（RBE）（蓝色轮廓），预防性区域 54Gy（RBE）（双侧面部淋巴管、咽后淋巴结和颈部 Ib/II 区淋巴结）（黄色轮廓），所有治疗均在一个分 32 次的综合计划中进行。（A）黄铜准直器遮挡眼睛的前斜野影像，横断位（B）、冠状位（C）和矢状位（D）的剂量分布。横断位（B）、冠状位（C）图像显示射野覆盖了眼眶内侧的同时避开了眼睛前部。矢状位（D）图像显示射野覆盖了前颅底和硬脑膜目标靶区同时避开了大脑

# 咽部和口腔肿瘤（Pharyngeal and Oral Tumors）

因为大多数咽癌患者［尤其是人乳头瘤病毒相关的口咽癌（oropharyngeal cancer，OPC）］相对年轻且身体状况好，并且长期预后普遍良好，所以这些患者有可能伴随治疗相关的后遗症存活数十年。减少急性和晚期毒性以及简单的治疗是目前最佳临床治疗中的重点，也是很多正在进行中的 OPC 临床研究的主要终点，其一般可通过减少总的放射治疗剂量/靶区（例如，减少肿瘤剂量）、改变全身治疗模式或两者联合而实现[23]。质子治疗是咽癌减少治疗强度的另一种可行方法，因为它可以在靶区周围形成更紧凑的剂量分布，从而减少甚至消除重要非靶区正常组织的受照剂量，同时维持肿瘤剂量，进而降低治疗相关毒性。来自 MD Anderson 和其他中心的初步报告表明，与 IMRT 相比，接受 IMPT 治疗的咽癌患者急性毒性发生率降低[24]，体重减轻和营养不良减少，营养管放置减少[25,26]，骨坏死减少[27]。

2005 年，Slater 等人首次发表了使用质子治疗来治疗咽癌的研究结果。该研究包括 29 例局部晚期患者，接受了 3D 适形放射治疗与推量被动散射质子治疗相结合的疗法。这些患者相比于同时期接受治疗且未行化疗的具有更好的临床结局，5 年局部区域控制率为 88.0%，无病生存率为 65%。2 年 3 级（或更高级别）毒性的累积发生率约为 16%[28]。表 13.3 总结了本研究及其他最新关于质子治疗 OPC、鼻咽癌和口腔癌的研究结果。Takayama 等人评价了光子-质子治疗联合动脉化疗作为局部晚期并拒绝手术的口腔癌患者的根治性治疗的疗效。在中位随访时间 43 个月的条件下，3 年的局部控制率、区域控制率、无进展生存率和总生存率是非常好的，分别为 87%、84%、74% 和 87%。虽然超过三分之一的患者出现了牙科并发症，但并未观察到 3 级放射性骨坏死[29]。在 MD Anderson，口腔癌的主要治疗方法是手术，对具有不良病理特征的患者行术后辅助放射治疗，联合或不联合化疗。

## 口咽癌

MD Anderson 的研究人员最近报告了一项研究，比较了 50 例接受 IMPT 治疗的 OPC 患者与 100 例同时期接受 IMRT 治疗的对照组患者。在中位随访时间 32 个月的条件下，两组生存率差异无统计学意义，IMPT 组 3 年总生存率为 94%，IMRT 组为 89%。然而，IMRT 组中更多的患者在治疗后 3 个月出现 3 级的体重减轻（相比基线减少 20%），也有更多的患者在治疗后 3 个月［IMPT 组的比值比（odds ratio，OR）：0.44；$P=0.05$］及在治疗后 1 年（$OR$：0.23；$P=0.01$）需留置胃造瘘管[25]。

随后，对上述研究中接受 IMPT 患者的局部和区域失败模式进行的剂量学

表 13.3 ■ 咽、口腔肿瘤质子治疗的评价研究

| 参考文献 | 肿瘤部位 | 年份 | 研究类型 | 技术(剂量) | 与IMRT比较 | 同步化疗 | 患者数量 | 中位随访时间 | 结果 | 毒性反应 |
|---|---|---|---|---|---|---|---|---|---|---|
| Slater 等人[28] | 口咽癌 | 1991—2002 | 回顾性 | 钴(50.4Gy),推量 PSPT(25.5Gy) | 否 | 否 | 29 | 28个月 | 5年 LRC:88.0%;DFS:65% | 2年3级以上毒性的累积发生率16% |
| Gunn 等人[24];Blanchard 等人[25];Sio 等人[30] | 口咽癌 | 2011—2014 | 前瞻性 | IMPT(70Gy) | 是 | 是 | 50 | 30个月 | 3年 LRC:91.0%;OS:94.3% | 3个月,1年胃造瘘管使用减少,严重的体重减轻发生减少;亚急性生活质量下降减少 |
| Chan 等人[32] | 鼻咽癌 | 2006—2011 | 前瞻性 | PSPT(70Gy),上颈部 | 否 | 是 | 23 | 28个月 | 2年 LRC:100%;OS:100% | 符合预期 |
| Lewis 等人[10];Holliday 等人[26] | 鼻咽癌 | 2011—2013 | 前瞻性 | IMPT(70Gy) | 是 | 是 | 10 | 24个月 | 2年 LRC:100%;OS:88.9% | 相比于IMRT,IMPT组患者的胃造瘘管使用更少 |
| Takayama 等人[29] | 口腔癌 | 2009—2012 | 前瞻性 | 光子(36Gy)和推量 PSPT(28.6~39.6Gy),未行手术 | 否 | 动脉内化疗 | 33 | 43个月 | 3年 LC:86.6%;RC:83.9%;OS:87.0% | 无3级以上骨坏死 |

IMPT,调强质子治疗;IMRT,光子调强放射治疗;LC,局部控制;LRC,局部区域控制;OS,总生存期;PSPT,被动散射质子治疗;RC,区域控制。

注意:质子剂量以 Gy(RBE)表示。

来源:Blanchard P,Gunn GB,Lin A,Foote RL,Lee NY,Frank SJ. Proton therapy for head and neck cancers. *Semin Radiat Oncol*. 2018;28(1):53-63. With permission.

分析表明,发生在靶区高危区内的失败事件均未出现靶区漏照。这些基于形变图像配准的发现,为这些高度调强的 IMPT 方案的鲁棒性原理提供了证据。IMPT 组的结果如下:总体中位体重减轻约为 7%,其中 6 例患者体重减轻超过 10%,1 例患者体重减轻超过 20%。1 例患者在 IMPT 治疗前需要使用营养管,11 例患者在 IMPT 治疗中需要使用营养管;IMPT 治疗后营养管使用的中位时间为 82 天(范围:28~497 天)。至于晚期效应,5 例患者在 IMPT 后需要使用营养管超过 3 个月,只有 1 例患者需要使用营养管超过 1 年,且在置管 18 个月后被移除。在最近的随访中,没有患者出现持续性 3 级(或更高级别)的吞咽困难,也没有出现 IMPT 后新发误吸或食管狭窄。1 例患者在治疗结束后 16 个月出现口咽部黏膜溃疡;高压氧治疗后溃疡稳定,症状得到改善。大约有 52% 的患者在随访过程中出现了 2 级(或更高级别)的口干,但在最近的随访中,在 48 例存活患者中,只有 10 例(21%)出现了 2 级口干,32 例(67%)出现了 1 级口干,6 例(12%)出现了 0 级口腔干燥[24]。Sio 等人对患者报告结局的一项纵向分析显示,与 IMRT 相比,IMPT 后的亚急性期或早期恢复期中,10 种最常见的患者自述症状的发生减少,这个结果表明 IMPT 治疗后急性毒性的恢复可能比 IMRT 快[30]。

MD Anderson 的 Zhang 等人的另一项研究对比评估了 OPC 患者分别接受 IMPT 与 IMRT 治疗后下颌骨受照剂量和放射性骨坏死事件的发生。在 2011—2014 年接受治疗的 584 例患者中,50 人接受 IMPT,其余人接受 IMRT。中位随访时间为 33 个月,对于那些发生放射性骨坏死的患者,骨坏死事件发生的中位时间为 11.4 个月。总的来说,除了最大点剂量外(受肿瘤靶区的位置影响),IMPT 组的下颌骨剂量更低(例如,最小剂量为 0.8Gy vs. 7.3Gy,平均剂量为 25.6Gy vs. 41.2Gy;$P<0.001$)。IMPT 组的放射性骨坏死发生率和严重程度均低于 IMPT 组:IMPT 组 2%(1 级 1 例)vs. IMRT 组 7.7%(4 级 12 例,3 级 5 例,2 级 1 例,1 级 23 例)[27]。

考虑到这些剂量学上的优势,以及在疾病控制、急性毒性和晚期毒性方面令人满意的前期发现,一项前瞻性、多中心、随机Ⅱ/Ⅲ期试验被提出并正在进行中,其比较了 IMPT 和 IMRT 对于局部晚期 OPC 患者的疗效(NCT01893307)。Frank 等人报道了该试验的科学背景、基本原理、目前状态和当前主要终点的统计学设计(非劣效性、无进展生存期),以及一些关于量化质子治疗来治疗 OPC 的价值的重要二次分析[31]。一项前瞻性的观察性研究也正在 MD Anderson 进行,研究对象是倾向于单一治疗方式的早期或病灶体积小的 OPC 患者(NCT02663583)。后一项研究中的患者采用目前最先进的方法治疗,要么采用 IMPT,要么采用经口腔机器人手术和颈部淋巴结清扫,主要终点是通过监测患者治疗前、治疗中和治疗后的活动(使用可穿戴设备)来获得的功能性结果。图 13.3 显示了一例接受 IMPT 治疗的 OPC 患者的病例研究。

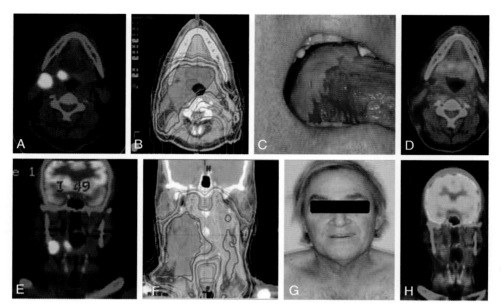

**图 13.3**　病例研究：口咽癌。一例 67 岁男性、T2N2b 期［根据美国癌症联合委员会（American Joint Committee on Cancer，AJCC）分期手册第 7 版定义］、人乳头瘤病毒阳性的右侧舌根鳞状细胞癌患者。（A 和 E）正电子发射断层显像/计算机断层扫描（PET/CT）显示代谢活跃的肿瘤原发灶和颈部淋巴结转移灶。（B 和 F）横断位（B）和冠状位（F）上多野优化调强质子治疗计划的等剂量线。（C 和 G）接受 66Gy（RBE）照射并同时期给予西妥昔单抗后，患者舌根部出现融合性黏膜炎，而舌前部（C）无黏膜炎，颈部出现 2 级放射性皮炎（G），说明治疗反应与治疗计划分布一致。（D 和 H）治疗后 10 周，PET/CT 提示临床、代谢和影像学完全缓解。患者在治疗后 2.5 年仍无疾病复发迹象［来源：Frank SJ，Cox JD，Gillin M，et al. Multifield optimization intensity modulated proton therapy for head and neck tumors：a translation to practice. *Int J Radiat Oncol Biol Phys*. 2014；89（4）：846-853. With permission.］

## 鼻咽癌

　　据报道，IMPT 对鼻咽癌也有很好的疗效。两个单中心研究报告了极好的 2 年局部区域控制率（100%）和生存率（89%~100%）[10,32]。MD Anderson 的 Holiday 等人对 30 例鼻咽癌患者进行深入的剂量学分析后报告了临床结果，其中 10 例接受了 IMPT，20 例接受了 IMRT。治疗结束时，IMPT 组仅 2 例（20%）患者需要留置营养管，而 IMRT 组有 13 例（65%）患者需要留置营养管（P=0.020）。IMPT 可使口腔、脑干、全脑和下颌骨的平均受照剂量显著降低，而较高的口腔平均受照剂量与是否需要留置营养管相关（P<0.001）。具体而言，口腔平均受照剂量小于 26Gy 的患者均不需要留置营养管，但口腔平均受照剂量大于 41.8Gy 的所有患者均需留置营养管。多因素分析显示，只有较高的口腔平均受照剂量与留置

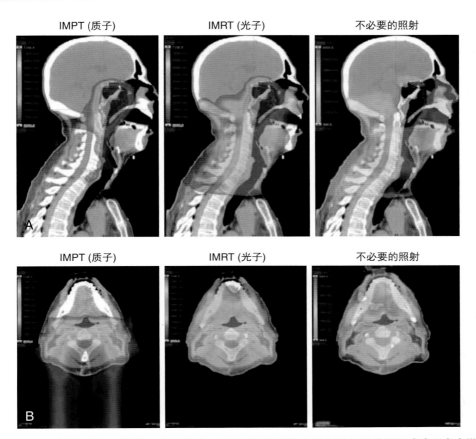

**图 13.4**　病例研究:一例鼻咽癌患者的 IMPT 或 IMRT 治疗计划的矢状位视图(A)和(B)横断位视图。左,IMPT 计划的剂量分布;中间,IMRT 计划的剂量分布;右,应用 IMPT 可以消除的 IMRT 计划中不必要的照射[ 来源:Holliday EB,Garden AS,Rosenthal DI,et al. Proton therapy reduces treatment-related toxicities for patients with nasopharyngeal cancer:a case-match control study of intensity-modulated proton therapy and intensity-modulated photon therapy. *Int J Particle Ther*. 2015;2(1):19-28;distributed under Creative Commons CC-BY.With permission. ]

营养管相关($OR$:1.31/口腔受照剂量增加 1Gy;$P$=0.003)[26]。图 13.4 显示了一例鼻咽癌患者 IMPT 和 IMRT 剂量分布上的差异。

## 局部-区域复发肿瘤的再程放疗

考虑到应尽可能地减少累积辐射剂量以避免严重毒性的发生,质子治疗也被考虑用于局部-区域复发肿瘤或 HNC 第二原发肿瘤的再程放疗。表 13.4 总

表13.4 ■ 质子治疗用于头颈部肿瘤再程放疗的评价研究

| 参考文献 | 年份 | 技术 | 研究类型 | 患者数量 | 手术% | 同步化疗% | 组织学类型(人数) | 中位随访时间 | 结果 | 毒性反应 |
|---|---|---|---|---|---|---|---|---|---|---|
| McDonald等人[?] | 2004—2014 | PSPT | 回顾性 | 61 | 47.5 | 29 | SCC(32),其他(29) | 29个月 | 2年LF:19.7%;OS:32.7% | 8例3级毒性(骨和软组织坏死);3例4级毒性(单侧失明2例,软组织坏死1例);3例治疗相关死亡(5级)(1例急性和2例晚期) |
| Phan等人[34] | 2011—2015 | PSPT(15人) IMPT(45人) | 前瞻性 | 60 | 58 | 73 | SCC(40) 其他(20) | 13.6个月 | 1年LRFFS:68.4%;OS:83.8% | 急性3级以上毒性发生率30%,其中需留置营养管22%;1年3级以上毒性发生率16.7%;3例治疗相关死亡(5级) |
| Romesser等人[33] | 2011—2014 | PSPT | 回顾性 | 92 | 39 | 39 | SCC(52) 其他(40) | 13.3个月 | 1年LRF:25.1%;OS:65.2% | 3级以上晚期毒性:皮肤6例(8.7%),吞咽困难4例(7.1%);1例治疗期间死亡(进展)和2例5级晚期出血 |
| Hayashi等人 | 2009—2013 | PSPT | 前瞻性 | 25 | 46 | 动脉内化疗 | SCC(25) | 24个月 | 2年LF:30%;OS:46% | 1例发生4级晚期毒性,没有5级毒性发生;患者中有些以前接受过放疗,有些是手术后复发的,其副作用可能是被低估 |

G,等级;IMPT,调强质子治疗;LF,局部失败;LRF,局部区域失败;LRFFS,局部区域无复发生存;OS,总存期;PSPT,被动散射质子治疗;SCC,鳞状细胞癌。

来源:Blanchard P,Gunn GB,Lin A,Foote RL,Lee NY,Frank SJ. Proton therapy for head and neck cancers. Semin Radiat Oncol. 2018;28(1):53-63.With permission.

结了已发表的质子治疗作为再程放疗的结果,并在本节的其余部分进行了重点介绍。

一项多中心回顾性研究分析了 92 例接受被动散射质子再程放疗的患者,结果显示,再程放疗 1 年后,局部-区域复发的累积发生率为 25%,累积总生存率为 65%[33]。急性和晚期毒性情况被认为是可接受的,作者推测这是由于使用质子治疗进行再程放疗时周围正常组织的剂量较低。

来自 MD Anderson 的 Phan 等人最近报道了 60 例患者再程放疗后的疾病控制和生存情况,其中 15 例接受被动散射质子治疗,45 例接受 IMPT。1 年的无局部区域失败率(68%)和总生存率(84%)都令人满意[34]。来自 MD Anderson 的另一个研究小组报告了 19 例接受颅底再程放疗的患者针对咽后淋巴结转移灶行局部适形再程放疗的临床结果;在接受质子治疗的 4 例患者(所有患者均采用被动散射技术治疗)中未观察到 3 级(或更高级别)晚期毒性的发生[35]。

关于再程放疗的毒性,表 13.4 中的研究已证实,与光子(X 射线)一样,对头颈部的再程放疗将会增加发生严重毒性的风险。为了改善这些结果,来自 MD Anderson 的研究人员正在进行一项关于再程放疗的随机 II 期研究,比较立体定向消融放射治疗和 IMRT 或 IMPT 用于治疗不能手术的、但以往接受过放射治疗的 HNC 患者的 2 年后毒性发生率(NCT03164460)。

## 眶周肿瘤

在 MD Anderson,选择性眶周肿瘤(periorbital tumors)治疗常采用保留眼眶的多学科方法,其综合目标是治疗肿瘤、保留视觉功能以及保持面部和眼眶美观。最近报道了 20 例患者在接受眼眶/眼球保留手术后再行质子治疗的研究结果,包括泪腺(7 例),鼻泪管(10 例)和眼睑(3 例)上皮恶性肿瘤。最常见的组织学类型是腺样囊性癌(adenoid cystic carcinoma)和鳞状细胞癌。中位随访时间 27 个月的条件下,无患者发生局部复发,1 例患者发生区域复发,1 例患者发生远处转移。主要毒性反应为 3 例 3 级慢性溢泪和 3 例 3 级暴露性角膜病变。在最近的随访中,发现 4 例患者出现视力较基线下降。值得注意的是,慢性 3 级毒性反应与角膜受到的最大剂量相关:接受低于 36Gy(RBE)的患者没有出现这种毒性反应,目前,这一阈值已成为了我们临床实践中的剂量约束[36]。质子治疗目前作为眶周肿瘤患者的一种治疗选择被纳入 NCCN 指南[17]。对内眦或鼻泪囊肿瘤患者的治疗模拟和递送包括使用一种侧向眼凝视技术和用于获得锋利的侧向半影的准直器,以最大限度地保护角膜。在治疗计划过程中,当使用眼球偏转技术时,必须注意到视神经向靶区的旋转,因此,这种技术不常规用于治疗泪腺肿瘤。图 13.5 显示了一项质子治疗来治疗眶周肿瘤的病例研究。

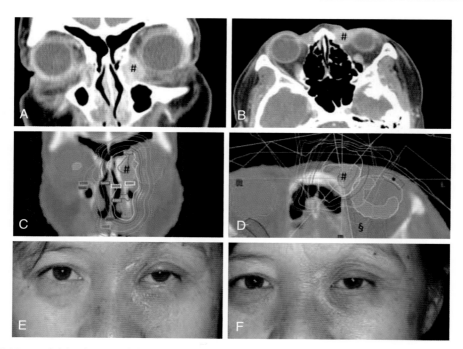

**图 13.5**　病例研究：眶周肿瘤。1 例左侧鼻泪管（#）鳞状细胞癌患者术前计算机断层扫描（CT）冠状位（A）和横断位（B）图像，该患者接受了眼眶保留手术，术后接受使用眼球偏转技术的质子治疗。冠状位（C）和横断位（D）治疗计划显示肿瘤部位（#）给予 60Gy（相对生物学效应）的剂量，同时避开角膜（*）和视神经（§）。治疗结束时（E）与随访 6 个月后（F）的照片显示治疗区域的放射性皮炎得到缓解。该患者在治疗后 7 年无疾病复发，视力保持在治疗前水平，无明显眼部毒性[ 来源：Holliday EB，Esmaeli B，Pinckard J，et al. A multidisciplinary orbit-sparing treatment approach that includes proton therapy for epithelial tumors of the orbit and ocular adnexa. *Int J Radiat Oncol Biol Phys*. 2016；95（1）：344-352. With permission. ]

## 皮肤、唾液腺和单侧颈部治疗

　　起源于小唾液腺的腺样囊性癌将在下一节中单独讨论。关于单侧颈部治疗，Kandula 等人比较了 5 例接受单侧颈部主动（点）扫描质子治疗和 IMRT 的患者的剂量学参数。结果显示，质子治疗和 IMRT 具有相同的靶区覆盖范围，但质子治疗显著降低了对侧颌下腺、腮腺、口腔、脊髓和脑干的平均剂量[9]。Romesser 等人报告了 41 例大唾液腺恶性肿瘤或皮肤鳞状细胞癌患者接受同侧或单侧颈部放疗后的剂量学结果和治疗结局。该研究在 2011—2014 年进行，当时作者治疗此类病例的临床实践正从常规使用 IMRT 转向使用质子治疗。23 例患者（56%）接受了 IMRT，18 例（44%）接受了质子治疗。与质子治疗计划相

比,IMRT 计划有更高的脑干中位最大剂量[ 29.7Gy vs. 0.62Gy(RBE);$P<0.001$ ],
脊髓最大剂量[ 36.3Gy vs. 1.88Gy(RBE);$P<0.001$ ],口腔平均剂量[ 20.6Gy vs.
0.94Gy(RBE);$P<0.001$ ],对侧腮腺平均剂量[ 1.4Gy vs. 0.0Gy(RBE);$P<0.001$ ],
以及对侧颌下腺平均剂量[ 4.1Gy vs. 0.0Gy(RBE);$P<0.001$ ]。值得注意的是,接
受质子治疗的患者 2 级(或更高级别)急性味觉障碍(5.6% vs. 65.2%;$P<0.001$);
黏膜炎(16.7% vs. 52.2%;$P=0.019$)和恶心(11.1% vs. 56.5%;$P=0.003$)的发生率
也较低[37]。本研究为其他适合单侧放射治疗的肿瘤(例如偏向一侧生长的扁桃
体癌)接受质子治疗的临床获益提供了证据,图 13.6 显示了一个病例研究。

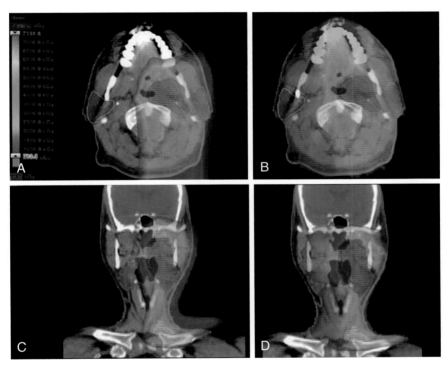

**图 13.6**　病例研究:单侧扁桃体肿瘤。同一患者 IMRT 计划(B 和 D)和主动扫描质子治疗
计划(A 和 C)的代表性横断位和冠状位视图。两者具有相似的适形性,但质子治疗计划整体
剂量更少[ 来源:Kandula S,Zhu X,Garden AS,et al. Spot-scanning beam proton therapy
vs intensity-modulated radiation therapy for ipsilateral head and neck malignancies:a
treatment planning comparison. Med Dosim. 2013;38(4):390-394. With permission. ]

## 腺样囊性癌

在选择质子或光子治疗时,不仅要考虑患者肿瘤的解剖部位,还要考虑肿瘤的组织学类型。腺样囊性癌由于对传统的放射治疗具有普遍的辐射抵抗性而受到特别关注。这些肿瘤起源于大唾液腺和小唾液腺,首选手术治疗,术后通常给予放射治疗。不可切除的腺样囊性癌通常起源于鼻咽部或累及颅底,治疗上采用根治性放疗或同步放化疗。Bhattasali 等人报告了在 MD Anderson 治疗的一个由 9 例患者组成的系列病例报告。所有 9 例患者均患有不可切除的头颈部腺样囊性癌(5 例鼻咽、2 例鼻旁窦、1 例口咽和 1 例喉);所有患者均接受了根治性质子治疗(1 例 PSPT 和 8 例 IMPT),剂量为 70Gy(RBE),同期行顺铂每周方案化疗。中位随访时间为 27 个月时,9 例患者中有 4 例获得完全缓解,另外 4 例病情稳定,1 例疾病进展,局部进展率约为 11%。关于毒性,4 例患者经历了 5 次 3 级急性事件,1 例患者发展为慢性 4 级视神经功能障碍(考虑到肿瘤的位置和局部控制所需的剂量,这是一个可预见的事件)[38]。Pommier 等人也报告了颅底腺样囊性癌患者在不行同期化疗的情况下,采用剂量递增质子治疗[中位剂量:76Gy(RBE)]也可以获得良好的控制率。在这个包含 23 例患者的研究中,除 3 例患者外,所有患者均接受了治疗(活检或次全切除术后),中位随访时间超过 5 年,5 年局部控制率为 93%[39]。据我们所知,这是目前发表的关于不能切除的腺样囊性癌最好的长期结果。

在一项更小的研究中,Holliday 等人报告了 16 例头颈部腺样囊性癌患者的结果,这些患者接受了手术治疗和术后 IMPT,中位剂量为 60Gy(RBE);12 例患者同时接受了以铂类为基础的化疗。中位随访时间为 24 个月。在最近的随访中,除 1 例患者外,所有患者均存活,且无疾病复发迹象。这些结果证明了考虑到术后鼻旁窦区的组织不均一性的 IMPT 计划的鲁棒性和有效性[40]。

## 结论

质子治疗,特别是 IMPT,目前被认为是 HNC 高度适形放疗的标准形式,其在肿瘤控制和降低毒性方面的安全性和临床疗效已在许多单中心的研究报告中得到证明。我们的标准指南(表 13.5)给出了当前质子治疗 HNC 的适应证。技术的持续进步,包括质子治疗计划、递送以及模拟生物物理特性,将充分发挥质子治疗的潜力。目前正在进行中的几项临床试验将更加充分地量化质子治疗的临床益处,并确定其在 HNC 治疗方面的价值。

## 表 13.5 ■ UT MDACC 对于头颈部肿瘤质子治疗当前临床适应证的总结

| 位置/疾病 | 常见组织学类型<br>（包括但不限于） | 质子治疗的临床和<br>病理适应证 | MD Anderson<br>当前质子治<br>疗研究的<br>ClinicalTrials.<br>gov 标识码 [a] |
|---|---|---|---|
| 鼻腔/鼻旁窦 | 鳞状细胞癌<br>鼻腔鼻窦未分化癌<br>腺样囊性癌<br>黏液表皮样癌<br>神经内分泌癌<br>（包括小细胞癌）；<br>嗅神经母细胞瘤<br>黑色素瘤 | 根治性：不能手术/不能切除；<br>术后：$T_3/T_4$，神经侵犯；骨侵犯；切缘阳性；淋巴结阳性；包膜外侵犯；光子治疗对关键结构和需要避免照射的结构的剂量超过耐受量，并可能导致毒性反应（大脑、脑干、视觉结构、角膜、黏膜、骨骼、神经等）<br>肿瘤直接蔓延或通过神经/神经周围间隙侵犯海绵窦，需对海绵窦或颅底裂孔进行放射治疗。（例如圆孔、卵圆孔、茎乳孔等）<br>促进眼眶/眼睛、功能性视力的保护和美观的保持 | NCT01627093<br>NCT00707473 |
| 颅底 | 脊索瘤<br>软骨肉瘤<br>鳞状细胞癌<br>鼻腔鼻窦未分化癌<br>腺样囊性癌<br>黏液表皮样癌<br>嗅神经母细胞瘤<br>黑色素瘤 | | |
| 眶周 | 鳞状细胞癌<br>腺样囊性癌<br>黏液表皮样癌<br>泪囊/泪管、泪腺、眼睑肿瘤 | | |
| 鼻咽 | 鼻咽癌（角化型和非角化型鳞状细胞癌和未分化癌）<br>腺样囊性癌 | 鼻咽癌：根治性；腺样囊性癌：根治性（通常不可切除）；术后；$T_3/T_4$，神经侵犯；骨侵犯；切缘阳性；淋巴结阳性；包膜外侵犯； | NCT01627093 |

| 位置/疾病 | 常见组织学类型（包括但不限于） | 质子治疗的临床和病理适应证 | MD Anderson当前质子治疗研究的ClinicalTrials.gov 标识码 [a] |
|---|---|---|---|
| 口咽 | 鳞状细胞癌腺样囊性癌黏液表皮样癌 | 鳞状细胞癌：根治性；术后；$T_3/T_4$，神经侵犯；骨侵犯；切缘阳性；淋巴结阳性；包膜外侵犯；T0（原发灶不明）但怀疑来源于咽；腺样囊性癌、黏液表皮样癌同鼻腔/鼻旁窦处的适应证颅底/颈静脉孔处的咽后淋巴结；单侧颈部放疗 | NCT01627093<br>NCT01893307<br>NCT02663583 |
| 喉/下咽部 | 鳞状细胞癌腺样囊性癌黏液表皮样癌 | 对于I/II期声门型鳞状细胞癌，质子治疗越来越多地被认为，相较于IMRT，其能最大限度地保护颈动脉以减少晚期血管后遗症（如脑卒中）的发生；对于其他喉部位/分期和下咽部，是否选择质子治疗是个体化的 | NCT01627093 |
| 甲状腺 | 分化型、未分化型和髓样甲状腺癌 | 是否选择质子治疗是个体化的，并在光子治疗不能充分满足正常组织的剂量约束时考虑 | NCT01627093 |
| 唾液腺（大和小） | 腺样囊性癌；黏液表皮样癌；唾液腺导管癌；癌在多形性腺瘤中（carcinoma ex-pleomorphic adenoma, ca-ex-PA）；腺泡细胞癌；累及腮腺的鳞状细胞癌 | 同鼻腔/鼻旁窦/颅底/眶周处的适应证单侧颈部放疗 | NCT01627093 |
| 皮肤（头皮、面部、眼睑/眼角、颈部） | 鳞状细胞癌基底细胞癌默克尔细胞癌黑色素瘤 | 根治性放疗或术后辅助放疗：靶区靠近或涉及颅底（如通过神经/神经周围间隙扩散）或靠近或涉及眶周，或肿瘤覆盖关键/需要避免照射的结构（如部分或全头皮放疗时照射到头皮下的大脑）单侧颈部放疗 | NCT01627093 |

续表

| 位置/疾病 | 常见组织学类型<br>（包括但不限于） | 质子治疗的临床和<br>病理适应证 | MD Anderson<br>当前质子治<br>疗研究的<br>ClinicalTrials.<br>gov 标识码 [a] |
|---|---|---|---|
| 口腔 | 鳞状细胞癌<br>腺样囊性癌<br>黏液表皮样癌 | 同鼻腔/鼻旁窦/颅底/眶周处适应证<br>单侧颈部放疗 | NCT01627093 |
| 局部-区域复发/再程放疗 | 鳞状细胞癌<br>鼻腔鼻窦未分化癌<br>鼻咽癌<br>腺样囊性癌<br>黏液表皮样癌<br>嗅神经母细胞瘤 | 根治性/挽救性：不可切除/不可手术；<br>术后：考虑具有高风险特征（如神经侵犯、包膜外侵犯、切缘阳性）<br>注意：考虑到潜在的严重毒性，必须仔细权衡对头颈部进行再程放疗的风险与收益，并且应该由足够专业的肿瘤中心对患者进行评估/管理 | NCT01627093<br>NCT03164460 |
| 良性肿瘤 | 颅底副神经节瘤（血管球瘤）（比如颈静脉/鼓室）；颈部副神经节瘤（血管球瘤）（比如迷走神经/颈动脉体）；多形性腺瘤 | 进行性或有症状的副神经节瘤（或为预防症状）倾向于根治性放疗；多次复发或多灶性多形性腺瘤倾向于术后放疗，对于不可切除的倾向于根治性放疗 | NCT01627093 |

淋巴瘤（lymphoma）、肉瘤（sarcomas）和儿童头颈部肿瘤将在单独的章节中讨论。

[a] 在 UT MDACC 接受质子治疗的所有头颈部肿瘤患者都有资格参与质子治疗相关的正常组织毒性数据收集试验（ClinicalTrials.gov 标识码：NCT00991094）。

（胡巧英 译　孙颖 校）

## 参考文献

1. Gunn GB, Garden A. Intensity-modulated radiation therapy for head and neck cancer: a decade of experience demonstrates improved patient outcomes. In: Heron D, Tishler R, eds. *Radiation Medicine Rounds—Head and Neck Cancer*. Vol 2, 2nd ed. New York, NY: Demos Medical; 2011:173-181.
2. Rosenthal DI, Chambers MS, Fuller CD, et al. Beam path toxicities to non-target structures during intensity-modulated radiation therapy for head and neck cancer. *Int J Radiat Oncol Biol Phys*. 2008;72(3):747-755.
3. Kocak-Uzel E, Gunn GB, Colen RR, et al. Beam path toxicity in candidate organs-at-risk: assessment of radiation emetogenesis for patients receiving head and neck intensity modulated radiotherapy. *Radiother Oncol*. 2014;111(2):281-288.

4. Gulliford SL, Miah AB, Brennan S, et al. Dosimetric explanations of fatigue in head and neck radiotherapy: an analysis from the PARSPORT Phase III trial. *Radiother Oncol.* 2012;104(2):205-212.
5. Lee N, Chuang C, Quivey JM, et al. Skin toxicity due to intensity-modulated radiotherapy for head-and-neck carcinoma. *Int J Radiat Oncol Biol Phys.* 2002;53(3):630-637.
6. Dabaja B, Salehpour MR, Rosen I, et al. Intensity-modulated radiation therapy (IMRT) of cancers of the head and neck: comparison of split-field and whole-field techniques. *Int J Radiat Oncol Biol Phys.* 2005;63(4):1000-1005.
7. Lawson JD, Otto K, Chen A, Shin DM, Davis L, Johnstone PAS. Concurrent platinum-based chemotherapy and simultaneous modulated accelerated radiation therapy for locally advanced squamous cell carcinoma of the tongue base. *Head Neck.* 2008;30(3):327-335.
8. Holliday EB, Kocak-Uzel E, Feng L, et al. Dosimetric advantages of intensity-modulated proton therapy for oropharyngeal cancer compared with intensity-modulated radiation: a case-matched control analysis. *Med Dosim.* 2016;41(3):189-194.
9. Kandula S, Zhu X, Garden AS, et al. Spot-scanning beam proton therapy vs intensity-modulated radiation therapy for ipsilateral head and neck malignancies: a treatment planning comparison. *Med Dosim.* 2013;38(4):390-394.
10. Lewis GD, Holliday EB, Kocak-Uzel E, et al. Intensity-modulated proton therapy for nasopharyngeal carcinoma: Decreased radiation dose to normal structures and encouraging clinical outcomes. *Head Neck.* 2016;38(suppl 1):E1886-E1895.
11. Quan EM, Liu W, Wu R, et al. Preliminary evaluation of multifield and single-field optimization for the treatment planning of spot-scanning proton therapy of head and neck cancer. *Med Phys.* 2013;40(8):081709.
12. Liu W, Frank SJ, Li X, et al. Effectiveness of robust optimization in intensity-modulated proton therapy planning for head and neck cancers. *Med Phys.* 2013;40(5):051711.
13. Zhu XR, Poenisch F, Li H, et al. A single-field integrated boost treatment planning technique for spot scanning proton therapy. *Radiat Oncol.* 2014;9:202.
14. Zhu XR, Li Y, Mackin D, et al. Towards effective and efficient patient-specific quality assurance for spot scanning proton therapy. *Cancers (Basel).* 2015;7(2):631-647.
15. Frank SJ, Cox JD, Gillin M, et al. Multifield optimization intensity modulated proton therapy for head and neck tumors: a translation to practice. *Int J Radiat Oncol Biol Phys.* 2014;89(4):846-853.
16. American Society for Radiation Oncology (ASTRO). ASTRO updates insurance coverage recommendations for proton therapy. Available from: https://www.astro.org/News-and-Publications/News-and-Media-Center/News-Releases/2017/ASTRO-updates-insurance-coverage-recommendations-for-proton-therapy/. Accessed June 9, 2018.
17. Colevas AD, Yom SS, Pfister DG, et al. NCCN Guidelines insights: head and neck cancers, version 1.2018. *J Natl Compr Canc Netw.* 2018;16(5):479-490.
18. Cao W, Khabazian A, Yepes PP, et al. Linear energy transfer incorporated intensity modulated proton therapy optimization. *Phys Med Biol.* 2017;63(1):015013.
19. Peeler CR, Mirkovic D, Titt U, et al. Clinical evidence of variable proton biological effectiveness in pediatric patients treated for ependymoma. *Radiother Oncol.* 2016;121(3):395-401.
20. Resto VA, Chan AW, Deschler DG, Lin DT. Extent of surgery in the management of locally advanced sinonasal malignancies. *Head Neck.* 2008;30(2):222-229.
21. Truong MT, Kamat UR, Liebsch NJ, et al. Proton radiation therapy for primary sphenoid sinus malignancies: treatment outcome and prognostic factors. *Head Neck.* 2009;31(10):1297-1308.
22. Patel SH, Wang Z, Wong WW, et al. Charged particle therapy versus photon therapy for paranasal sinus and nasal cavity malignant diseases: a systematic review and meta-analysis. *Lancet Oncol.* 2014;15(9):1027-1038.
23. Mirghani H, Blanchard P. Treatment de-escalation for HPV-driven oropharyngeal cancer: Where do we stand? *Clin Transl Radiat Oncol.* 2018;8:4-11.
24. Gunn GB, Blanchard P, Garden AS, et al. Clinical outcomes and patterns of disease recurrence after intensity modulated proton therapy for oropharyngeal squamous carcinoma. *Int J Radiat Oncol Biol Phys.* 2016;95(1):360-367.
25. Blanchard P, Garden AS, Gunn GB, et al. Intensity-modulated proton beam therapy (IMPT) versus intensity-modulated photon therapy (IMRT) for patients with oropharynx cancer—a case matched analysis. *Radiother Oncol.* 2016;120(1):48-55.

26. Holliday EB, Garden AS, Rosenthal DI, et al. Proton therapy reduces treatment-related toxicities for patients with nasopharyngeal cancer: a case-match control study of intensity-modulated proton therapy and intensity-modulated photon therapy. *Int J Part Ther.* 2015;2(1):19-28. doi:10.14338/IJPT-15-00011.1.

27. Zhang W, Zhang X, Yang P, et al. Intensity-modulated proton therapy and osteoradionecrosis in oropharyngeal cancer. *Radiother Oncol.* 2017;123(3):401-405.

28. Slater JD, Yonemoto LT, Mantik DW, et al. Proton radiation for treatment of cancer of the oropharynx: early experience at Loma Linda University Medical Center using a concomitant boost technique. *Int J Radiat Oncol Biol Phys.* 2005;62(2):494-500.

29. Takayama K, Nakamura T, Takada A, et al. Treatment results of alternating chemoradiotherapy followed by proton beam therapy boost combined with intra-arterial infusion chemotherapy for stage III–IVB tongue cancer. *J Cancer Res Clin Oncol.* 2016;142(3):659-667.

30. Sio TT, Lin H-K, Shi Q, et al. Intensity Modulated proton therapy versus intensity modulated photon radiation therapy for oropharyngeal cancer: first comparative results of patient-reported outcomes. *Int J Radiat Oncol Biol Phys.* 2016;95(4):1107-1114.

31. Frank SJ, Blanchard P, Lee JJ, et al. Comparing intensity-modulated proton therapy with intensity-modulated photon therapy for oropharyngeal cancer: the journey from clinical trial concept to activation. *Semin Radiat Oncol.* 2018;28(2):108-113.

32. Chan A, Adams JA, Weyman E, et al. A phase II trial of proton radiation therapy with chemotherapy for nasopharyngeal carcinoma. *Int J Radiat Oncol Biol Phys.* 2012;84(suppl 3):S151-S152.

33. Romesser PB, Cahlon O, Scher ED, et al. Proton beam reirradiation for recurrent head and neck cancer: multi-institutional report on feasibility and early outcomes. *Int J Radiat Oncol Biol Phys.* 2016;95(1):386-395.

34. Phan J, Sio TT, Nguyen TP, et al. Reirradiation of head and neck cancers with proton therapy: outcomes and analyses. *Int J Radiat Oncol Biol Phys.* 2016;96(1):30-41.

35. Pollard C, Nguyen TP, Ng SP, et al. Clinical outcomes after local field conformal reirradiation of patients with retropharyngeal nodal metastasis. *Head Neck.* 2017;39(10):2079-2087.

36. Holliday EB, Esmaeli B, Pinckard J, et al. A Multidisciplinary orbit-sparing treatment approach that includes proton therapy for epithelial tumors of the orbit and ocular adnexa. *Int J Radiat Oncol Biol Phys.* 2016;95(1):344-352.

37. Romesser PB, Cahlon O, Scher E, et al. Proton beam radiation therapy results in significantly reduced toxicity compared with intensity-modulated radiation therapy for head and neck tumors that require ipsilateral radiation. *Radiother Oncol.* 2016;118(2):286-292.

38. Bhattasali O, Holliday E, Kies MS, et al. Definitive proton radiation therapy and concurrent cisplatin for unresectable head and neck adenoid cystic carcinoma: a series of 9 cases and a critical review of the literature. *Head Neck.* 2016;38(suppl 1):E1472-E1480.

39. Pommier P, Liebsch NJ, Deschler DG, et al. Proton beam radiation therapy for skull base adenoid cystic carcinoma. *Arch Otolaryngol Head Neck Surg.* 2006;132(11):1242-1249.

40. Holliday E, Bhattasali O, Kies MS, et al. Postoperative Intensity-modulated proton therapy for head and neck adenoid cystic carcinoma. *Int J Part Ther.* 2016;2(4):533-543.

# 第十四章

# 血液系统恶性肿瘤

Jillian R. Gunther，Bouthaina S. Dabaja

## 引言

早在 1970 年代,当霍奇金淋巴瘤(hodgkin lymphoma,HL)的标准治疗为全淋巴结照射时,质子治疗已被认为在血液系统恶性肿瘤(hematologic malignancies)的治疗中具有发展前景[1]。一项研究显示,患者接受 4 000~4 400rad 斗篷野和倒 Y 野的标准光子治疗时,会出现较高的不良反应发生率,这些不良反应包括但不限于恶心、呕吐、脱发和血细胞计数下降。作者建议采用质子治疗,可同时治疗两个野,这不仅能降低治疗相关毒性,还能缩短治疗时间。同时也证实质子治疗在保护骨髓方面的价值,因为淋巴瘤患者能否耐受化疗常依赖骨髓储备功能。然而,这项研究主要关注的是急性毒性反应,尽管记录了肝脏、心脏和肺的反应变化,但对晚反应的观察时间不足。该研究的最终结论为:"剂量分布的改善不仅体现在肿瘤局部控制率的提高,也体现在患者毒性反应的降低[1]。"

后来,HL 和其他血液系统肿瘤的治疗模式发生了变化,化疗因为疗效好而取代放疗成为主要治疗手段,研究关注点则转至降低治疗强度上[2-6]。由于这些患者年轻,预期寿命长,因此必须尽量避免几十年后出现的晚期治疗相关毒性[7-11]。化疗和放疗(radiation therapy,RT)逐步减弱强度并优化;研究重点是确定维持疗效所必需的最低治疗[12,13]。

近年来,质子治疗作为血液系统肿瘤放疗的理想模式再次受到重视。与全淋巴结照射相比,目前的放疗野明显缩小、放疗剂量明显下降,称之为受累部位照射[14],即只针对初始受累部位照射,而不进行选择性淋巴结照射。一些医院的工作流程有条件允许患者于化疗前行放疗体位的 PET/CT 扫描,这样有利于实施受累淋巴结放疗[14],这是迄今为止最小的治疗野。随着治疗野缩小、放疗剂量减低,急性毒性已不是主要问题。由于通常患者治疗时较年轻、预期寿命长、治疗部位邻近关键器官(如心脏和肺),因此治疗前需认真评估放疗的晚期毒性。有必要采用放疗技术尽可能降低正常组织的照射剂量。目前先进的技术已经改善了光子治疗的剂量分布,通过逆向计划的 IMRT 来保护正常组织。对放疗摆位和实施的改进,包括应用深吸气屏气(deep inspiration breathhold,DIBH)技术来降低心肺剂量等。尽管如此,这种由于光子治疗物理特性致使正常组织受到散射剂量的情况不能改善。因此,质子治疗被认为革命性地解决了这一问题。质子束峰值之后剂量迅速跌落为零这一特点(见第二章)不仅降低关键器官组织剂量,而且降低全身剂量(整体剂量),这对于存在继发第二肿瘤发生风险的患者而言非常重要。

## 质子治疗比三维适形和调强放疗在剂量学上的优势

近年来多项研究探讨了质子在淋巴瘤放疗中的价值,对比传统放疗技术[如三维(three-dimensional,3D)适形,IMRT]在剂量学的优势。这些研究主要集中在淋巴瘤常见发病部位,如纵隔。早期研究显示 HL 患者采用三维质子治疗比常规光子治疗降低了心脏、肺、食管和冠状动脉的剂量[15]。Chera 等人的研究纳入 9 例无肺门或肺门以上纵隔受累的早期 HL 患者,通过比较 3D 适形 RT(3D conformal RT,3D CRT)、IMRT 和三维质子治疗计划,证实尽管 IMRT 可获得最适形的高剂量分布,但质子治疗计划的非靶组织(包括乳腺、肺和全身)平均剂量最低[16]。另一项类似的研究,Hoppe 等人比较早期 HL 受累淋巴结照射采用 3D CRT、IMRT 和质子治疗计划,显示质子治疗计划的心脏亚结构(心室、瓣膜和血管)剂量最低,或许可以降低心脏毒性[17]。受累淋巴结照射时,与容积调强弧度治疗(volumetric-modulated arc therapy,VMAT)和斗篷野放疗(非 3D CRT)相比,质子治疗的颈动脉剂量更低[18],潜在减轻头颈部放疗的治疗反应[19],同时降低食管并发症的发生风险(基于剂量测定)[20]。一项针对儿童 HL 的研究表明,与 3D CRT 相比,质子治疗可降低 80% 的乳腺剂量[21],而另一项研究比较了被动散射质子治疗、螺旋断层放射治疗系统(TOMO)和 3D CRT,证实质子治疗具有保护乳腺的优势[22]。

质子治疗的进展还包括笔形束扫描等。一项研究对 10 例纵隔淋巴瘤(mediastinal lymphoma)患者分别制定 3D CRT、IMRT、笔形束扫描质子治疗、双散射质子治疗计划,结果显示与其他计划相比,笔形束扫描显著降低心肺平均剂量。通过测量计划剂量偏差,确定笔形束扫描计划的稳定性能以重绘或大束斑尺寸勾画来保证[23]。虽然这些研究提供了有价值的信息,但没有与 DIBH 等已知可降低心肺等重要器官剂量的技术相比较[24,25]。最近发表的一项研究比较 IMRT 和笔形束扫描技术分别在自由呼吸和 DIBH 下扫描,制定四套计划,通过剂量学测定估计这些年轻患者的晚期反应发生风险和寿命损失。有趣的是,自由呼吸的 IMRT 计划不如其他计划,但 DIBH 的 IMRT 计划与自由呼吸的笔形束扫描计划无显著差异,而 DIBH 的笔形束扫描计划预估寿命损失最小,但这种组合在临床中很少用到,较为可行的治疗模式是 DIBH 的 IMRT 或自由呼吸的质子治疗[26]。MDACC 的 Moreno 等研究有类似结论,即质子治疗在采用 DIBH 时是有优势的,而 DIBH 的 IMRT 计划与自由呼吸的质子计划在心脏、乳房和冠状动脉的剂量学方面无明显差异[27]。

## 纵隔外血液系统恶性肿瘤的质子治疗

对于膈下受累的 HL,质子治疗较 3D CRT 和 IMRT 在降低胃肠道、肝脏、胰腺和肾脏等器官的剂量上有优势[28]。对于中枢神经系统受累的白血病(leukemia)和淋巴瘤患者,质子治疗可用于干细胞移植前的全脑全脊髓放疗(craniospinal irradiation,CSI)。在这项研究中,光子和质子治疗都获得良好的局部控制,但质子治疗的急性黏膜炎发生率更低[29]。

## 质子治疗降低晚期反应的潜力

随着新兴现代放疗技术的出现,降低了正常组织剂量,由此可以预测患者的晚期毒性发生率将会降低,这对于年轻且低危的患者尤为重要。不幸的是,许多治疗的晚期不良反应在几十年后才出现,目前的发现还不能为今天的治疗决策提供参考。在缺乏长期随访数据的情况下,医生在制定治疗方案时必须谨慎考虑在使用较大放疗野放疗、更高的放疗剂量和更密集的联合化疗方案进行放射治疗时产生的"最坏情况"。另外,还可以采用模型来预测患者在接受更温和的治疗方案后可能产生的不良反应。一项早期研究利用国际放射防护委员会(International Commission on Radiological Protection,ICRP)的计算公式,根据放疗剂量分布计算肿瘤发病率,发现与光子治疗相比,质子治疗导致的第二原发肿瘤的发病率更低[30]。在上述 Rechner 等人的研究中,作者采用了基于流行病学数据的剂量-效应模型来估计不同治疗技术所产生晚期反应的风险,证实质子治疗在患者长期结果中获益。诚然,根据模型所得到的任何结论都具有不确定性,但在不同治疗方法之间进行比较时,这些结果可以得出初步的结论。这项研究根据正常组织受照射剂量来估算各种晚期反应发生率,并将这些不良事件转换为损失的生命年数,从而考虑不同晚期毒性的严重程度[26]。Maraldo 等人的另一项研究比较了质子治疗和基于光子的放疗技术(包括斗篷野放疗),证实现代放疗技术能够降低正常组织的剂量,而质子治疗在减少寿命年损失方面更有优势[31]。另一项纳入了 20 例胸内 HL 患者的研究,比较了 3D-CRT、IMRT 和 IMPT 三种不同的放疗计划,根据已发表的测量数据评估了 IMPT 计划中的中子剂量,并使用相对连续性模型来预测治疗相关的心源性死亡风险。研究通过使用修订的线性二次模型,并根据从已发表数据中得出的参数来预测因肺癌和乳腺癌治疗而诱发的额外绝对风险。虽然模型所预测的治疗相关的心源性死亡风险没有显著差异。但与 3D-CRT 相比,IMPT 降低了放疗诱发的继发性肺癌和乳腺癌的风险[32]。另一项比较光子治疗和质子治疗的研究,得到的结论是先进的放疗技术可以充分保护正常组织;然而,仅质子治疗降低了继发性恶性肿瘤的发生风险(通过器官等效剂量模型预测),3D CRT、IMRT 和 TOMO 放疗增加继发性肺癌和乳腺癌发生风险[33]。这些研究为质子治疗对患者长期生存获益提供了更多证据。

## 质子治疗淋巴瘤的其他考虑因素

### 肿瘤运动的管理

因为淋巴瘤最常见的累及部位是纵隔/胸腔,因此在模拟定位和计划设计过程中必须考虑运动管理。虽然 DIBH 等技术显著改善了基于光子的放疗计划,但这种技术往往不能与质子治疗联合使用[26]。在没有运动管理即自由呼吸情况下,需要更大的外扩范围,这样就会弱化质子治疗在降低正常组织剂量方面的优势。研究表明,与屏气的 IMRT 计划相比,自由呼吸的质子计划的剂量学结果相同[26,27]。质子的 LET 的密度依赖性(见第二章)也要求在治疗计划中限制或考虑肿瘤和正常组织的运动。在为每位患者推荐最佳治疗方案时,必须考虑现有技术的优势和局限性。

### 纵隔解剖(Mediastinal Anatomy)

纵隔/胸腔内解剖有许多关键结构,包括肺、心脏(冠状动脉、瓣膜)、食管和臂丛。质子治疗的计划采用的束流角度应能够使布拉格峰远端边界位于非重要结构;剂量低估对神经或血管等串联结构的损害可能造成严重后果。也必须仔细考虑软组织与空气或骨骼之间的交界面(以及该界面随呼吸运动的位移)。纵隔质子治疗的复杂性不能被忽视,应该由了解这些细微差别的专家来实施;否则,质子的潜在优势将会消失。

### 全脑全脊髓放疗

质子治疗在 CSI 有独特的优势,即质子治疗几乎能完全保护脊髓前的器官不受照射,这是光子治疗无法实现的。质子治疗通常用于儿童 CSI(见第十五章),但其益处也在成人中得到体现[29]。然而,需接受 CSI 的血液系统恶性肿瘤患者通常已接受了多程化疗,多为中枢神经系统或鞘内化疗,而放疗又具有较高的中枢神经系统毒性发生风险[34]。这些情况下,我们通常建议在脊髓前方外扩一定边界,以避免布拉格峰的远端(具有相关的不确定性和潜在较高的相对生物学效应)与脊髓重叠。对于这样的患者,还可通过遮挡部分椎体实现保护骨髓的作用,而最重要的是,必须避免治疗可能产生的致命性副作用。

## 适应证

由于血液系统肿瘤的患者相对年轻且预期寿命较长,质子治疗具有独特的优势。因降低正常组织剂量和整体受照剂量,能够进一步减少包括心、肺疾病以及第二原发恶性肿瘤在内的远期不良反应发生率。然而,对于纵隔肿瘤,与设计良好的光子计划相比,质子治疗并没有明显的优势[35]。例如,对于位于上纵隔的病灶,光子治疗也是安全的(图 14.1)。类似地,病灶位于一侧纵隔且远离冠状动脉(右侧病灶),虽然质子治疗有一些优势,但通常也可以使用光子治疗(图 14.2)。但是,对于心脏两侧都有肿瘤的患者,质子治疗的获益最大(图 14.3)。此外,腋窝受累的患者可以使用后置质子束治疗,可保护女性患者乳房免受照射。无论临床特征如何,如果对治疗的复杂性没有很好的认识,不应推荐质子治疗,这样才能安全有效地进行放疗。

尽管传统上认为质子治疗最有利的淋巴瘤有 HL(发病率排名第二位的血液系统恶性肿瘤)、复发/难治性淋巴瘤(也能够从质子治疗降低正常组织受量中获益)。然而,这些患者通常已接受了多种方案的化疗和免疫治疗,每种治疗方案都有其自身的相关毒性。一些侵袭性疾病推荐干细胞移植,而移植本身也有相关毒性和风险。有时肿瘤复发的患者在相同或邻近的部位接受过放疗。由于这些患者接受任何其他的治疗都将面临很高的并发症风险,此时质子治疗因其最低的风险通常是放疗的最佳选择。

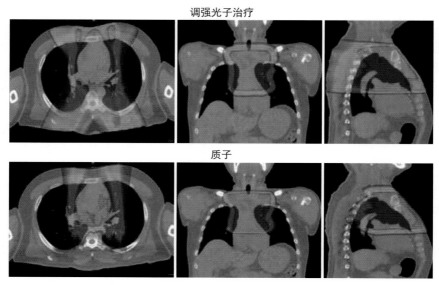

**图 14.1**　病灶位于心脏结构上方的患者,光子(上图)和质子(下图)放疗相当

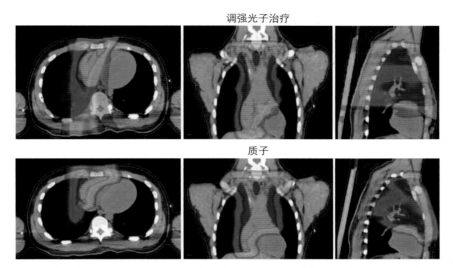

**图 14.2** 该患者仅心脏右侧有病变。在这种情况下,与光子治疗(上图)相比,质子治疗(下图)降低了心脏和肺的剂量。但在决定最终的治疗方案之前,每个病例都应该仔细审核和比较

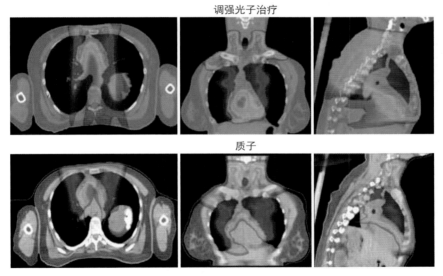

**图 14.3** 一例肿瘤位于心脏前方、左、右两侧,延伸至膈肌的患者。此时,质子治疗(下图)可以提供更优计划,保护了心脏结构

随着研究进一步证实小野放疗能够获得相同的局部控制率,并且毒性更小,这些技术将被更广泛采用。然而,采用受累淋巴结照射时,质子治疗与光子治疗疗效相同[36];这使人们相信,受累淋巴结放疗结合质子剂量迅速跌落的特

征并不会影响疗效。希望随着科技的不断进步,再加上对血液系统恶性肿瘤患者治疗需求的进一步了解,将能取得更好的治疗效果和更低的毒性。质子治疗的独特优势应与患者的治疗目标一致,以确保其在淋巴瘤的治疗中继续发挥作用。

(林睿鹤 译　李晔雄 校)

## 参考文献

1. Archambeau JO, Bennett GW, Chen ST. Potential of proton beams for total nodal irradiation. *Acta Radiol Ther Phys Biol*. 1974;13(5):393-401.
2. Engert A, Plutschow A, Eich HT, et al. Reduced treatment intensity in patients with early-stage Hodgkin's lymphoma. *N Engl J Med*. 363(7):640-652.
3. Engert A, Schiller P, Josting A, et al. Involved-field radiotherapy is equally effective and less toxic compared with extended-field radiotherapy after four cycles of chemotherapy in patients with early-stage unfavorable Hodgkin's lymphoma: results of the HD8 trial of the German Hodgkin's Lymphoma Study Group. *J Clin Oncol*. 2003;21(19):3601-3608.
4. Bonadonna G, Bonfante V, Viviani S, Di Russo A, Villani F, Valagussa P. ABVD plus subtotal nodal versus involved-field radiotherapy in early-stage Hodgkin's disease: long-term results. *J Clin Oncol*. 2004;22(14):2835-2841.
5. Eich HT, Diehl V, Gorgen H, et al. Intensified chemotherapy and dose-reduced involved-field radiotherapy in patients with early unfavorable Hodgkin's lymphoma: final analysis of the German Hodgkin Study Group HD11 trial. *J Clin Oncol*. 2010;28(27):4199-4206.
6. Mulrooney DA, Yeazel MW, Kawashima T, et al. Cardiac outcomes in a cohort of adult survivors of childhood and adolescent cancer: retrospective analysis of the Childhood Cancer Survivor Study cohort. *BMJ*. 2009;339:b4606.
7. Aleman BM, van den Belt-Dusebout AW, Klokman WJ, Van't Veer MB, Bartelink H, van Leeuwen FE. Long-term cause-specific mortality of patients treated for Hodgkin's disease. *J Clin Oncol*. 2003;21(18):3431-3439.
8. Travis LB, Hill DA, Dores GM, et al. Breast cancer following radiotherapy and chemotherapy among young women with Hodgkin disease. *JAMA*. 2003;290(4):465-475.
9. Inskip PD, Robison LL, Stovall M, et al. Radiation dose and breast cancer risk in the childhood cancer survivor study. *J Clin Oncol*. 2009;27(24):3901-3907.
10. De Bruin ML, Sparidans J, van't Veer MB, et al. Breast cancer risk in female survivors of Hodgkin's lymphoma: lower risk after smaller radiation volumes. *J Clin Oncol*. 2009;27(26):4239-4246.
11. Dores GM, Metayer C, Curtis RE, et al. Second malignant neoplasms among long-term survivors of Hodgkin's disease: a population-based evaluation over 25 years. *J Clin Oncol*. 2002;20(16):3484-3494.
12. Raemaekers JM, Andre MP, Federico M, et al. Omitting radiotherapy in early positron emission tomography-negative stage I/II Hodgkin lymphoma is associated with an increased risk of early relapse: clinical results of the preplanned interim analysis of the randomized EORTC/LYSA/FIL H10 trial. *J Clin Oncol*. 2014;32(12):1188-1194.
13. Radford J, Illidge T, Counsell N, et al. Results of a trial of PET-directed therapy for early-stage Hodgkin's lymphoma. *N Engl J Med*. 2015;372(17):1598-1607.
14. Specht L, Yahalom J, Illidge T, et al. Modern radiation therapy for Hodgkin lymphoma: field and dose guidelines from the international lymphoma radiation oncology group (ILROG). *Int J Radiat Oncol Biol Phys*. 2014;89(4):854-862.
15. Li J, Dabaja B, Reed V, et al. Rationale for and preliminary results of proton beam therapy for mediastinal lymphoma. *Int J Radiat Oncol Biol Phys*. 2011;81(1):167-174.
16. Chera BS, Rodriguez C, Morris CG, et al. Dosimetric comparison of three different involved nodal irradiation techniques for stage II Hodgkin's lymphoma patients: conventional radiotherapy, intensity-

modulated radiotherapy, and three-dimensional proton radiotherapy. *Int J Radiat Oncol Biol Phys.* 2009;75(4):1173-1180.

17. Hoppe BS, Flampouri S, Su Z, et al. Effective dose reduction to cardiac structures using protons compared with 3DCRT and IMRT in mediastinal Hodgkin lymphoma. *Int J Radiat Oncol Biol Phys.* 2012;84(2):449-455.

18. Maraldo MV, Brodin P, Aznar MC, et al. Doses to carotid arteries after modern radiation therapy for Hodgkin lymphoma: is stroke still a late effect of treatment? *Int J Radiat Oncol Biol Phys.* 2013;87(2):297-303.

19. Maraldo MV, Brodin NP, Aznar MC, et al. Doses to head and neck normal tissues for early stage Hodgkin lymphoma after involved node radiotherapy. *Radiother Oncol.* 2014;110(3):441-447.

20. Jorgensen AY, Maraldo MV, Brodin NP, et al. The effect on esophagus after different radiotherapy techniques for early stage Hodgkin's lymphoma. *Acta Oncol.* 2013;52(7):1559-1565.

21. Andolino DL, Hoene T, Xiao L, Buchsbaum J, Chang AL. Dosimetric comparison of involved-field three-dimensional conformal photon radiotherapy and breast-sparing proton therapy for the treatment of Hodgkin's lymphoma in female pediatric patients. *Int J Radiat Oncol Biol Phys.* 2011;81(4):e667-e671.

22. Horn S, Fournier-Bidoz N, Pernin V, et al. Comparison of passive-beam proton therapy, helical tomotherapy and 3D conformal radiation therapy in Hodgkin's lymphoma female patients receiving involved-field or involved site radiation therapy. *Cancer Radiother.* 2016;20(2):98-103.

23. Zeng C, Plastaras JP, Tochner ZA, et al. Proton pencil beam scanning for mediastinal lymphoma: the impact of interplay between target motion and beam scanning. *Phys Med Biol.* 2015;60(7):3013-3029.

24. Pinnix CC, Smith GL, Milgrom S, et al. Predictors of radiation pneumonitis in patients receiving intensity modulated radiation therapy for Hodgkin and non-Hodgkin lymphoma. *Int J Radiat Oncol Biol Phys.* 2015;92(1):175-182.

25. Voong KR, McSpadden K, Pinnix CC, et al. Dosimetric advantages of a "butterfly" technique for intensity-modulated radiation therapy for young female patients with mediastinal Hodgkin's lymphoma. *Radiat Oncol.* 2014;9:94.

26. Rechner LA, Maraldo MV, Vogelius IR, et al. Life years lost attributable to late effects after radiotherapy for early stage Hodgkin lymphoma: the impact of proton therapy and/or deep inspiration breath hold. *Radiother Oncol.* 2017;125(1):41-47.

27. Moreno A, Dabaja B, Milgrom S, et al, eds. *Dosimetric Comparison of Intensity-Modulated Radiotherapy via Breath Hold Technique and Proton Therapy with or without Breath Hold for Mediastinal Lymphoma.* San Diego, CA: ASTRO; 2017.

28. Sachsman S, Hoppe BS, Mendenhall NP, et al. Proton therapy to the subdiaphragmatic region in the management of patients with Hodgkin lymphoma. *Leuk Lymphoma.* 2015;56(7):2019-2024.

29. Gunther JR, Rahman AR, Dong W, et al. Craniospinal irradiation prior to stem cell transplant for hematologic malignancies with CNS involvement: effectiveness and toxicity after photon or proton treatment. *Pract Radiat Oncol.* 2017;7(6):e401-e408.

30. Schneider U, Lomax A, Lombriser N. Comparative risk assessment of secondary cancer incidence after treatment of Hodgkin's disease with photon and proton radiation. *Radiat Res.* 2000;154(4):382-388.

31. Maraldo MV, Brodin NP, Aznar MC, et al. Estimated risk of cardiovascular disease and secondary cancers with modern highly conformal radiotherapy for early-stage mediastinal Hodgkin lymphoma. *Ann Oncol.* 2013;24(8):2113-2118.

32. Toltz A, Shin N, Mitrou E, et al. Late radiation toxicity in Hodgkin lymphoma patients: proton therapy's potential. *J Appl Clin Med Phys.* 2015;16(5):167-178.

33. Cella L, Conson M, Pressello MC, et al. Hodgkin's lymphoma emerging radiation treatment techniques: trade-offs between late radio-induced toxicities and secondary malignant neoplasms. *Radiat Oncol.* 2013;8:22.

34. Pinnix CC, Chi L, Jabbour EJ, et al. Dorsal column myelopathy after intrathecal chemotherapy for leukemia. *Am J Hematol.* 2017;92(2):155-160.

35. Zhang R, Howell RM, Homann K, et al. Predicted risks of radiogenic cardiac toxicity in two pediatric patients undergoing photon or proton radiotherapy. *Radiat Oncol.* 2013;8(1):184.

36. Hoppe BS, Flampouri S, Zaiden R, et al. Involved-node proton therapy in combined modality therapy for Hodgkin lymphoma: results of a phase 2 study. *Int J Radiat Oncol Biol Phys.* 2014;89(5):1053-1059.

# 第十五章

# 儿童肿瘤

Arnold C. Paulino

## 引言

每年大约有 10 500 例儿童肿瘤（childhood cancer）患者确诊，占美国所有新发癌症的 1%。在这些癌症中，将近 45% 是急性淋巴细胞白血病或脑及其他中枢神经系统肿瘤（CNS tumors）。从初始诊断起，超过 80% 儿童肿瘤患者可存活 5 年。2014 年，约有 1 350 例 14 岁及以下的患儿因继发癌症而死亡[1]。在那些确诊后存活至少 5 年的儿童中，约有 25% 死于治疗相关并发症[2]。许多治疗的晚期反应都与使用放疗相关。减少放疗剂量，其晚期毒性包括继发性肿瘤的发生也相应减少[3-6]。

与光子治疗相比，质子治疗可以减少正常组织的整体剂量，具有减少儿童放疗并发症的潜力。质子具有保护特定深度以外的正常组织受照射的能力，有利于保护靶区外器官或组织的结构和功能，从而可能减少继发肿瘤的发生。

## 儿童的特殊问题

儿童放疗的晚期反应可能与成人不同。成人放射性损伤的主要表现通常是纤维化或炎症，进而导致器官功能丧失；而对于儿童，还会出现生长迟缓和器官发育不良的其他临床表现[7]。如果大脑和肌肉骨骼受到照射，7 岁以下儿童因这个年龄段是器官系统成长和发育的时期，尤其易受损伤。青少年在青春期，如果乳房组织受到照射，特别容易发生继发性肿瘤，其继发性乳腺癌的发病率高于年幼儿童或成人[8]。因此，在这些易受损伤的时期，已采用一些取消或减少放疗的策略。对于 3 岁以下患有脑肿瘤的儿童，辅助化疗可将放疗推迟至 3 岁以后。以室管膜瘤为例，这种方法治疗的患儿，其 2 年和 5 年的无进展率分别只有 40% 和 20%[9,10]。圣裘德儿童研究院的研究人员对这一方法提出了挑战，他们研究显示在中位年龄为 2.9 岁的 88 例患儿中，3 年无进展生存（progression free survival，PFS）率为 74.7%；超过一半的儿童在放疗后 2 年接受神经认知测试，结果显示认知能力稳定[11]。目前,许多需要放疗的年幼脑瘤患儿,被推荐使用质子治疗,以减少晚期不良反应。

## 儿童质子治疗的文献

尽管质子治疗的理论优势是显而易见的,儿童肿瘤界仍有许多人质疑质子是否与光子有同样的肿瘤控制效果[12-14]。另一些人则质疑,与IMRT、容积弧形放疗和TOMO放疗这些非常先进的光子治疗相比,质子治疗时累积剂量的降低是否对长期毒性有显著的临床影响。虽然很少有文献报道质子及其肿瘤控制效果,但目前文献表明,在肿瘤的局部控制方面,质子与光子疗效相当。更进一步,文献表明质子治疗可将某些急性反应和晚期反应降到最低。

### 髓母细胞瘤

髓母细胞瘤患者在进行全脑全脊髓放疗(Cranio-Spinal Irradiation,CSI)时,如果脊柱前器官未受照射,患者可有较大的获益。甲状腺和乳腺等组织特别容易发生继发性肿瘤。放疗后心血管晚期反应在髓母细胞瘤患者中也有报道[15]。中危和标危髓母细胞瘤患者CSI剂量分别为23.4Gy和36Gy,瘤床推量至总剂量54~55.8Gy。

在一项多中心研究中,88例标危髓母细胞瘤患者接受化疗及质子治疗($n$=45)或光子治疗($n$=43),其6年无复发生存率分别为78.8%和76.5%;6年总生存(overall survival,OS)率分别为82.0%和87.6%,两组的失败模式类似[16]。在MDACC,标危组($n$=63)及高危组($n$=33)的3年无事件生存(event-free survival,EFS)率分别为77.0%和53.0%,3年OS分别为90.7%和73.4%,与既往光子治疗的文献报道类似[17]。

一项成人髓母细胞瘤患者接受质子($n$=19)或光子($n$=21)治疗的对比研究显示,与光子治疗相比,质子治疗患者较少出现超过5%的体重减轻($P$=0.004)、2级恶心/呕吐($P$=004)、须医疗处理的食管炎($P$<0.001)、白细胞计数减少($P$=0.04)、血红蛋白减少($P$=0.009)、血小板减少($P$=0.05)等不良反应[18]。

最近一项59例髓母细胞瘤患者接受质子治疗的Ⅱ期临床试验表明,儿童肿瘤组(Pediatric Oncology Group,POG)出现3~4级耳毒性的5年累积发病率为16%。全面智商每年下降1.5分,而知觉推理指数和工作记忆没有变化,5年累积神经内分泌功能损伤率为55%[19]。最近,使用三种不同耳毒性量表[POG,Brock和国际儿童肿瘤协会(International Society of Pediatric Oncology,SIOP-Boston)]对这些3~4级耳毒性患者进行研究比较,结果显示质子和光子治疗患者出现听力损失的比例基本相同[20]。虽然质子治疗较光子治疗减少了耳蜗剂量,但这并未转化为听力保护,可能是因为患者也接受了顺铂治疗。

甲状腺功能减退症在质子 CSI 儿童中较少见[21]。一项比较质子和光子治疗标危髓母细胞瘤患者的回顾性研究显示光子治疗患者的甲状腺功能减退率为 69%,而质子治疗的患者甲状腺功能减退率降低至 23%($P<0.001$)。与质子 CSI 相比,光子 CSI 的患者还增加了性激素缺乏的风险(3%~19%;$P=0.025$),需要内分泌替代疗法(55%~78%;$P=0.030$),且有更大的身高标准差评分差异。但在生长激素缺乏、肾上腺功能不全或性早熟发生率方面则没有明显差异。

## 室管膜瘤

如上所述,目前放疗已常规用于治疗儿童室管膜瘤。1 岁以上的儿童均需行瘤床的辅助放疗,术后放疗唯一例外的是已行全切术的Ⅱ级幕上儿童肿瘤患者。波士顿的研究人员报道了质子治疗的局部控制和 PFS 与光子治疗系列研究的结果相当。使用质子治疗的全切和次全切除患者的 3 年 PFS 率分别为 88% 和 54%[22],St. Jude 报告的全切和次全切患者的 5 年 PFS 率分别为 91.5% 和 41%,两项研究结果可比性好[11]。在得克萨斯州儿童医院(Texas Children's Hospital)和 MD Anderson 质子中心,研究人员比较了两种放疗方式治疗室管膜瘤的 3 年 PFS 率,质子治疗和光子治疗患者的 3 年 PFS 率分别为 82% 和 60% ($P=0.031$);然而,质子治疗组全切的患者较光子治疗组更多(分别为 93% 和 76%,$P=0.043$)[23]。

## 颅咽管瘤

在一项来自 MD Anderson 和得克萨斯州儿童医院的回顾性研究中,52 例儿童颅咽管瘤患者接受质子和光子治疗,研究人员发现两组在无囊性失败、无结节性失败和 OS 率上没有差异。3 年无囊性和结节性失败的生存率分别为 75.5%(质子 67%,光子 76.8%)和 95%(质子 91.7%,光子 96.4%)[24]。

## 颅内生殖细胞肿瘤

MGH 报告 22 例颅内中枢神经系统生殖细胞肿瘤患者的 3 年局部控制、PFS 和 OS 率分别为 100%、95% 和 100%[25]。MD Anderson 质子中心报告,生殖细胞瘤和非生殖细胞瘤性生殖细胞肿瘤(nongerminomatous germ cell tumor,NGGCT)的 5 年局部控制、PFS、OS 率分别为 89%、89%、100% 和 82%、82% 和 82%[26]。以上报告表明,在颅内生殖细胞肿瘤中,质子治疗没有影响局部控制和 PFS。

## 低级别胶质瘤

MGH 报告 32 例脑或脊髓低级别胶质瘤儿童患者接受了质子治疗,6 年和 8

年的 PFS 率分别为 89.7% 和 82.8%，8 年的 OS 率为 100%[27]。7 岁以下儿童在接受放疗后，神经认知功能出现一定程度的下降。左颞叶和海马的高剂量也与认知能力下降有关。下丘脑、垂体或视交叉的放疗剂量超过 40Gy(RBE)的患者，其内分泌疾病发生率较高。39 例低级别胶质瘤患者接受 IMRT 后，8 年 PFS 和 OS 率分别为 78.2% 和 93.7%，与上述接受质子治疗的患儿类似[28]。

## 非典型畸胎样/横纹肌样瘤

MD Anderson 质子中心报告了 31 例非典型畸胎样/横纹肌样瘤(atypical teratoid/rhabdoid tumor)儿童患者接受质子治疗[29]。中位年龄为 24 个月，其中 17 人接受了原发灶放疗，14 人接受 CSI 后原发灶补量照射，中位随访 2 年，中位 PFS 为 20.8 个月，中位 OS 为 34.3 个月，与既往光子治疗疗效相当[30,31]。

## 视网膜母细胞瘤

质子治疗可能对视网膜母细胞瘤(retinoblastoma)的患儿有益，因为通常他们年龄较小；一些有遗传疾病的儿童继发肿瘤的概率较高。在一项 49 例视网膜母细胞瘤儿童(84% 为双侧病变)的回顾性研究发现质子治疗的局部控制率很高[32]。国际眼内视网膜母细胞瘤分类(International Classification for Intraocular Retinoblastoma, ICIR) A 至 B 期疾病的眼球摘除率为 11%，ICIR C 至 D 期疾病的眼球摘除率为 23%。在一项 12 例双侧视网膜母细胞瘤儿童接受质子治疗的前瞻性研究中，没有 1 例儿童出现激素缺乏。与眼球摘除术相比，质子治疗后儿童面部发育不全较少见[33]。质子治疗对儿童及家属的生活质量不会有严重影响。在一项儿童视网膜母细胞瘤质子与光子治疗的对比研究发现接受质子治疗的患者中没有 1 例发生照射野内继发恶性肿瘤，而接受光子治疗的患者中有 14% 照射野内继发肿瘤(P=0.015)[34]。质子和光子治疗后继发肿瘤(野内和野外)的 10 年累积发病率分别为 5% 及 14%(P=0.12)。

## 横纹肌肉瘤

MGH 和 MDACC 的一项Ⅱ期临床研究，入组 57 例接受了质子治疗的中/低风险横纹肌肉瘤(rhabdomyosarcoma)儿童患者，5 年局部控制率、无事件生存率和总生存率分别为 81%、69% 和 78%[35]。佛罗里达大学报告了 66 例横纹肌肉瘤儿童患者接受了质子治疗，2 年局部控制率为 88%，所有的局部失败位于 95% 等剂量线内[36]。一些人体不同部位横纹肌肉瘤的剂量学研究显示理论上质子治疗可通过降低周围正常组织的剂量而获益[37-39]。然而，到目前为止，尚无临床发现证实质子可改善放疗毒性。

## 尤因肉瘤

MGH 一项尤因肉瘤患者的回顾性研究显示,30 例患者经质子治疗后 3 年局部控制、无事件生存率和总生存率分别为 86%、60% 和 89%[40]。3 年实际无事件生存率、局部控制和总生存率分别为 60%、86% 和 89%。

## 脊索瘤和软骨肉瘤

尽管质子治疗脊索瘤及软骨肉瘤方面已经有非常好的疗效,但大多数研究对象主要为成人,只有两篇文献的研究对象主要为儿童。在 Paul Scherrer Institute,19 例脊索瘤和 7 例软骨肉瘤患者接受了质子治疗,其 5 年局部控制率分别为 81% 和 80%[41]。在奥赛 Institute Curie Proton Center,26 例颅底和颈椎脊索瘤儿童接受了质子治疗,其 5 年局部控制率为 81%[42]。

## 神经母细胞瘤

日本 Tsukuba 大学报告 14 例晚期神经母细胞瘤(neuroblastoma)患者的 21 个部位实行了质子治疗,3 年局部控制率为 82%[43]。宾夕法尼亚大学报告 13 例患者接受了质子治疗,其中 5 例患者接受了两个以上部位的治疗,中位随访时间 16 个月,放疗部位无局部失败[44]。MGH 报告 9 例高风险神经母细胞瘤的儿童接受了质子治疗,中位随访 38 个月,无局部失败病例[45]。这些研究结果足以与光子治疗后的局部控制率相媲美[46-48]。

## 肾母细胞瘤(Wilms Tumor)

一项剂量学研究比较了质子和光子治疗采用前后/后前平行相对的射野治疗瘤床,结果显示使用质子治疗对正常组织有更大的保护[49]。由于质子治疗患者的靶体积要小得多,所以这个结果是预料之中的。如果仅以瘤床为靶区,质子治疗在减少瘤床前正常组织的剂量方面是有优势的。

# 质子治疗的患者选择

哪些患儿最适合质子治疗呢? 一般来说,最有可能从质子治疗中获益的,是那些可治愈肿瘤患者和肿瘤接近重要器官结构(非靶区的一部分)的患者。相对于转移性儿童肿瘤患者,局灶性肿瘤患者可能获益更多。最近在斯德哥尔摩举办了一场关于儿童质子治疗的共识会议确定了以下肿瘤是接受质子治疗的最佳选择:低级别神经胶质瘤、视神经通路瘤、颅内生殖细胞瘤、髓母细胞瘤、室管膜瘤、颅咽管瘤、松果体区肿瘤、脊索瘤和软骨肉瘤、横纹肌肉瘤、尤因肉瘤及视网膜母细胞瘤[50]。对于神经母细胞瘤和淋巴瘤,专家们对采用哪种放疗方式都没有明确的共识,而对于高级别脑胶质瘤、脑干肿瘤及肾母细胞瘤,大多数更青睐光子治疗。参会专家对质子治疗在全身、全腹、全肺及全脑放疗患者中的价值提出了质疑。质子散射产生的中子污染可能导致较高的继发性肿瘤发生,但这并不是使用质子治疗的主要障碍[51]。

当质子治疗中心在确定治疗优先病例同时,应该考虑质子治疗的获益程度。接受全脑全脊髓质子治疗的儿童会获益更多,因为心脏、肺、甲状腺、腹部器官、性腺等可免于受到类似光子脊柱野的出射照射。对于其他患者,可能需要权衡获益大小与治疗费用,包括患者家庭到质子治疗城市居住 2 个月的费用。质子治疗在美国和世界范围内仍然是稀缺资源,患者跨州或到其他国家接受质子治疗并不少见[52-54]。

从 2004 年到 2013 年,随着美国质子治疗中心数量的不断增加,接受质子治疗的儿童数量也呈现出同样的趋势。目前,约 17.5% 需要放疗的儿童接受了质子治疗。最近一项国家癌症数据库的研究发现,接受质子治疗的儿童往往年龄小、有保险、有更高的中位家庭收入及更高的受教育程度[54]。

## 总结

质子治疗对于许多可治愈儿童癌症患者来说是一个很好的放疗选择。目前的数据表明,许多接受质子治疗的儿童肿瘤在局部控制、无进展生存和 OS 方面与光子治疗是相当的。基于单中心的前瞻性和回顾性研究,质子治疗可减少某些放疗急性和晚期毒性反应。在有希望长期存活的患者中,晚期不良反应的减少对维持好的生活质量至关重要。

（朱伶群 译　袁太泽 校）

## 参考文献

1. Ward E, DeSantis C, Robbins A, et al. Childhood and adolescent cancer statistics, 2014. *CA Cancer J Clin*. 2014;64(2):83-103.
2. Mertens AC, Liu Q, Neglia JP, et al. Cause-specific late mortality among 5-year survivors of childhood cancer: the Childhood Cancer Survivor Study. *J Natl Cancer Inst*. 2008;100(19):1368-1379.
3. Turcotte LM, Liu Q, Yasui Y, et al. Temporal trends in treatment and subsequent neoplasm risk among 5-year survivors of childhood cancer, 1970-2015. *JAMA*, 2017;317(8):814-824.
4. Paulino AC, Wen BC, Brown CK, et al. Late effects in children treated with radiation therapy for Wilms' tumor. *Int J Radiat Oncol Biol Phys*. 2000;46(5):1239-1246.
5. Mulhern RK, Palmer SL, Merchant TE, et al. Neurocognitive consequences of risk-adapted therapy for childhood medulloblastoma. *J Clin Oncol*. 2005;23(24):5511-5519.
6. Moxon-Emre I, Bouffet E, Taylor MD, et al. Impact of craniospinal dose, boost volume, and neurologic complications on intellectual outcome in patients with medulloblastoma. *J Clin Oncol*. 2014;32(17):1760-1768.
7. Paulino AC, Constine LS, Rubin P, et al. Normal tissue development, homeostasis, senescence, and the

sensitivity to radiation injury across the age spectrum. *Semin Radiat Oncol.* 2010;20(1):12-20.

8. Bhatia S, Robison LL, Oberlin O, et al. Breast cancer and other second neoplasms after childhood Hodgkin's disease. *N Engl J Med.* 1996;334(12):745-751.

9. Duffner PK, Horowitz ME, Krischer JP, et al. Postoperative chemotherapy and delayed radiation in children less than three years of age with malignant brain tumors. *N Engl J Med.* 1993;328(24): 1725-1731.

10. Grill J, Le Deley MC, Gambarelli D, et al. Postoperative chemotherapy without irradiation for ependymoma in children under 5 years of age: a multicenter trial of the French Society of Pediatric Oncology. *J Clin Oncol.* 2001;19(5):1288-1296.

11. Merchant TE, Mulhern RK, Krasin MJ, et al. Preliminary results from a phase II trial of conformal radiation therapy and evaluation of radiation-related CNS effects for pediatric patients with localized ependymoma. *J Clin Oncol.* 2004;22(15):3156-3162.

12. Wolden SL. Protons for craniospinal radiation: are clinical data important? *Int J Radiat Oncol Biol Phys.* 2013;87(2):231-232.

13. Merchant TE. Clinical controversies: proton therapy for pediatric tumors. *Semin Radiat Oncol.* 2013;23(2):97-108.

14. Johnstone PA, McMullen KP, Buchsbaum JC, et al. Pediatric CSI: are protons the only ethical approach? *Int J Radiat Oncol Biol Phys.* 2013;87(2):228-230.

15. Gurney JG, Kadan-Lottick NS, Packer RJ, et al. Endocrine and cardiovascular late effects among adult survivors of childhood brain tumors: Childhood Cancer Survivor Study. *Cancer.* 2003;97(3):663-673.

16. Eaton BR, Esiashvili N, Kim S, et al. Clinical outcomes among children with standard-risk medulloblastoma treated with proton and photon radiation therapy: a comparison of disease control and overall survival. *Int J Radiat Oncol Biol Phys.* 2016;94(1):133-138.

17. Mangona VS, Grosshans DR, Chintagumpala M, et al. Clinical outcomes of children with medulloblastoma after proton radiation therapy. *Int J Radiat Oncol Biol Phys.* 2015;93(3):S34.

18. Brown AP, Barney CL, Grosshans DR, et al. Proton beam craniospinal irradiation reduces acute toxicity for adults with medulloblastoma. *Int J Radiat Oncol Biol Phys.* 2013;86(2):277-284.

19. Yock TI, Yeap BY, Ebb DH, et al. Long-term toxic effects of proton radiotherapy for paediatric medulloblastoma: a phase 2 single-arm study. *Lancet Oncol.* 2016;17(3):287-298.

20. Paulino AC, Mahajan A, Ye R, et al. Ototoxicity and cochlear sparing in children with medulloblastoma: Proton vs. photon radiotherapy. *Radiother Oncol.* 2018;128(1):128-132.

21. Eaton BR, Esiashvili N, Kim S, et al. Endocrine outcomes with proton and photon radiotherapy for standard risk medulloblastoma. *Neuro Oncol.* 2016;18(6):881-887.

22. Macdonald SM, Sethi R, Lavally B, et al. Proton radiotherapy for pediatric central nervous system ependymoma: clinical outcomes for 70 patients. *Neuro Oncol.* 2013;15(11):1552-1559.

23. Sato M, Gunther JR, Mahajan A, et al. Progression-free survival of children with localized ependymoma treated with intensity-modulated radiation therapy or proton-beam radiation therapy. *Cancer.* 2017;123(13):2570-2578.

24. Bishop AJ, Greenfield B, Mahajan A, et al. Proton beam therapy versus conformal photon radiation therapy for childhood craniopharyngioma: multi-institutional analysis of outcomes, cyst dynamics, and toxicity. *Int J Radiat Oncol Biol Phys.* 2014;90(2):354-361.

25. MacDonald SM, Trofimov A, Safai S, et al. Proton radiotherapy for pediatric central nervous system germ cell tumors: early clinical outcomes. *Int J Radiat Oncol Biol Phys.* 2011;79(1):121-129.

26. Greenfield BJ, Jaramillo S, Abboud M, et al. Outcomes for pediatric patients with central nervous system germ cell tumors treated with proton therapy. *Clin Traslat Radiat Oncol.* 2016;1:9-14.

27. Greenberger BA, Pulsifer MB, Ebb DH, et al. Clinical outcomes and late endocrine, neurocognitive, and visual profiles of proton radiation for pediatric low-grade gliomas. *Int J Radiat Oncol Biol Phys.* 2014;89(5):1060-1068.

28. Paulino AC, Mazloom A, Terashima K, et al. Intensity-modulated radiotherapy (IMRT) in pediatric low-grade glioma. *Cancer.* 2013;119(14):2654-2659.

29. McGovern SL, Okcu MF, Munsell MF, et al. Outcomes and acute toxicities of proton therapy for pediatric atypical teratoid/rhabdoid tumor of the central nervous system. *Int J Radiat Oncol Biol Phys.* 2014;90(5):1143-1152.

30. Chi SN, Zimmerman MA, Yao X, et al. Intensive multimodality treatment for children with newly

diagnosed CNS atypical teratoid rhabdoid tumor. *J Clin Oncol*. 2009;27(3):385-389.

31. Fischer-Valuck BW, Chen I, Srivastava AJ, et al. Assessment of the treatment approach and survival outcomes in a modern cohort of patients with atypical teratoid rhabdoid tumors using the National Cancer Database. *Cancer*. 2017;123(4):682-687.

32. Mouw KW, Sethi RV, Yeap BY, et al. Proton radiation therapy for the treatment of retinoblastoma. *Int J Radiat Oncol Biol Phys*. 2014;90(4):863-869.

33. Mouw KW, Yeap BY, Caruso P, et al. Analysis of patient outcomes following proton radiation therapy for retinoblastoma. *Adv Radiat Oncol*. 2017;2(1):44-52.

34. Sethi RV, Shih HA, Yeap BY, et al. Second nonocular tumors among survivors of retinoblastoma treated with contemporary photon and proton radiotherapy. *Cancer*. 2014;120(1):126-133.

35. Ladra MM, Szymonifka JD, Mahajan A, et al. Preliminary results of a phase II trial of proton radiotherapy for pediatric rhabdomyosarcoma. *J Clin Oncol*. 2014;32(33):3762-3770.

36. Vern-Gross TZ, Indelicato DJ, Bradley JA, et al. Patterns of failure in pediatric rhabdomyosarcoma after proton therapy. *Int J Radiat Oncol Biol Phys*. 2016;96(5):1070-1077.

37. Childs SK, Kozak KR, Friedmann AM, et al. Proton radiotherapy for parameningeal rhabdomyosarcoma: clinical outcomes and late effects. *Int J Radiat Oncol Biol Phys*. 2012;82(2):635-642.

38. Cotter SE, Herrup DA, Friedmann A, et al. Proton radiotherapy for pediatric bladder/prostate rhabdomyosarcoma: clinical outcomes and dosimetry compared to intensity-modulated radiation therapy. *Int J Radiat Oncol Biol Phys*. 2011;81(5):1367-1373.

39. Kozak KR, Adams J, Krejcarek SJ, et al. A dosimetric comparison of proton and intensity-modulated photon radiotherapy for pediatric parameningeal rhabdomyosarcomas. *Int J Radiat Oncol Biol Phys*. 2009;74(1):179-186.

40. Rombi B, DeLaney TF, MacDonald SM, et al. Proton radiotherapy for pediatric Ewing's sarcoma: initial clinical outcomes. *Int J Radiat Oncol Biol Phys*. 2012;82(3):1142-1148.

41. Rombi B, Ares C, Hug EB, et al. Spot-scanning proton radiation therapy for pediatric chordoma and chondrosarcoma: clinical outcome of 26 patients treated at Paul Scherrer Institute. *Int J Radiat Oncol Biol Phys*. 2013;86(3):578-584.

42. Habrand JL, Schneider R, Alapetite C, et al. Proton therapy in pediatric skull base and cervical canal low-grade bone malignancies. *Int J Radiat Oncol Biol Phys*. 2008;71(3):672-675.

43. Oshiro Y, Mizumoto M, Okumura T, et al. Clinical results of proton beam therapy for advanced neuroblastoma. *Radiat Oncol*. 2013;8:142.

44. Hill-Kayser C, Tochner Z, Both S, et al. Proton versus photon radiation therapy for patients with high-risk neuroblastoma: the need for a customized approach. *Pediatr Blood Cancer*. 2013;60(10):1606-1611.

45. Hattangadi JA, Rombi B, Yock TI, et al. Proton radiotherapy for high-risk pediatric neuroblastoma: early outcomes and dose comparison. *Int J Radiat Oncol Biol Phys*. 2012;83(3):1015-1022.

46. Casey DL, Kushner BH, Cheung NK, et al. Local control with 21-Gy radiation therapy for high-risk neuroblastoma. *Int J Radiat Oncol Biol Phys*. 2016;96(2):393-400.

47. Mazloom A, Louis CU, Nuchtern J, et al. Radiation therapy to the primary and postinduction chemotherapy MIBG-avid sites in high-risk neuroblastoma. *Int J Radiat Oncol Biol Phys*. 2014;90(4):858-862.

48. Pai Panandiker AS, Beltran C, Billups CA, et al. Intensity modulated radiation therapy provides excellent local control in high-risk abdominal neuroblastoma. *Pediatr Blood Cancer*. 2013;60(5):761-765.

49. Vogel J, Lin H, Both S, et al. Pencil beam scanning proton therapy for treatment of the retroperitoneum after nephrectomy for Wilms tumor: a dosimetric comparison study. *Pediatr Blood Cancer*. 2017;64(1):39-45.

50. Indelicato DJ, Merchant T, Laperriere N, et al. Consensus report from the Stockholm Pediatric Proton Therapy Conference. *Int J Radiat Oncol Biol Phys*. 2016;96(2):387-392.

51. Hall EJ. Intensity-modulated radiation therapy, protons, and the risk of second cancers. *Int J Radiat Oncol Biol Phys*. 2006;65(1):1-7.

52. Munck af Rosenschold P, Engelholm SA, Brodin PN, et al. A retrospective evaluation of the benefit of referring pediatric cancer patients to an external proton therapy center. *Pediatr Blood Cancer*. 2016;63(2):262-269.

53. Lee KA, O'Sullivan C, Daly P, et al. Proton therapy in paediatric oncology: an Irish perspective. *Ir J Med Sci*. 2017;186(3):577-582.

54. Shen CJ, Hu C, Ladra MM, et al. Socioeconomic factors affect the selection of proton radiation therapy for children. *Cancer*. 2017;123(20):4048-4056.

# 第十六章

# 质子治疗和肉瘤

Andrew J. Bishop，Stephen M. Hahn

## 引言

肉瘤是一类罕见的，起源于软组织或骨骼，具有异质性的恶性肿瘤[1]，在成人恶性肿瘤中，发病率不足 1%，约占小儿恶性肿瘤发病的 12%[2-4]。80%~84%的肉瘤起源于软组织，其余起源于骨[3,5]。标准的临床治疗模式通常取决于肿瘤的组织学类型、分级、原发部位、分期和患者年龄。

手术切除仍是肉瘤主要的治疗手段。放射治疗（radiation therapy，RT）在软组织肉瘤的治疗中占有不可或缺的地位。对于大多数软组织肉瘤，放射治疗联合局部扩大切除术（保留肢体的手术）的治疗模式相较于单一的治疗手段往往能获得更高的局部控制率（local control，LC）[6-8]。两项随机研究的结果显示，联合治疗可使软组织肉瘤的局部复发率下降约 20%~25%。放射治疗可采用术前或术后治疗的形式，两者各有优势[9]。基于降低放射治疗相关晚期毒性反应发生率的角度考虑，我们中心的多学科团队对于软组织肿瘤的治疗达成共识，即采用术前放疗的治疗模式。

骨相关肉瘤的放射治疗在很大程度上取决于肿瘤的组织学类型及其手术的可切除性。对于无法手术切除的骨相关肉瘤，往往采用针对原发部位的放射治疗，以达到局部控制的目的，且已获得了不同程度的成功。一项针对拒绝手术切除的非转移性四肢骨肉瘤进行放射治疗的研究结果表明，5 年局部控制率为56%[10]。术后放疗也可用于原发于骨的肉瘤的治疗，具体取决于肿瘤的手术切缘状态及其对化疗的有效性。

由于肉瘤的组织学类型太多，本章节中无法一一详细阐述，重点向读者介绍几种较常见的组织学类型。常见的软组织肉瘤包括未分化多形性肉瘤（组织学分类为恶性纤维组织细胞瘤），脂肪肉瘤，平滑肌肉瘤和滑膜肉瘤。硬纤维瘤和隆突性皮肤纤维肉瘤虽然不常见，但非常重要，两者具有较高的局部侵袭性。常见的骨相关肉瘤包括骨肉瘤，尤因肉瘤（Ewing sarcoma）和软骨肉瘤。

包括手术和放疗在内的许多治疗策略，无论是否进行化学疗法，都需要基于肿瘤的组织学分型以确定。原发肿瘤起源的解剖部位也是需要考虑的关键因素，特别是在选择局部治疗的方法时。例如，针对小腿远端肉瘤的治疗策略通常与位于颅底或腹膜后肉瘤（retroperitoneal sarcomas）的治疗策略不同。无论从外科手术的角度，还是对于放射肿瘤医生来说，在确定局部治疗策略时均必须考虑肿瘤的起源部位。考虑到治疗体积、邻近的关键结构和毒性因素，需要根据肿瘤起源的不同解剖部位来仔细制定放疗计划。

质子治疗作为放疗的一种方式，越来越多地用于肉瘤的治疗。本章节的目的是针对质子治疗在肉瘤上的运用，提出一些参考意见；并且通过总结现有数据，为质子治疗技术在肉瘤治疗中的开展提供依据。

## 肉瘤和质子束放疗

随着质子治疗（proton beam therapy，PBT）各类恶性肿瘤的依据不断充实，质子治疗的临床应用越来越广泛，但是，对于在更广泛的医学领域中开展质子治疗的价值仍存在争议。追溯历史，质子治疗最初是在二维（two-dimensional，2D）光子治疗时代发展起来的，与光子治疗相比较，PBT的适形性更强，且通常照射剂量更高。然而，随着IMRT的发展，光子也呈现出高度适形性及剂量递增的性能。调强放疗（intensity-modulated RT，IMRT）的缺点是累积剂量较高，而在相同或更高的处方剂量下，质子治疗可使身体其余部位的累积剂量减少50%~60%[11,12]。

基于一项Ⅱ期联合临床研究，自2005—2012年，MDACC和MGH开展了儿童横纹肌肉瘤的PBT治疗[13]。这项研究的次要终点即比较每位患者质子治疗计划与IMRT治疗计划的差异，结果显示，IMRT计划在一些肿瘤中的累积剂量明显增高，这些肿瘤包括头颈部肿瘤（高1.83倍），泌尿生殖系统（高1.83倍），躯干和四肢（高2.03倍）和眼眶（高3.53倍）[14]。Chung及其同事在另一项研究中进一步观察到，随着全身累积剂量的增高，可能增加发生继发性恶性肿瘤的风险[15]：他们报告说，在哈佛接受PBT治疗的患者中，每1000人年观察到6.9例癌症；而与之匹配的来自美国SEER数据库登记的接受光子治疗的人群中，则每1000人年中观察到10.3例癌症。基于IMRT较高的累积剂量和两者潜在的晚期毒性反应差异，使PBT对于肉瘤患者来说具有特别的吸引力。与其他常见类型的癌症相比，肉瘤更好发于年轻患者，因此，对于累积剂量和潜在晚期毒性反应问题的关注显得尤为重要[16]。在世界范围内，肉瘤占成人癌症发病率的1%~2%，在青少年和年轻人（15~29岁）发病率约为11%，在儿童（15岁）的发病率则为6%~15%[17]。

另外，肉瘤体积通常非常大，这意味着需要更高的累积剂量才能获得比较好的靶区覆盖。如前所述，肉瘤遍布全身。对于起源于不同解剖部位的癌症，例如头颈部癌、胃肠道肿瘤，越来越多的文献支持PBT在降低晚期毒性反应方面的优势;这些研究发现可能被推断广至起源于相同解剖部位的肉瘤。

## 脊索瘤和软骨肉瘤

颅底、脊柱和骶骨肉瘤很少见,并给治疗带来特殊挑战。由于解剖部位的原因,在不发生显著并发症的前提下,手术很难获得阴性切缘;而放射治疗剂量又由于邻近关键器官的存在而受到限制。脊索瘤和软骨肉瘤是这些部位最常见的肉瘤类型,由于两者的行为相似且位于中轴骨,因此,通常将它们一起描述。

脊索瘤是起源于残余脊索的罕见骨肿瘤。约50%的脊索瘤发生在骶尾部,颅底脊索瘤占35%,脊柱脊索瘤占15%[18]。软骨肉瘤是一类起源于软骨,具有异质性的骨相关肉瘤。软骨肉瘤具有多种不同生物学行为亚型。软骨肉瘤是仅次于骨肉瘤的第二大最常见原发骨相关肉瘤,通常认为其预后优于脊索瘤。在过去的二十年中,脊索瘤和软骨肉瘤的生存率均有所提高,预计5年总生存率(overall survival,OS)约为80%[19-22]。

脊索瘤与软骨肉瘤的临床表现相似,患者通常因为压迫,而表现为疼痛或与神经功能损伤相关的症状。脊索瘤和软骨肉瘤都是局部侵袭性较强的肿瘤,给治疗带来挑战。治疗尽可能采用手术切除的方式,但是,手术往往很难获得阴性切缘,局部复发率高。因此,放疗作为联合治疗的手段之一,以用于提高疗效。值得注意的是,这两种组织学类型肿瘤都被认为具有很高的放射抵抗性,需要高剂量的放疗才能控制肿瘤。

放射治疗剂量通常需要超过70Gy才能获得最大的肿瘤控制,但该剂量超过了邻近结构的耐受剂量[23,24];由于治疗增益比低,脊索瘤和软骨肉瘤成为PBT成功治疗的首批肿瘤。因为质子治疗可较2D/三维(three-dimensional,3D)光子治疗提供更精确的照射,从而可能提高治疗增益比。Suit等人在1982年报告了一项早期研究的结果,PBT剂量达到76cGE时,没有产生明显的并发症[25]。随后的几项研究有助于确立脊索瘤和软骨肉瘤的剂量效果关系。Rich和同事报告了在MGH接受质子治疗的48例脊索瘤的结果,其中32例患者接受了术后放疗;在该项研究中,18例患者接受了小于60Gy剂量照射(n=18),无一例患者处于无疾病状态(no evidence of disease,NED);64%的患者(n=14)接受了大于60Gy的剂量照射,均达到NED状态[26]。在另一项类似的研究中,Pearlman和Friedman报告,经过80Gy的剂量照射后,患者的局部控制率达到80%;而采用60Gy剂量照射后的局部控制率仅为20%[27,28]。Keisch和同事报告了12例患者接受35~70Gy剂量照射的结果,所有患者均出现了复发[29]。

从使用PBT治疗脊索瘤和软骨肉瘤的早期经验来看,剂量增加,局部控制率相应明显增加。Munzenrider和Liebsch回顾性分析了600例使用PBT治疗的颅底和脊柱脊索瘤及软骨肉瘤的结果,质子照射剂量为66~83cGE,结果显示颅底脊索瘤的 5 年局部控制率为 73%,软骨肉瘤为 98%[30]。另一项研究报告了接受根治性质子/光子混合照射的初诊脊柱脊索瘤的结果,中位照射剂量为77.4Gy,其 5 年局部控制率为 80%[31]。

大量关于脊索瘤和软骨肉瘤 PBT 剂量递增的回顾性研究结果显示了 PBT 较好的局部控制率。但是,前瞻性研究仍然很少。Delaney 及其同事报告了迄今为止进行的为数不多的一项针对脊柱和椎旁肉瘤的前瞻性Ⅱ期研究结果,50 例伴或不伴手术切除的患者接受了术前或术后质子/光子治疗,其中 25 例患者的放疗剂量小于 73Gy,其余 25 例患者的放疗剂量为 76.6~77.4cGE,总体 5 年局部控制率为 81%,初诊患者的 5 年局部控制率为 94%[32,33]。

综上所述,脊索瘤和软骨肉瘤是相对辐射抵抗肿瘤,在手术后或中等剂量的放射后往往表现为较强的局部侵袭性。但是,较高剂量的 PBT 照射可以克服这种放射抵抗性,并对于一些解剖部位最难治疗的肿瘤提供持久的局部控制。对于这些类型肿瘤,PBT 被认为是标准的治疗手段。

## 横纹肌肉瘤

恶性软组织肿瘤的另一种类型是横纹肌肉瘤,采用 PBT 治疗横纹肌肉瘤的相关数据逐渐增多。横纹肌肉瘤起源于骨骼肌祖细胞,较常见于儿童、青少年或年轻患者,老年患者发病相对较少。过去几十年来,随着越来越多包括放疗在内的多学科联合治疗方法的开展,横纹肌肉瘤的预后得到了改善,如前所述,放疗在局部控制方面具有重要作用。由于横纹肌肉瘤好发于年轻患者,因此,采用 PBT 治疗横纹肌肉瘤,对于最大程度减少晚期毒性反应具有重要意义。

2005 年发表了首个质子治疗横纹肌肉瘤的研究结果。作者报告了 7 例儿童眼部横纹肌肉瘤经 PBT 联合化疗的治疗结果,眼部功能良好,肿瘤控制效果佳[34]。Yock 等人发现,与 3D 适形光子治疗计划相比较,质子治疗计划减少了所有眼部和中枢神经系统结构的平均放疗剂量,其中减少幅度最大的包括:视神经(95%),垂体(94%),眼眶骨(93%),视网膜(91%)和视交叉(90%)。Cotter 等人在另一项类似的研究中,评估了 7 例接受 PBT 治疗的儿童膀胱/前列腺横纹肌肉瘤的结果,在最后一次随访时,5 例患儿均表现为 NED,且毒性反应可接受。PBT 与 IMRT 计划的剂量学比较结果显示,PBT 显著降低了膀胱、睾丸、股骨头、生长板(骨骺板)和骨盆骨的平均剂量[35]。

这些初步结果为促进横纹肌肉瘤 PBT 前瞻性Ⅱ期临床研究的开展提供了充足的证据。这项Ⅱ期临床研究招募了 57 例 21 岁以下的横纹肌肉瘤,主要为脑膜旁(n=27)和眼眶(n=13)部位肿瘤,肿瘤中位剂量 50.4Gy［放射生物效应(radiobiological effectiveness,RBE)］(剂量范围 36~50.4Gy)。中位随访期 47 个月(范围 14~102 个月),5 年无疾病相关生存率,OS 和 LC 分别为 69%,78% 和

81%；其中，低危患者 5 年局部控制率为 93%；中危患者 5 年 LC 为 77%。11 例(13%)患者出现了放疗相关 3 级急性毒性反应，主要为吞咽疼痛和皮炎；只有 3 例患者(7%)出现了 3 级晚期毒性反应(白内障，慢性中耳炎和视网膜病变)[13]。基于上述结果，作者认为，PBT 与光子治疗相比较，毒性反应较低，但其结果还需要与前瞻性 IMRT 的治疗结果作进一步比较。

随后的一项研究，比较了 IMRT 计划和质子治疗计划，IMRT 计划采纳了部分前瞻性Ⅱ期质子治疗横纹肌肉瘤的患者数据[14]。尽管 PBT 和 IMRT 计划的靶区覆盖[平均临床靶区(clinical target volume，CTV)：V95]相似(P=0.82)，IMRT 计划在肿瘤以外部位的累积剂量明显更高，眼眶肿瘤 IMRT 计划的累积剂量增加了 3.5 倍。PBT 计划明显降低了 30 个关键结构中 26 个结构的剂量[14]。我们预测，这些剂量学上的优势可能转化为晚期毒性的降低，其结果将在长期随访中进一步证实。

放疗在儿童横纹肌肉瘤中的作用已经非常明确，对于那些准备接受放疗的患者，我们认为 PBT 是标准的治疗手段。对于那些被建议接受放射治疗的少年患者，应慎重考虑采用 PBT 作为标准治疗。值得注意的是，尽管 PBT 有正常组织保护的优势，但对于老年横纹肌肉瘤患者，情况有所不同。我们通常像治疗其他软组织肉瘤一样，采用术前放疗结合手术的方式治疗老年横纹肌肉瘤，以改善LC。鉴于 PBT 的剂量学优势，对于年轻患者，应考虑采用 PBT。

## 腹膜后肉瘤

尽管腹膜后肉瘤具有异质性，但考虑到其共同的腹部解剖位置特征，经常会集中进行讨论。腹膜后肉瘤约占所有软组织肉瘤的 10%~15%，成人中最常见的组织学类型是脂肪肉瘤和平滑肌肉瘤。由于治疗策略多变，高质量数据有限和肿瘤复发率高，针对腹膜后肉瘤的治疗存在争议。大多数数据报告腹膜后肉瘤的 5 年局部控制率约为 50%，这也就是为什么许多专家主张采用联合治疗模式以提高疗效的原因[36-39]。然而，放疗对于腹膜后肉瘤的作用尚存在争议。目前尚无前瞻性、随机临床研究以比较放疗联合手术与单纯手术间的疗效差异。由于缺乏前瞻性研究来确定放疗的优势，考虑到放疗产生的毒性风险，有人质疑放疗的作用。

当放疗作为腹膜后肉瘤综合治疗模式的一部分时，多数经验丰富的多学科肉瘤团队提倡术前治疗[38,39]。术前放疗有几个优点：①明确的靶区范围；②正常组织和肠被推移至肿瘤床外；③术前放疗增加术后阴性切缘的可能性；④可能使肿瘤降期。因此，当放疗与手术联合使用时，理想情况下应在术前进行放疗；同时，在缺乏能证实联合治疗改善预后的前瞻性数据的前提下，患者的选择对于减少治疗相关毒性至关重要。PBT 的特性，使其成为可能增加治疗增益比的一项有力治疗手段,尤其是对于腹膜后肉瘤(图 16.1)。

Swanson 等进行的一项剂量学研究,比较了 8 例腹腔或腹膜后肉瘤的不同计划,结果发现 PBT 的剂量学参数优于 3D 适形放疗和 IMRT。PBT 的平均靶区外累积剂量明显低于 IMRT($P$=0.01)或 3D 适形放疗($P$=0.01)[40]。对于特定的器官剂量,PBT 在多项指标上也较 IMRT 有优势,包括小肠 V15($P$=0.000 5),对侧肾脏的平均剂量($P$=0.03)和 V5($P$=0.049),以及肝脏的平均剂量($P$=0.02)[40]。这些结果为腹膜后肿瘤 PBT 治疗的开展提供了剂量学支持,但对于这些低剂量参数的临床获益尚不清楚。

Yoon 等报告了使用 PBT 或 IMRT 治疗 28 例腹膜后肉瘤的早期经验和相关临床结果[41]。初诊患者和复发患者的 3 年无复发生存率分别为 90% 和 30%。仅 4 例患者(14%)出现了放疗相关并发症,可见毒性反应比例较低。然而,值得

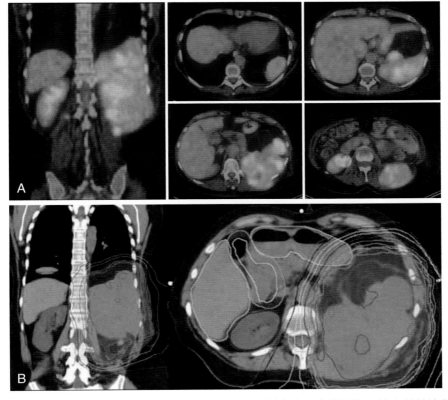

**图 16.1** 一例 49 岁女性的正电子发射断层显像和计算机断层扫描图像。该女性被诊断为多发复发性腹膜后脂肪肉瘤,术前接受了 50.4cGE 剂量照射的质子治疗,然后进行了手术切除

注意的是,尽管患者接受了放疗,仍有一些患者表现为 R1/R2 切除(58%),这对于该解剖位置肿瘤的手术治疗来说也是一大挑战[41]。

为了改善与切缘状态有关的疗效,一项针对腹膜后肉瘤的 I/II 期多中心临床试验正在进行,该研究针对切缘阳性的危险区域进行了加量照射。近期报道了使用 PBT 进行 I 期剂量递增研究的初步结果:PBT 分 28 次完成,切缘阳性危险区域的剂量从 60.2GyRBE 递增至 63GyRBE,没有观察到急性剂量约束性毒性[42]。PBT 的 II 期临床研究正在进行中,剂量增加至 63GyRBE。随着进一步的研究结果呈现,PBT 可能表现出提高腹膜后肉瘤治疗增益比的特点,从而凸显术前放疗的优势。

我们通常不建议对所有腹膜后肉瘤患者采用联合治疗。术前 RT 的实施应经过多学科讨论决定,以权衡治疗获益与可能的风险。影响治疗方案的几个因素包括腹腔内位置、肿瘤组织学类型、肿瘤大小、肿瘤就诊时间(新发与复发性肿瘤),以及肿瘤是否靠近肾脏或其他危及器官(即邻近肠管的体积)。术前放疗实施前,必须严格评估,权衡 PBT 和 IMRT 的优点和缺点,以确定照射方式。有趣的是,我们发现腹膜后肉瘤患者对术前 PBT 耐受性好于预期。随着更多数据的出现和 PBT 的进一步优化,我们期望 PBT 在软组织肉瘤中发挥越来越大的作用。

## 四肢和浅表躯干肉瘤

肉瘤最常见的位置是在四肢和浅表躯干[43]。类似于其他解剖部位的肿瘤,放疗往往与手术结合用于提高肉瘤的局部控制率,同时最大程度保留肢体功能,最大程度减少毒性副作用[7-9]。不幸的是,有关 PBT 针对四肢/浅表躯干肉瘤作用的数据有限,对于这些位置的大部分肿瘤,光子适形放疗就足够了,PBT 没有明显的获益。对于大的位于浅表的躯干肉瘤,PBT 可能比光子治疗在改善相关出射剂量等方面具有一定优势,但考虑到伤口并发症和伤口愈合等重要考虑因素对患者的影响,在确定治疗方案时,必须常规权衡 PBT 在治疗躯干肉瘤上的剂量学优势,以及较高的皮肤剂量对于伤口影响两者间的利弊。

对于既往接受过联合治疗后局部复发的患者,可以考虑再程放疗。通常需要先讨论再程放疗的意义。如何平衡最佳肿瘤控制与治疗并发症是制定这些临床决策所要面临的挑战。近期,一项小规模前瞻性临床研究围绕既往接受过放疗、放射野内发生软组织肉瘤的患者展开[44],约 23 例患者接受了 PBT 再程放疗(手术与放疗的间隔时间存在不同差异)。考虑再程放疗存在治疗相关毒性反应增加的风险,该研究的作者建议勾画一个更适形的靶区(初次治疗 CTV 设置推荐为外扩 3~4cm,而再程放疗则建议 CTV 外扩 5~10mm)。中位随访 10 个月,大约一半的患者(n=12)出现局部治疗失败,其余 11 例患者在死亡或最后一次随访时均未出现局部复发。令人惊讶的是,只有三例患者出现 3 级晚期毒性反应,未观察到 4 级或 5 级毒性反应。作者认为,对于复发性或继发性肉瘤,质子再程放疗耐受性良好,但需要更长期的随访观察结果[44]。

尽管这些发现为讨论局部复发性肉瘤的再程放疗提供了初步依据,但我们还是建议,根据患者的病情,通过多学科讨论以制定个体化治疗方案。肉瘤相比其他放射敏感性更高的组织学类型肿瘤,治疗敏感性较差,加之既往接受过放疗的肿瘤往往存在辐射抵抗,导致再程放疗的作用更加有限。其次,对于复发性肉瘤,其他挽救疗法可能具有较小的风险。尽管我们的标准治疗方案未包含再程放疗,但是,当考虑进行再程放疗时,PBT 可能具有良好的治疗耐受性。

## 结论

肉瘤是一类发生在全身的具有异质性的肿瘤,放射治疗在改善局部控制方面具有不可或缺的作用。对于这些罕见肿瘤,PBT 相关的研究结果极少。因此,必须结合其他位于相同解剖部位的不同类型肿瘤的特殊资料,以指导放疗方案的选择。强有力的数据支持采用 PBT 治疗原发于中轴骨的脊索瘤和软骨肉瘤;有关质子治疗横纹肌肉瘤和腹膜后肉瘤,以及再程放疗的证据正在逐渐增加。被诊断为肉瘤的患者,需要立即转诊至大型的,肉瘤诊治病例数较多的,可提供专业肉瘤多学科诊疗,且能够评估质子治疗潜在获益的肿瘤中心进行诊治。

(王斌 译　章青 校)

## 参考文献

1. Goldblum JR, Folpe AL, Weiss SW, et al. *Enzinger and Weiss's Soft Tissue Tumors*. 6th ed. Philadelphia, PA: Saunders/Elsevier; 2014.
2. Fletcher CDM, World Health Organization, International Agency for Research on Cancer. *WHO Classification of Tumours of Soft Tissue and Bone*. 4th ed. Lyon, France: IARC Press; 2013.
3. Siegel RL, Miller KD, Jemal A. Cancer statistics, 2018. *CA Cancer J Clin*. 2018;68:7-30.
4. Miller RW, Young JL Jr, Novakovic B. Childhood cancer. *Cancer*. 1995;75:395-405.
5. Stiller CA, Trama A, Serraino D, et al. Descriptive epidemiology of sarcomas in Europe: report from the RARECARE project. *Eur J Cancer*. 2013;49:684-695.
6. Pisters PW, Harrison LB, Woodruff JM, et al. A prospective randomized trial of adjuvant brachytherapy in the management of low-grade soft tissue sarcomas of the extremity and superficial trunk. *J Clin Oncol*. 1994;12:1150-1155.
7. Rosenberg SA, Tepper J, Glatstein E, et al. The treatment of soft-tissue sarcomas of the extremities: prospective randomized evaluations of (1) limb-sparing surgery plus radiation therapy compared with amputation and (2) the role of adjuvant chemotherapy. *Ann Surg*. 1982;196:305-315.
8. Yang JC, Chang AE, Baker AR, et al. Randomized prospective study of the benefit of adjuvant radiation therapy in the treatment of soft tissue sarcomas of the extremity. *J Clin Oncol*. 1998;16:197-203.
9. O'Sullivan B, Davis AM, Turcotte R, et al. Preoperative versus postoperative radiotherapy in soft-tissue sarcoma of the limbs: a randomised trial. *Lancet*. 2002;359:2235-2241.
10. Machak GN, Tkachev SI, Solovyev YN, et al. Neoadjuvant chemotherapy and local radiotherapy for high-grade osteosarcoma of the extremities. *Mayo Clin Proc*. 2003;78:147-155.

11. DeLaney TF, Haas RL. Innovative radiotherapy of sarcoma: proton beam radiation. *Eur J Cancer*. 2016;62:112-123.

12. Frisch S, Timmermann B. The evolving role of proton beam therapy for sarcomas. *Clin Oncol (R Coll Radiol)*. 2017;29:500-506.

13. Ladra MM, Szymonifka JD, Mahajan A, et al. Preliminary results of a phase II trial of proton radiotherapy for pediatric rhabdomyosarcoma. *J Clin Oncol*. 2014;32:3762-3770.

14. Ladra MM, Edgington SK, Mahajan A, et al. A dosimetric comparison of proton and intensity modulated radiation therapy in pediatric rhabdomyosarcoma patients enrolled on a prospective phase II proton study. *Radiother Oncol*. 2014;113:77-83.

15. Chung CS, Yock TI, Nelson K, et al. Incidence of second malignancies among patients treated with proton versus photon radiation. *Int J Radiat Oncol Biol Phys*. 2013;87:46-52.

16. Burningham Z, Hashibe M, Spector L, et al. The epidemiology of sarcoma. *Clin Sarcoma Res*. 2012;2:14.

17. van der Graaf WT, Orbach D, Judson IR, et al. Soft tissue sarcomas in adolescents and young adults: a comparison with their paediatric and adult counterparts. *Lancet Oncol*. 2017;18:e166-e175.

18. Mitchell A, Scheithauer BW, Unni KK, et al. Chordoma and chondroid neoplasms of the spheno-occiput. An immunohistochemical study of 41 cases with prognostic and nosologic implications. *Cancer*. 1993;72:2943-2949.

19. Chambers KJ, Lin DT, Meier J, et al. Incidence and survival patterns of cranial chordoma in the United States. *Laryngoscope*. 2014;124:1097-1102.

20. Nota SP, Braun Y, Schwab JH, et al. The identification of prognostic factors and survival statistics of conventional central chondrosarcoma. *Sarcoma*. 2015;2015:623746.

21. Yu E, Koffer PP, DiPetrillo TA, et al. Incidence, treatment, and survival patterns for sacral chordoma in the United States, 1974-2011. *Front Oncol*. 2016;6:203.

22. Damron TA, Ward WG, Stewart A. Osteosarcoma, chondrosarcoma, and Ewing's sarcoma: National Cancer Data Base Report. *Clin Orthop Relat Res*. 2007;459:40-47.

23. Indelicato DJ, Rotondo RL, Begosh-Mayne D, et al. A prospective outcomes study of proton therapy for chordomas and chondrosarcomas of the spine. *Int J Radiat Oncol Biol Phys*. 2016;95:297-303.

24. Weber DC, Malyapa R, Albertini F, et al. Long-term outcomes of patients with skull-base low-grade chondrosarcoma and chordoma patients treated with pencil beam scanning proton therapy. *Radiother Oncol*. 2016;120:169-174.

25. Suit HD, Goitein M, Munzenrider J, et al. Definitive radiation therapy for chordoma and chondrosarcoma of base of skull and cervical spine. *J Neurosurg*. 1982;56:377-385.

26. Rich TA, Schiller A, Suit HD, et al. Clinical and pathologic review of 48 cases of chordoma. *Cancer*. 1985;56:182-187.

27. Pearlman AW, Friedman M. Radical radiation therapy of chordoma. *Am J Roentgenol Radium Ther Nucl Med*. 1970;108:332-341.

28. Pearlman AW, Singh RK, Hoppenstein R, et al. Chordoma: combined therapy with radiation and surgery: case report and new operative approach. *Bull Hosp Joint Dis*. 1972;33:47-57.

29. Keisch ME, Garcia DM, Shibuya RB. Retrospective long-term follow-up analysis in 21 patients with chordomas of various sites treated at a single institution. *J Neurosurg*. 1991;75:374-377.

30. Munzenrider JE, Liebsch NJ. Proton therapy for tumors of the skull base. *Strahlenther Onkol*. 1999;175(suppl 2):57-63.

31. Chen YL, Liebsch N, Kobayashi W, et al. Definitive high-dose photon/proton radiotherapy for unresected mobile spine and sacral chordomas. *Spine (Phila Pa 1976)*. 2013;38:E930-E936.

32. DeLaney TF, Liebsch NJ, Pedlow FX, et al. Phase II study of high-dose photon/proton radiotherapy in the management of spine sarcomas. *Int J Radiat Oncol Biol Phys*. 2009;74:732-739.

33. DeLaney TF, Liebsch NJ, Pedlow FX, et al. Long-term results of Phase II study of high dose photon/proton radiotherapy in the management of spine chordomas, chondrosarcomas, and other sarcomas. *J Surg Oncol*. 2014;110:115-122.

34. Yock T, Schneider R, Friedmann A, et al. Proton radiotherapy for orbital rhabdomyosarcoma: clinical outcome and a dosimetric comparison with photons. *Int J Radiat Oncol Biol Phys*. 2005;63:1161-1168.

35. Cotter SE, Herrup DA, Friedmann A, et al. Proton radiotherapy for pediatric bladder/prostate rhabdomyosarcoma: clinical outcomes and dosimetry compared to intensity-modulated radiation therapy. *Int J Radiat Oncol Biol Phys*. 2011;81:1367-1373.

36. Alldinger I, Yang Q, Pilarsky C, et al. Retroperitoneal soft tissue sarcomas: prognosis and treatment of primary and recurrent disease in 117 patients. *Anticancer Res.* 2006;26:1577-1581.
37. Heslin MJ, Lewis JJ, Nadler E, et al. Prognostic factors associated with long-term survival for retroperitoneal sarcoma: implications for management. *J Clin Oncol.* 1997;15:2832-2839.
38. Baldini EH, Wang D, Haas RL, et al. Treatment guidelines for preoperative radiation therapy for retroperitoneal sarcoma: preliminary consensus of an international expert panel. *Int J Radiat Oncol Biol Phys.* 2015;92:602-612.
39. Bishop AJ, Zagars GK, Torres KE, et al. Combined modality management of retroperitoneal sarcomas: a single-institution series of 121 patients. *Int J Radiat Oncol Biol Phys.* 2015;93:158-165.
40. Swanson EL, Indelicato DJ, Louis D, et al. Comparison of three-dimensional (3D) conformal proton radiotherapy (RT), 3D conformal photon RT, and intensity-modulated RT for retroperitoneal and intra-abdominal sarcomas. *Int J Radiat Oncol Biol Phys.* 2012;83:1549-1557.
41. Yoon SS, Chen YL, Kirsch DG, et al. Proton-beam, intensity-modulated, and/or intraoperative electron radiation therapy combined with aggressive anterior surgical resection for retroperitoneal sarcomas. *Ann Surg Oncol.* 2010;17:1515-1529.
42. DeLaney TF, Chen YL, Baldini EH, et al. Phase 1 trial of preoperative image guided intensity modulated proton radiation therapy with simultaneously integrated boost to the high risk margin for retroperitoneal sarcomas. *Adv Radiat Oncol.* 2017;2:85-93.
43. Zagars GK, Ballo MT, Pisters PW, et al. Prognostic factors for patients with localized soft-tissue sarcoma treated with conservation surgery and radiation therapy: an analysis of 1225 patients. *Cancer.* 2003;97:2530-2543.
44. Guttmann DM, Frick MA, Carmona R, et al. A prospective study of proton reirradiation for recurrent and secondary soft tissue sarcoma. *Radiother Oncol.* 2017;124:271-276.

# 第十七章

# 食管癌

Steven H. Lin，Heng Li，Daniel R. Gomez

## 引言

食管癌（Esophageal cancer，EC）是全球死亡率排名第六的癌症，每年有 40 万死亡病例（约占所有癌症的 4.9%）[1]。食管癌的发病率因地理区域的不同而有很大差异，其中亚洲和中东国家发病率最高[2]。对于大多数西方国家，如美国，腺癌已经取代鳞状细胞癌成为主要的组织学类型，并且通常发生在白人男性。相比之下，在亚洲和中东国家，鳞状细胞癌通常与吸烟及饮酒有关。此外，腺癌还与肥胖密切相关，而肥胖与反流性食管炎、巴雷特癌前病变相关。腺癌正在西方和发达国家流行[3]。

从历史上看，以前的标准治疗方案多是手术切除加或不加辅助治疗，治愈率大约只有 20%。有证据表明，与单纯手术相比，术前放化疗提高了总生存期（overall survival，OS），因此，越来越多地被采用。现代进行得最大的随机试验是一项来自荷兰的Ⅲ期随机研究，其中 366 例患者进入评估，被随机分为手术组和术前放化疗组，放疗剂量为 41.4Gy，化疗方案为卡铂联合紫杉醇[4]。术前放化疗显著改善了中位 OS（49.4 个月 vs. 单纯手术组 24.0 个月）。术前放化疗组的病理完全缓解率为 29%，而且鳞状细胞癌患者高于腺癌患者（49% vs. 23%；$P$=0.008），这也解释了相对于腺癌而言，放化疗对比单纯手术更能改善鳞癌的 OS，校正危险比 0.42［95% 置信区间（confidence interval，CI）：0.23~0.79］vs. 0.74（95% CI：0.54~1.02）。

由于食管的位置，食管中、远段肿瘤跨越心脏后方，非常接近左心房，位于胸椎前部，所以质子束治疗（proton beam therapy，PBT）因其紧密的剂量适形性成为 EC 理想的治疗手段。PBT 与三维（three-dimensional，3D）适形治疗和调强（光子）放疗（Intensity-modulated radiation therapy，IMRT）的比较将在本章的后面部分进行更详细的描述。以下章节详谈当使用 PBT 治疗食管肿瘤时的治疗模拟、放疗剂量和分割（radiation dose and fractionation）、靶区勾画及治疗验证（treatment verification）的全过程，此外还描述两种主要类型的 PBT 的治疗计划：被动散射或调强质子治疗(intensity-modulated proton therapy,IMPT)。

## 治疗模拟

治疗模拟时,颈部肿瘤患者应仰卧,采用五点面罩固定头、颈、肩部,胸部或胃食管交界处肿瘤患者也应采取仰卧位,使用带有刻度且上置真空负压垫的床板固定,双臂上举,必须监测支架模具可能出现的漏气变形。等中心点置于隆突。呼吸运动应通过四维(four-dimensional,4D)扫描评估,因为食管及周围结构可能随着呼吸运动而大幅移动,尤其是在胃食管交界处。理想情况下,模拟定位时患者应将手臂举过头顶,以最大限度地增加可以使用的光束数量。为了提高可重复性,应建议患者在模拟定位前和每天治疗前至少空腹3h。

## 放疗剂量和分割,靶区勾画和治疗验证

表 17.1 提供了这些主题的总结,下文将进一步详细讨论。

### 表 17.1　使用质子束治疗上、下段食管癌的关键定义及推荐

| | 上段食管肿瘤 | 下段食管肿瘤 |
|---|---|---|
| GTV(考虑内部运动) | 大体肿瘤 | 大体肿瘤 |
| CTV | 颈段:上界至环状软骨,下界外放 3.5cm,侧界 1cm(根据解剖边界修正),并包括双侧 SCV 窝<br><br>胸上段:上下界均外放 3.5cm,侧界 1cm(根据解剖边界修正) | 胸中段食管:上下界均外放 3.5cm,侧界 1cm(根据解剖边界修正);不考虑胃左和腹腔淋巴结区域,除非肿瘤侵犯<br><br>远端/GEJ(Siewert I/II):上下界均外放 3.5cm,侧界 1cm(根据解剖边界修正);淋巴结阳性者,常规选择性包括胃左及腹腔淋巴结 |
| 患者摆位边界 | 0.5~1.0cm;如果每日 kV IGRT,则外扩 0.5cm | 0.5~1.0cm;如果每日 kV IGRT,则外扩 0.5cm |
| 处方剂量 | 50.4~60Gy(RBE),每次 1.8~2.0Gy(RBE) | 40~50.4Gy(RBE),每次 1.8~2.0Gy(RBE) |

CTV,临床靶区;GEJ,胃食管交界处;GTV,大体肿瘤靶区;IGRT,图像引导放疗;RBE,放射生物效应;SCV,锁骨上。

## 放疗剂量和分割

由于上段食管肿瘤不太可能手术切除,因此可以考虑将剂量增加到50.4Gy以上(例如,50.4~60Gy,1.8~2.0Gy/次)。对于下段食管肿瘤,标准剂量仍然是40~50.4Gy,1.8~2.0Gy/次。在临床试验中,可以考虑增加食管下段肿瘤的剂量。

## 靶区勾画

靶区勾画取决于肿瘤在食管内的位置。上段食管肿瘤定义为位于颈部和上胸部区域的肿瘤,下段食管肿瘤位于食管中段和远端,也包括胃食管交界处。Siewert Ⅲ型胃食管交界处肿瘤的靶区勾画应与胃癌相同。

对于上段食管肿瘤,大体肿瘤靶区(gross tumor volume,GTV)包括肉眼可见肿瘤。临床靶区(clinical target volume,CTV)包括上下3.5cm外放和侧面1cm外放,但不跨越解剖边界(或针对血管或骨骼等边界加以修改)。然而,对于颈段食管病变,上界应为环状软骨的下缘,CTV还应包括双侧锁骨上区域的选择性治疗,即使该区域未受累。

对于下段食管肿瘤,GTV和CTV类似于上段,即GTV包括肉眼可见肿瘤,CTV包括上下3.5cm外放和侧面1cm外放,但不跨越解剖边界(或针对血管或骨骼等修改边界,如血管或骨)。对于下段肿瘤处于食管远端或胃食管交界(Siewert Ⅰ/Ⅱ型)的患者,CTV还应包括胃左淋巴结。淋巴结阳性者,即使腹腔干没有被侵犯,也应该选择性包括在内。

对于粒子治疗,计划靶区(planning target volume,PTV)仅用于记录和报告目的[5]。在实际操作中,PTV是通过CTV外扩摆位边界而得到,根据可用的图像引导技术,外扩0.5~1.0cm。MDACC每天使用kV成像验证,从而外扩0.5cm的边界得到PTV。

除PTV外,粒子治疗还需要一个剂量学边界来考虑束流射程的不确定性和束流的调制,详见治疗计划章节。

## 治疗验证

日常治疗验证,参照治疗模拟定位时的位置给患者摆位,即仰卧,用带有5个标记点的热塑面罩或上置真空负压垫的床板固定,等中心点放置在隆突处。所有患者应每日使用kV成像验证位置。如果室内容积成像[例如锥形束计算机断层扫描(computed tomography,CT)或在轨CT]可用,则建议每周进行扫描。

屏气技术和门控技术尽管可用于靶区的运动管理,但在食管肿瘤的治疗中并不常用。

在治疗过程中,解剖结构或肿瘤大小的实质性变化是罕见的,因此,自适应模拟并不会常规使用。然而,如果每天或每周的成像验证片显示正常组织或肿瘤的变化,或患者有一个长时间的治疗间隔,那么我们建议尽快进行验证 CT 扫描。

## 治疗计划

### 被动散射质子治疗

用于远端肿瘤的束流分布最通常是后前野(posteroanterior,PA)和左斜野。然而,最佳的束流分布是根据病例的具体情况确定的,可以使用替代的束流分布。对于食管中段肿瘤的近端,可以考虑前后野(anteroposterior,AP)和 PA 束流分布,但在 AP 方向应谨慎,因为束流射程的不确定性可能导致脊髓受照。

对于自由呼吸下的治疗,通过从 4D CT 扫描 T0 和 T50 时相生成横膈膜结构用于辅助计划设计,以确保所有呼吸时相的靶区覆盖,然后使用 4D CT 所得的最大密度投影扫描的平均 HU 值来替代横膈膜的密度。然后,根据覆盖的平均 CT 设计治疗计划。如图 17.1A 所示,该技术确保了在有呼吸运动的情况下,靶区远端能够得到足够的覆盖。图 17.1B 显示了,考虑摆位边界和剂量学边界

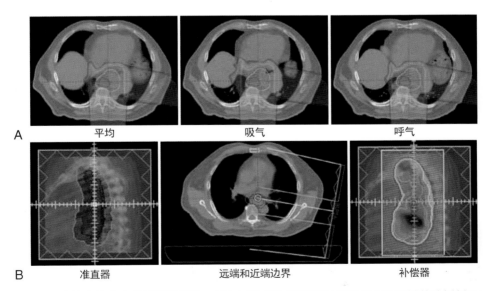

**图 17.1**　食管癌治疗中的横膈膜覆盖。(A)左侧:横膈膜覆盖计算平均 CT 扫描的计划剂量;中间:T0 时相的剂量计算;右侧:T50 时相的剂量计算;(B)左侧:包括摆位边界和剂量学边界的侧向边界设计的准直器,以考虑束流半影;中间:远端(红色)和近端(蓝色)边界;右侧:带有涂抹的补偿器设计

准直器的设计,基于束流射程近端和远端边界的束流设计,以考虑射程的不确定性,和具有模糊边界的补偿器设计,确保远端靶区的覆盖[6]。

## 调强质子治疗

与被动散射质子治疗相比,IMPT 提供了更优越的剂量一致性,比 IMRT 更少的整体剂量。然而,IMPT 比被动散射质子治疗对呼吸运动更为敏感,这对实施这项技术提出了更大的挑战,特别是远端食管肿瘤。

评估呼吸运动影响的一种方法是评估质子束的水等效厚度(water-equivalent thickness,WET)的变化。一个工作小组的研究显示 WET 的变化与呼吸运动相关,这在远端食管治疗计划中产生了剂量的不确定性[7]。同样的研究也证实,对于食管远端的肿瘤,最佳的束流角度是在 150°~210° 之间,以避免横膈膜在束流路径中的运动。通常,在这个射程内,治疗计划可以使用两到三个束流(图 17.2)。

单野优化(single-field optimization,SFO)(每个射野都经过优化,以将靶区处方剂量递送到靶区)[8]和 IMPT(所有射野的所有束斑都同时优化)可用于笔形束扫描治疗。通常,IMPT 提供更大的灵活性和自由度,并可以形成更适形的剂量分布,但是,由于每个射野复杂的剂量分布,IMPT 计划也不如 SFO 计划鲁棒性好。

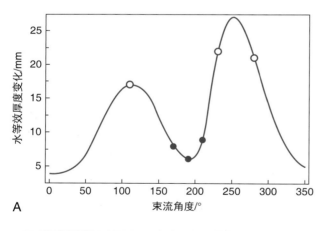

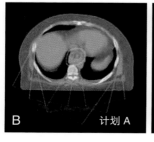

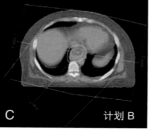

**图 17.2**　调强质子治疗的最佳束流角度。(A) 水等效厚度变化(△WET)示例,通过△WET 值与束流角度的关系绘制。(B) 实心圆表示在最小△WET 的近似范围内的三个束流角度,这些是计划 A 中使用的束流角度。空心圆对应围绕最大 △ WET 的三个束流角度,是计划 B 中使用的束流角度。(B) 计划 A 的束流分布。(C)计划 B 的束流分布。勾画区域为内部临床靶区(internal clinical target volume,ICTV) [ 来源:Yu J,Zhang X,Liao L, et al. Motion robust intensity-modulated proton therapy for distal esophageal cancer. *Med Phys*. 2016;43(3):1111. ]

对于食管肿瘤,SFO 和 IMPT 计划均可以使用,尽管在 45~50Gy[放射生物效应 (radiobiological effectiveness,RBE)]范围内,SFO 计划对脊髓的剂量略高。实际上, 4D 治疗计划和鲁棒优化可以进一步减少呼吸运动对剂量分布的影响,但这些技术可能并不容易获得[7]。然而,可以使用诸如屏气等主动靶区运动管理技术。

## 质子和光子治疗的剂量学和毒性比较(Dosimetric and Toxicity Comparisons)

采用 3D 适形放射治疗 EC 涉及相对较高的心脏辐射剂量,特别是使用 AP 束时。相比之下,IMRT 可以通过将入射剂量束放在后方来减少心脏散射的高剂量,从而使心脏和肺剂量处于低出射剂量处。PBT 进一步改进了剂量学变量, 因为布拉格峰几乎不涉及出射剂量。因此,即使在被动散射质子治疗中仅使用两个束流,也会显著降低肺和心脏的剂量(图 17.3)。已经进行了大量的剂量学计划研究来比较 PBT 与光子模式的剂量分布。在一项对比研究中,对 5 例患者采用 3D 计划技术,被动散射质子治疗计划中脊髓、肺、心脏和肾脏的剂量相对于 3D 适形光子计划有所改善,最佳质子计划将肿瘤控制概率提高 2%~23%(平均 20%)[8,9]。

被动散射质子治疗计划与 IMRT 计划比较,也表现出剂量学优势。在其中一项研究中,对 15 例患者进行了 IMRT 与双野 AP/PA 或三野 AP/两个后斜被动散射质子治疗野的比较[10],尽管质子治疗显著降低肺 V5~V20、肺平均剂量和脊髓剂量,但未观察到心脏剂量保护效应,这种差异可能是这些早期研究中次优束流分布的结果。为了解决这一点,我们比较了 55 例中至远端 EC 患者被动散射质子治疗计划和 IMRT 计划,以确定导致质子剂量次优分布的剂量学或解剖学因素[11]。具体来说,我们确定了质子治疗计划比 IMRT 计划剂量次优的患者,

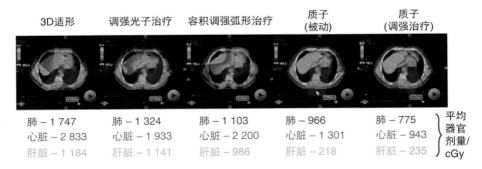

图 **17.3** 光子(3D CRT,IMRT 或 VMAT)和质子(被动散射或 IMPT)对远端食管肿瘤肺、心、肝的剂量学比较

然后试图确定是否可以用其他方法来改善质子治疗计划的剂量学特征。我们发现,导致剂量次优的主要原因是:①AP/PA 或 AP/PA/左侧入射等非标准束流分布;②左侧/PA 束 1：1 权重;③独特的患者解剖特征,如 CTV 包绕心脏。

　　MD Anderson 的研究人员还比较了质子和光子技术对 EC 的毒性,包括剂量方面和临床结局。在一个研究中,1998 年到 2011 年 444 例 EC 患者分别进行 3D 适形放射治疗($n=208$)、IMRT($n=164$),或 PBT($n=72$),并联合术前同步化疗[12]。三种方式的治疗计划中,PBT 相比其他两种光子方式的治疗,肺平均剂量及心脏平均剂量有显著差异。该研究还根据治疗方式评估了这些患者术后肺、心脏、伤口和胃肠道并发症的发生率。单变量分析表明,有几个因素可以预测不良事件,但放射方式仅与肺和胃肠并发症相关。在多变量分析中,只有放射方式和放射治疗前肺对一氧化碳的扩散能力(diffusion capacity of the lung for carbon monoxide,$D_{LCO}$)与肺部并发症独立相关。在该研究中,质子治疗似乎很少出现胃肠道并发症,尽管这种差异没有统计学意义。三种放疗方式之间的比较显示,3D 适形放疗与 IMRT 相比,肺部并发症显著增加($OR$:4.10;95% CI:1.37~12.29),3D 适形与质子治疗相比($OR$:9.13;95% CI:1.83~45.42)。但调整放疗前 $D_{LCO}$ 水平后,IMRT 和 PBT 在肺部并发症方面无明显差异;相反,只有肺平均剂量能够预测肺并发症的发生率[12]。

　　宾夕法尼亚大学的研究人员最近发表了一项在 15 年的时间里对 14 例接受被动散射质子治疗的复发性 EC 患者的前瞻性研究,目的是评估疗效和毒性。其中两例 5 级毒性(一例为急性反应,死于食管胸膜瘘;另一例为晚期反应,死于食管溃疡)被认为与肿瘤进展有关,而不是放射治疗引起的。虽然没有患者发生急性 4 级毒性反应,但出现了晚期 3 级毒性反应,包括心力衰竭、食管狭窄、食管溃疡和依赖经皮内镜下胃造瘘管。中位 OS 为 14 个月,作者由此得出结论,该治疗方法与“鼓励”症状控制和“有利”生存有关[13]。

　　目前,治疗 EC 的 PBT(被动散射或 IMPT)与光子(IMRT)技术的比较应在前瞻性随机试验中进一步评估。MD Anderson 目前正在领导一项比较质子治疗和 IMRT(NCT01512589)的ⅡB 期随机研究,其主要终点是总毒性负荷和无病生存期。预计招募 180 例患者,在撰写本章时已招募超过 50% 的可评估患者。

## 结论与未来方向

　　在过去的十年里,食管癌的质子治疗取得了实质性的进展。已经进行了质子的剂量学与 IMRT 和 3D 适形放疗的比较;已经定义了最佳束流分布,计划技术已经被细化,IMPT 已经被实施,并且有多个评估疗效的研究正在进行中。未来 10~20 年,EC 的 IMPT 及标准化的治疗计划将得到进一步改进。确定哪些特定的患者将受益于质子治疗(相对于 IMRT)也是至关重要的,目前正在进行的一项随机研究就是试图确定对质子治疗临床获益最大的食管癌亚组患者。理想情况下,质子治疗将有可能用于越来越多的治疗选择有限的患者,比如放射野内局部复发者。最后,越来越精密的成像技术将加深我们对质子和光子治疗在肿瘤反应和毒性差异上的理解,放射组学与敏感成像或功能成像模式(如磁共振成像或正电子发射断层显像)的联合使用,将进一步扩展我们对质子早期反应的理解,以及这种早期反应和最终结果是否可以预测。

## 致谢

本章节部分载于 Lee N,Leeman JE,Jiang G,Lu JJ,Sine K,Both K,eds. *Target Volume Delineation and Treatment Planning for Particle Therapy.* Basel,Switzerland:Springer International Publishing;2018.

(林琳 译　李宝生 校)

## 参考文献

1. Jemal A, Siegel R, Xu J, Ward E. Cancer statistics, 2010. *CA Cancer J Clin.* 2010;60(5):277-300.
2. Jemal A, Bray F, Center MM, Ferlay J, Ward E, Forman D. Global cancer statistics. *CA Cancer J Clin.* 2011;61(2):69-90.
3. Enzinger PC, Mayer RJ. Esophageal cancer. *N Engl J Med.* 2003;349(23):2241-2252.
4. van Hagen P, Hulshof MC, van Lanschot JJ, et al. Preoperative chemoradiotherapy for esophageal or junctional cancer. *N Engl J Med.* 2012;366(22):2074-2084.
5. International Commission on Radiation Units and Measurements. *Prescribing, Recording, and Reporting Proton-Beam Therapy.* ICRU Report 78. Bethesda, MD: International Commission on Radiation Units and Measurements; 2007.
6. Li H, Giebeler A, Dong L, et al. Treatment planning for passive scattering proton therapy. In: Das IJ, Paganetti H, eds. *Principles and Practice of Proton Beam Therapy.* Madison, WI: Medical Physics Publishing, Inc; 2015:647-666.
7. Yu J, Zhang X, Liao L, et al. Motion-robust intensity-modulated proton therapy for distal esophageal cancer. *Med Phys.* 2016;43(3):1111.
8. Zhu XR, Sahoo N, Zhang X, et al. Intensity modulated proton therapy treatment planning using single-field optimization: the impact of monitor unit constraints on plan quality. *Med Phys.* 2010;37(3):1210-1219.
9. Isacsson U, Lennernäs B, Grusell E, Jung B, Montelius A, Glimelius B. Comparative treatment planning between proton and x-ray therapy in esophageal cancer. *Int J Radiat Oncol Biol Phys.* 1998;41(2):441-450.
10. Zhang X, Zhao Kl, Guerrero TM, et al. Four-dimensional computed tomography-based treatment planning for intensity-modulated radiation therapy and proton therapy for distal esophageal cancer. *Int J Radiat Oncol Biol Phys.* 2008;72(1):278-287.
11. Wang J, Palmer M, Bilton SD, et al. Comparing proton beam to intensity modulated radiation therapy planning in esophageal cancer. *Int J Particle Ther.* 2015;1(4):866-877.
12. Wang J, Wei C, Tucker SL, et al. Predictors of postoperative complications after trimodality therapy for esophageal cancer. *Int J Radiat Oncol Biol Phys.* 2013;86(5):885-891.
13. Fernandes A, Berman AT, Mick R, et al. A prospective study of proton beam reirradiation for esophageal cancer. *Int J Radiat Oncol Biol Phys.* 2016;95(1):483-487.

# 第十八章

# 肺癌

Daniel R. Gomez，Heng Li，Xiaodong Zhang，Joe Y. Chang，
Zhongxing Liao，Steven H. Lin

## 引言

肺癌是最常见的恶性肿瘤之一,在美国,每年约有 234 000 例新发病例和 160 000 例死亡病例[1]。肺癌的治疗取决于肿瘤的分期,早期肺癌只需要手术或放疗治疗,晚期肺癌则须接受双联或三联方案的抗肿瘤治疗。

多项研究表明,对于一些肺癌患者,粒子治疗比 IMRT 更具剂量分布的优势[2-4]。质子束治疗(proton beam therapy,PBT)同三维(three-dimensional,3D)适形放疗或 IMRT 相比,其剂量分布优势无论在早期或是局部晚期肺癌中均得到了证明。值得注意的是,质子束治疗对正常组织剂量分布的改善主要体现于低剂量区,例如接受 5Gy[相对生物学效应(relative biological effectiveness,RBE)](V5)或 10Gy(RBE)(V10)的区域。这种选择性的获益可能来自 PBT 在肿瘤靶区剂量的急剧增加和靶区外剂量的陡降。这对肺癌非常重要,因为肺部肿瘤邻近肺、心脏、食管、主呼吸道、大血管及脊髓。目前,先进的光子治疗技术还不能如 PBT 一样,减少或消除“低剂量浴”。

早期及局部晚期非小细胞肺癌(nonsmall cell lung cancer,NSCLC)粒子治疗的临床效果均已有报告[5-9]。这些研究结果似乎与先进的光子治疗模式(如 IMRT 或 VMAT)获得的结果相似或有所改善。在撰写本章时,仅报告了一项直接比较粒子与光子治疗局部晚期 NSCLC 的随机Ⅱ期临床研究。该项Ⅱ期随机研究评估了患者接受 IMRT 或被动散射 PBT 的毒性(肺炎)及肿瘤局部控制情况,结果显示两种治疗模式的上述研究终点差异无统计学意义[10]。未来该项研究将会重点分析比较影像资料、血液样本、毒副反应等终点,以及生活质量以评估这些因素如何影响临床结果。

总之,在某些临床情况下,质子治疗似乎比各种形式的光子治疗具有剂量学优势,但到目前为止,尚未发现强有力的证据表明“所有患者”,即任何肺癌患者都能从 PBT 中获得超越先进光子治疗技术的疗效。因此,了解 PBT 的适应证

及选择 PBT 的患者标准至关重要,特别是在使用被动散射技术时。

小细胞肺癌(small cell lung cancer,SCLC)确诊时多为局部晚期或有远端转移,因此对于局部晚期 NSCLC 和 SCLC,PBT 模拟定位,靶区勾画及计划设计的原则相似。但是,SCLC 应用 PBT 的经验十分有限。一项研究报告了 6 例 SCLC 患者,中位随访时间为 12 个月,其 1 年总生存期(overall survival,OS)及无进展生存期(progression-free survival,PFS)分别为 83% 和 66%[11]。因此,尽管许多 NSCLC 粒子治疗技术的研究可以扩展至 SCLC,但仍须开展更多有关 SCLC 接受 PBT 后临床效果的研究,包括局部控制率和 IMPT 等模式的获益。

## 患者选择标准

### 被动散射质子治疗

确定可能受益于被动散射 PBT 的患者标准很重要,因为在某些情况下,先进的适形技术如 IMRT 更适合用于治疗计划,主要由于以下原因。首先,由于束流路径中的剂量不确定性,被动散射 PBT 涉及束流角度的一些限制。其次,被动散射 PBT 需要“后挡墙”来提供大部分急剧的剂量下降,这在早期肺实质肿瘤中可能是困难的。当靶区远端不存在高密度组织时,可能会发生剂量“峰值”,从而严重影响剂量测定,并导致向正常组织递送的剂量超出了必要的剂量,从而导致毒性。

考虑到这些限制,从剂量学的角度来看,一般会建议以下患者选择被动散射 PBT 而不是 IMRT:①肿瘤的位置能够提供适当的后挡墙,便于利用质子治疗剂量衰减的特性的患者;②因无法满足正常组织低剂量约束而不能使用 IMRT 的患者(例如 V5,V10 或 V20);③患有前纵隔肿瘤,肿瘤邻近心脏、肺、脊髓和食管的患者。

### 调强质子治疗

与被动散射质子治疗相比,IMPT 具有以下优势:①改善适形性;②束流分布的影响较小,因为可以在必要时通过“修补”来补充剂量,这也可以减少热点。IMPT 也适用于同时补量照射(simultaneous integrated boost,SIB)方案,因为通过将质子布拉格峰置于靶区中,在逐步增加靶区剂量的同时,对于正常组织的剂量很小。MD Anderson 正在进行一项评估 IMPT 及 IMRT 的 SIB 方案的临床试验。

IMPT 的局限性包括:①由于束流数量较少且适形性极高,因此其剂量对治疗过程中解剖结构及肿瘤大小的变化敏感性更高;②点扫描递送与呼吸运动相互作用时,在呼吸周期的某些时限导致放疗脱靶,肿瘤局部控制率下降。导致肿

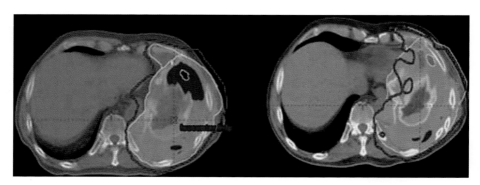

**图 18.1**  在 5 周肺部放疗中期,肺容积发生变化致靶区剂量降低

瘤靶区剂量下降的两种具体情况是,肺不张的发展(或减轻)(图 18.1)及治疗过程中肿瘤大小的变化。

IMPT 通常用于:①位于纵隔但侧向移位的肿瘤,改善其在肺及食管的剂量分布;②其他放疗技术无法满足剂量约束要求的富有挑战性的病例(例如,较大的双侧纵隔肿瘤);③再程放疗,其目标尽可能完全避免一个或多个正常组织结构的照射。随着 IMPT 的可用性及治疗经验的积累,更多的患者被选用该方法治疗,尤其局部晚期肺癌的患者。一些评估 IMPT 在肺部肿瘤安全性和有效性的临床试验正在进行,最关注的问题就是评估呼吸运动对肿瘤局部控制的影响。

## 治疗模拟

模拟定位时需将患者双臂放置在头顶上;束流分布的选择类似于光子技术。上半身的固定应与四维(four-dimensional,4D)影像采集相结合以捕获呼吸运动。如患者无法将双手臂举过头顶,则可以将双臂放在身体两侧进行模拟定位,尽管这种摆位方式,尤其是在使用被动散射 PBT 的情况下,会明显限制潜在的剂量学优势。

## 放疗剂量和分割、靶区勾画和治疗验证

表 18.1 提供了本节主题的概要,稍后将进行详细讨论。

### 放疗剂量和分割

有些分割模式为 1~10 次的方案用于 PBT。在 MD Anderson,所有质子处方剂量 RBE 值恒定为 1.1;对于周围性肺癌,我们通常给予 50Gy/4 次,对于中

**表 18.1** ■ **应用 PBT 治疗局部晚期非小细胞肺癌和小细胞肺癌的关键定义和建议**

|  | 质子治疗 | 局部晚期非小细胞肺癌 | 小细胞肺癌 |
|---|---|---|---|
| 处方剂量和分割次数 | 许多 1~10 次方案正在使用。在 MD Anderson,周围型疾病:12.5Gy(RBE)×4 次中央型疾病:7Gy(RBE)×10 次 | 标准方案:60Gy(RBE),30 次,每日一次,同步化疗 | 标准方案:45Gy(RBE),30 次,每日两次,同步化疗 |
| iGTV 到 CTV 边界 | 0cm | 0.6~0.8cm | 0.6~0.8cm |
| CTV 带 PTV 摆位外扩边界 | 如有每日 CT,0.5cm(GTV 到 PTV),如没有,0.5~1.0cm,理想的基准位置 | 如没有每日 IGRT,1.0~1.5cm;每日 kV 成像,0.5cm;每日 CBCT,0.3cm | 如没有每日 IGRT,1.0~1.5cm;每日 kV 成像,0.5cm;每日 CBCT,0.3cm |
| 每日治疗验证 | CT 扫描(如 CBCT、在轨 CT),如有,强烈推荐;如没有,则考虑基准位置,每日 kV 成像,0.5~1.0cm 摆位边界 | 每日 kV 成像,每周 CBCT(如有) | 每日两次 kV 成像(每次治疗),每周 CBCT(如有) |
| 验证模拟 |  | 治疗过程中至少一次(3~4 周),如果观察到肿瘤明显的变化,则需要更频繁 | 巨大肿块考虑在治疗一个星期后验证 |

CBCT,锥形束计算机断层扫描;CTV,临床靶区;GTV,大体肿瘤靶区;IGRT,图像引导放疗;iGTV,内部大体肿瘤靶区;PTV,计划靶区;RBE,相对生物学效应。

央型肺癌,通常给予 70Gy(RBE)/10 次[12-14]。最新发表的肿瘤放射治疗协作组(Radiation Therapy Oncology Group,RTOG)0617 研究结果表明,对于接受放化疗的局部晚期 NSCLC,总剂量增加至 74Gy 的患者较接受标准剂量 60Gy(RBE)/30 次的患者而言并无获益[15]。对于 SCLC,根据一项对比每日一次与每日两次放疗的随机试验的研究结果,其标准分割模式仍为 45Gy(RBE)/30 次,每日 2 次[16]。但是,最新发表的Ⅲ期随机临床研究每日一次对比每日两次放疗(Concurrent ONce-daily VErsus twice-daily RadioTherapy,CONVERT),共纳入 547

例接受同步放化疗的局限期 SCLC 患者,结果表明,45Gy/30 次与 66Gy/33 次等效。作者指出,由于该临床研究旨在证明每日一次放疗对比每日两次放疗的优越性,而不是证明其等效性,因此,应继续将每日两次方案作为此类患者的标准治疗方案[17]。

SIB 方案已经用于肺癌的治疗,无论是光子和质子[18-21],目前正在进行大量的临床研究来评估该方案的安全性及有效性。

## 靶区勾画

无论是光子治疗还是质子治疗,基于 4D 计算机断层扫描(computed tomography,CT)的累及野放疗对淋巴结阴性和阳性的病例均适用。大体肿瘤靶区(gross tumor volume,GTV)在胸部 CT 扫描图像上勾画,其勾画范围卡参考 PET 图像;必要时还需参考纵隔镜或支气管超声内镜检查的组织病理结果。

有两种方法可用于外扩 GTV,以覆盖器官运动引起的肿瘤位移及微观病灶第一种方法是在 GTV 的基础上外扩生成 CTV,随后再生成包含了内部运动的内靶区(internal target volume,ITV),后续再生成覆盖患者每日位置及运动变化的 PTV。第二种方法经常在 MD Anderson 应用,先勾画 GTV,在评估肿瘤的内部运动后,生成一个“封套样”结构,命名为 iGTV,然后将其外扩生成 iCTV(与 ITV 非常相似)。后一种方法的优势是可以评估肿瘤治疗过程中的内部运动,也更容易勾画。

对于早期肺癌,根据 RTOG 标准,不推荐在 GTV 外勾画 CTV,仅勾画 PTV。对于局部晚期肺癌,从 GTV [ 从 GTV(或 iGTV)到 CTV ]到 CTV 的外扩标准为 0.6~0.8cm,以覆盖既往病理研究中定义的显微病变[22]。

关于质子治疗中 PTV 的外扩范围,目前没有类似于光子计划中可以覆盖摆位误差的统一标准(通常为 0.5~1.0cm)。相反,用于质子治疗的 PTV 包含两个组成部分:①摆位外扩边界(setup margin),它代表着日常摆位的误差,也取决于所使用的图像引导放疗(image-guided radiation therapy,IGRT)的方法;②剂量外扩边界(dosimetric margin),它是射野特定的,且包含该特定射野的近端、远端和侧缘(以解决质子路径中的剂量不确定性)。

PBT 中从 CTV 到 PTV 的摆位外扩边界对应于光子中 GTV 直接外扩的 0.5cm。但是,此摆位外扩边界的设定是假设 CBCT 可用于每日定位。如果无法进行每日 CT 成像,我们强烈建议考虑放置标记,即在治疗期间进行每日 kV 成像以及 0.5~1.0cm 外扩 PTV。

对于局部晚期肺癌,应用以下标准外扩 PTV:无每日 IGRT(例如 kV 成像或 CBCT)时,外扩 1.0~1.5cm;有 4D CT 计划或 CBCT,但两者不能同时应用时,外扩 0.5~1.0cm;有 4D CT 计划及每日 kV 成像时,外扩 0.5cm;有 4D CT 计划及 CBCT 指引时,则外扩 0.3cm。

基于射野的剂量外扩边界是依据该射野射束经过的 CTV 最近端和最远端间的距离,换算为水等效射程后得出的。该外扩边界通常在 0.5~1.0cm 之间。

作为几何外扩 PTV 的替代方案,MD Anderson 的物理学家正在探索将特定束流的 PTVs 进行单野优化计划的被动散射质子治疗[23]。该方法与传统所有射野使用同一 PTV 的方法相比具有显著的优势,因为无须应用物理补偿器就可以针对每个射野进行个性化的外扩,以解决组织不对准(患者摆位误差)和组织异质性(tissue heterogeneity)的问题[24]。

## 治疗验证

对于日常治疗验证,大多数患者每天都进行一次 kV 成像和至少一次验证模拟,以确保治疗过程中肿瘤体积或患者解剖结构等没有发生实质性变化,以确保治疗计划的重复性。在治疗中期进行治疗验证对粒子治疗尤为重要,因为一些因素看似微小的变化均可能产生显著的剂量效应。如果有室内 CT 功能,除中期治疗验证扫描外,我们建议每周进行 CBCT 扫描。

## 剂量约束

PBT 涉及几个剂量约束,部分取决于制定的分割次数。这些剂量约束来源于 NCCN 指南(www.nccn.org)中建立的光子治疗剂量约束。表 18.2 为标准分割、每日一次质子治疗危及器官剂量限值。对于每日两次的治疗方案,例如 SCLC,危及器官剂量限值与每日一次治疗类似,但脊髓除外,脊髓的最大剂量约束小于40Gy(RBE)。

表 18.2 ■ **每日一次标准分割质子束治疗危及器官剂量限制**

| 正常结构 | 剂量限制 |
| --- | --- |
| 脊髓 | 最大剂量≤45Gy |
| 心脏 | V30≤45Gy(RBE),平均剂量 <26Gy(RBE) |
| 食管 | 平均剂量 <34Gy(RBE),V50<50% |
| 全肺 | 平均剂量 <20Gy(RBE),V20<35% |
| 肾脏 | 每个肾脏 20Gy(RBE)<33% |
| 肝脏 | V30≤40% |

RBE,相对生物学效应。

# 治疗计划

## 被动散射质子治疗

MD Anderson 被动散射质子治疗计划的过程如下。首先,医生勾画 GTV、CTV 和明确 PTV 的摆位外扩边界。其次,为了充分覆盖靶区,所有与肺实质重叠的 iGTV 轮廓被覆盖,以代表实体组织。如果不这样做,质子束可能会从预期靶区脱靶。然而,这种做法也造成了剂量上的缺陷,即在呼吸周期的某个时相潜在肿瘤"超量照射"的可能[25]。再其次,横膈膜中的组织会被覆盖,以使横膈膜不会进入治疗野,从而导致远端边界不足(再次在特定周期中有超出靶区的风险)。

从次是束流角度的选择。通常选择避免穿过乳腺组织的束流,以最大程度地提高重现性和稳定性。出于同样的原因,束流也不能穿过治疗床的边缘和脊髓。在 MD Anderson,我们通常使用至少一个不指向脊髓的束流角度。最后,选择最小准直器束流以减少对正常组织的剂量。

在选择束流后,对补偿器和准直器进行编辑以优化计划。根据需要调整束流的权重,进一步改善靶区剂量和正常组织的剂量。最后,在 T0 呼吸时相和 T50 呼吸时相验证计划的鲁棒性。这种验证在质子治疗中非常重要,因为剂量对组织异质性造成的空间密度变化很敏感[25]。

如果无论是光子技术还是被动散射 PBT 都不能满足所需的剂量约束,则可以考虑 IMPT(也称为笔形束扫描质子治疗)。

## 调强质子治疗

IMPT 的治疗计划与被动散射 PBT 在某些方面有很大的不同。第一,束流角度的选择依据是覆盖靶区整个呼吸周期运动的质子束流路径偏移最小的角度。第二,4D 计划优化,使用多时相 4D CT 扫描而不是平均 CT 进行计划,可以进一步减少呼吸运动的影响。第三,考虑到 IMPT 对解剖学和肿瘤大小的变化很敏感,通常使用鲁棒优化以减少敏感性。第四,对治疗计划的鲁棒性进行评估,确保剂量分布和靶区和危及器官的受量是可接受的,并考虑摆位和射程的不确定性。

图 18.2 展示了一个通过分析 4D CT 的 T0 时相和 T50 时相的水等效厚度 (water-equivalent thickness,WET)变化,选择束流角度的实例。由于束流在 160° 时,其 WET 变化较小(表明呼吸运动的影响较小),同时考虑其他因素,如解剖学和肿瘤位置(未显示),该患者选择 160° 的束流角度较合适。4D CT 的治疗计划的优化[26],联合治疗分割和传输技术(例如重新扫描和递送序列的优化)[27],可用于减少 IMPT 受内呼吸运动的影响。鲁棒优化可以降低 IMPT 计划对分次间

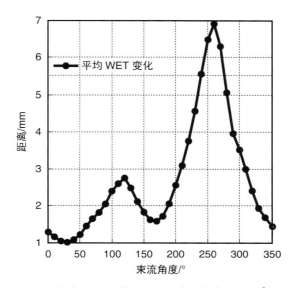

**图18.2**　覆盖 T0 和 T50 时相靶区所需的 WET 随束流角度的变化[ 来源：Chang JY, Li H, Zhu XR, et al. Clinical implementation of intensity modulated proton therapy for thoracic malignancies. *Int J Rad Oncol Biol Phys.* 2014；90（4）：809-818. ]

摆位和射程/解剖结构变化引起的质子剂量不确定性的敏感性，并且可以与 4D 计划优化组合使用[26]。最后，对 IMPT 计划进行鲁棒性评价至关重要。对于肺癌病例，我们认为计划在最坏情况下的剂量分布和标准情况下的剂量分布差异在 5% 或以内，则计划可以接受[28]。如果某个计划发现不够稳健（即差异 >5%），那么该计划通常需要重新优化。IMPT 治疗计划的质量工作流程图如图 18.3 所示[28]。

## 肺癌质子治疗后临床结果

　　一些回顾性及单臂前瞻性研究已经报告了 PBT 治疗肺癌的结果。对于早期肺癌，一些研究已经证明了类似于立体定向消融光子放射治疗（stereotactic ablative photon radiation therapy, SABR）的效果，局部控制率高且毒性低[5,29-31]。在一项研究中，Loma Linda 对临床 T1/T2N0M0 期经活检证实的 NSCLC 进行大分割 PBT，剂量 51~70Gy（RBE），分为 10 次，进行 2 周治疗。4 年后，疾病特异性生存率为 88%，OS 率为 60%。111 例患者中未报告需要类固醇治疗的放射性肺炎，肿瘤为中央型或周围型与生存无关。这些研究表明该方案疗效较好，但可能需要进一步探索增加放疗剂量[31]。当然，由于应用 SABR 技术治疗早期肺癌的毒性低且局部控制率高，使得医生及患者不愿入组比较光子 SABR 及 PBT 的有

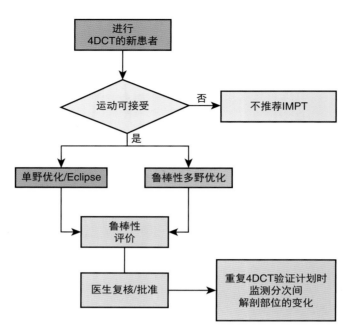

**图18.3**　IMPT 质量保证的程序流程图。4DCT,四维计算机断层扫描 [ 来源:Chang JY, Li H,Zhu XR,et al. Clinical implementation of intensity modulated proton therapy for thoracic malignancies. *Int J Radiat Oncol Biol Phys*. 2014;90(4):809-818. ]

效性的研究。的确,MD Anderson 最近进行的一项尝试比较两种不同技术用于早期中央型肺癌的临床试验因入组数不佳而终止。但结果于今年年初发布,在招募的 21 例患者中,3 年局部控制率为 87.5%,3 年区域控制率为 90%。质子治疗组中一例患者出现了 3 级皮肤毒性,4/5 级毒性未见。该研究得出的结论是,相比入组数不佳,缺乏容积验证影像及保险无法覆盖是更为重要的导致研究终止的因素[32]。

　　鉴于局部晚期肺癌的高局部复发率及剂量约束的困难,应用 PBT 已获得了更大的发展势头。在已发表的针对局部晚期 NSCLC 的 PBT 治疗的临床研究中[33-38],单臂及回顾性的研究分析表明 PBT 在提高根治性治疗的疗效方面前景广阔。来自日本的一项回顾性研究分析了 57 例接受 PBT 治疗的Ⅲ期 NSCLC 患者,中位剂量为 74Gy(RBE)[ 范围:50~85Gy(RBE)],单次 2Gy(RBE)[ 范围:2~6.6Gy(RBE)],均未接受同步化疗[39]。研究结果表明这些患者 1 年的 OS 为 65.5%,2 年的 OS 为 39.4%。在第 22 个月的中位随访中(幸存患者),2 年的 PFS 及局部控制率分别为 24.9% 和 64.1%。远处转移为最初复发的常见模式。在 MD Anderson 进行的一项Ⅱ期研究中,对无法切除的Ⅲ期 NSCLC 患者行被动散射 PBT,同时每周同步卡铂/紫杉醇化疗,对于 44 例患者的初步分析显示,一年的 OS 及 PFS 分别为 86% 和 63%,中位 OS 为 29.4 个月。在该研究中,最常见的失败模式是远处转移(19 例;43%)及孤立的局部复发(4 例;9.1%)[40]。该研究最终结果于 2017 年发表。所有 64 例患者平均随访时间为 27.3 个月,5 年 PFS 为 22%,5 年局部区域复发率为 28%,远处转移率为 54%。3 级食管炎发生率为 8%,1 例出现 4 级食管炎。2 级及 3 级肺炎发生率分别为 16% 和 12%,两例患者出现了 2 级支气管狭窄。总之,作者得出的结论,与既往光子治疗数据相比,PBT 联合同步化疗可提供令人期待的疗效及较低的毒性反应,同时强调进一步优化采用 IMPT 治疗是必须的[41]。

　　这些结果均优于既往的局部晚期 NSCLC 接受同步放化疗的研究结果,尤其是其 OS 将近 30 个月。当然,有很多原因可能导致这些令人振奋的疗效,如患者的选择、应用更高的剂量改善疾病的控制、降低正常组织剂量以及降低毒性等。然而,为了验证 PBT 相对于光子技术的临床优势,必须开展直接将两种治疗方式进行严格比较的随机对照研究。迄今为止唯一一发表的此类临床研究是 MDACC 及 MGH 进行的贝叶斯 II 期随机研究,比较 IMRT 和被动散射 PBT 治疗局部晚期肺癌的疗效及毒性。在该项目研究中,将 149 例局部晚期肺癌患者随机接受 IMRT 或 PBT,剂量为 60~74Gy(RBE),并且每位患者均接受了在此范围内可以达到的最高剂量,而关键正常组织未超出剂量约束。主要终点为局部复发及严重的放射性肺炎,两者在两组患者中均未发现明显差异[10]。正在进行中的 RTOG 1308(NCT01993810)是一项大型的 III 期临床研究,对质子治疗和光子治疗进行比较,OS 为主要终点。

## 结论与未来方向

　　在肺癌 IMPT 治疗时,运动管理至关重要,因为质子束对呼吸运动和解剖结构随着时间变化引起的射程长度改变十分敏感。当前,在绝大多数情况下,IMPT 是在患者自由呼吸时进行。但是,由于运动范围的不确定性,临床上通常会限制患者"可接受的"呼吸运动范围,其中几篇报道将该范围限制为小于 5mm[25,28]。目前正在开发先进的呼吸运动管理技术,使得 IMPT 可供更多患者使用。例如,最新开发的实时门控 PBT,可更有效地进行呼吸门控治疗[42]。将 IMPT 用于肺癌的另一个主要问题是随着时间推移带来的患者解剖学改变,这也提示很大比例的患者在此类情况下需进行自适应治疗,因此,必须考虑强制性的重复成像及自适应治疗[28,43,44]。因此,迫切需要能够降低对 IMPT 自适应治疗的需求以及提高治疗效率的技术。

　　既往的研究表明,与光子治疗技术相比,PBT 的临床疗效若未改善,至少获得了相似的临床预后。最令人鼓舞的是有望将质子治疗应用在局部晚期的肺癌中,此类患者接受光子治疗时因不得不牺牲靶区或剂量以满足正常组织的剂量约束,局部区域失败率可达 50%。令人失望的是,虽然既往回顾性及前瞻性的临床研究中显示了 PBT 在剂量学上明显优于 3D 适形光子放射治疗,然而目前仅有的一项前瞻性随机临床研究证实两者的毒性或局部控制率均无显著差异。研究者分析了导致 PBT 未能使患者获益的几个潜在因素,目前所有患者的治疗均以 3D 计划系统为基础,若想使质子治疗技术发挥充分的效应,仍需对计划系统进行升级改善。该研究证实了这种猜想。合作小组正在进行一项针对上述议题的临床研究,其中 OS 为主要终点。但是,鉴于以往临床研究的阴性结果,在入组患者时需有所选择,而不再是"对所有患者"进行质子治疗。因此,未来的临床研究可能会集中在最佳患者的选择标准以及新颖的技术的应用上,例如点扫描质子弧形治疗[45]或动态准直器治疗[46],这些技术可以提供更稳健的剂量传输并进一步降低危及器官的剂量。

## 致谢

本章节部分内容载于 Mehta M,ed. Principles and Practice of Clinical Proton Therapy. Middleton,WI:Advanced Medical Publishing;in press;and Lee N,Leeman JE,Jiang G,Lu JJ,Sine K,Both K,eds. *Target Volume Delineation and Treatment Planning for Particle Therapy*. Basel,Switzerland:Springer International Publishing;2018.

（张凤娇 译 伍钢 校）

## 参考文献

1. Siegel RL, Miller KD, Jemal A. Cancer statistics, 2018. *CA Cancer J Clin*. 2018;68:7-30.
2. Chang JY, Zhang X, Wang X, et al. Significant reduction of normal tissue dose by proton radiotherapy compared with three-dimensional conformal or intensity-modulated radiation therapy in Stage I or Stage III non-small-cell lung cancer. *Int J Radiat Oncol Biol Phys*. 2006;65:1087-1096.
3. Wang C, Nakayama H, Sugahara S, Sakae T, Tokuuye K. Comparisons of dose-volume histograms for proton-beam versus 3-D conformal x-ray therapy in patients with stage I non-small cell lung cancer. *Strahlenther Onkol*. 2009;185:231-234.
4. Zhang X, Li Y, Pan X, et al. Intensity-modulated proton therapy reduces the dose to normal tissue compared with intensity-modulated radiation therapy or passive scattering proton therapy and enables individualized radical radiotherapy for extensive stage IIIB non-small-cell lung cancer: a virtual clinical study. *Int J Radiat Oncol Biol Phys*. 2010;77:357-366.
5. Bush DA, Cheek G, Zaheer S, et al. High-dose hypofractionated proton beam radiation therapy is safe and effective for central and peripheral early-stage non-small cell lung cancer: results of a 12-year experience at Loma Linda University Medical Center. *Int J Radiat Oncol Biol Phys*. 2013;86:964-968.
6. Hoppe BS, Henderson R, Pham D, et al. A phase 2 trial of concurrent chemotherapy and proton therapy

for stage III non-small cell lung cancer: results and reflections following early closure of a single-institution study. *Int J Radiat Oncol Biol Phys*. 2016;95:517-522.

7. Ishikawa Y, Nakamura T, Kato T, et al. Dosemetric parameters predictive of rib fractures after proton beam therapy for early-stage lung cancer. *Tohoku J Exp Med*. 2016;238:339-345.

8. McAvoy SA, Ciura KT, Rineer JM, et al. Feasibility of proton beam therapy for reirradiation of locoregionally recurrent non-small cell lung cancer. *Radiother Oncol*. 2013;109:38-44.

9. Nguyen QN, Ly NB, Komaki R, et al. Long-term outcomes after proton therapy, with concurrent chemotherapy, for stage II–III inoperable non-small cell lung cancer. *Radiother Oncol*. 2015;115:367-72.

10. Liao Z, Lee JJ, Komaki R, et al. Bayesian adaptive randomization trial of passive scattering proton therapy and intensity-modulated photon radiotherapy for locally advanced non-small-cell lung cancer. *J Clin Oncol*. 2018;36:1813-1822.

11. Colaco RJ, Huh S, Nichols RC, et al. Dosimetric rationale and early experience at UFPTI of thoracic proton therapy and chemotherapy in limited-stage small cell lung cancer. *Acta Oncol*. 2013;52:506-513.

12. Chang JY, Balter PA, Dong L, et al. Stereotactic body radiation therapy in centrally and superiorly located stage I or isolated recurrent non-small-cell lung cancer. *Int J Radiat Oncol Biol Phys*. 2008;72:967-971.

13. Chang JY, Roth JA. Stereotactic body radiation therapy for stage I non-small cell lung cancer. *Thorac Surg Clin*. 2007;17:251-259.

14. Kelly P, Balter PA, Rebueno N, et al. Stereotactic body radiation therapy for patients with lung cancer previously treated with thoracic radiation. *Int J Radiat Oncol Biol Phys*. 2010;78:1387-1393.

15. Bradley JD, Paulus R, Komaki R, et al. Standard-dose versus high-dose conformal radiotherapy with concurrent and consolidation carboplatin plus paclitaxel with or without cetuximab for patients with stage IIIA or IIIB non-small-cell lung cancer (RTOG 0617): a randomised, two-by-two factorial phase 3 study. *Lancet Oncol*. 2015;16:187-199.

16. Turrisi AT 3rd, Kim K, Blum R, et al. Twice-daily compared with once-daily thoracic radiotherapy in limited small-cell lung cancer treated concurrently with cisplatin and etoposide. *N Engl J Med*. 1999;340:265-271.

17. Faivre-Finn C, Snee M, Ashcroft L, et al. Concurrent once-daily versus twice-daily chemoradiotherapy in patients with limited-stage small-cell lung cancer (CONVERT): an open-label, phase 3, randomised, superiority trial. *Lancet Oncol*. 2017;18:1116-1125.

18. Dirkx ML, van Sornsen De Koste JR, Senan S. A treatment planning study evaluating a 'simultaneous integrated boost' technique for accelerated radiotherapy of stage III non-small cell lung cancer. *Lung Cancer*. 2004;45:57-65.

19. Ji K, Zhao LJ, Liu WS, et al. Simultaneous integrated boost intensity-modulated radiotherapy for treatment of locally advanced non-small-cell lung cancer: a retrospective clinical study. *Br J Radiol*. 2014;87:20130562.

20. Weiss E, Fatyga M, Wu Y, et al. Dose escalation for locally advanced lung cancer using adaptive radiation therapy with simultaneous integrated volume-adapted boost. *Int J Radiat Oncol Biol Phys*. 2013;86:414-419.

21. Zhang W, Liu C, Lin H, et al. Prospective study of special stage II (T2b-3N0M0) non-small-cell lung cancer treated with hypofractionated-simultaneous integrated boost-intensity modulated radiation therapy. *J Cancer Res Ther*. 2015;11:381-387.

22. Giraud P, Antoine M, Larrouy A, et al. Evaluation of microscopic tumor extension in non-small-cell lung cancer for three-dimensional conformal radiotherapy planning. *Int J Radiat Oncol Biol Phys*. 2000;48:1015-1024.

23. Rietzel E, Bert C. Respiratory motion management in particle therapy. *Med Phys*. 2010;37:449-460.

24. Park PC, Zhu XR, Lee AK, et al. A beam-specific planning target volume (PTV) design for proton therapy to account for setup and range uncertainties. *Int J Radiat Oncol Biol Phys*. 2012;82:e329-e336.

25. Kang Y, Zhang X, Chang JY, et al. 4D Proton treatment planning strategy for mobile lung tumors. *Int J Radiat Oncol Biol Phys*. 2007;67:906-914.

26. Liu W, Schild SE, Chang JY, et al. Exploratory study of 4D versus 3D robust optimization in intensity modulated proton therapy for lung cancer. *Int J Radiat Oncol Biol Phys*. 2016;95:523-533.

27. Li H, Zhu XR, Zhang X. Reducing dose uncertainty for spot-scanning proton beam therapy of moving tumors by optimizing the spot delivery sequence. *Int J Radiat Oncol Biol Phys*. 2015;93:547-556.

28. Chang JY, Li H, Zhu XR, et al. Clinical implementation of intensity modulated proton therapy for

thoracic malignancies. *Int J Radiat Oncol Biol Phys*. 2014;90:809-818.

29. Bush DA, Slater JD, Bonnet R, et al. Proton-beam radiotherapy for early-stage lung cancer. *Chest*. 1999;116:1313-1319.

30. Chang JY, Komaki R, Wen HY, et al. Toxicity and patterns of failure of adaptive/ablative proton therapy for early-stage, medically inoperable non-small cell lung cancer. *Int J Radiat Oncol Biol Phys*. 2011;80:1350-1357.

31. Do SY, Bush DA, Slater JD. Comorbidity-adjusted survival in early stage lung cancer patients treated with hypofractionated proton therapy. *J Oncol*. 2010;2010:251208.

32. Nantavithya C, Gomez DR, Wei X, et al. Phase 2 study of stereotactic body radiation therapy and stereotactic body proton therapy for high-risk, medically inoperable, early-stage non-small cell lung cancer. *Int J Radiat Oncol Biol Phys*. 2018;101:558-563.

33. Kesarwala AH, Ko CJ, Ning H, et al. Intensity-modulated proton therapy for elective nodal irradiation and involved-field radiation in the definitive treatment of locally advanced non-small-cell lung cancer: a dosimetric study. *Clin Lung Cancer*. 2015;16:237-244.

34. Kesarwala AH, Ning H, Haglund KE, Xanthopoulos E, Rengan R. Feasibility of proton therapy for elective nodal irradiation in patients with locally advanced non-small cell lung cancer. *Int J Radiat Oncol Biol Phys*. 2012;84:S577-S578.

35. Koay EJ, Lege D, Mohan R, Komaki R, Cox JD, Chang JY. Adaptive/nonadaptive proton radiation planning and outcomes in a phase II trial for locally advanced non-small cell lung cancer. *Int J Radiat Oncol Biol Phys*. 2012;84:1093-1100.

36. Lievens Y, Verhaeghe N, De Neve, W, et al. Proton radiotherapy for locally-advanced non-small cell lung cancer, a cost-effective alternative to photon radiotherapy in Belgium? *J Thorac Oncol*. 2013;8(suppl 2):S839-S840.

37. Nguyen QN, Komaki R, Liao Z, et al. The 5-year outcome for patients diagnosed with locally advanced non-small cell lung cancer treated with definitive concurrent chemotherapy and proton beam therapy. *Int J Radiat Oncol Biol Phys*. 2014;90:S19-S20.

38. Niho S, Motegi A, Akimoto T. Proton beam therapy with concurrent chemotherapy for non-small cell lung cancer—our experiences and future direction. *Gan To Kagaku Ryoho*. 2015;42:144-147.

39. Oshiro Y, Mizumoto M, Okumura T, et al. Results of proton beam therapy without concurrent chemotherapy for patients with unresectable stage III non-small cell lung cancer. *J Thorac Oncol*. 2012;7:370-375.

40. Chang JY, Komaki R, Lu C, et al. Phase 2 study of high-dose proton therapy with concurrent chemotherapy for unresectable stage III nonsmall cell lung cancer. *Cancer*. 2011;117:4707-4713.

41. Chang JY, Verma V, Li M, et al. Proton beam radiotherapy and concurrent chemotherapy for unresectable stage III non-small cell lung cancer: final results of a phase 2 study. *JAMA Oncol*. 2017;3:e172032.

42. Yamada T, Miyamoto N, Matsuura T, et al. Optimization and evaluation of multiple gating beam delivery in a synchrotron-based proton beam scanning system using a real-time imaging technique. *Phys Med*. 2016;32:932-937.

43. Hoffmann L, Alber M, Jensen MF, Holt MI, Moller DS. Adaptation is mandatory for intensity modulated proton therapy of advanced lung cancer to ensure target coverage. *Radiother Oncol*. 2017;122:400-405.

44. Li H, Zhang X, Park P, et al. Robust optimization in intensity-modulated proton therapy to account for anatomy changes in lung cancer patients. *Radiother Oncol*. 2015;114:367-372.

45. Ding X, Li X, Zhang JM, Kabolizadeh P, Stevens C, Yan D. Spot-scanning proton arc (SPArc) therapy: the first robust and delivery-efficient spot-scanning proton arc therapy. *Int J Radiat Oncol Biol Phys*. 2016;96:1107-1116.

46. Smith B, Gelover E, Moignier A, et al. Technical note: a treatment plan comparison between dynamic collimation and a fixed aperture during spot scanning proton therapy for brain treatment. *Med Phys*. 2016;43:4693.

# 第四部分

# 未来展望和进展

# 第十九章

# 质子治疗的技术进展和展望

X. Ronald Zhu，Xiaodong Zhang，Matthew Palmer，Steven J. Frank

## 引言

近年来，利用笔形束扫描技术的调强质子治疗（intensity-modulated proton therapy，IMPT）彻底改变了粒子治疗的实践[1,2]。在笔形束扫描递送中，粒子束在横向的平面上被磁场扫描，从而产生了较大的射野，而不需要束流路径中的散射元素。来自加速器的具有不同能量的单能笔形束被堆叠起来，以产生沿着束流的方向所需的剂量分布[3,4]。尽管外部准直设备有助于减少低能光束的半影，但准直器和补偿器不是必需的。

CTV 上期望的剂量分布可以通过使用逆向计划过程优化不同能量的单个笔形束的权重来实现。常用的扫描束流计划优化方法有两种。第一种方法是多野优化，它同时优化来自所有射野的所有束斑[5-9]。第二种方法是单野优化（single-field optimization，SFO）[10-11]，即每个射野单独优化，将处方剂量的一部分递送到整个靶区。单野均匀剂量（single-field uniform dose，SFUD）[5,10,12,13]是 SFO 最常见的应用，每个射野对整个靶区提供一个均匀剂量分布。单野整合加量（single-field integrated boost，SFIB）是 Zhu[11]等人报道的 SFO 技术的另一种应用。SFIB 技术利用剂量约束对计划进行优化，通过不同剂量水平创造了不同靶区的理想覆盖范围。临床上，MFO 和 SFO 技术已应用于不同的疾病部位[14-21]。IMPT 是迄今为止最先进的放射治疗形式之一。尽管它在剂量学上具有优势，但各种挑战限制了它的全部潜力的实现。为了应对这些挑战，各种技术已经取得并将继续取得进步。

## 加速器和束流递送技术（Accelerator and Beam Delivery Technologies）

质子治疗设施传统上最常见的配置包括一台加速器及三到五个治疗室。回旋加速器或同步加速器尺寸较为标准，需要较大的空间来容纳。标准的机架也很大,可以重达 200 吨。近年来,基于超导的回旋加速器和紧凑型同步加速器已投入商业使用,从而允许使用占地面积更小的加速器室。目前,所有质子治疗系统供应商都提供单治疗室配置。这些努力降低了成本,并使更多的诊所更容易负担得起质子系统。一个供应商正在提供一种超导机架,它不仅减轻了机架的重量,同时也为新型成像技术留下更大空间,以提供更为优越的图像引导技术。我们相信在未来几年中,质子治疗递送系统(proton therapy delivery system)将进一步小型化。

笔形束扫描最常用的照射配束方法是点扫描,一个离散步进式的照射方式[3]。这个方法的主要优点是在递送每个束斑时的安全与可靠性。主要缺点是由于束斑之间的"停滞时间",效率较低。光栅扫描与点扫描类似,不同之处在于,在移至下一个点时不会关闭束流[3,22,23]。这会导致在移动过程中递送少量的瞬时剂量。瞬时剂量应在治疗计划系统(Treatment Planning System,TPS)正确建模时包括。这个技术治疗时的停滞时间减少到到达下一个位置所需的时间,因此治疗速度比点扫描更快。连续线扫描技术一般沿一个固定能量平面中的两轴方向连续扫描束流[24,25],束流只在能量切换时关闭。连续线扫描在技术上比点扫描或光栅扫描更具挑战性[24],但它可以非常快地递送束流,并且对重复扫描很有用。尽管点扫描技术是当前的标准递送技术,光栅扫描(也称为剂量驱动的连续扫描)和连续线扫描也逐渐商业化。这些技术提高了递送效率,并使分层和容积重复扫描在运动缓解中更为实用。

使用笔形束扫描技术进行 IMPT 时,需要在完成给定的能量层递送后切换到不同的能量(通常较低)。近年来,基于回旋加速器和同步加速器的系统的能量切换时间已有减短。对于同步加速器,改变能量所需的典型时间约为 $1\sim2$s[26,27]。这是将同步加速器中剩余的具有前一层能量的质子减速并将一组新的质子加速到下一层能量所需的时间。两种类型的加速器调整束流传输线所需的时间相似。回旋加速器所需的额外时间取决于为下一个能量调整能量选择系统的速度。能量选择系统改变能量的速度可以快于不到 $0.1$s[24],尽管临床上大多数系统会花费大约 $1\sim2$s。对于同步加速器,有望通过一种称为"多重能量提取"的新技术来显著减少能量转换时间[28],该技术正在商业加速器系统中进行开发和实施。

Sandison 等人[29]提出了质子弧形治疗,相对于电子弧形治疗能够减少肺部剂量。Rechner 等人[30,31]表明,患有前列腺癌的男性,使用质子弧形治疗的继发性癌症的风险小于或等于光子容积调强弧度治疗(volumetric-modulated arc therapy,VMAT)。Seco 等[32]提出,与光子 VMAT 相比,质子弧形治疗可以减少射程不确定性影响,并使健康的肺部免受立体定向放射治疗的伤害。使用点扫描的质子弧形治疗[33]有望进一步改善局部晚期非小细胞肺癌患者的剂量学结果[34]。我们期望质子弧形治疗的优势在不久的将来得到进一步的探索。

## 射程的不确定性

尽管可以在水中精确测量,但质子束射程在患者体内存在不确定性,当前临床实践中通常采用射程的 3.5%[35,36]。在没有任何生理变化的情况下,患者体内的射程不确定性源于①计算机断层扫描(computed tomography,CT)图像中亨氏单位(HU)的不确定性;②HU 转换为质子的阻止本领;③主要来自平均激发能($I$ 值)的阻止本领的不确定性[37]。这些不确定性可能会改变质子射程和质子剂量分布,从而导致靶区照射剂量不足或危及器官照射过量。患者摆位的不确定性可能综合影响患者非均匀组织中的射程不确定性,这也可能会改变质子的射程并影响剂量分布。射程不确定性是粒子放疗的基本物理局限之一。下面将进一步介绍直接减少射程不确定性并最小化射程不确定性影响的研究工作。

**减少射程不确定性**。使用 kV X 射线的双能 CT(dual-energy CT,DECT)可以减少阻止本领比(stopping power ratio,SPR)的不确定性,因此可以降低单能 CT(single-energy CT,SECT)上质子束射程的不确定性[38]。DECT 方法结合两幅使用不同能量 X 射线采集的图像信息,解决了 HU 到 SPR 转换中的歧义[39]。尽管人们普遍认为与 SECT 相比使用 DECT 确定 SPR 有所改善,但文献中的 SPR 不确定性的减少因研究而异,范围近似为 0.4%~1.5%[37,40,41]。阻止 DECT 获得比 SECT 更大的好处的原因之一是 DECT 图像中噪声较高[42]。Li 等人的综合不确定性分析结果表明,DECT 方法可以在临床环境中将总射程不确定度降低至约 2.2%($2\sigma$)[43]。

质子射线成像(proton radiography,pRG)和质子 CT(proton CT,pCT)[39,44]可直接测量质子 SPR,因此可更准确地估计质子束的射程。pRG 可以进行直接射程验证以及图像引导[44]。pCT 不会像 kV X 射线 CT 图像那样受到金属伪影的影响。但是,在 pCT 成像成为世界范围内质子诊所的常规操作之前,仍有许多技术难题需要解决。其中一个基本限制是质子束的横向散射,这限制了 pRG 和 pCT 的空间分辨率,并导致图像伪影[44]。一种有前途的设计是质子跟踪,它能够最好地解决质子 pRG 和 pCT 中的多次散射问题[39,44]。

**最小化射程不确定性的影响**。解决最小化射程不确定性影响的一种有效方法是使用结合摆位误差和射程不确定性的鲁棒优化[45,46]。治疗计划的鲁棒性可通过使用鲁棒性评价来评定。一个更困难的问题是:临床可接受的鲁棒性是什么？ 为了回答这个问题,Li 等人研究了一组接受 IMPT 的口咽癌患者,以了解局部控制与靶区覆盖鲁棒性之间可能的相关性[47,48]。

**监测患者体内质子束射程**。对患者体内质子束射程的监测将提供有关质子束停止位置的直接信息。正在开发的方法包括质子诱发的正电子发射体层成像[49-51],瞬发伽马射线[52,53]和质子诱发的声学[54,55]。

## 治疗计划和剂量计算

IMPT 治疗计划的质量取决于有效的计划过程,尤其是良好的优化。当前使用商用 TPS 进行的优化过程涉及一个完善优化参数的迭代过程。这是一个反复试验的过程,可能会很耗时。基于先验知识,机器学习和人工智能的自动治疗计划制定和优化有可能为每个患者制定最佳的计划[56]。

剂量计算的精度对于 IMPT 的临床实施至关重要。最近有人建议,解析性剂量计算算法可能对高度不均匀的组织(如肺)没有足够的精度[57]。基于蒙特卡罗模拟的剂量计算更为可取[58]。

## 运动相互作用效应

当使用笔形束扫描技术治疗移动肿瘤时,动态笔形束和靶区运动可能会由于束流照射和靶区运动所涉及的时间尺度相似而导致干扰。换句话说,靶区的运动会导致每个单独笔形束束斑的错位。这种现象也称为运动相互作用效应,可以导致递送剂量分布的进一步退化,并可能表现为极端的局部肿瘤剂量不足和正常结构剂量过量[8,59-61]。国际离子治疗联合会(Particle Therapy Co-Operative Group,PTCOG)胸部分委会最近发布的治疗移动靶区的指南[62]建议为每位患者进行运动评估,并按需要使用不同的运动缓解策略,包括束流角度和扫描方向选择,四维(four-dimensional,4D)鲁棒优化,分层或容积重复扫描,基于运动分析的屏气与门控,以及 4D 动态剂量。

## 生物学不确定性

质子的相对生物学效应(relative biological effectiveness,RBE)是指在相同条件下高能光子和质子束照射之间产生相同生物效应或临床终点的吸收剂量之比[63]。质子治疗目前的计划是假设质子相对于高能光子的 RBE 为恒定值 1.1[64]。质子的实际 RBE 是一个由众多因素组成的复杂函数,如治疗技术、剂量、深度、细胞类型、氧合、内在放射敏感性以及生物学或临床的兴趣终点[63]。不同的 RBE 模型可以预测不同的结果。传能线密度(Linear energy transfer,LET)实际上可能是生物学效应的更好替代品,因为它是一个独立于模型的物理量[64]。通过优化计划,使高的 LET 在靶区内,低的 LET 在关键正常结构内[64-66],或可以提高肿瘤的控制率,降低正常组织并发症的概率(normal tissue complication probability,NTCP)。

## 解剖变化

不确定性的一个重要来源是患者解剖结构的变化,包括体重减轻,肿瘤缩小,呼吸道打开或阻塞,这些都会显著改变沿束流路径的质子阻止本领分布。这些不确定性的影响在 IMPT 计划中变得更加重要,因为各个射野高度调制,并可在靶区内部形成陡峭的剂量梯度[67]。最近一项对 8 位肺癌患者的回顾性研究表明,使用初始的计划 CT 和重复获取的自适应 CT 影像集进行鲁棒优化可以提高 IMPT 计划在解剖学变化方面的鲁棒性[68]。通过在其鲁棒优化中包括具有变化的鼻腔充盈的合成 CT,van de Water 等人[69]得出结论,解剖学鲁棒优化有效地解决了 IMPT 期间鼻腔充盈的变化,与传统的 SFUD 优化相比,可显著改善CTV 和危及器官剂量。

每次治疗的在线自适应计划将是放射肿瘤学的最终自适应策略。最近,Bernatowicz 等人[70]通过使用快速、自动和鲁棒的剂量恢复研究了在线 IMPT 适应的可行性。在线适应的基本要求包括:每次治疗中患者处于治疗位置的诊断质量图像,自动勾画,快速优化,剂量计算以及每个自适应计划的在线质控。随着人工智能和机器学习以及快速的剂量计算和优化的最新进展,针对 IMPT 患者的在线自适应计划在不久的将来将变得切实可行。

锥形束 CT(Cone-beam CT,CBCT)设备已成为现代质子旋转机架的标准配置[71]。安装在质子治疗室中的 CBCT 通常包括安装在旋转机架上的平板和安装在地板上的 X 射线球管。一种新型 CBCT 系统的设计将其安装在带环的治疗床上。通常,CBCT 图像质量易受散射影响,导致 CT 数对于质子剂量计算而言不够准确。一种改善 CBCT CT 量的方法是将计划的 CT 扫描变形为 CBCT 扫描[71,72]。另外,一些质子治疗中心安装了在轨 CT 进行成像,具有诊断图像质量和 DECT 功能。研究人员和制造商也正在研究将磁共振成像扫描技术集成到质子治疗照射系统中。

## 质子治疗的反应

IMPT 的优越物理剂量分布在某些临床情况下显示出很有前途的临床优势[73-82]。例如,一项针对口咽癌患者将 IMPT 与 IMRT 进行 50∶100(1∶2)匹配的分析发现,IMPT 与营养管依赖率和严重体重减轻率的降低相关[73]。这类患者 IMPT 后肿瘤学、毒性和功能的结果令人鼓舞[82]。由一系列接受 IMPT 根治性再程放疗的胸部癌症患者中,Ho 等得到结论,认为 IMPT 提供了持久的局部控制且毒性最小,并提示较高剂量可能改善预后[77]。

放射治疗后 NTCP 和肿瘤控制概率是物理学、生物学和临床状况的多因素和复杂的函数。机器学习有望解决这个复杂问题[56]。机器学习和人工智能的应用[56,83]可以为 IMPT 的临床优势提供更有力的证据。

## 总结

IMPT 是迄今为止最先进的放射治疗方法。随着物理和生物不确定性的降低、先进的图像引导、在线自适应以及对结果的更好理解，IMPT 的全部潜力将在不久的将来实现。

（余奇 译　李左峰 傅深 校）

## 参考文献

1. Delaney TF, Kooy HM. *Proton and Charged Particle Radiotherapy*. Philadelphia, PA: Wolters Kluwer Lippincott Williams & Wilkins; 2008.
2. ICRU. *Prescribing, Recording, and Reporting Proton-Beam Therapy*. ICRU Report 78. Bethesda, MD: International Commission on Radiation Units and Measurements; 2007.
3. Haberer T, Becher W, Schardt D, Kraft G. Magnetic scanning system for heavy ion therapy. *Nucl Instrum Methods Phys Res A*. 1993;330:296-305.
4. Pedroni E, Bacher R, Blattmann H, et al. The 200-MeV proton therapy project at the Paul Scherrer Institute: conceptual design and practical realization. *Med Phys*. 1995;22:37-53.
5. Lomax A. Intensity modulation methods for proton radiotherapy. *Phys Med Biol*. 1999;44:185-205.
6. Lomax AJ, Boehringer T, Coray A, et al. Intensity modulated proton therapy: a clinical example. *Med Phys*. 2001;28:317-324.
7. Lomax AJ, Bohringer T, Bolsi A, et al. Treatment planning and verification of proton therapy using spot scanning: initial experiences. *Med Phys*. 2004;31:3150-3157.
8. Lomax AJ. Intensity modulated proton therapy and its sensitivity to treatment uncertainties 1: the potential effects of calculational uncertainties. *Phys Med Biol*. 2008;53:1027-1042.
9. Lomax AJ. Intensity modulated proton therapy and its sensitivity to treatment uncertainties 2: the potential effects of inter-fraction and inter-field motions. *Phys Med Biol*. 2008;53:1043-1056.
10. Zhu XR, Sahoo N, Zhang X, et al. Intensity modulated proton therapy treatment planning using single-field optimization: the impact of monitor unit constraints on plan quality. *Med Phys*. 2010;37:1210-1219.
11. Zhu XR, Poenisch F, Li H, et al. A single-field integrated boost treatment planning technique for spot scanning proton therapy. *Radiat Oncol*. 2014;9:202.
12. Zhu XR, Poenisch F, Song X, et al. Patient-specific quality assurance for prostate cancer patients receiving spot scanning proton therapy using single-field uniform dose. *Int J Radiat Oncol Biol Phys*. 2011;81:552-559.
13. Fredriksson A, Forsgren A, Hardemark B. Minimax optimization for handling range and setup uncertainties in proton therapy. *Med Phys*. 2011;38:1672-1684.
14. Frank SJ, Cox JD, Gillin M, et al. Multifield optimization intensity modulated proton therapy for head and neck tumors: a translation to practice. *Int J Radiat Oncol Biol Phys*. 2014;89:846-853.
15. Chang JY, Li H, Zhu XR, et al. Clinical implementation of intensity modulated proton therapy for thoracic malignancies. *Int J Radiat Oncol Biol Phys*. 2014;90:809-818.
16. Grosshans DR, Zhu XR, Melancon A, et al. Spot scanning proton therapy for malignancies of the base of skull: treatment planning, acute toxicities, and preliminary clinical outcomes. *Int J Radiat Oncol Biol Phys*. 2014;90:540-546.
17. Pugh TJ, Munsell MF, Choi S, et al. Quality of life and toxicity from passively scattered and spot-scanning proton beam therapy for localized prostate cancer. *Int J Radiat Oncol Biol Phys*. 2013;87:

946-953.

18. Weber DC, Rutz HP, Pedroni ES, et al. Results of spot-scanning proton radiation therapy for chordoma and chondrosarcoma of the skull base: the Paul Scherrer Institut experience. *Int J Radiat Oncol Biol Phys.* 2005;63:401-409.

19. Weber DC, Rutz HP, Bolsi A, et al. Spot scanning proton therapy in the curative treatment of adult patients with sarcoma: the Paul Scherrer Institute experience. *Int J Radiat Oncol Biol Phys.* 2007;69:865-871.

20. Rutz HP, Weber DC, Sugahara S, et al. Extracranial chordoma: Outcome in patients treated with function-preserving surgery followed by spot-scanning proton beam irradiation. *Int J Radiat Oncol Biol Phys.* 2007;67:512-520.

21. Munier FL, Verwey J, Pica A, et al. New developments in external beam radiotherapy for retinoblastoma: from lens to normal tissue-sparing techniques. *Clin Exp Ophthalmol.* 2008;36:78-89.

22. Furukawa T, Inaniwa T, Sato S, et al. Design study of a raster scanning system for moving target irradiation in heavy-ion radiotherapy. *Med Phys.* 2007;34:1085-1097.

23. Noda K, Furukawa T, Fujimoto T, et al. New treatment facility for heavy-ion cancer therapy at HIMAC. *Nucl Instrum Meth B.* 2008;266:2182-2185.

24. Zenklusen SM, Pedroni E, Meer D. A study on repainting strategies for treating moderately moving targets with proton pencil beam scanning at the new gantry 2 at PSI. *Phys Med Biol.* 2010;55:5103-5121.

25. Schatti A, Meer D, Lomax AJ. First experimental results of motion mitigation by continuous line scanning of protons. *Phys Med Biol.* 2014;59:5707-5723.

26. Gillin MT, Sahoo N, Bues M, et al. Commissioning of the discrete spot scanning proton beam delivery system at the University of Texas M.D. Anderson Cancer Center, Proton Therapy Center, Houston. *Med Phys.* 2010;37:154-163.

27. Smith A, Gillin M, Bues M, et al. The M. D. Anderson proton therapy system. *Med Phys.* 2009;36:4068-4083.

28. Iwata Y, Kadowaki T, Uchiyama H, et al. Multiple-energy operation with extended flattops at HIMAC. *Nucl Instrum Meth A.* 2010;624:33-38.

29. Sandison GA, Papiez E, Bloch C, Morphis J. Phantom assessment of lung dose from proton arc therapy. *Int J Radiat Oncol Biol Phys.* 1997;38:891-897.

30. Rechner LA, Howell RM, Zhang R, Etzel C, Lee AK, Newhauser WD. Risk of radiogenic second cancers following volumetric modulated arc therapy and proton arc therapy for prostate cancer. *Phys Med Biol.* 2012;57:7117-7132.

31. Rechner LA, Howell RM, Zhang R, Newhauser WD. Impact of margin size on the predicted risk of radiogenic second cancers following proton arc therapy and volumetric modulated arc therapy for prostate cancer. *Phys Med Biol.* 2012;57:N469-N479.

32. Seco J, Gu G, Marcelos T, Kooy H, Willers H. Proton arc reduces range uncertainty effects and improves conformality compared with photon volumetric modulated arc therapy in stereotactic body radiation therapy for non-small cell lung cancer. *Int J Radiat Oncol Biol Phys.* 2013;87:188-194.

33. Ding X, Li X, Zhang JM, Kabolizadeh P, Stevens C, Yan D. Spot-scanning proton arc (SPArc) therapy: the first robust and delivery-efficient spot-scanning proton arc therapy. *Int J Radiat Oncol Biol Phys.* 2016;96:1107-1116.

34. Li X, Kabolizadeh P, Yan D, et al. Improve dosimetric outcome in stage III non-small-cell lung cancer treatment using spot-scanning proton arc (SPArc) therapy. *Radiat Oncol.* 2018;13:35.

35. Moyers MF, Sardesai M, Sun S, Miller DW. Ion stopping powers and CT numbers. *Med Dosim.* 2010;35:179-194.

36. Yang M, Zhu XR, Park PC, et al. Comprehensive analysis of proton range uncertainties related to patient stopping-power-ratio estimation using the stoichiometric calibration. *Phys Med Biol.* 2012;57:4095-4115.

37. Bar E, Lalonde A, Zhang R, et al. Experimental validation of two dual-energy CT methods for proton therapy using heterogeneous tissue samples. *Med Phys.* 2018;45:48-59.

38. van Elmpt W, Landry G, Das M, Verhaegen F. Dual energy CT in radiotherapy: current applications and future outlook. *Radiother Oncol.* 2016;119:137-144.

39. Johnson RP. Review of medical radiography and tomography with proton beams. *Rep Prog Phys.* 2018;81:016701.

40. Taasti VT, Michalak GJ, Hansen DC, et al. Validation of proton stopping power ratio estimation based

on dual energy CT using fresh tissue samples. *Phys Med Biol*. 2017;63:015012.

41. Xie Y, Ainsley C, Yin L, et al. Ex vivo validation of a stoichiometric dual energy CT proton stopping power ratio calibration. *Phys Med Biol*. 2018;63:055016.

42. Bar E, Lalonde A, Royle G, Lu HM, Bouchard H. The potential of dual-energy CT to reduce proton beam range uncertainties. *Med Phys*. 2017;44:2332-2344.

43. Li B, Lee HC, Duan X, et al. Comprehensive analysis of proton range uncertainties related to stopping-power-ratio estimation using dual-energy CT imaging. *Phys Med Biol*. 2017;62:7056-7074.

44. Poludniowski G, Allinson NM, Evans PM. Proton radiography and tomography with application to proton therapy. *Br J Radiol*. 2015;88:20150134.

45. Liu W, Li Y, Li X, Cao W, Zhang X. Influence of robust optimization in intensity-modulated proton therapy with different dose delivery techniques. *Med Phys*. 2012;39:3089-3101.

46. Liu W, Zhang X, Li Y, Mohan R. Robust optimization of intensity modulated proton therapy. *Med Phys*. 2012;39:1079-1091.

47. Li Y, Li H, Jiangqian W, et al. Robustness analysis of multiple field optimized IMPT plans for head and neck patients treated at MD Anderson cancer center. *Med Phys*. 2015;42:3493.

48. Li Y, Wang X, Li H, et al. Study of robustness analysis method of multiple field optimization IMPT plans for head and neck patients. *Med Phys*. 2006;43:3506.

49. Zhu X, El Fakhri G. Proton therapy verification with PET imaging. *Theranostics*. 2013;3:731-740.

50. Shao Y, Sun X, Lou K, et al. In-beam PET imaging for on-line adaptive proton therapy: an initial phantom study. *Phys Med Biol*. 2014;59:3373-3388.

51. Ferrero V, Fiorina E, Morrocchi M, et al. Online proton therapy monitoring: clinical test of a silicon-photodetector-based in-beam PET. *Sci Rep*. 2018;8:4100.

52. Priegnitz M, Barczyk S, Nenoff L, et al. Towards clinical application: prompt gamma imaging of passively scattered proton fields with a knife-edge slit camera. *Phys Med Biol*. 2016;61:7881-7905.

53. Draeger E, Mackin D, Peterson S, et al. 3D prompt gamma imaging for proton beam range verification. *Phys Med Biol*. 2018;63:035019.

54. Jones KC, Nie W, Chu JCH, et al. Acoustic-based proton range verification in heterogeneous tissue: simulation studies. *Phys Med Biol*. 2018;63:025018.

55. Jones KC, Vander Stappen F, Sehgal CM, Avery S. Acoustic time-of-flight for proton range verification in water. *Med Phys*. 2016;43:5213.

56. El Naqa I, Li R, Murphy MJ. *Machine Learning in Radiation Oncology*. Cham Heidelberg New York Dordrecht London: Springer; 2015.

57. Taylor PA, Kry SF, Followill DS. Pencil beam algorithms are unsuitable for proton dose calculations in lung. *Int J Radiat Oncol Biol Phys*. 2017;99:750-756.

58. Yepes P, Adair A, Grosshans D, et al. Comparison of Monte Carlo and analytical dose computations for intensity modulated proton therapy. *Phys Med Biol*. 2018;63:045003.

59. Grassberger C, Dowdell S, Lomax A, et al. Motion interplay as a function of patient parameters and spot size in spot scanning proton therapy for lung cancer. *Int J Radiat Oncol Biol Phys*. 2013;86:380-386.

60. Li Y, Kardar L, Li X, et al. On the interplay effects with proton scanning beams in stage III lung cancer. *Med Phys*. 2014;41:021721.

61. Kardar L, Li Y, Li X, et al. Evaluation and mitigation of the interplay effects of intensity modulated proton therapy for lung cancer in a clinical setting. *Pract Radiat Oncol*. 2014;4:e259-268.

62. Chang JY, Zhang X, Knopf A, et al. Consensus guidelines for implementing pencil-beam scanning proton therapy for thoracic malignancies on behalf of the PTCOG Thoracic and Lymphoma Subcommittee. *Int J Radiat Oncol Biol Phys*. 2017;99:41-50.

63. Paganetti H. Relative biological effectiveness (RBE) values for proton beam therapy. Variations as a function of biological endpoint, dose, and linear energy transfer. *Phys Med Biol*. 2014;59:R419-R472.

64. Luhr A, von Neubeck C, Krause M, Troost EGC. Relative biological effectiveness in proton beam therapy—current knowledge and future challenges. *Clin Transl Radiat Oncol*. 2018;9:35-41.

65. An Y, Shan J, Patel SH, et al. Robust intensity-modulated proton therapy to reduce high linear energy transfer in organs at risk. *Med Phys*. 2017;44:6138-6147.

66. Cao W, Khabazian A, Yepes PP, et al. Linear energy transfer incorporated intensity modulated proton

therapy optimization. *Phys Med Biol.* 2017;63:015013.

67. Dowdell S, Grassberger C, Sharp G, Paganetti H. Fractionated lung IMPT treatments: sensitivity to setup uncertainties and motion effects based on single-field homogeneity. *Technol Cancer Res Treat.* 2016;15(5):689-696.

68. Wang X, Li H, Zhu XR, et al. Multiple-CT optimization of intensity-modulated proton therapy—is it possible to eliminate adaptive planning? *Radiother Oncol.* 2017;128(1):167-173.

69. van de Water S, Albertini F, Weber DC, Heijmen BJM, Hoogeman MS, Lomax AJ. Anatomical robust optimization to account for nasal cavity filling variation during intensity-modulated proton therapy: a comparison with conventional and adaptive planning strategies. *Phys Med Biol.* 2018;63:025020.

70. Bernatowicz K, Geets X, Barragan A, Janssens G, Souris K, Sterpin E. Feasibility of online IMPT adaptation using fast, automatic and robust dose restoration. *Phys Med Biol.* 2018;63:085018.

71. Veiga C, Janssens G, Teng CL, et al. First clinical investigation of cone beam computed tomography and deformable registration for adaptive proton therapy for lung cancer. *Int J Radiat Oncol Biol Phys.* 2016;95:549-559.

72. Landry G, Dedes G, Zollner C, et al. Phantom based evaluation of CT to CBCT image registration for proton therapy dose recalculation. *Phys Med Biol.* 2015;60:595-613.

73. Blanchard P, Garden AS, Gunn GB, et al. Intensity-modulated proton beam therapy (IMPT) versus intensity-modulated photon therapy (IMRT) for patients with oropharynx cancer—a case matched analysis. *Radiother Oncol.* 2016;120:48-55.

74. Sio TT, Lin HK, Shi Q, et al. Intensity modulated proton therapy versus intensity modulated photon radiation therapy for oropharyngeal cancer: first comparative results of patient-reported outcomes. *Int J Radiat Oncol Biol Phys.* 2016;95:1107-1114.

75. McKeever MR, Sio TT, Gunn GB, et al. Reduced acute toxicity and improved efficacy from intensity-modulated proton therapy (IMPT) for the management of head and neck cancer. *Chin Clin Oncol.* 2016;5:54.

76. Zhang W, Zhang X, Yang P, et al. Intensity-modulated proton therapy and osteoradionecrosis in oropharyngeal cancer. *Radiother Oncol.* 2017;123:401-405.

77. Ho JC, Nguyen QN, Li H, et al. Reirradiation of thoracic cancers with intensity modulated proton therapy. *Pract Radiat Oncol.* 2018;8:58-65.

78. Prayongrat A, Xu C, Li H, Lin SH. Clinical outcomes of intensity modulated proton therapy and concurrent chemotherapy in esophageal carcinoma: a single institutional experience. *Adv Radiat Oncol.* 2017;2:301-307.

79. Ng SP, Ludmir EB, Oyervides MA, Wu RY, Frank S, Gunn GB. Combination intensity modulated proton therapy and passive scatter boost for rapidly progressing nasal cavity squamous cell carcinoma. *Cureus.* 2017;9:e1685.

80. Jeter MD, Gomez D, Nguyen QN, et al. Simultaneous integrated boost for radiation dose escalation to the gross tumor volume with intensity modulated (photon) radiation therapy or intensity modulated proton therapy and concurrent chemotherapy for stage II to III non-small cell lung cancer: a phase 1 study. *Int J Radiat Oncol Biol Phys.* 2018;100:730-737.

81. Jensen GL, Blanchard P, Gunn GB, et al. Prognostic impact of leukocyte counts before and during radiotherapy for oropharyngeal cancer. *Clin Transl Radiat Oncol.* 2017;7:28-35.

82. Gunn GB, Blanchard P, Garden AS, et al. Clinical outcomes and patterns of disease recurrence after intensity modulated proton therapy for oropharyngeal squamous carcinoma. *Int J Radiat Oncol Biol Phys.* 2016;95:360-367.

83. Ching T, Himmelstein DS, Beaulieu-Jones BK, et al. Opportunities and obstacles for deep learning in biology and medicine. *J R Soc Interface.* 2018;15(141).

# UT MDACC 推荐的质子治疗适应证

## 1. 推荐的乳腺癌质子治疗适应证

### 适应证

**1) 加速部分乳房照射**

- 质子部分乳房照射（partial breast irradiation, PBI）的安全性和有效性是建立在早期乳腺癌的基础上。与光子和近距离 PBI 相比，质子 PBI 可提供更均匀的剂量分布并减少对正常乳腺、心脏和肺部的照射，并且与出色的局部控制和降低的毒性有关[35]。我们正在研究 10 分次的大分割质子方案，可能更划算，也可以提高治疗比。

- **纳入标准**
  - i. 患者为 0、I、II 期乳腺癌，如果是 II 期，肿瘤大小≤3cm。
  - ii. 组织学证实为原位导管癌（ductal carcinoma in situ, DCIS）或者乳腺浸润性腺癌。
  - iii. 乳腺外科手术方式为肿块切除。手术标本病理学为切缘阴性（原位导管癌和浸润癌）。为获得满意外科切缘，允许再手术。
  - iv. 大体肿瘤为单灶（浸润癌和/或导管原位癌），肿瘤大小≤3cm（显微镜下多灶性的患者是允许的，只要病理上肿瘤总的大小<3cm）。
  - v. 术后瘤床必须能够清晰勾画；基于术后/入组前 CT 扫描，术后瘤床/全乳参考体积之比≤30%。

- **排除标准**
  - i. 男性患者。
  - ii. T2（>3cm），T3，III 或 IV 期乳腺癌。
  - iii. 组织学上腋窝阳性淋巴结≥3 个。
  - iv. 腋窝淋巴结存在镜下或肉眼可见的包膜外侵犯。
  - v. 可触及或影像上可疑同侧或对侧腋窝、锁骨上、锁骨下或内乳淋

   巴结转移,除非组织学证实为阴性。

 vi. 可疑微钙化或者密度影(钼靶或乳腺彩超发现同侧或对侧乳腺),除非活检证实为良性。

 vii. 非上皮性乳腺恶性肿瘤,例如,肉瘤或者淋巴瘤。

 viii. 证实为多中心癌(浸润癌或原位导管癌),大于 1 个象限或者相距≥4cm。

 ix. 乳头佩吉特病。

 x. 镜下无法评估外科切缘或者病理评估为切缘阳性。(如果通过再次切除使手术切缘阴性,则该患者符合条件。)

 xi. 无法准确勾画术后瘤床范围。

 xii. 治疗计划包括淋巴引流区。

 xiii. 既往原乳腺进行过放疗。

 xiv. 诊断为胶原血管病,特别是肌酸磷酸激酶水平高于正常的皮肌炎,或者活动性皮疹、系统性红斑狼疮、硬皮病。

 xv. 招募时处于怀孕或者哺乳期。

 xvi. 育龄期女性必须同意在治疗期间采取非激素干预的方法进行避孕。

**2) 左侧或右侧,早期或局部晚期乳腺癌**

需要进行乳腺或胸壁加淋巴引流区照射(例如,淋巴结阳性、T 分期晚和/或肿瘤位于内侧)。

- 辅助放疗可提高乳腺癌患者的生存率,提示局部肿瘤的持续存在与转移和死亡风险增加有关。现代随机对照临床试验的结果突显了区域淋巴结照射对减少该人群远处事件的重要性[27,39]。针对区域淋巴结照射会导致肺和心脏剂量增加,从而增加患者的主要心脏事件、心脏相关死亡、肺癌和肺癌相关死亡。乳腺癌的全身治疗和其他多学科治疗的进展已使得乳腺癌特异性死亡率下降。质子治疗可改善局部淋巴引流区的靶区覆盖,同时使平均肺和平均心脏剂量(mean heart doses,MHD)明显降低,这可明显减少心脏事件、肺癌和症状性肺炎的发生[39]。我们目前正在为国家 RADCOMP 试验(NCT02603341)招募患者,该试验将需要接受区域淋巴引流区照射的患者随机分为质子组和光子组。

- **纳入标准**

 i. 年龄≥18 岁。

 ii. 组织学证实为乳腺癌,行乳房肿块切除或全乳切除术,伴或不伴一期重建;全乳及胸壁加区域淋巴结照射,伴或不伴术后瘤床/胸壁补量。

　　iii. 腋窝必须依靠单纯前哨淋巴结活检、前哨淋巴结活检后行腋窝淋巴结清扫或者单纯腋窝淋巴结清扫进行分期。

　　iv. 术后分期为 pT1-T4N0-N3M0 或新辅助治疗后术后分期为 ypT0-4N0-N3M0。

　　v. 区域淋巴结照射的适应证由医师决定（淋巴结阳性、T3~T4、内象限肿瘤）。

　　vi. 允许乳房植入物或扩张器。

■ **排除标准**

　　i. 有放疗的医学禁忌证。

　　ii. 根据研究者的判断，严重的、活动的系统性疾病或其他严重的并发疾病将使患者不适合进入本研究或严重干扰对治疗方案的安全性和毒性的正确评估。

　　iii. 活动性系统性红斑狼疮或硬皮病。

　　iv. 具有性活动能力且不愿意/不能使用医学上可接受的避孕方法的怀孕或育龄妇女。

（王斌 译　陈佳艺 校）

## 科学证据

1. Ares C, Khan S, Macartain AM, et al. Postoperative proton radiotherapy for localized and locoregional breast cancer: potential for clinically relevant improvements? *Int J Radiat Oncol Biol Phys.* 2010;76:685-697.

2. Bradley JA, Dagan R, Ho MW, et al. Initial report of a prospective dosimetric and clinical feasibility trial demonstrates the potential of protons to increase the therapeutic ratio in breast cancer compared with photons. *Int J Radiol Oncol Biol Phys.* 2016;95(1):411-421.

3. Bush DA, Do S, Lum S, et al. Partial breast radiation therapy with proton beam: 5-year results with cosmetic outcomes. *Int J Radiat Oncol Biol Phys.* 2014;90(3):501-505.

4. Bush DA, Slater JD, Garberoglio C, Do S, Lum S, Slater JM. Partial breast irradiation delivered with proton beam: results of a phase II trial. *Clin Breast Cancer.* 2011;11(4):241-245.

5. Chang JH, Lee NK, Kim JY, et al. Phase II trial of proton beam accelerated partial breast irradiation in breast cancer. *Radiother Oncol.* 2013;108(2):209-214.

6. Clarke M, Collins R, Darby S, et al. Effects of radiotherapy and of differences in the extent of surgery for early breast cancer on local recurrence and 15-year survival: an overview of the randomised trials. *Lancet.* 2005;366(9503):2087-2106.

7. Darby SC, McGale P, Taylor CW, Peto R. Long-term mortality from heart disease and lung cancer after radiotherapy for early breast cancer: prospective cohort study of about 300,000 women in US SEER cancer registries. *Lancet Oncol.* 2005;6(8):557-565.

8. Darby SC, Ewertz M, McGale P, et al. Risk of ischemic heart disease in women after radiotherapy for breast cancer. *N Engl J Med.* 2013;368(11):987-998.

9. Darby S, McGale P, Correa C, et al. Effect of radiotherapy after breast-conserving surgery on 10-year recurrence and 15-year breast cancer death: meta-analysis of individual

patient data for 10,801 women in 17 randomised trials. *Lancet.* 2011;378(9804): 1707-1716.

10. Depauw N, Batin E, Daartz J, et al. A novel approach to postmastectomy radiation therapy using scanned proton beams. *Int J Radiat Oncol Biol Phys.* 2015;91(2): 427-434.

11. Doyen J, Falk AT, Floquet V, et al. Proton beams in cancer treatments: clinical outcomes and dosimetric comparisons with photon therapy. *Cancer Treat Rev.* 2016;43: 104-112.

12. EBCTCG (Early Breast Cancer Trialists' Collaborative Group), McGale P, Taylor C, et al. Effect of radiotherapy after mastectomy and axillary surgery on 10-year recurrence and 20-year breast cancer mortality: meta-analysis of individual patient data for 8135 women in 22 randomised trials. *Lancet.* 2014;383(9935):2127-2135.

13. Galland-Girodet S, Pashtan I, MacDonald SM, et al. Long-term cosmetic outcomes and toxicities of proton beam therapy compared with photon-based 3-dimensional conformal accelerated partial-breast irradiation: a phase 1 trial. *Int J Radiat Oncol Biol Phys.* 2014; 90(3):493-500.

14. Haviland JS, Owen JR, Dewar JA, et al. The UK Standardisation of Breast Radiotherapy (START) trials of radiotherapy hypofractionation for treatment of early breast cancer: 10-year follow-up results of two randomised controlled trials. *Lancet Oncol.* 2013; 14(11):1086-1094.

15. Johansson J, Isacsson U, Lindman H, Montelius A, Glimelius B. Node-positive left-sided breast cancer patients after breast-conserving surgery: potential outcomes of radiotherapy modalities and techniques. *Radiother Oncol.* 2002;65(2):89-98.

16. Overgaard M, Jensen MB, Overgaard J, et al. Postoperative radiotherapy in high-risk postmenopausal breast-cancer patients given adjuvant tamoxifen: Danish Breast Cancer Cooperative Group DBCG 82c randomised trial. *Lancet.* 1999;353(9165):1641-1648.

17. MacDonald SM, Patel SA, Hickey S, et al. Proton therapy for breast cancer after mastectomy: early outcomes of a prospective clinical trial. *Int J Radiat Oncol Biol Phys.* 2013;86(3):484-490.

18. MacDonald SM, Jimenez R, Paetzold P, et al. Proton radiotherapy for chest wall and regional lymphatic radiation; dose comparisons and treatment delivery. *Radiat Oncol.* 2013;8:71.

19. Mast ME, Vredeveld EJ, Credoe HM, et al. Whole breast proton irradiation for maximal reduction of heart dose in breast cancer patients. *Breast Cancer Res Treat.* 2014;148(1):33-39.

20. McGee LA, Iftekaruddin Z, Chang JHC, et al. Postmastectomy chest wall reirradiation with proton therapy for breast cancer. *Int J Radiat Oncol Biol Phys.* 2017;99(2):E34-E35.

21. Moon SH, Shin KH, Kim TH, et al. Dosimetric comparison of four different external beam partial breast irradiation techniques: three-dimensional conformal radiotherapy, intensity-modulated radiotherapy, helical tomotherapy, and proton beam therapy. *Radiother Oncol.* 2009;90(1):66-73.

22. Plastaras JP, Berman AT, Freedman GM. Special cases for proton beam radiotherapy: re-irradiation, lymphoma, and breast cancer. *Semin Oncol.* 2014;41(6):807-819.

23. Olivotto IA, Whelan TJ, Parpia S, et al. Interim cosmetic and toxicity results from RAPID: a randomized trial of accelerated partial breast irradiation using three-dimensional conformal external beam radiation therapy. *J Clin Oncol.* 2013;31(32):4038-4045.

24. Ovalle V, Strom EA, Shaitelman S, et al. Proton partial breast irradiation: detailed description of acute clinico-radiologic effects. *Cancers (Basel).* 2018;10(4).

25. Ovalle V, Strom EA, Godby J, et al. Proton partial-breast irradiation for early-stage cancer: is it really so costly? *Int J Radiat Oncol Biol Phys.* 2016;95(1):49-51.

26. Patel SA, Tan T, Chin Y, et al. Assessment of cardiac function following proton radiation

in a cohort of post mastectomy patients with locally advanced breast cancer. *Int J Radiat Oncol Biol Phys*. 2015;93(3 Suppl):e52.

27. Poortsman PM, Collette S, Kirkove C, et al. Internal mammary and mediastinal supra-clavicular irradiation in breast cancer. *N Engl J Med*. 2015;373(4):317-327.

28. Presley CJ, Soulos PR, Herrin J, et al. Patterns of use and short-term complications of breast brachytherapy in the national Medicare population from 2008–2009. *J Clin Oncol*. 2012;30(35):4302-4307.

29. Ragaz J, Jackson SM, Le N, et al. Adjuvant radiotherapy and chemotherapy in node-positive premenopausal women with breast cancer. *N Engl J Med*. 1997;337(14):956-962.

30. Shah C, Badiyan S, Berry S, et al. Cardiac dose sparing and avoidance techniques in breast cancer radiotherapy. *Radiother Oncol*. 2014;112(1):9-16.

31. Stick LB, Yu Jen, Maraldo MV, et al. Joint estimation of cardiac toxicity and recurrence risks after comprehensive nodal photon versus proton therapy for breast cancer. *Int J Radiat Oncol Biol Phys*. 2017;97(4):754-761.

32. Strom EA, Amos R, Shaitelman SF, et al. Proton partial breast irradiation in the supine position: treatment description and reproducibility of a multibeam technique. *Pract Radiat Oncol*. 2015;5(4):e283-e290.

33. Strom EA, Ovalle V. Initial clinical experience using protons for accelerated partial-breast irradiation: longer-term results. *Int J Radiat Oncol Biol Phys*. 2014;90(3):506-508.

34. Taylor CW, Wang Z, Macaulay E, et al. Exposure of the heart in breast cancer radiation therapy: a systematic review of heart doses published during 2003 to 2013. *Int J Radiat Oncol Biol Phys*. 2015;93(4):845-853.

35. Verma V, Shah C, Mehta M. Clinical outcomes and toxicity of proton radiotherapy for breast cancer. *Clin Breast Cancer*. 2016;16(3):145-154.

36. Verma V, Iftekaruddin Z, Badar N, et al. Proton beam radiotherapy as part of compre-hensive nodal irradiation for locally advanced breast cancer. *Radiother Oncol*. 2017;123(2):294-298.

37. Wang X, Zhang X, Li X, et al. Accelerated partial-breast irradiation using intensity-modulated proton radiotherapy: do uncertainties outweigh potential benefits? *Br J Radiol*. 2013;86(1029):20130176.

38. Wang X, Amos RA, Zhang X, et al. External-beam accelerated partial breast irradiation using multiple proton beam configurations. *Int J Radiat Oncol Biol Phys*. 2011;80(5):1464-1472.

39. Whelan TJ, Olivotto I, Parulekar WR, et al. Regional nodal irradiation in early-stage breast cancer. *N Eng J Med*. 2015;373(4):307-316.

40. Xu N, Ho MW, Li Z, Morris CG, Mendenhall NP. Can proton therapy improve the therapeutic ratio in breast cancer patients at risk for nodal disease? *Am J Clin Oncol*. 2014;37:568-574.

## 2. 推荐的中枢神经系统质子治疗适应证

## 适应证

1. 成人全脑全脊髓放射治疗:原发性中枢神经系统肿瘤。

    a. 减轻急性毒副反应;

        i. 减少体重下降、水肿反应、恶心、呕吐等症状[3];

  ii. 减少影响肿瘤控制的治疗中断[3]；

  iii. 提高化疗耐受性。

 b. 减少晚期毒性；

 c. 改善生活质量及减轻症状。

2. 预期长期生存的成人低级别胶质瘤（adult low-grade glioma）和间变性少突胶质细胞瘤（anaplastic oligodendroglioma）[12,13]。

 a. 减轻神经内分泌毒性及听觉毒性；

 b. 减轻神经认知功能障碍[1]；

 c. 改善生活质量及减轻症状。

3. 选择性的脑膜瘤和鞍区肿瘤（sellar tumors）：大体积肿瘤，年轻患者，其他合并症（神经纤维瘤病，李-佛美尼综合征等）。

 a. 证据表明高剂量的质子治疗可提高侵袭性脑膜瘤生存率[11]；

 b. 预期长期生存患者；

 c. 减轻神经内分泌毒性及听觉毒性；

 d. 减轻神经认知功能障碍；

 e. 改善生活质量及减轻症状。

4. 复发病灶：对于脑部、胸部及腹部此前已接受照射的肿瘤病灶，质子治疗可减少因治疗复发病灶而对周围正常器官间再次照射的风险。

5. IMPT 适用于颅内脑肿瘤及近颅底的肿瘤，如脊索瘤等[10]。

（张镇宇 译　袁智勇 校）

## 科学证据

1. Shih HA, Sherman JC, Nachtigall LB, et al. Proton therapy for low-grade gliomas: results from a prospective trial. *Cancer*. 2015 121(10):1712-1719.
2. Douw L, Klein M, Fagel SS, et al. Cognitive and radiological effects of radiotherapy in patients with low-grade glioma: long-term follow-up. *Lancet Neurol*. 2009;8(9):810-818.
3. Brown AP, Barney CL, Grosshans DR, et al. Proton beam craniospinal irradiation reduces acute toxicity for adults with medulloblastoma. *Int J Radiat Oncol Biol Phys*. 2013;86(2):277-284.
4. Farnia B, Allen PK, Brown PD, et al. Clinical outcomes and patterns of failure in pineoblastoma: a 30-year, single-institution retrospective review. *World Neurosurg*. 2014; 82(6):1232-1241.
5. Barney CL, Brown AP, Grosshans DR, et al. Technique, outcomes, and acute toxicities in adults treated with proton beam craniospinal irradiation. *Neuro Oncol*. 2014;16(2):303-309.
6. Arvold ND, Lessell S, Bussiere M, et al. Visual outcome and tumor control after conformal radiotherapy for patients with optic nerve sheath meningioma. *Int J Radiat Oncol Biol Phys*. 2009;75(4):1166-1172.
7. Hug EB, Devries A, Thornton AF, et al. Management of atypical and malignant meningiomas: role of high-dose, 3D-conformal radiation therapy. *J Neurooncol*. 2000;48(2):151-160.
8. Speirs CK, Simpson JR, Robinson CG, et al. Impact of 1p/19q codeletion and histology

on outcomes of anaplastic gliomas treated with radiation therapy and temozolomide. *Int J Radiat Oncol Biol Phys.* 2015;91(2):268-276.

9. Brown AP, Barney CL, Grosshans DR, et al. Proton beam craniospinal irradiation reduces acute toxicity for adults with medulloblastoma. *Int J Radiat Oncol Biol Phys.* 2013;86(2):277-284.

10. Kabolizadeh P, Chen YL, Liebsch N, et al. Updated outcome and analysis of tumor response in mobile spine and sacral chordoma treated with definitive high-dose photon/proton radiation therapy. *Int J Radiat Oncol Biol Phys.* 2017;97(2):254-262.

11. Weber DC, Ares C, Villa S, et al. Adjuvant postoperative high-dose radiotherapy for atypical and malignant meningioma: a phase-II parallel non-randomized and observation study (EORTC 22042-26042). *Radiother Oncol.* 2018;128(2):260-265.

12. Cairncross G, Wang M, Jenkins R, et al. Phase III trial of chemoradiotherapy for anaplastic oligodendroglioma: long-term results of RTOG 9402. *J Clin Oncol.* 2013;31(3): 337-343.

13. Buckner JC, Shaw EG, Pugh SL, et al. Radiation plus procarbazine, CCNU, and vincristine in low-grade glioma. *N Engl J Med.* 2016;374:1344-1355.

14. Moeller BJ, Chintagumpapa M, Philip JJ, et al. Low early ototoxicity rates for pediatric medulloblastoma patients treated with proton radiotherapy. *Radiat Oncol.* 2011;6:58.

## 3. 推荐的食管癌质子治疗适应证

## 适应证

### 1）Ⅰ~Ⅲ 期食管癌

- 一项跨国研究从患者本身、肿瘤情况及治疗因素等方面，对质子和调强光子治疗食管癌进行了比较，发现质子治疗食管癌在术后发病率及住院情况更可获益[1]。
    - i. 术后总体并发症下降了 40%。
    - ii. 术后肺并发症下降了 47%。
    - iii. 术后心脏并发症下降了 48%。
    - iv. 术后伤口并发症下降了 75%。
    - v. 术后住院时长从平均 12.4 天（光子）下降到 9.2 天（质子）。
    - vi. 术后 90 天死亡率：4.3%（光子）vs. 0.9%（质子）。
- 基于以下 55 位患者队列研究的系统评估，质子治疗相对于最佳 IMRT 方案的优势[15]：
    - i. 平均肺剂量下降了至少 30%。
    - ii. 肺 V5 下降了 45%，V10 下降了 30%，V20 从 20% 下降到 5%。
    - iii. 平均心脏剂量下降了至少 35%。
    - iv. 平均肝脏剂量下降了 70%（对于中段和远端食管肿瘤）。
    - v. 脊髓最高热点剂量下降了 20%。
- 在一个食管癌患者的大型队列研究中，质子治疗显著保护了心脏和心脏的亚结构[2]。

  i. 同调强放射治疗（intensity-modulated radiation therapy，IMRT）相比，质子束治疗（proton beam therapy，PBT）明显减少平均心脏剂量（Mean heart dose，MHD）及心脏 V5、V10、V20、V30，并且降低了四个腔室和四条冠状动脉的剂量。

  ii. 与被动散射质子治疗相比，调强质子治疗（intensity-modulated proton therapy，IMPT）显著减少心脏的 V20、V30 和 V40，但不能减少 MHD、心脏的 V5 或 V10。IMPT 也能明显降低左心房、右心房、左冠状动脉和左回旋动脉的辐射剂量，但不能降低左心室、右心室、左前降支和右冠状动脉的辐射剂量。PBT 是降低 MHD 的相关因素（$P<0.001$）。

■ 对于根治性同步放化疗的食管癌患者，相比 IMRT，质子束治疗可改善生存结果[3]。

  i. 与 IMRT 相比，PBT 显著改善总生存期（overall survival，OS；$P=0.011$）、无进展生存期（progression-free survival，PFS；$P=0.001$）、无远处转移生存期（distant metastasis-free survival，DMFS；$P=0.031$），稍改善无局部复发生存期（locoregional failure-free survival，LRFFS；$P=0.075$）。

  ii. 两组治疗相关毒性的发生率无明显差异。

  iii. 多变量分析，IMRT 的 OS［危险比（hazard ratio，HR）：1.454；$P=0.01$］、PFS（$HR$：1.562；$P=0.001$）和 LRFFS（$HR$：1.461；$P=0.041$）均劣于 PBT。临床分期的亚组分析显示 PBT 可显著改善Ⅲ期食管癌患者的 5 年 OS 率（34.6% vs. 25.0%；$P=0.038$）和 PFS 率（33.5% vs. 13.2%；$P=0.005$）。

■ **入选标准**

  i. 所有可切除或不可切除的非转移性食管癌患者。

  ii. 腺癌或鳞状细胞癌。

  iii. 可以耐受根治性或术前放化疗。

  iv. 包括近端胸段至远端食管、胃食管交界处和贲门的任何部位。

2）**IMPT** 适用于食管癌。

（林琳 译　李宝生 校）

## 科学证据

1. Lin SH, Merrell KW, Shen J, et al. Multi-institutional analysis of radiation modality use and postoperative outcomes of neoadjuvant chemoradiation for esophageal cancer. *Radiother Oncol*. 2017;123(3):376-381.

2. Shiraishi Y, Xu C, Yang J, Komaki R, Lin SH. Dosimetric comparison to the heart and cardiac substructure in a large cohort of esophageal cancer patients treated with proton beam therapy or intensity-modulated radiation therapy. *Radiother Oncol.* 2017;125(1):48-54.

3. Xi M, Xu C, Liao Z, et al. Comparative outcomes after definitive chemoradiotherapy using proton beam therapy versus intensity-modulated radiation therapy for esophageal cancer: a retrospective single-institutional analysis. *Int J Radiat Oncol Biol Phys.* 2017;99(3):667-676.

4. Lin SH, Komaki R, Liao Z, et al. Proton beam therapy and concurrent chemotherapy for esophageal cancer. *Int J Radiat Oncol Biol Phys.* 2012;83(3):e345-e351.

5. Ling TC, Slater JM, Nookala P, et al. Analysis of intensity-modulated radiation therapy (IMRT), proton and 3D conformal radiotherapy (3D-CRT) for reducing perioperative cardio-pulmonary complications in esophageal cancer patients. *Cancers (Basel).* 2014;6(4):2356-2368.

6. Mizumoto M, Sugahara S, Nakayama H, et al. Clinical results of proton-beam therapy for locoregionally advanced esophageal cancer. *Strahlenther Onkol.* 2010;186(9):482-488.

7. Mizumoto M, Sugahara S, Okumura T, et al. Hyperfractionated concomitant boost proton beam therapy for esophageal carcinoma. *Int J Radiat Oncol Biol Phys.* 2011;81(4):e601-e606.

8. Pan X, Zhang X, Li Y, Mohan R, Liao Z. Impact of using different four-dimensional computed tomography data sets to design proton treatment plans for distal esophageal cancer. *Int J Radiat Oncol Biol Phys.* 2009;73(2):601-609.

9. Sugahara S, Tokuuye K, Okumura T, et al. Clinical results of proton beam therapy for cancer of the esophagus. *Int J Radiat Oncol Biol Phys.* 2005;61(1):76-84.

10. Wang J, Wei C, Tucker SL, et al. Predictors of postoperative complications after trimodality therapy for esophageal cancer. *Int J Radiat Oncol Biol Phys.* 2013;86(5):885-891.

11. Wang SL, Liao Z, Vaporciyan AA, et al. Investigation of clinical and dosimetric factors associated with postoperative pulmonary complications in esophageal cancer patients treated with concurrent chemoradiotherapy followed by surgery. *Int J Radiat Oncol Biol Phys.* 2006;64(3):692-699.

12. Wei X, Liu HH, Tucker SL, et al. Risk factors for pericardial effusion in inoperable esophageal cancer patients treated with definitive chemoradiation therapy. *Int J Radiat Oncol Biol Phys.* 2008;70(3):707-714.

13. Welsh J, Gomez D, Palmer MB, et al. Intensity-modulated proton therapy further reduces normal tissue exposure during definitive therapy for locally advanced distal esophageal tumors: a dosimetric study. *Int J Radiat Oncol Biol Phys.* 2011;81(5):1336-1342.

14. Zhang X, Zhao KL, Guerrero TM, et al. Four-dimensional computed tomography-based treatment planning for intensity-modulated radiation therapy and proton therapy for distal esophageal cancer. *Int J Radiat Oncol Biol Phys.* 2008;72(1):278-287.

15. Wang J, Palmer M, Bilton SD, et al. Comparing proton beam to intensity-modulated radiation therapy planning in esophageal cancer. *Int J Particle Ther.* 2015;1(4):866-877.

## 4. 推荐的胃肠道肿瘤质子治疗适应证

### 适应证

**1）肝细胞癌。**
- 不能手术的疾病用消融剂量进行质子治疗可延长生存期[5,7,9,16,23,24]。

**2）肝内胆管癌。**
- 不能手术的疾病用消融剂量进行质子治疗可延长生存期[1,2]。

**3）孤立性结直肠癌肝转移（isolated colorectal liver metastases）**当 IMRT 不能满足肝脏剂量约束时。

- 所有已知的病灶都能覆盖，可考虑根治性。病情稳定且有反应的患者预后较好，所有结肠癌肝局限性转移瘤的治疗均可延长总生存期（overall survival，OS），部分患者可治愈。
  - 消融剂量的 SBRT 局部控制率为 90%[6,26]。
  - 手术对局限于肝脏的转移性结直肠癌有很好的治疗效果[3,19]。

**4）复发的，既往受过照射的疾病。**

**5）任何年龄小于 40 岁，局部可手术治疗的疾病都有放疗指征。**

**6）IMPT** 仅推荐与呼吸门控相结合用于以上所列的适应证。

## 纳入标准：

1. **根治性治疗**：对于适应证 1~3，必须给予消融剂量以达到根治性治疗。如果处方剂量较低，可采用 3D CRT 或 IMRT。也可能出现例外，可走申诉程序讨论解决。
2. 消融剂量。
   - 70Gy/10 次
   - 60~67.5Gy/15 次
   - 62.5~75Gy/25 次

（余奇 译  李光 校）

## 科学证据

1. Hong TS, Wo JY, Yeap BY, et al. Multi-institutional phase II study of high-dose hypofractionated proton beam therapy in patients with localized, unresectable hepatocellular carcinoma and intrahepatic cholangiocarcinoma. *J Clin Oncol.* 2016;34(5):460-468.
2. Tao R, Krishnan S, Bhosale PR, et al. Ablative radiotherapy doses lead to a substantial prolongation of survival in patients with inoperable intrahepatic cholangiocarcinoma: a retrospective dose response analysis. *J Clin Oncol.* 2016;34(3):219-226.
3. Brouquet A, Abdalla EK, Kopetz S, et al. High survival rate after two-stage resection of advanced colorectal liver metastases: response-based selection and complete resection define outcome. *J Clin Oncol.* 2011;29:1083-1090.
4. Bush DA, Hillebrand DJ, Slater JM, Slater JD. High-dose proton beam radiotherapy of hepatocellular carcinoma: preliminary results of a phase II trial. *Gastroenterology.* 2004;127 (5 suppl 1):S189-S193.
5. Bush DA, Kayali Z, Grove R, et al. The safety and efficacy of high-dose proton beam radiotherapy for hepatocellular carcinoma: a phase 2 prospective trial. *Cancer.* 2011;117: 3053-3059.
6. Chang DT, Swaminath A, Kozak M, et al. Stereotactic body radiotherapy for colorectal liver metastases: a pooled analysis. *Cancer.* 2011;117:4060-4069.
7. Chiba T, Tokuuye K, Matsuzaki Y, et al. Proton beam therapy for hepatocellular carci-

noma: a retrospective review of 162 patients. *Clin Cancer Res.* 2005;11:3799-3805.

8. Dionisi F, Ben-Josef E. The use of proton therapy in the treatment of gastrointestina cancers: liver. *Cancer J.* 2014;20(6):371-377.

9. Fukumitsu N, Sugahara S, Nakayama H, et al. A prospective study of hypofractionated proton beam therapy for patients with hepatocellular carcinoma. *Int J Radiat Oncol Biol Phys.* 2009;74:831-836.

10. Hashimoto T, Tokuuye K, Fukumitsu N, et al. Repeated proton beam therapy for hepatocellular carcinoma. *Int J Radiat Oncol Biol Phys.* 2006;65(1):196-202.

11. Hata M, Tokuuye K, Sugahara S, et al. Proton beam therapy for aged patients with hepatocellular carcinoma. *Int J Radiat Oncol Biol Phys.* 2007;69(3):805-812.

12. Hata M, Tokuuye K, Sugahara S, et al. Proton beam therapy for hepatocellular carcinoma patients with severe cirrhosis. *Strahlenther Onkol.* 2006;182(12):713-720.

13. Hata M, Tokuuye K, Sugahara S, et al. Proton beam therapy for hepatocellular carcinoma with limited treatment options. *Cancer.* 2006;107(3):591-598.

14. Hata M, Tokuuye K, Sugahara S, et al. Proton beam therapy for hepatocellular carcinoma with portal vein tumor thrombus. *Cancer.* 2005;104(4):794-801.

15. Hong TS, DeLaney TF, Mamon HJ, et al. A prospective feasibility study of respiratory-gated proton beam therapy for liver tumors. *Pract Radiat Oncol.* 2014;4(5):316-322.

16. Kawashima M, Furuse J, Nishio T, et al. Phase II study of radiotherapy employing proton beam for hepatocellular carcinoma. *J Clin Oncol.* 2005;23:1839-1846.

17. Kim TH, Park JW, Kim YJ, et al. Phase I dose-escalation study of proton beam therapy for inoperable hepatocellular carcinoma. *Cancer Res Treat.* 2015;47(1):34-45.

18. Komatsu S, Fukumoto T, Demizu Y, et al. Clinical results and risk factors of proton and carbon ion therapy for hepatocellular carcinoma. *Cancer.* 2011;117(21):4890-4904.

19. Kopetz S, Chang GJ, Overman MJ, et al. Improved survival in metastatic colorectal cancer is associated with adoption of hepatic resection and improved chemotherapy. *J Clin Oncol.* 2009;27:3677-3683.

20. Lee SU, Park JW, Kim TH, et al. Effectiveness and safety of proton beam therapy for advanced hepatocellular carcinoma with portal vein tumor thrombosis. *Strahlenther Onkol.* 2014;190(9):806-814.

21. Ling TC, Kang JI, Bush DA, Slater JD, Yang GY. Proton therapy for hepatocellular carcinoma. *Chin J Cancer Res.* 2012;24(4):361-367.

22. Mizumoto M, Tokuuye K, Sugahara S, et al. Proton beam therapy for hepatocellular carcinoma adjacent to the porta hepatis. *Int J Radiat Oncol Biol Phys.* 2008;71(2):462-467.

23. Mizumoto M, Okumura T, Hashimoto T, et al. Proton beam therapy for hepatocellular carcinoma: a comparison of three treatment protocols. *Int J Radiat Oncol Biol Phys.* 2011;81(4):1039-1045.

24. Nakayama H, Sugahara S, Tokita M, et al. Proton beam therapy for hepatocellular carcinoma: the University of Tsukuba experience. *Cancer.* 2009;115:5499-5506.

25. Petersen JB, Lassen Y, Hansen AT, Muren LP, Grau C, Høyer M. Normal liver tissue sparing by intensity-modulated proton stereotactic body radiotherapy for solitary liver tumours. *Acta Oncol.* 2011;50(6):823-828.

26. Rusthoven KE, Kavanagh BD, Cardenes H, et al. Multi-institutional phase I/II trial of stereotactic body radiation therapy for liver metastases. *J Clin Oncol.* 2009;27:1572-1578.

27. Skinner HD, Hong TS, Krishnan S. Charged-particle therapy for hepatocellular carcinoma. *Semin Radiat Oncol.* 2011;21(4):278-286.

28. Sugahara S, Nakayama H, Fukuda K, et al. Proton-beam therapy for hepatocellular carcinoma associated with portal vein tumor thrombosis. *Strahlenther Onkol.* 2009;185(12):782-788.

29. Sugahara S, Oshiro Y, Nakayama H, et al. Proton beam therapy for large hepatocellular carcinoma. *Int J Radiat Oncol Biol Phys.* 2010;76(2):460-466.

**30.** Taddei PJ, Howell RM, Krishnan S, Scarboro SB, Mirkovic D, Newhauser WD. Risk of second malignant neoplasm following proton versus intensity-modulated photon radio-therapies for hepatocellular carcinoma. *Phys Med Biol.* 2010;55(23):7055-7065.

**31.** Toramatsu C, Katoh N, Shimizu S, et al. What is the appropriate size criterion for proton radiotherapy for hepatocellular carcinoma? A dosimetric comparison of spot-scanning proton therapy versus intensity-modulated radiation therapy. *Radiat Oncol.* 2013;8:48.

**32.** Qi WX, Fu S, Zhang Q, Guo XM. Charged particle therapy versus photon therapy for patients with hepatocellular carcinoma: a systematic review and meta-analysis. *Radiother Oncol.* 2014;114(3):289-295.

# 5. 推荐的头颈部肿瘤质子治疗适应证

## 适应证

### 1）鼻腔和鼻旁窦肿瘤

#### ■ 纳入标准

i. 筛窦肿瘤

a. 组织学类型包括鼻腔鼻窦未分化癌（sinonasal undifferentiated carcinoma，SNUC）、小细胞神经内分泌癌、肉瘤、淋巴瘤。

b. T1~T4a：新诊断的无法手术或拒绝手术的患者。

c. T2~T4a：术后有神经侵犯（perineural invasion，PNI）、骨侵犯或切缘阳性。

d. T4b：新诊断的或拒绝手术的患者。

e. 确诊于不完全切除术后，有大量病灶残留。

f. 光子治疗超过了视觉器官的耐受剂量，并可能导致失明。

g. 没有远处转移的证据。

h. 复发肿瘤的再照射。

i. 第二原发肿瘤的再照射。

ii. 鼻旁窦肿瘤

a. 组织学类型包括鳞状细胞癌、腺癌、小唾液腺肿瘤、嗅神经母细胞瘤、未分化癌、肉瘤、黏膜黑色素瘤、淋巴瘤。

b. T1~T2：术后有神经侵犯、骨侵犯或切缘阳性。

c. T1~T4a：新诊断的无法手术或拒绝手术的患者。

d. T2~T4a：术后有神经侵犯、骨侵犯或切缘阳性。

e. T4b：新诊断的或拒绝手术的患者。

f. 确诊于不完全切除术后，有大量病灶残留。

g. 光子治疗超过了视觉器官的耐受剂量，并可能导致失明。

h. 没有远处转移的证据。

  i. 复发肿瘤的再照射。

  j. 第二原发肿瘤的再照射。

■ 对于鼻腔和鼻旁窦肿瘤（nasal cavity and paranasal sinus tumors），首选的治疗方法包括手术及术后外射束放疗（external beam radiation therapy，EBRT）。可即使采用这种有潜在毁容可能的治疗方法，这些疾病的治愈率仍然很低，治疗相关毒性也非常普遍且严重，甚至可能致命。仅 30% 的控制率促使人们开始研究新的治疗方法，尤其是当肿瘤位于颅底附近时，关键结构限制了肿瘤的有效照射剂量。副鼻窦肿瘤患者接受常规 EBRT 可造成视网膜或视神经病变，进而导致了 24%~41% 的失明率。质子束放射（proton beam radiation，PBR）的治疗计划优于光子 EBRT，如调强放射治疗（intensity-modulated radiation therapy，IMRT）技术或 3D 适形放射技术。Patel[3]等人发表的一篇荟萃分析显示，带电粒子治疗的 5 年总生存期（overall survival，OS）比光子治疗更高，且质子治疗的无病生存期（disease-free survival，DFS）和局部区域控制（locoregional control，LRC）比 IMRT 更高。MGH 的研究者在质子治疗来治疗鼻腔和鼻旁窦癌方面具有丰富的经验。有一项研究入组了 1991—2002 年的 102 例局部晚期鼻窦癌患者，这些患者均接受了 PBR 或质子-光子联合 EBRT，联合或不联合手术治疗[4]。尽管分析显示完全切除可改善 DFS 和 OS，但无论切除程度如何，大剂量照射均能明显改善局部控制（local control，LC）。另一项 MGH 研究针对 23 例颅底侵犯的腺样囊性癌患者进行了质子-光子联合放疗，尽管有 87% 的患者在放疗时仍有大量病灶残留，有 48% 的患者在放疗前仅接受了活检[5]，其 5 年 LC 率仍可达到 93%。5 年无远处转移率为 62%、无病生存率为 56%、OS 率为 77%。这些研究表明，利用光子 EBRT 联合 PBR 来提高剂量可改善局部控制，中位剂量分别为 71.6CGE 和 75.9CGE。但是各种研究中采用的照射计划差异很大，表现在患者接受常规分割或每日两次的加速分割，伴或不伴同步推量。Truong 等人[6]发表了局部晚期的蝶窦肿瘤 PBR 治疗的来自 MGH 的经验。研究纳入的患者在组织学类型、手术范围和化疗方案方面同样具有异质性。根据组织学结果的提示，部分患者还进行了颈部光子放射治疗。研究显示，2 年的 LC 率为 86%、无转移率为 50%、DFS 率为 31%、OS 率为 53%。在 MGH 的一项早期前瞻性试验中，19 例鼻窦神经母细胞瘤和神经内分泌肿瘤患者接受了活检或次全切除或全切除术但切缘阳性，接着行两个周期的顺铂-依托泊苷化疗，后再行质子-光子联合放疗[7]。试验中，大射野以 1.8Gy 的光子线每天照射一次,小射野以 1.6CGE 的质子线每天补充照射两次。LC 率良好,只有两例患者出现受照区复发,但均可通过手术挽救。同时没有患者出现辐射导致的视力丧失,这可能是因为将视交叉和视神经的受照剂量约束在 55CGE 以下或每天 2CGE 以下,以及使用了立体定向装置。日本 Proton Medical Research Center 对 17 例 T4 或复发性鼻腔或鼻旁窦癌患者给予了 PBR 治疗,中位剂量 78CGE(范围:22~82.5CGE),分 36 次照射[16]。2 年和 5 年的 LC 率分别为 35% 和 18%,2 年和 5 年 OS 率分别为 47% 和 16%。4 例患者发生了 3~4 级毒性反应,但没有出现治疗相关死亡,这可能是由于对脑干和视交叉的剂量严格限制在 50CGE 以下。另一个日本研究小组将 PBR 用于不可切除的头颈部恶性肿瘤的治疗,包括鼻腔、鼻旁窦或颅底肿瘤[9]。PBR 的中位剂量为 65CGE,分 26 次照射,其中 10 例患者接受了新辅助化疗。研究结果显示,1 年 LC 率为 77%,3 年的 PFS 和 OS 率分别为 50% 和 60%,5 年 OS 率为 55%。然而,与 MGH 的经验相反,它的治疗相关的毒性不容忽视。脑脊液漏导致 1 例患者发生了治疗相关死亡,另外有 4 例患者出现了 3~4 级毒性反应,包括白内障、视力损伤、脑神经麻痹和骨坏死。但由于该回顾性研究中的患者都不适合手术,该区域的肿瘤无法达到 LC 很可能导致类似的症状,因此作者认为这种治疗方案安全性仍然可以接受。随着 PBR 技术的进一步改进,例如调强质子治疗(intensity-modulated proton therapy,IMPT),未来严重毒性反应的发生率应该会更低。

**2) 鼻咽肿瘤**

- **纳入标准**
    - i. 组织学包括:癌[世界卫生组织(World Health Organization,WHO) I~Ⅲ型]、腺样囊性癌、肉瘤、淋巴瘤。
    - ii. T1~T4:以单独放疗或同步放化疗进行根治性治疗。
- Lin 等人[17]报告了最初在 LLUMC 接受光子治疗的鼻咽癌患者复发后接受 59.4~70.2CGE 剂量再程放疗的研究结果。这些患者 2 年的 OS 和局部区域 PFS 率均为 50%,但是根据不同靶区覆盖情况,其 OS 和 PFS 差异很大。作者使用剂量-体积直方图分析了"最优覆盖"(2 年 OS:83%)与"次优覆盖"(2 年 OS:17%),其中"最优"被保守地定义为 90% 的目标体积接受了 90% 处方剂量。Chan 等人[18]报告了 19 例 T4 期鼻咽癌患者光子-质子适形放射治疗的研究结果,分割方式为每日两次或常规分割,中位总剂量为 73.6CGE,其中 10 例患者还接受了多西他赛、顺铂、卡铂或紫杉醇的诱导或同步化疗。3 年的

LC、PFS 和 OS 率分别为 92%、75% 和 74%,有 1 例患者因急性毒性反应住院,有 5 例患者出现了晚期毒性反应,包括颞叶影像学改变、下颌骨坏死和内分泌功能失调。MGH 的一项 II 期研究评估了 70CGE/35 次,每天一次的质子-光子联合放射治疗伴顺铂、氟尿嘧啶同期化疗的方案(NCT00592501),主要研究终点为急性毒性反应、治疗依从性和 3 年健康相关的生活质量。研究者在 2014 年美国放射肿瘤学会(American Society for Radiation Oncology, ASTRO)年会上汇报了 23 例 III 至 IVB 期鼻咽癌患者的初步结果,28 个月的 LRC 率为 100%,2 年 DFS 和 OS 率分别为 90% 和 100%,毒性反应包括 29% 的病例出现听力丧失,38% 的病例出现体重减轻,48% 的病例进行了胃造瘘管,但没有出现 3 级或更严重的口干。

**3) 口咽肿瘤**

■ **纳入标准**

　　i. 组织学类型包括鳞状细胞癌、腺样囊性癌、肉瘤。

　　ii. T1~T4a:以单独放疗或同步放化疗进行根治性治疗。

　　iii. T1~T4a:术后有高风险因素[ 如:切缘阳性,结外侵犯(extracapsular extension, ECE),神经侵犯 ]。

　　iv. 咽后淋巴结的靶区需要覆盖到颅底。

　　v. T4b:不可切除的晚期疾病治疗靶区需要覆盖到颅底。

　　vi. 原发灶不明的颈部淋巴结疾病靶区需要从咽轴线覆盖至颅底。

■ 口咽癌通常采用单独放疗或联合化疗。自编写本书以来的 10 年里,IMRT 由于能够减少腮腺受照剂量而使口干风险降到最低,因此已成为头颈部恶性肿瘤的标准治疗技术。但该技术使口腔、喉、脑干和咀嚼肌受到额外的剂量,可能会导致味觉障碍(味觉丧失)、吞咽困难、口干和张口受限。IMRT 技术会让肿瘤以外的头颈部受到不必要的照射剂量,导致恶心、呕吐、口腔前部黏膜炎、口腔疼痛、吞咽困难、乏力、体重下降、胃造瘘管、急诊静脉输液(intravenous, IV)以及住院。1990 年 LLUMC 在医院开设了第一家质子治疗中心后,他们就开始着手于光子和质子联合治疗 II~IV 期口咽癌患者的前瞻性研究。2005 年,Slater 等人[23]分享了 LLUMC 经验,利用同步推量技术,以 50.4Gy,每次 1.8Gy 的光子线对穿照射肿瘤原发灶、受累淋巴结以及高危区域。质子线在光子线治疗的最后 3.5 周每天照射两次,同步推量照射野包括原发灶和受累淋巴结,使肿瘤的受照总剂量达到 75.9CGE。相比肿瘤放射治疗协作组(Radiation Therapy Oncology Group, RTOG)用标准放疗进行同步推量获得的 55% 的 2 年 LRC 率,他们的 2 年 LRC

率提高至 92%,这表明更高剂量可以改善预后且不会增加毒性反应。Frank 等人在 MD Anderson 采用病例对照研究[24]的方式比较了 IMPT 与 IMRT,接受 IMPT 的患者的胃造瘘管率为 19%,而 IMRT 为 46%,并且 IMPT 的 3 级吞咽困难发生率更低。来自 MD Anderson 的最新数据显示,最早接受 IMPT 的 50 例患者中(中位随访时间为 25 个月),发生 1 例局部治疗失败和 1 例区域治疗失败,未发生 4 级或 5 级毒性反应[25]。

**4）眶周肿瘤**
- **纳入标准**
  - i. 内眦肿瘤(如:鳞状细胞癌、基底细胞癌、Merkel 细胞癌)。
  - ii. 泪囊/泪管肿瘤。
  - iii. 泪腺肿瘤。
  - iv. 眼睑肿瘤。
  - v. 组织学类型包括鳞状细胞癌、基底细胞癌、腺样囊性癌、肉瘤。
  - vi. T1~T4a:以单独放疗或同步放化疗进行根治性治疗。
  - vii. T1~T4a:术后有高风险因素(如:切缘阳性、结外侵犯、神经侵犯)。
  - viii. T4b:不可切除的晚期疾病治疗靶区需要覆盖到颅底。
  - ix. 避开眼眶以避免失明。
- 为了保护眼球免于摘除或眼内容物完全剜除,需要进行质子治疗以防止发生会影响许多眼部结构(包括泪腺、眼睑、结膜、巩膜、角膜、晶状体、视网膜、视神经和视交叉)的长期眼并发症。放射治疗的并发症包括泪液产生减少和干眼症、泪管萎缩和溢泪、眼睑或角膜溃疡、毛细血管扩张、结膜新生血管形成、角化、白内障、青光眼、视网膜病变和视神经病变。
  - 内眦肿瘤(如:鳞状细胞癌、基底细胞癌、梅克尔细胞癌)
  - 泪囊/泪管肿瘤
  - 泪腺肿瘤
  - 眼睑肿瘤

**5）颅底肿瘤**
- **纳入标准**
  - i. 颅底肿瘤的组织学类型包括副神经节瘤/神经鞘瘤、唾液腺肿瘤、脊索瘤和软骨肉瘤、肉瘤、鳞状细胞癌和腺样囊性癌。
  - ii. T1~T2:术后以及有高风险因素(神经侵犯、级别、切缘阳性)。
  - iii. T3~T4a:患者拒绝手术或无法手术。
  - iv. T2~T4a:术后有高风险特征(神经侵犯、切缘阳性)。

　　　　v. T4b:无法进行手术切除或不建议手术切除。

　　　　vi. 没有远处转移的证据。

　　　　vii. 皮肤原发灶沿神经通过圆孔、卵圆孔或梅克尔腔侵犯颅底进而侵犯海绵窦。

- 发生于颅底的肿瘤通常无法完全切除。不幸的是,由于这些肿瘤对放疗相对不敏感,使其难以在不使周围组织发生不可接受的毒性反应的情况下达到治疗剂量。使用光子线 EBRT 复发率较高,并且 5 年无进展生存(progression-free Survival,PFS)率低于 25%。照射剂量 60Gy 或更低是无效的,但尽管 60Gy 的照射剂量还不足以达到持久的 LC,其已经会导致明显的脑干和脑神经毒性反应。
  - 颅底副神经节瘤/神经鞘瘤
  - 颅底唾液腺肿瘤
  - 颅底的脊索瘤和软骨肉瘤
  - 颅底肉瘤和癌

**6) 头颈部复发肿瘤或照射区域新发原发性恶性肿瘤的再程放疗**

**7) IMPT 适用于所有的头颈部恶性肿瘤**

**一般纳入标准**

1. **根治性初始和辅助治疗的肿瘤及靶区照射范围需要覆盖至颅底。**
   - 有任何这些适应证的肿瘤都需要接受 60~70Gy 剂量的照射以达到根治性目的,如果给定的处方剂量较低可使用 IMRT。这可能会有例外,但有申诉程序可以解决这些问题

2. **晚期头颈部肿瘤**需要接受同步化疗以控制局部或区域病灶。

3. **眶周肿瘤**有因标准的放射治疗而发生失明、眼球摘除以及眶内容物完全剜除的风险。

4. **头颈部再程放疗**,累积剂量超过 100Gy 可能会导致严重的急性和长期毒性反应,甚至死亡。

**一般排除标准**(或特殊情况下所需的点对点的标准)

1. 喉癌,除非 IMRT 无法避开颈动脉或某些无法切除的特定的组织学类型如腺样囊性癌。

2. 无神经侵犯的皮肤癌,治疗靶区需要覆盖到颅底。

3. 无神经侵犯的唇癌,治疗靶区需要覆盖到颅底。

4. 未发生颅底侵犯的黏膜黑色素瘤。

**（胡巧英　译　孙颖　校）**

## 科学证据

1. Colevas AD, Yom SS, Pfister DG, et al. NCCN Guidelines Head and Neck Cancers-Version 2.2018, June 20, 2018. *J Natl Compr Cancer Netw.* 2018;16(5).
2. Holliday EB, Frank SJ. Proton radiation therapy for head and neck cancer: a review of the clinical experience to date. *Int J Radiat Oncol Biol Phys.* 2014;89(2):292-302.
3. Patel SH, Wang Z, Wong WW, et al. Charged particle therapy versus photon therapy for paranasal sinus and nasal cavity malignant diseases: a systematic review and meta-analysis. *Lancet Oncol.* 2014;15(9):1027-1038.
4. Resto VA, Chan AW, Deschler DG, Lin DT. Extent of surgery in the management of locally advanced sinonasal malignancies. *Head Neck* 2008;31(2):222-229.
5. Pommier P, Liebsch NJ, Deschler DG, et al. Proton beam radiotherapy for skull base adenoid cystic carcinoma. *Arch Otolaryngol Head Neck Surg* 2006;132(11):1242-1249.
6. Truong MT, Kamat UR, Liebsch NJ, et al. Proton radiotherapy for primary sphenoid sinus malignancies: treatment outcomes and prognostic factors. *Head Neck* 2009;31(10):1297-1308.
7. Fitzek MM, Thornton AF, Varvares M, et al. Neuroendocrine tumors of the sinonasal tract. Results of a prospective study incorporating chemotherapy, surgery, and combined proton-photon radiotherapy. *Cancer.* 2002;94:2623-2634.
8. Okano S, Tahara M, Zenda S, et al. Induction chemotherapy with docetaxel, cisplatin and S-1 followed by proton beam therapy concurrent with cisplatin in patients with T4b nasal and sinonasal malignancies. *Jpn J Clin Oncol.* 2012;42:691-696.
9. Zenda S, Kohno R, Kawashima M, et al. Proton beam therapy for unresectable malignancies of the nasal cavity and paranasal sinuses. *Int J Radiat Oncol Biol Phys.* 2011;81:1473-1478.
10. Lavertu P, Roberts JK, Kraus DH, et al. Squamous cell carcinoma of the paranasal sinuses: the Cleveland Clinic experience 1977–1986. *Laryngoscope.* 1989;99:1130-1136.
11. Waldron JN, O'Sullivan B, Warde P, et al. Ethmoid sinus cancer: twenty-nine cases managed with primary radiation therapy. *Int J Radiat Oncol Biol Phys.* 1998;41:361-369.
12. Takeda A, Shigematsu N, Suzuki S, et al. Late retinal complications of radiation therapy for nasal and paranasal malignancies: relationship between irradiated-dose area and severity. *Int J Radiat Oncol Biol Phys.* 1999;44:599-605.
13. Katz TS, Mendenhall WM, Morris CG, et al. Malignant tumors of the nasal cavity and paranasal sinuses. *Head Neck.* 2002;24:821-829.
14. Lomax AJ, Goitein M, Adams J. Intensity modulation in radiotherapy: Photons versus protons in the paranasal sinus. *Radiother Oncol.* 2003;66:11-18.
15. Mock U, Georg D, Bogner J, et al. Treatment planning comparison of conventional, 3D conformal, and intensity-modulated photon (IMRT) and proton therapy for paranasal sinus carcinoma. *Int J Radiat Oncol Biol Phys.* 2004;58:147-154.
16. Fukumitsu N, Okumura T, Mizumoto M, et al. Outcome of T4 (International Union Against Cancer Staging System, 7th edition) or recurrent nasal cavity and paranasal sinus carcinoma treated with proton beam. *Int J Radiat Oncol Biol Phys.* 2012;83:704-711.
17. Lin R, Slater JD, Yonemoto LT, et al. Nasopharyngeal carcinoma: repeat treatment with conformal proton therapy—dose-volume histogram analysis. *Radiology.* 1999;213:489-494.
18. Chan A, Liebsch L, Deschler D, et al. Proton radiotherapy for T4 nasopharyngeal carcinoma. *J Clin Oncol.* 2004;22:5574.
19. Chan A, Adams JA, Weyman E, et al. A phase II trial of proton radiation therapy with chemotherapy for nasopharyngeal carcinoma. *Int J Radiat Oncol Biol Phys.* 2012;84:S151-S152.
20. Kam MKM, Leung S-F, Zee B, et al. Prospective randomized study of intensity-modulated radiotherapy on salivary gland function in early-stage nasopharyngeal carci-

noma patients. *J Clin Oncol.* 2007;25:4873-4879.

21. Liu S-W, Li J-M, Chang J-Y, et al. A treatment planning comparison between proton beam therapy and intensity-modulated x-ray therapy for recurrent nasopharyngeal carcinoma. *J X-Ray Sci Technol.* 2010;18:443-450.

22. Taheri-Kadkhoda Z, Björk-Eriksson T, Nill S, et al. Intensity-modulated radiotherapy of nasopharyngeal carcinoma: a comparative treatment planning study of photons and protons. *Radiat Oncol.* 2008;3:4.

23. Slater JD, Yonemoto LT, Mantik DW, et al. Proton radiation for treatment of cancer of the oropharynx: early experience at Loma Linda University Medical Center using a concomitant boost technique. *Int J Radiat Oncol Biol Phys.* 2005;62:494-500.

24. Frank SJ, Rosenthal DI, Ang K, et al. Gastrostomy tubes decrease by over 50% with intensity modulated proton therapy (IMPT) during the treatment of oropharyngeal cancer patients: a case-control study. *Int J Radiat Oncol Biol Phys.* 2013;87(2):S144.

25. Kutcheson K, Lewin JS, Garden AS, et al. Early experience with IMPT for the treatment of oropharyngeal tumors: acute toxicities and swallowing-related outcomes. *Int J Radiat Oncol Biol Phys.* 2013;87:S604.

26. Parsons JT, Bova FJ, Fitzgerald CR, et al. Severe dry-eye syndrome following external beam irradiation. *Int J Radiat Oncol Biol Phys.* 1994;30:775-780.

27. Barabino S, Raghavan A, Loeffler J, et al. Radiation therapy-induced ocular surface disease. *Cornea.* 2005;24:909-914.

28. Van de Water TA, Bijl HP, Schilstra C, et al. The potential benefit of radiotherapy with protons in head and neck cancer with respect to normal tissue sparing: a systematic review of literature. *Oncologist.* 2011;16:366-377.

29. Catton C, O'Sullivan B, Bell R, et al. Chordoma: long-term follow-up after radical photon irradiation. *Radiother Oncol.* 1996;41:67-72.

30. Frank SJ, Cox JD, Gillin M, et al. Multifield optimization intensity modulated proton therapy for head and neck tumors: a translation to practice. *Int J Radiat Oncol Biol Phys.* 2014;89:846-853.

31. Gunn GB, Blanchard P, Garden AS, et al. Clinical outcomes and patterns of disease recurrence after intensity modulated proton therapy for oropharyngeal squamous carcinoma. *Int J Radiat Oncol Biol Phys.* 2016;95:360-367.

32. Holliday EB, Kocak-Uzel E, Feng L, et al. Dosimetric advantages of intensity-modulated proton therapy for oropharyngeal cancer compared with intensity-modulated radiation: a case-matched control analysis. *Med Dosim.* 2016;41:189-194.

33. Eekers DBP, Roelofs E, Jelen U, et al. Benefit of particle therapy in re-irradiation of head and neck patients. Results of a multicentric in silico ROCOCO trial. *Radiother Oncol.* 2016;121:387-394.

34. Sapir E, Tao Y, Feng F, et al. Predictors of dysgeusia in patients with oropharyngeal cancer treated with chemotherapy and intensity modulated radiation therapy. *Int J Radiat Oncol.* 2016;96:354-361.

35. Jakobi A, Bandurska-Luque A, Stützer K, et al. Identification of patient benefit from proton therapy for advanced head and neck cancer patients based on individual and subgroup normal tissue complication probability analysis. *Int J Radiat Oncol Biol Phys.* 2015;92:1165-1174.

36. Blanchard P, Wong AJ, Gunn GB, et al. Toward a model-based patient selection strategy for proton therapy: external validation of photon-derived normal tissue complication probability models in a head and neck proton therapy cohort. *Radiother Oncol.* 2016;121:381-386.

37. Blanchard P, Garden AS, Gunn GB, et al. Intensity-modulated proton beam therapy (IMPT) versus intensity-modulated photon therapy (IMRT) for patients with oropharynx cancer—a case matched analysis. *Radiother Oncol.* 2016;120:48-55.

38. Sio TT, Lin HK, Shi Q, et al. Intensity modulated proton therapy versus intensity modulated photon radiation therapy for oropharyngeal cancer: first comparative results of patient-reported outcomes. *Int J Radiat Oncol Biol Phys*. 2016;95:1107-1114.

39. Romesser PB, Cahlon O, Scher ED, et al. Proton beam reirradiation for recurrent head and neck cancer multi-institutional report on feasibility and early outcomes. *Int J Radiat Oncol Biol Phys*. 2016;95:386-395.

40. Phan J, Sio TT, Nguyen TP, et al. Reirradiation of head and neck cancers with proton therapy: outcomes and analyses. *Int J Radiat Oncol Biol Phys*. 2016;96:30-41.

41. Esmaeli B, Yin VT, Hanna EY, et al. Eye-sparing multidisciplinary approach for the management of lacrimal gland carcinoma. *Head Neck*. 2016;38:1258-1262.

42. Holliday EB, Esmaeli B, Pinckard J, et al. A multidisciplinary orbit-sparing treatment approach that includes proton therapy for epithelial tumors of the orbit and ocular adnexa. *Int J Radiat Oncol Biol Phys*. 2016;95:344-352.

43. Bhattasali O, Holliday E, Kies MS, et al. Definitive proton radiation therapy and concurrent cisplatin for unresectable head and neck adenoid cystic carcinoma: a series of 9 cases and a critical review of the literature. *Head Neck*. 2016;38(suppl 1):E1472-E1480.

44. Romesser PB, Cahlon O, Scher E, et al. Proton beam radiation therapy results in significantly reduced toxicity compared with intensity-modulated radiation therapy for head and neck tumors that require ipsilateral radiation. *Radiother Oncol*. 2016;118:286-292.

45. Thaker NG, Frank SJ, Feeley TW. Comparative costs of advanced proton and photon radiation therapies: lessons from time-driven activity-based costing in head and neck cancer. *J Comp Eff Res*. 2015;4:297-301.

46. Verma V, Mishra MV, Mehta MP. A systematic review of the cost and cost- effectiveness studies of proton radiotherapy. *Cancer*. 2016;122:1483-1501.

47. Russo AL, Adams JA, Weyman EA, et al. Long-term outcomes after proton beam therapy for sinonasal squamous cell carcinoma. *Int J Radiat Oncol Biol Phys*. 2016;95:368-376.

48. Dagan R, Bryant C, Li Z, et al. Outcomes of sinonasal cancer treated with proton therapy. *Int J Radiat Oncol Biol Phys*. 2016;95:377-385.

49. Holliday EB, Garden AS, Rosenthal DI, et al. Proton therapy reduces treatment-related toxicities for patients with nasopharyngeal cancer: a case-match control study of intensity-modulated proton therapy and intensity modulated photon therapy. *Int J Part Ther*. 2015;2:19-28.

50. McDonald MW, Zolali-Meybodi O, Lehnert SJ, et al. Reirradiation of recurrent and second primary head and neck cancer with proton therapy. *Int J Radiat Oncol Biol Phys*. 2016;96:808-819.

# 6. 推荐的血液系统肿瘤质子治疗适应证

## 适应证

### 1）纵隔淋巴瘤

#### ■ 纳入标准

i. 纵隔淋巴瘤有以下病理类型：霍奇金淋巴瘤，弥漫性大 B 细胞淋巴瘤，淋巴母细胞淋巴瘤，T、B、前体 T 或前体 B 淋巴细胞白血病以及原发纵隔淋巴瘤。

　　　　ii. 位于心脏后方的淋巴瘤。

　　　　iii. 同一区域接受过放疗的淋巴瘤。

- 对于预期存活数十年的年轻患者,即使关键器官受到低剂量照射,15~25 年后仍可能出现继发恶性肿瘤和心脏疾病。
- 放射性相关心脏疾病的研究明确表明,增加心脏剂量会相应增加心脏并发症的发生风险[4,5]。有人认为,不存在一个低于该剂量就没有风险的阈值。
- 此外,我们的目标是与调强放射治疗(intensity-modulated radiation therapy, IMRT)相比时,质子治疗能够减少肺低剂量照射的体积。最近,我们的研究显示肺平均剂量低至 13Gy 时,仍与较高的肺炎发生率有关,这不同于其他部位肿瘤的阈值,因大多数患者都接受一种或多种有肺毒性的化疗药物(例如博来霉素、吉西他滨、白消安、布仑妥昔单抗)。

## 2）全脑全脊髓放疗
- **纳入标准**
　　　　i. 根治性治疗。
　　　　ii. 异体移植前。
- 因椎体中含有超过 50% 的骨髓,我们使用质子治疗的主要目的是通过保护椎体而避免照射骨髓,从而防止全血细胞减少以及对大部分骨髓的永久性损害(接受常规 30Gy 的剂量照射即可发生)。
- 在自体或异体移植的情况下,质子治疗将有助于避免以下关键器官的照射:肺,心脏,甲状腺及小肠,减少对这些器官的不良反应将大大缩短住院时间,降低输血和感染风险。

## 3）椎旁区淋巴瘤
- **纳入标准**
　　　　i. 任何类型需要根治性放疗或巩固放疗的椎旁淋巴瘤。
　　　　ii. 任何类型的骶尾部淋巴瘤。
　　　　iii. 位于心脏附近的胸椎后肿瘤。
　　　　iv. 胸骨肿瘤。
- 质子治疗可避免肿瘤前方正常器官的超量,包括甲状腺、肺、心脏、肾脏、卵巢和肠道等。
- 降低骨髓受量。

（张镇宇 译　李晔雄 校）

## 科学证据

1. Brenner H, Gondos A, Pulte D. Ongoing improvement in long-term survival of patients with Hodgkin disease at all ages and recent catch-up of older patients. *Blood*. 2008; 111(6):2977-2983.
2. Carr ZA, Land CE, Kleinerman RA, et al. Coronary heart disease after radiotherapy for peptic ulcer disease. *Int J Radiat Oncol Biol Phys*. 2005;61:842-850.
   a. A statistically significant relationship was observed between coronary heart disease average dose to the heart in the 0 to 7.6 Gy range. The study is important in that it shows that even very low doses ($\geq 2$ Gy) may be associated with increased risk of coronary artery heart disease.
3. Chera BS, Rodriguez C, Morris CG, et al. Dosimetric comparison of three different involved nodal irradiation techniques for stage II Hodgkin's lymphoma patients: Conventional radiotherapy, intensity-modulated radiotherapy and three-dimensional proton radiotherapy. *Int J Radiat Oncol Biol Phys*. 2009;75(4):1173-1180.
   - Mean breast dose was highest (1.94 Gy) for conformal radiotherapy, 3.74 Gy for IMRT, 1.59 Gy for three-dimensional proton radiotherapy.
   - Mean lung doses: 4.83 Gy conformal radiotherapy, 5.38 Gy IMRT, and 30.4 Gy 3D proton therapy.
   - In general, the advantage for protons is seen in volume receiving relatively low dose (<15 Gy).
4. Darby SC, Ewertz M, McGale P, et al. Risk of ischemic heart disease in women after radiotherapy for breast cancer. *N Engl J Med*. 2013;11:987-998.
   - Cardiac risk strongly related to cardiac dose with no obvious threshold.
5. Hancock SL, Tucker MA, Hoppe RT. Factors affecting late mortality from heart disease after treatment of Hodgkin's disease. *JAMA*. 1993;270(16):1949-1955.
6. Heidenreich PA, Hancock SL, Vagelos RH, Lee BK, Schnittger I. Diastolic dysfunction after mediastinal irradiation. *Am Heart J*. 2005;150(5):977-982.
7. Heidenreich PA, Schnittger I, Strauss HW, et al. Screening for coronary artery disease after mediastinal irradiation for Hodgkin's disease. *J Clin Oncol*. 2007;25(1):43-49.
8. Hoppe BS, Flampouri S, Zaiden R, et al. Involved-node proton therapy in combined modality therapy for Hodgkin lymphoma: results of a phase 2 study. *Int J Radiat Oncol Biol Phys*. 2014;89(5):1053-1059.
   a. Progressively lower average integral dose and average dose to heart, lungs, breast, thyroid, and esophagus when 3D, IMRT, and proton plans were compared in 15 patients treated with involved-node proton therapy after chemotherapy. Three-year event-free survival rate 93%.
9. Hoppe BS, Flampouri S, Su Z, et al. Effective dose reduction to cardiac structures using protons compared with 3DCRT and IMRT in mediastinal Hodgkin lymphoma. *Int J Radiat Oncol Biol Phys*. 2012;84(2):449-455.
   a. Highly significant decrease in dose with comparison of proton therapy versus 3D or IMRT to multiple critical organs with proton therapy, including heart, left ventricle, right ventricle, left atrium, mitral valve, tricuspid valve, aortic valve (significant only for 3D vs. proton therapy), left anterior descending artery, left circumflex, right circumflex (significant only for 3D vs. proton therapy), pulmonary artery (significant only for 3D vs. proton therapy), and ascending aorta (significant only for IMRT vs. proton therapy).
10. Hoppe BS, Flampouri S, Su Z, et al. Consolidative involved-node proton therapy for stage IA–IIIB mediastinal Hodgkin lymphoma: preliminary dosimetric outcomes from a

phase II study. *Int J Radiat Oncol Biol Phys.* 2012;83(1):260-267.

    a. "PT provided the lowest mean dose to the heart, lungs, and breasts for all 10 patients compared with either 3D-CRT or IMRT."

11. Jørgensen AY, Maraldo MV, Brodin NP, et al. The effect on esophagus after different radiotherapy techniques for early stage Hodgkin's lymphoma. *Acta Oncol.* 2013;52: 1559-1565.

    a. "Mean dose to the esophagus was 16.4 Gy with 3DCRT, 16.4 Gy with VMAT, 14.7, Gy with proton therapy and 34.2 Gy with mantle field treatment ($P < 0.001$). No differences were seen in the estimated risk of developing esophagitis, stricture or cancer with 3DCRT compared with VMAT. Proton therapy performed significantly better with the lowest risk estimates for all parameters compared with the photon treatments, except compared with 3DCRT for stricture ($P = 0.066$)."

12. Li J, Dabaja B, Reed V, et al. Rationale for and preliminary results of proton beam therapy for mediastinal lymphoma. *Int J Radiat Oncol Biol Phys.* 2011;81(1):167-174.

    a. In 10 patients, "PBT delivered lower mean doses to the lung (6.2 vs. 9.5 Gy), esophagus (9.5 vs. 22.3 Gy), and heart (8.8 vs. 17.7 Gy) but not the breasts (5.9 vs. 6.1 Gy) than did conventional RT."

13. Maraldo MV, Brodin NP, Aznar MC, et al. Estimated risk of cardiovascular disease and secondary cancers with modern highly conformal radiotherapy for early-stage mediastinal Hodgkin lymphoma. *Ann Oncol.* 2013;24:2113-2118.

    a. Compared with arc IMRT (VMAT) or 3D conventional therapy, highly significant estimated benefit for protons as measured by cardiac mortality, cardiac morbidity, myocardial infarction, valvular disease (only VMAT vs. PT significant), lung cancer, breast cancer, and life years lost.

14. Mulrooney DA, Yeazel MW, Kawashima T, et al. Cardiac outcomes in a cohort of adult survivors of childhood and adolescent cancer: retrospective analysis of the Childhood Cancer Survivor Study cohort. *BMJ.* 2009;339:b4606.

15. Ng AK, Bernardo MP, Weller E, et al. Long-term survival and competing causes of death in patients with early-stage Hodgkin's disease treated at age 50 or younger. *Clin Oncol.* 2002;20(8):2101-2108.

16. Pinnix CC, Smith GL, Milgrom S, et al. Predictors of radiation pneumonitis in patients receiving intensity-modulated radiation therapy for Hodgkin and non-Hodgkin lymphoma. *Int J Radiat Oncol Biol Phys.* 2015;92(1):175-182.

17. Schneider U, Lomax A, Lombriser N. Comparative risk assessment of secondary cancer incidence after treatment of Hodgkin's disease with photon and proton radiation. *Radiat Res.* 2000;154:382-388.

    a. This is basically a case report in which the risk of secondary cancer is calculated for several different kinds of plans (two field photons, IMRT, and two different proton plans). "Irradiation with protons using the spot scanning technique decreases the avoidable cancer incidence compared with photon treatment by a factor of about two."

18. Seppenwoolde Y, Lebesque JV, de Jaeger K, et al. Comparing different NTCP models that predict the incidence of radiation pneumonitis. *Int J Radiat Oncol Biol Phys.* 2003;55:724-735.

    a. The risk of radiation pneumonitis in 382 patients with breast cancer, lymphoma, and lung cancer was assessed in relation to a variety of measures of radiation dose to the lungs. The risk of pneumonitis was estimated to be more than 5% if the mean lung dose was greater than approximately 12 Gy or if the volume of lung receiving more than 13 Gy (V13) was more than 23%.

## 7. 推荐的儿童肿瘤质子治疗适应证

## 适应证

**1）儿童脑肿瘤、颅外实体肿瘤和血液系统肿瘤的根治性治疗**

2016 年斯德哥尔摩儿童质子治疗大会共识报告提供了儿童癌症患者可能受益于质子治疗的建议。

**纳入标准**

i. 脑肿瘤, 如髓母细胞瘤、室管膜瘤、低级别胶质瘤、颅咽管瘤、生殖细胞瘤、不典型畸胎样横纹肌瘤、脉络丛肿瘤、间变性少突胶质细胞瘤、脑膜瘤以及需要全脑全脊髓放疗的病例。前胸或腹盆部器官需要避免受照射的脊椎肿瘤。

ii. 实体瘤, 如横纹肌肉瘤、非横纹肌肉瘤性软组织肉瘤、尤因肉瘤、骨肉瘤、视网膜母细胞瘤、神经母细胞瘤、肾母细胞瘤及其他肾脏肿瘤、生殖细胞瘤、鼻咽癌、唾液腺肿瘤和其他头颈部肿瘤。

iii. 血液系统肿瘤, 如霍奇金淋巴瘤, 结外、鼻型 NK 细胞淋巴瘤。而且, 也包括白血病或需要做全脑全脊髓放疗的淋巴瘤。

**一般排除标准**

i. 不可治愈患者的根治性放疗, 如弥漫性脑桥胶质瘤, 除间变性少突胶质细胞瘤以外的恶性胶质瘤。

ii. 全脑、全肺和全腹放疗时, 不需要保护靶区中任何关键器官。

iii. 全身照射。

**2）再程放疗保护紧邻靶区的危及结构/器官**

（刘晓清 译   袁太泽 校）

## 科学证据

1. Antonini TN, Ris MD, Grosshans DR, et al. Attention, processing speed, and executive functioning in pediatric brain tumor survivors treated with proton beam therapy. *Radiother Oncol.* 2017;124(1):89-97.
2. Bishop AJ, Greenfield B, Mahajan A, et al. Proton beam therapy versus conformal photon radiation therapy for childhood craniopharyngioma: multi-institutional analysis of outcomes, cyst dynamics, and toxicity. *Int J Radiat Oncol Biol Phys.* 2014;90(2):354-361.
3. Eaton BR, Chowdhry V, Weaver K, et al. Use of proton therapy for re-irradiation in pediatric intracranial ependymoma. *Radiother Oncol.* 2015;116(2):301-308.
4. Eaton BR, Esiashvili N, Kim S, et al. Endocrine outcomes with proton and photon radiotherapy for standard risk medulloblastoma. *Neuro Oncol.* 2016;18(6):881-887.
5. Greenfield BJ, Jaramillo S, Abboud M, et al. Outcomes for pediatric patients with central nervous system germ cell tumors treated with proton therapy. *Clin Transl Radiat Oncol.* 2016;1:9-14.

6. Hattangadi JA, Rombi B, Yock TI, et al. Proton radiotherapy for high-risk neuroblastoma: early outcomes and dose comparison. *Int J Radiat Oncol Biol Phys.* 2012;83(3):1015-1022.

7. Hess CB, Indelicato DJ, Paulino AC, et al. An update from the Pediatric Proton Consortium Registry. *Front Oncol.* 2018;8:165.

8. Indelicato DJ, Merchant T, Laperriere N, et al. Consensus report from the Stockholm Pediatric Proton Therapy Conference. *Int J Radiat Oncol Biol Phys.* 2016;96(2):387-392.

9. Kahalley LS, Ris MD, Grosshans DR, et al. Comparing intelligence quotient change after proton versus photon radiotherapy for pediatric brain tumors. *J Clin Oncol.* 2016; 34(10):1043-1049.

10. Kamran SC, Goldberg SI, Kuhlthau KA, et al. Quality of life in patients with proton-treated medulloblastoma: results of a prospective assessment with 5 year follow-up. *Cancer.* 2018;124(16):3390-3400.

11. Ladra MM, Szymonifka JD, Mahajan A, et al. Preliminary results of a phase II trial of proton radiotherapy for pediatric rhabdomyosarcoma. *J Clin Oncol.* 2014;32(33): 3762-3770.

12. McGovern SL, Okcu MF, Munsell MF, et al. Outcomes and acute toxicities of proton therapy for pediatric atypical teratoid/rhabdoid tumor of the central nervous system. *Int J Radiat Oncol Biol Phys.* 2014;90(5):1143-1152.

13. Mouw KW, Yeap BY, Caruso P, et al. Analysis of patient outcomes following proton therapy for retinoblastoma. *Adv Radiat Oncol.* 2017;2(1):44-52.

14. Pulsifer MB, Duncanson H, Grieco J, et al. Cognitive and adaptive outcomes after proton radiation for pediatric patients with brain tumors. *Int J Radiat Oncol Biol Phys.* 2018;102(2):391-398.

15. Sato M, Gunther JR, Mahajan A, et al. Progression-free survival of children with localized ependymoma treated with intensity-modulated radiation therapy or proton-beam radiation therapy. *Cancer.* 2017;123(13):2570-2578.

16. Vern-Gross TZ, Indelicato DJ, Bradley JA, Rotondo RL. Patterns of failure in pediatric rhabdomyosarcoma after proton therapy. *Int J Radiat Oncol Biol Phys.* 2016;96(5): 1070-1077.

17. Yock TI, Yeap BY, Ebb DH, et al. Long-term toxic effects of proton radiotherapy for paediatric medulloblastoma: a phase 2 single-arm study. *Lancet Oncol.* 2016;17(3):287-298.

# 8. 推荐的前列腺癌质子治疗适应证

## 适应证

### 1）局限期或局部晚期前列腺癌根治性治疗

- **纳入标准**
  - i. T1-2N0M0，且 Gleason 评分总和为 7（或更高）或前列腺特异性抗原（prostate-specific antigen，PSA）水平为 10ng/ml（或更高）的前列腺癌患者，给予这些患者根治性体外放射治疗联合或不联合内分泌治疗，并且预期寿命至少为 10 年。
    - a. 剂量范围应为 76~80Gy 当量（Gy equivalents，GyE），每次照射剂量为 1.8~2GyE
    - b. 部分患者（如这些排尿功能正常的患者）可以考虑给予大分

割方案照射 70~72GyE，分次剂量为 2.4~2.5GyE

c. 低危或中危患者（T1~T2a，病理穿刺小于 50% 中 Gleason 评分为 7 分，PSA<10）可以考虑纳入临床研究给予大分割照射治疗（如每次照射 8GyE，总剂量 40GyE 的方案或者每次照射 3.7GyE，总剂量 55.5GyE 的照射方案）

ⅱ. T3~T4 和/或 Gleason 评分为 8~10 分和/或 PSA>20ng/ml（或更高）的前列腺癌患者需要更高的放射剂量以达到最大局部控制。

a. 通常使用常规分割（例如：76~82GyE/1.8~2GyE）

b. 有些患者可能也需要考虑盆腔淋巴结放射治疗（例如：44~50GyE）

c. 考虑到靶区的增加和此类病例的复杂性，可能需要质子笔形束递送计划和优化正常组织的剂量限制

■ 前列腺和/或精囊的原发肿瘤给予高剂量的放射治疗已成为临床局限性前列腺癌最佳治疗的方案。多个Ⅲ期研究的结果证明较高的放疗剂量可降低前列腺癌复发的风险。

■ 质子治疗临床局限性（包括低危、中危和高危）前列腺癌至少可以与常规体外放射治疗一样有效，同时降低放疗急性和晚期副作用的风险。在撰写本书时，一项Ⅲ期研究（NCT 01617161）正在进行，比较质子治疗与调强放射治疗（intensity-modulated radiotherapy，IMRT）的治疗效果。表 1 根据一些已发表的手稿和摘要，比较了常规体外放射治疗和质子治疗在生化无复发率方面的疗效。生化复发（也称为 PSA 复发）是一种公认的代表前列腺癌复发的指标。表 2 比较了常规体外放射治疗和质子治疗的急性和晚期放射毒性发生率。从两个前瞻性数据库中，与 IMRT 相比，患者报告的生活质量数据表明接受质子治疗的患者出现明显肠道急性反应和频率减少了约 50%。

■ 临床和实验室研究表明，前列腺癌的增殖速度相对较慢，其特点是在照射后细胞存活的线性二次模型中 $\alpha/\beta$ 值较低（1.5~3Gy）。这意味着每次更大的照射剂量（即，大分割）比简单地增加多次照射更有效地杀死前列腺癌细胞。表 3 显示了Ⅲ期研究，比较在常规体外放射治疗条件下，常规剂量分割方案和适度大剂量低分次分割方案。

适度大剂量低分次分割方案与常规剂量分割方案一样有效，但不会增加辐射发病的风险。佛罗里达大学报告了 228 例低或中危前列腺癌患者接受大分割质子治疗的前瞻性试验结果，这些患者接受了 5 年的随访。在该研究中，大分割质子治疗（28~29 次/5.5 周）在一些患者中产生的结果与标准分割质子治疗（39~42 次/8 周）的结果相似。该试验

表 1 ■ **基于一些前瞻性研究,光子与质子对生化无复发率的比较**

| 研究 | F/U | 患者数量 | 治疗 | 生化无复发率 |
|---|---|---|---|---|
| 光子 | | | | |
| RTOG 0126 (2015) | 7 年 | 748 | 79.2Gy/44 次(中危) | 5 年为 84% |
| Fox Chase Cancer Center(2013) | 5.7 年 | 153 | 76Gy/38 次(主要为中危和高危) | 5 年为 78.6% |
| 意大利(2012) | 5.8 年 | 85 | 80Gy/40 次(主要为中危和高危) | 5 年为 79% |
| 质子 | | | | |
| Univ.Florida (2014) | 5.2 年 | 211 | 78GyE(Gy):低危<br>78~82GyE(Gy):中危<br>78GyE(Gy)+每周紫杉醇+6 个月 ADT:高危 | 低危:5 年为 99%<br>中危:5 年为 99%<br>高危:5 年为 76% |
| 日本(2011) | 3.6 年 | 151 | 74GyE/37 次(低危和中危) | 3 年为 94% |
| 质子放射肿瘤学组(2010) | 8.9 年 | 197 | 28.8GyE/次(质子)+50.4Gy/28 次(光子)(低危和中危) | 10 年为 82.6% |

ADT,雄激素阻断治疗;F/U,随访;GyE,Gy 当量。

中,男性的前列腺体积小于 $60cm^3$,国际前列腺症状评分(International Prostate Symptom Score,IPSS)小于 15,既往未使用 α-还原酶抑制剂[坦索罗辛(Flomax)、盐酸特拉唑嗪(Hytrin)等]或抗凝剂[氯吡格雷(Plavix)、华法林(Coumadin)等治疗。

**2) 合并单纯盆腔淋巴结转移的男性盆腔局部治疗**

■ **纳入标准**

i. 单纯淋巴结转移(任何 T 类)但无远处转移的患者,对新辅助内分泌治疗具有良好的生化和影像学反应。

ii. 对内分泌治疗反应良好的患者应考虑对盆腔淋巴结和前列腺原发性肿瘤给予放射治疗。

iii. 盆腔淋巴结治疗的剂量应与上述剂量相同,但可以考虑增加受累淋巴结的剂量。

表 2 ■ 光子与质子放射毒性比较

| 研究 | 毒性评估工具 | RT 剂量 | F/U | 患者数目 | 急性毒性 GI G2 | 急性毒性 GI ≥G3 | 急性毒性 GU G2 | 急性毒性 GU ≥G3 | 晚期毒性 GI G2 | 晚期毒性 GI ≥G3 | 晚期毒性 GU G2 | 晚期毒性 GU ≥G3 |
|---|---|---|---|---|---|---|---|---|---|---|---|---|
| **光子** | | | | | | | | | | | | |
| RTOG0126 (IMRT) (2013) | CTCAE v2.0 和 RTOG/EORTC | 79.2Gy/44 次 | 3.5 年 | 257 | ≥G2GI 或 ≥G2GU:9.7% | | | | 3 年≥G2:15.1% | 3 年≥G3:2.6% | | |
| RTOG0126 (IMRT/3D-CRT) (2015) | | | 7 年 | 748 | | ≥G2GI:2.4% | ≥G2GU:11.1% | | 5 年≥G2:21% | 5 年≥G3:5% | 5 年≥G2:12% | 5 年≥G3:3% |
| Fox Chase Cancer Center (IMRT)(2013) | LENT/RTOG (与 CTCAEv4.0 相似) | 76Gy/38 次 | 5.7 年 | 153 | | | | | 5 年为 20.5% | 5 年为 2% | 5 年≥G2:37.9% (或修改标准:13.4%) | |
| | | 70.2Gy/26 次 | | 154 | | | | | 5 年为 16.1% | 5 年为 2% | 5 年≥G2:39.1% (或修改标准:21.5%) | |
| 意大利(3D-CRT) (2011) | 急性毒性:RTOG/ EORTC　晚期毒性:LENT-SOMA | 80Gy/40 次 | 2.9 年 | 85 | ≥G2 GI:21% | | ≥G2 GU:40% | | 直肠≥G2:12% | | ≥G2 GU:6% | |
| | | 62Gy/20 次 | 2.7 年 | 83 | ≥G2 GI:35% | | ≥G2 GU:47% | | 直肠≥G2:14% | | ≥G2 GU:8% | |
| **质子** | | | | | | | | | | | | |
| Univ. Florida (2014) | CTCAE v3.0 | 78-82 GyE | 5.2 年 | 211 | | 0.5% | | 0.5% | | 5 年为 1%(如果 CTCAE v4.0,则 0.5%) | | 5 年为 5.4% (如果 CTCAE v4.0,则 0.9%) |
| 日本 (2011) | CTCAE v2.0 | 74GyE | 3.6 年 | 151 | 0.7% | 0 | 12% | | 2 年为 2% | 2 年为 0 | 2 年为 4.1% | 2 年为 0 |

CTCAE,不良事件通用术语标准;EORTC,欧洲癌症研究和治疗组织;F/U,随访;IMRT,光子调强放射治疗;GI,胃肠道;GU,泌尿生殖系统;LENT-SOMA,正常组织晚期效应 主观,客观,管理,分析;RTOG,肿瘤放射治疗协作组。

**表 3** ■ **评估大分割治疗方案的Ⅲ期研究：光子**

| 研究 | F/U | 患者 | 患者数目 | 治疗 | 生化无复发率 | |
|---|---|---|---|---|---|---|
| Fox Chase Cancer Center (2013) | 5.7 年 | 低至中危（主要为中危和高危）；(中危和高危进行 ADT) | 153 | 76Gy/38 次 (2Gy/Fx) | 5 年为 78.6% | P=0.745 |
| | | | 154 | 70.2Gy/26 次 (2.6Gy/次) | 5 年为 76.7% | |
| 意大利 (2012) | 5.8 年 | 中危和高危（所有均进行 9 个月 ADT） | 85 | 80Gy/40 次 (2Gy/次) | 5 年为 79% | P=0.065 |
| | | | 83 | 62Gy/20 次/5 周 (4 次/周) (3.1Gy/次) | 5 年为 85% | |

ADT，雄激素阻断治疗；F/U，随访。

　　iv. 考虑到此类病例靶区体积和复杂性的增加，可能需要质子笔形束递送计划和技术以满足正常组织的剂量限制。

**3）根治术后辅助或挽救性治疗**

　■ **纳入标准**

　　i. 前列腺癌患者，手术切缘阳性或前列腺癌根治术后 PSA 检测值 0.2ng/ml 或更高。

　　ii. 前列腺床和/或精囊床手术切缘阳性的辅助治疗，总剂量 64~66GyE，每次 1.8~2GyE。

　　iii. 前列腺切除术后可检测到 PSA 和/或临床/影像学复发情况下，前列腺床挽救治疗总剂量 64~66GyE，每次 1.8~2GyE。

　　iv. 考虑到此类病例靶区体积和复杂性的增加，可能需要质子笔形束递送计划和技术以满足正常组织的剂量约束。

**4）调强质子治疗（Intensity-modulated proton therapy，IMPT）用于高危前列腺癌**

（余奇 译　王俊杰 校）

## 科学证据

1. Al-Mamgani A, van Putten WL, Heemsbergen WD, et al. Update of Dutch multicenter dose-escalation trial of radiotherapy for localized prostate cancer. *Int J Radiat Oncol Biol Phys*. 2008;72:980-988.
2. Arcangeli S, Strigari L, Gomellini S, et al. Updated results and patterns of failure in a randomized hypofractionation trial for high-risk prostate cancer. *Int J Radiat Oncol Biol Phys*. 2012;84:1172-1178.

3. Arcangeli G, Fowler J, Gomellini S, et al. Acute and late toxicity in a randomized trial of conventional versus hypofractionated three-dimensional conformal radiotherapy for prostate cancer. *Int J Radiat Oncol.* 2011;79:1013-1021.

4. Beckendorf V, Guerif S, Le Prise E, et al. 70 Gy versus 80 Gy in localized prostate cancer: 5-year results of GETUG 06 randomized trial. *Int J Radiat Oncol Biol Phys.* 2011;80: 1056-1063.

5. Choi S, Amin M, Palmer M, et al. Comparison of intensity modulated proton therapy (IMPT) to passively scattered proton therapy (PSPT) in the treatment of prostate cancer. *Int J Radiat Oncol Biol Phys.* 2011;81:S154-S155.

6. Dearnaley DP, Sydes MR, Graham JD, et al. Escalated-dose versus standard-dose conformal radiotherapy in prostate cancer: first results from the MRC RT01 randomised controlled trial. *Lancet Oncol.* 2007;8:475-487.

7. Hoffman K, Voong K, Pugh T, et al. Risk of late toxicity in men receiving dose-escalated hypofractionated intensity modulated prostate radiation therapy: results from a Randomized Trial. *Int J Radiat Oncol Biol Phys.* 2014:1074-1084.

8. Hoppe B, Michalski J, Mendenhall N, et al. Comparative effectiveness study of patient-reported outcomes after proton therapy or intensity-modulated radiotherapy for prostate cancer. *Cancer.* 2014;20:1076-1082.

9. Hoppe BS, Michalski JM, Mendenhall NP, et al. Comparative effectiveness study of patient-reported outcomes after proton therapy or intensity-modulated radiotherapy for prostate cancer. *Cancer.* 2014;120:1076-1082.

10. Kim Y, Cho K, Pyo H, et al. A phase II study of hypofractionated proton therapy for prostate cancer. *Acta Oncol.* 2013;52:477-485.

11. Kole T, Nichols R, Lei S, et al. A dosimetric comparison of ultra-hypofractionated passively scattered proton radiotherapy and stereotactic body radiotherapy (SBRT) in the definitive treatment of localized prostate cancer. *Acta Oncol.* 2014;4(6):825-831.

12. Kuban DA, Tucker SL, Dong L, et al. Long-term results of the M. D. Anderson randomized dose-escalation trial for prostate cancer. *Int J Radiat Oncol Biol Phys.* 2008;70:67-74.

13. Mendenhall NP, Hoppe BS, Nichols RC, et al. Five-year outcomes from 3 prospective trials of image-guided proton therapy for prostate cancer. *Int J Radiat Oncol Biol Phys.* 2014;88:596-602.

14. Mendenhall NP, Li Z, Hoppe BS, et al. Early outcomes from three prospective trials of image-guided proton therapy for prostate cancer. *Int J Radiat Oncol Biol Phys.* 2012;82(1):213-221.

15. Michalski JM, Yan Y, Watkins-Bruner D, et al. Preliminary toxicity analysis of 3-dimensional conformal radiation therapy versus intensity modulated radiation therapy on the high-dose arm of the Radiation Therapy Oncology Group 0126 prostate cancer trial. *Int J Radiat Oncol Biol Phys.* 2013;87:932-938.

16. Michalski J, Moughan J, Purdy J, et al. Effect of standard vs dose-escalated radiation therapy for patients with intermediate-risk prostate cancer. The NRG Oncology RTOG 0126 randomized clinical trial. *JAMA Oncol.* 2018;4(6):e180039.

17. Nihei K, Ogino T, Onozawa M, et al. Multi-institutional phase II study of proton beam therapy for organ-confined prostate cancer focusing on the incidence of late rectal toxicities. *Int J Radiat Oncol Biol Phys.* 2011;81:390-396.

18. Nihei K, Ogino T, Onozawa M, et al. Multi-institutional phase II study of proton beam therapy for organ-confined prostate cancer focusing on the incidence of late rectal toxicities. *Int J Radiat Oncol Biol Phys.* 2011;81(2):390-396.

19. Pollack A, Walker G, Horwitz EM, et al. Randomized trial of hypofractionated external-beam radiotherapy for prostate cancer. *J Clin Oncol.* 2013;31:3860-3868.

20. Pollack A, Zagars GK, Starkschall G, et al. Prostate cancer radiation dose response: results of the M. D. Anderson phase III randomized trial. *Int J Radiat Oncol Biol Phys.*

2002;53(5):1097-1105.

21. Pollack A, Walker G, Buyyounouski MK, et al. Five Year results of a randomized external beam radiotherapy hypofractionation trial for prostate cancer. *Int J Radiat Oncol Biol Phys.* 2011;81(2):S1.

22. Pugh TJ, Munsell M, Choi S, et al. Quality of life and toxicity from passively scattered and spot-scanning proton beam therapy for localized prostate cancer. *Int J Radiat Oncol Biol Phys.* 2013;87:946-953.

23. Pugh TJ, Amos R, John-Baptiste S, et al. Multifield optimization intensity-modulated proton therapy (MFO-IMPT) for prostate cancer: robustness analysis through simulation of rotational and translational alignment errors. *Med Dosim.* 2013;38:344-350.

24. Pugh TJ, Lee A. Proton beam therapy for the treatment of prostate cancer. *Cancer J.* 2014:415-420.

25. Shipley WU, Tepper JE, Prout GR Jr, et al. Proton radiation as boost therapy for localized prostatic carcinoma. *JAMA.* 1979;241(18):1912-1915.

26. Shipley WU, Verhey LJ, Munzenrider JE, et al. Advanced prostate cancer: the results of a randomized comparative trial of high dose irradiation boosting with conformal protons compared with conventional dose irradiation using photons alone. *Int J Radiat Oncol Biol Phys.* 1995;32(1):3-12.

27. Slater JD, Rossi CJ Jr, Yonemoto LT, et al. Proton therapy for prostate cancer: the initial Loma Linda University experience. *Int J Radiat Oncol Biol Phys.* 2004;59:348-352.

28. Yonemoto LT, Slater JD, Rossi CJ Jr, et al. Combined proton and photon conformal radiation therapy for locally advanced carcinoma of the prostate: preliminary results of a phase I/II study. *Int J Radiat Oncol Biol Phys.* 1997;37(1):21-29.

29. Yu J, Cramer L, Herrin J, et al. Stereotactic body radiation therapy versus intensity-modulated radiation therapy for prostate cancer: comparison of toxicity. *J Clin Oncol.* 2014:1195-1201.

30. Zietman AL, DeSilvio ML, Slater JD, et al. Comparison of conventional-dose vs high-dose conformal radiation therapy in clinically localized adenocarcinoma of the prostate: a randomized controlled trial. *JAMA.* 2005;294(10):1233-1239.

31. Zietman AL, Bae K, Slater JD, et al. Randomized trial comparing conventional-dose with high-dose conformal radiation therapy in early-stage adenocarcinoma of the prostate: long-term results from Proton Radiation Oncology Group/American College of Radiology 95-09. *J Clin Oncol.* 2010;28(7):1106-1111.

32. Mendenhall NP, Hoppe BS, Nichols RC, et al. Five-year outcomes from 3 prospective trials of image-guided proton therapy for prostate cancer. *Int J Radiat Oncol Biol Phys.* 2014;88(3):596-602.

33. Bryant C, Smith TL, Henderson RH, et al. Five-year biochemical results, toxicity, and patient-reported quality of life after delivery of dose escalated image guided proton therapy for prostate cancer. *Int J Radiat Oncol Biol Phys.* 2016;95(1):422-434.

34. Henderson RH, Bryant C, Hoppe BS. Five-year outcomes from a prospective trial of image-guided accelerated hypofractionation proton therapy for prostate cancer. *Acta Oncol.* 2017;56(7):963-970.

35. Iwata H, Ishikawa H, Takagi M, et al. Long-term outcomes of proton therapy for prostate cancer in japan: retrospective analysis of a multi-institutional survey. *Int J Radiat Oncol Biol Phys.* 2017;(99):E241-E242.

36. Holtzman AL, Hoppe BS, Letter HP, et al. Proton therapy as salvage treatment for local relapse of prostate cancer following cryosurgery or high-intensity focused ultrasound. *Int J Radiat Oncol Biol Phys.* 2016;95(1):465-471.

# 9. 推荐的胸部肿瘤质子治疗适应证

## 适应证

1）**非小细胞肺癌（non-small cell lung cancer，NSCLC）**
   - **纳入标准**
     - i. Ⅱ~ⅢA 期肿瘤
     - ii. ⅢB 期肿瘤
   - 锁骨上淋巴结阳性，双侧肺门阳性，T4 肿瘤
   - 无论治疗方案如何，治愈为目的
2）**术后合并双侧 N2 期病变的肺癌患者（肺门）**
3）**胸腺瘤**
   - **纳入标准**
     - i. 前胸肿瘤
     - ii. 术前及术后胸腺癌
4）**间皮瘤**
5）**胸部肿瘤复发，既往接受过放疗：**质子治疗可以降低复发性疾病治疗计划中正常器官剂量重叠的风险
6）**IMPT** 适用于局部解剖复杂或再程放疗的局部晚期 NSCLC 的根治性治疗

## 排除标准

仅接受姑息治疗的患者（概指放疗剂量<60Gy，通常不同步化疗）。

（张凤娇 译　伍钢 校）

## 科学证据

1. Nguyen QN, Ly NB, Komaki R, et al. Long-term outcomes after proton therapy, with concurrent chemotherapy, for stage II–III inoperable non-small cell lung cancer. *Radiother Oncol.* 2015;115(3):367-372.
2. Chang JY, Komaki R, Wen HY, et al. Toxicity and patterns of failure of adaptive/ablative proton therapy for early-stage, medically inoperable non-small cell lung cancer. *Int J Radiat Oncol Biol Phys.* 2011;80(5):1350-1357.
3. Gomez DR, Tucker SL, Martel MK, et al. Predictors of high-grade esophagitis after definitive three-dimensional conformal therapy, intensity-modulated radiation therapy, or proton beam therapy for non-small cell lung cancer. *Int J Radiat Oncol Biol Phys.* 2012;84(4):1010-1016.
4. Hoppe BS, Flampouri S, Henderson RH, et al. Proton therapy with concurrent chemotherapy for non-small-cell lung cancer: technique and early results. *Clin Lung Cancer.*

2012;13(5):352-358.

5. Koay EJ, Lege D, Mohan R, Komaki R, Cox JD, Chang JY. Adaptive/nonadaptive proton radiation planning and outcomes in a phase II trial for locally advanced non-small cell lung cancer. *Int J Radiat Oncol Biol Phys.* 2012;84(5):1093-1100.

6. Wink KC, Roelofs E, Solberg T, et al. Particle therapy for non-small cell lung tumors: where do we stand? A systematic review of the literature. *Front Oncol.* 2014;4:292

7. McAvoy S, Ciura K, Wei C, et al. Definitive reirradiation for locoregionally recurrent non-small cell lung cancer with proton beam therapy or intensity modulated radiation therapy: predictors of high-grade toxicity and survival outcomes. *Int J Radiat Oncol Biol Phys.* 2014;90(4):819-827.

8. Oshiro Y, Okumura T, Kurishima K, et al. High-dose concurrent chemo-proton therapy for stage III NSCLC: preliminary results of a Phase II study. *J Radiat Res.* 2014;55(5): 959-965.

9. Bush DA, Cheek G, Zaheer S, et al. High-dose hypofractionated proton beam radiation therapy is safe and effective for central and peripheral early-stage non-small cell lung cancer: results of a 12-year experience at Loma Linda University Medical Center. *Int J Radiat Oncol Biol Phys.* 2013;86(5):964-968.

10. Berman AT, Teo BK, Dolney D, et al. An in-silico comparison of proton beam and IMRT for postoperative radiotherapy in completely resected stage IIIA non-small cell lung cancer. *Radiat Oncol.* 2013;8:144.

11. Gomez DR, Gillin M, Liao Z, et al. Phase 1 study of dose escalation in hypofractionated proton beam therapy for non-small cell lung cancer. *Int J Radiat Oncol Biol Phys.* 2013;86(4):665-670.

12. Lopez Guerra JL, Gomez DR, Zhuang Y, et al. Changes in pulmonary function after three-dimensional conformal radiotherapy, intensity-modulated radiotherapy, or proton beam therapy for non-small-cell lung cancer. *Int J Radiat Oncol Biol Phys.* 2012;83(4): e537-e543.

13. Chang JY, Komaki R, Lu C, et al. Phase 2 study of high-dose proton therapy with concurrent chemotherapy for unresectable stage III nonsmall cell lung cancer. *Cancer.* 2011;117(20):4707-4713.

14. Sejpal S, Komaki R, Tsao A, et al. Early findings on toxicity of proton beam therapy with concurrent chemotherapy for nonsmall cell lung cancer. *Cancer.* 2011;117(13):3004-3013.

15. Chang JY, Jabbour SK, Ruysscher DD, et al. Consensus statement on proton therapy in early-stage and locally advanced non-small cell lung cancer. *Int J Radiat Oncol Biol Phys.* 2016;95(1):505-516.

16. Berman AT, James SS, Rengan R, et al. Proton beam therapy for non-small cell lung cancer: current clinical evidence and future directions. *Cancer.* 2015;7(3):1178-1190.

17. Higgins KA, O'Connell K, Liu Y, et al. National Cancer Database analysis of proton versus photon radiation therapy in non-small cell lung cancer. *Int J Radiat Oncol Biol Phys.* 2017;97(1):128-137.

18. Liao ZX, Lee JJ, Komaki R, et al. Bayesian randomized trial comparing intensity modulated radiation therapy versus passively scattered proton therapy for locally advanced non-small cell lung cancer. *J Clin Oncol.* 2018;36(18):1813-1822.

# UT MDACC 头颈部质子治疗病例

Houda Bahig，G. Brandon Gunn，Steven J. Frank

## 病例 1. 原发灶不明鳞状细胞癌 T0N1,P16(+)

### a) 临床背景

患者,46 岁,女性,无吸烟史,身体状况良好,因右颈部肿块,诊断为"原发灶不明鳞状细胞癌,T0N1 期,P16(+)（AJCC 第八版分期系统）"。

颈部 CT 扫描显示右颈ⅡA 区见一大小 2cm 淋巴结,为鳞状细胞癌转移淋巴结,无可疑原发病灶。患者行切除活检显示,右侧Ⅱ区 2cm 淋巴结,无包膜外侵犯。患者行氟脱氧葡萄糖正电子发射断层显像/计算机断层成像（18F-fluorodeoxyglucose-positron emission tomography/computed tomography,FDG-PET/CT）检查,麻醉下诊断性支撑喉镜检查、食管造口及口咽随机活检等检查,均未找到原发病灶。

患者经多学科会诊讨论,推荐行根治性放疗。

图 1 颈部诊断性 CT 扫描,横断面显示右侧ⅡA 区淋巴结

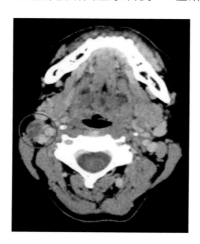

## b) 治疗模拟定位及放疗计划

　　患者行质子治疗,采用多野优化调强质子治疗(Intensity-modulated proton therapy,IMPT)技术,剂量为 64CGE(钴 Gy 当量,Cobalt Gy equivalent,CGE)。

　　在模拟定位时,患者取仰卧颈后伸位,并与外置激光灯及胶片对齐。患者张口/含压舌器以定位和固定。制作个体化的热塑性面罩和头枕。下拉肩膀以保证放射治疗时摆位的可重复性。计划 CT 扫描范围从头顶至隆突。

　　患者病例及靶区勾画经过头颈部肿瘤质量保证会议审核。

### I. 患者颈部、口腔及口咽的基线影像

图 2　颈部 ×4(前面/后面/侧面)

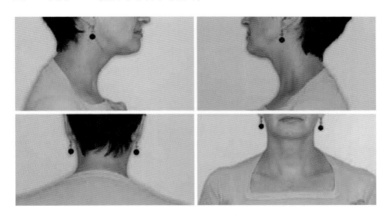

图 3　口腔 ×4(舌侧缘 ×2/口咽)

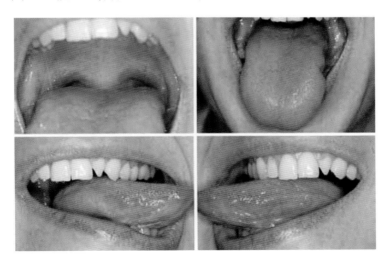

## Ⅱ. 靶区勾画

图 4　横断面和冠状位图片显示临床靶体积（clinical target volume，CTV）高剂量 CTV 治疗 64CGE（红色），中等剂量 CTV 治疗 60CGE，低剂量 CTV 治疗 54CGE

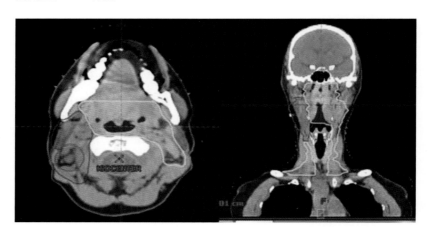

## Ⅲ. 治疗计划

图 5　横断面和冠状位图片显示三野 IMPT 计划的剂量分布

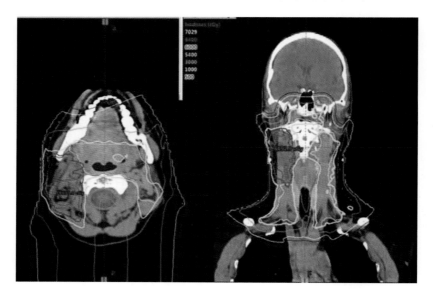

# c) 治疗过程

## I. 治疗第 3 周

患者出现了以下毒性反应:乏力 0 级,吞咽困难 0 级,口腔黏膜炎 0 级,口干 1 级,疼痛 0 级。

图 6　颈部 ×4(前面/后面/侧面)

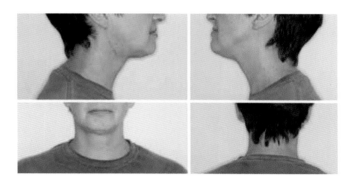

图 7　口腔 ×4(舌侧缘 ×2/口咽)

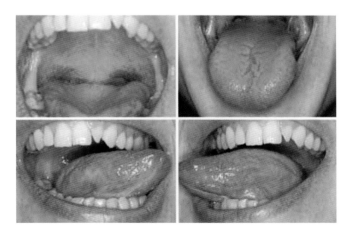

## Ⅱ. 治疗结束

患者出现以下毒性反应:乏力 1 级,皮炎 3 级,口干 1 级,吞咽困难 1 级,口腔黏膜炎 1 级,患者要求麻醉类止痛药物。

图 8　颈部×4(前面/后面/侧面)

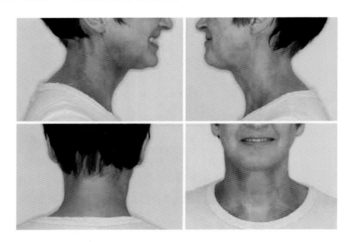

图 9　口腔×3(舌侧缘×2/口咽)

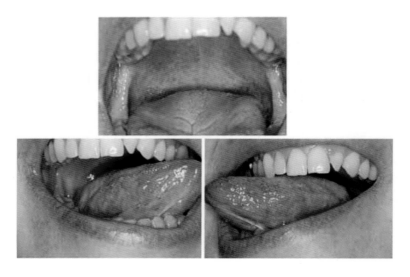

## d) 治疗后

### I. 治疗后 2 个月（第一次随访）

口干 2 级，无吞咽困难及味觉障碍。甲状腺功能检查正常。

FDG PET/CT 显示一 II 区淋巴结非特异性显像，细针穿刺活检为阴性。

图 10　FDG PET/CT 横断面显示非特异性 II 区淋巴结

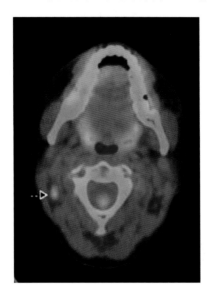

图 11　颈部 × 4（前面/后面/侧面）

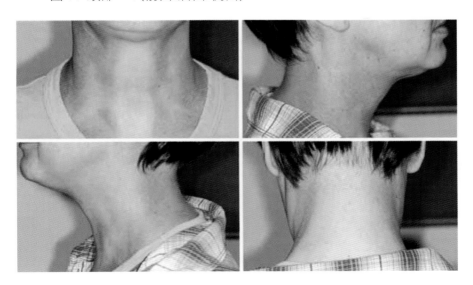

图 12　口腔 ×4（舌侧缘 ×2/口咽）

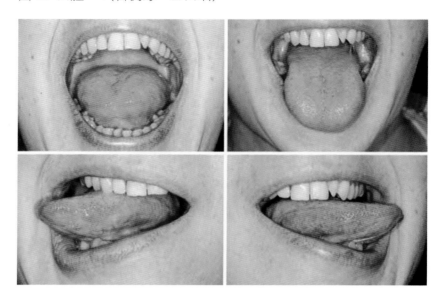

## II. 治疗后 6 个月

患者进食常规的固体食物无困难。中度口干,XQ 评分为 69/80。甲状腺功能检查正常。

患者体格检查及影像学检查均无疾病证据。

图 13　颈部 ×4（前面/后面/侧面）

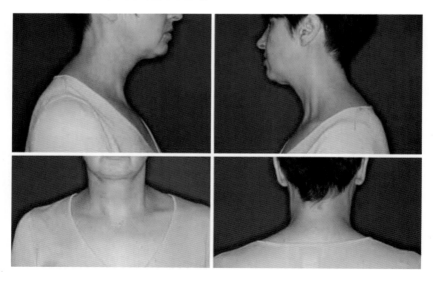

图 14　口腔 ×4(舌侧缘 ×2/口咽)

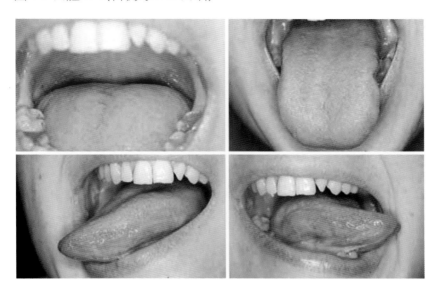

### Ⅲ. 治疗后 2 年

患者进食常规固体食物无困难。中度口干,XQ 评分为 30/80。甲状腺功能检查正常。

患者体格检查及影像学检查均无疾病证据。

图 15　颈部 ×4(前面/后面/侧面)

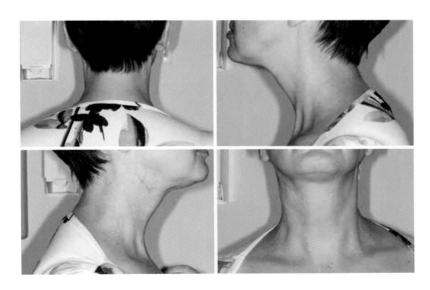

图 16　口腔 ×4（舌侧缘 ×2/口咽）

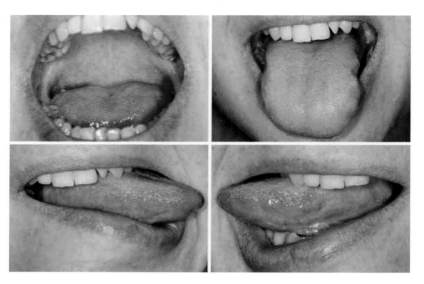

## 病例 2. 鼻咽癌颅底复发

### a）临床背景

　　患者,38 岁,男性,4 年前诊断为鼻咽癌 T2N1 期,行同时期放化疗,IMRT,剂量为 70Gy,患者新出现颈部疼痛。

　　头颈部 CT 和 MRI 扫描显示颈椎 C1 区域颅底复发。FDG-PET/CT 检查显示无局部、区域和远处复发。

　　经多学科会诊讨论,推荐患者行诱导化疗联合巩固性放化疗。患者 4 个疗程诱导化疗后,反应良好。

图 1　诱导化疗前增强 MR 扫描图像横断面显示左侧颅底区域复发病灶

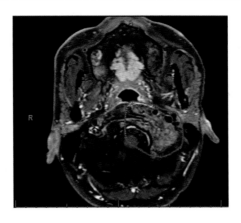

## b) 模拟定位及放疗计划

考虑到复发病灶靠近脑干和以前放疗过的鼻咽黏膜,患者被认为质子治疗是较好的选择,可以尽量减少严重毒性反应的风险。因此,患者接受了剂量为66CGE 的三野 IMPT,并行同时期化疗。

在模拟定位时,患者仰卧位,置一楔形枕于患者膝盖下以提高舒适度。患者肩膀内缩,口含咬合器。获取 CT 图像以验证配准效果。一旦配准获得确认,置个体化面罩于患者头颈肩部。等中心置于中线 C1 水平。计划 CT 扫描范围从头顶至隆突。

在头颈部肿瘤质量保证会上对患者进行检查,并对病例和靶区勾画进行审核。

### I.　患者颈部、口腔及口咽的基线影像

图 2　颈部 ×4(前面/后面/侧面)

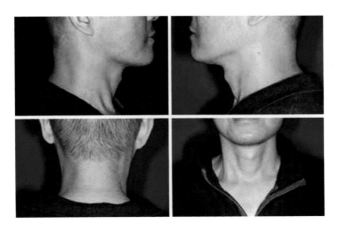

图 3　口腔 ×4（舌侧缘 ×2/ 口咽）

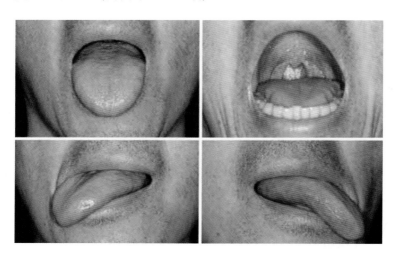

## Ⅱ. 靶区勾画

图 4　横断面图片显示临床靶体积（CTV）
高剂量 CTV 治疗 64CGE（橙色），中等剂量 CTV 治疗 60CGE（蓝色），
低剂量 CTV（黄色）治疗 54CGE

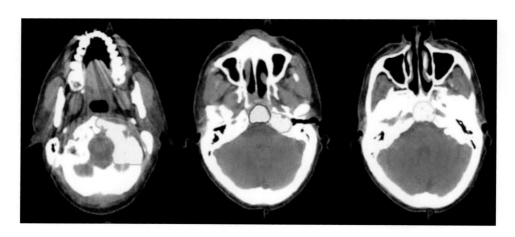

### Ⅲ. 治疗计划

图 5　横断面、矢状位和冠状位图片显示三野 IMPT 计划的剂量分布

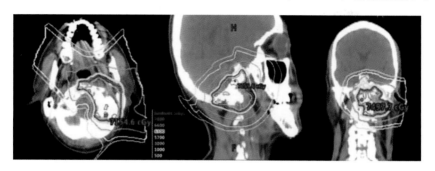

## c）治疗过程

### Ⅰ. 治疗第三周

患者出现了以下毒性反应：乏力 1 级，疼痛 0 级，恶心 0 级，吞咽困难 0 级，口腔黏膜炎 0 级。

图 6　口腔

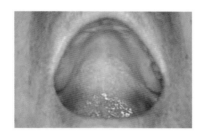

### Ⅱ. 治疗结束

患者出现以下毒性反应：乏力 1 级，疼痛 0 级，恶心 1 级，味觉障碍 1 级，皮炎 1 级，口腔黏膜炎 0 级，吞咽困难 0 级。

图 7　口腔

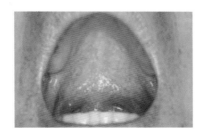

## d) 治疗后

### I. 治疗后 2 个月(第一次随访)

乏力 1 级,无吞咽困难。右耳积液,无耳痛,听力下降及耳鸣。莱尔米特征。无口干,口腔干燥评分为 0/80。

FDG PET/CT 显示肿瘤完全缓解。

图 8　口腔

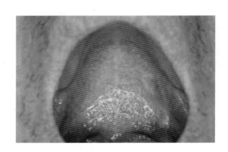

### II. 治疗后 6 个月

右耳积液,无耳痛,听力下降及耳鸣。莱尔米特综合征缓解。无吞咽困难及口干。

图 9　颈部 ×4(前面/后面/侧面)

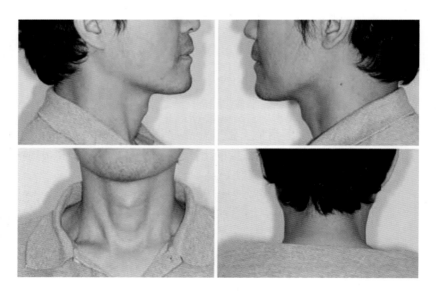

图 10　口腔 ×4（舌侧缘 ×2/口咽）

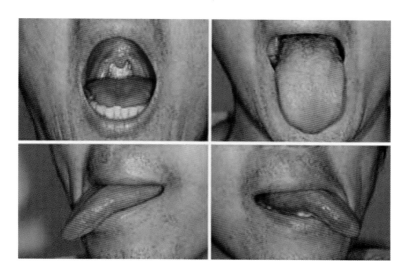

**Ⅲ. 治疗后 1 年**
　　患者无乏力。耳闷塞感缓解。无吞咽困难,无疼痛及口干。

**Ⅳ. 治疗后 2 年**
　　新出现舌下、声带及半喉轻度麻痹,伴吞咽困难,但患者气道维持通畅。
MRI 未显示局部区域复发;新的症状归因于放射性神经病变。计划行
吞咽检测和脑神经麻痹康复训练。

## 病例 3. 颈部副神经节瘤

### a) 临床背景

　　患者,57 岁,女性,4 年前无意中发现右颈副神经节瘤,随后影像学随访。随
访影像显示病灶缓慢进展。患者主诉颈部及舌偶有搏动感觉,但无血管舒缩症
状、吞咽困难或发音困难。
　　治疗的选择有进一步观察、手术或放射治疗。此病例经多学科会诊讨论,鉴
于手术对迷走神经和舌下神经存在损伤的重大风险,推荐行放射治疗。

图 1　颈部诊断 CT 横断面显示右侧颈副神经节瘤

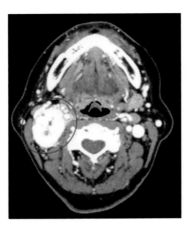

## b) 模拟定位及放疗计划

患者行质子治疗,采用三维适形质子治疗技术,剂量为 64CGE/32 次。

在模拟定位时,患者仰卧颈后伸位,并与外置激光灯及胶片对齐。患者口含咬合器以定位及固定。制作个体化的热塑性面罩和头枕。下拉肩膀以保证放射治疗时摆位的可重复性。等中心点置于杓状软骨水平上。计划 CT 扫描范围从头顶至隆突。

患者病例和靶区勾画经过头颈部肿瘤质量保证会议的审核。

### I. 患者颈部、口腔及口咽的基线影像

图 2　颈部 ×4(前面/后面/侧面)

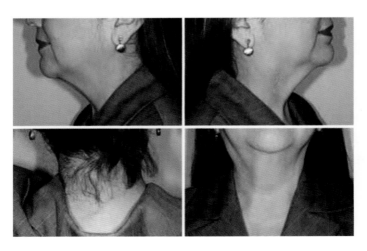

## II. 靶区勾画

图 3　横断面图片显示大体肿瘤(深绿色)和 CTV(红色),CTV 治疗剂量为 64CGE

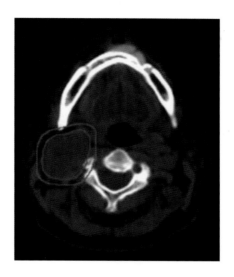

## III. 治疗计划

图 4　横断面及矢状位图片显示三维适形质子治疗计划(右前斜野和后前野构成)的剂量分布

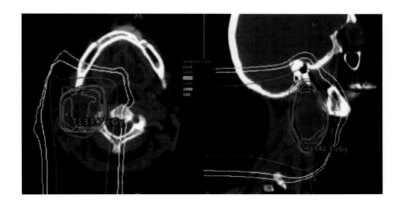

## c) 治疗过程

### I. 治疗第三周

患者出现了以下毒性反应:乏力 1 级,口腔黏膜炎 0 级,吞咽困难 1 级,恶心 0 级,皮炎 1 级,无口服疼痛药物。

### II. 治疗结束

患者还有以下毒性反应:乏力 2 级,吞咽困难 1 级,恶心 0 级,皮炎 3 级,无口服疼痛药物。

## d) 治疗后

### I. 治疗后 2 个月(第一次随访)

患者主诉枕骨区域剧烈的搏动痛、后枕区脱发。无恶心、呕吐,正常饮食。无脑神经功能缺陷,无血管舒缩症状。无发音困难、构音障碍。无口干。

图 5　颈部

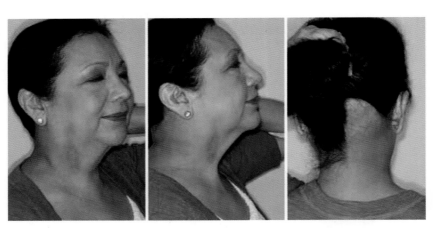

### II. 治疗后 6 个月

患者主诉颈部偶尔僵硬,剧烈疼痛缓解,后枕区脱发。无恶心、呕吐,正常饮食。无脑神经功能缺陷。无血管舒缩症状。无发音困难及构音障碍,无口干。甲状腺功能正常。

图 6　横断面 CT 扫描显示治疗前（左图）、治疗后 6 个月（中图）、治疗后
5 年（右图）副神经瘤大小逐渐缩小

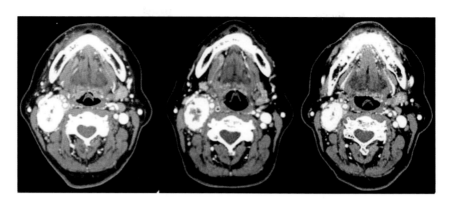

图 7　颈部

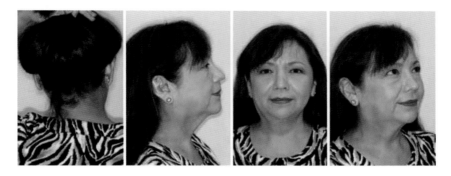

## Ⅲ. 治疗后 18 个月

患者主诉颈部偶尔僵硬，后枕区脱发，新出现亚临床甲状腺功能减退
症。无恶心、呕吐，正常饮食。无脑神经功能缺陷，无血管舒缩症状。
无发音困难及构音障碍，无口干。

图 8　颈部 ×2（前面/侧面）

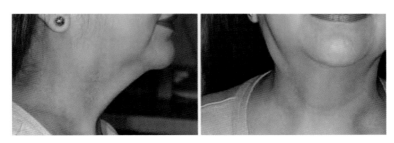

#### Ⅳ. 治疗后 2 年

患者主诉颈部偶尔僵硬。后枕区脱发。服用甲状腺替代治疗药物中。无新症状。

图 9 颈部 ×4（前面/后面/侧面）

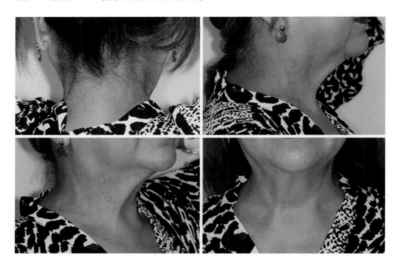

#### Ⅴ. 治疗后 3 年

患者主诉颈部偶尔僵硬,后枕区脱发,服用甲状腺替代治疗药物中。无新症状。

图 10 颈部

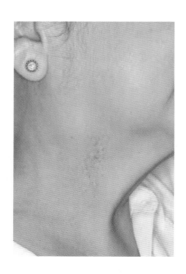

## Ⅵ. 治疗后 5 年

患者主诉颈部偶尔僵硬,后枕区脱发,服用甲状腺替代治疗药物中。无新症状。

图 11 颈部

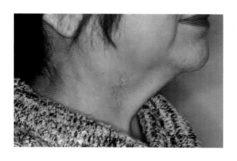

# 病例 4. 泪囊鳞状细胞癌

## a) 临床背景

患者,46 岁,女性,3 月前发现左眼内侧病变,伴左眼大量流泪。眼眶 MRI 显示左侧鼻泪管见一强化肿块,大小为 1.6cm × 1.4cm。头颈部扫描颈部未见肿大淋巴结。在切除上、下眼睑内侧的同时,进行泪囊切除术(切除肿瘤和左侧泪囊,并行冰冻切片以检测切缘情况)。病理学确认泪囊鳞状细胞癌,累及骨及泪腺。

经多学科会诊讨论,推荐行瘤床及鼻泪管术后放射治疗。

图 1 术前 MRI 影像横断面显示左侧泪囊区域病变

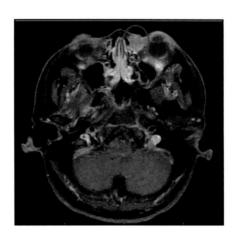

## b）模拟定位及放疗计划

患者接受了根治性质子治疗,采用 3D CRT 技术,剂量为 60CGE/30 次。

在模拟定位时,患者仰卧颈后伸位,并与外置激光灯及胶片对齐。患者口含咬合器以定位及固定。制作个体化的热塑性面罩和头枕。下拉肩膀以保证放射治疗时摆位的可重复性。标记手术瘢痕,等中心点置于瘤床水平。计划 CT 扫描范围从眼眶顶部至隆突。

患者病例及靶区勾画经过头颈部肿瘤质量保证会议审核。

### I. 患者脸部的基线影像

图 2  脸部 ×2(前面)

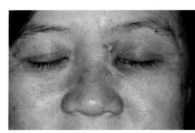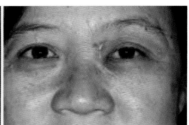

### II. 靶区勾画

图 3  横断面和矢状位图片显示瘤床(深绿色)和 CTV(红色),CTV 治疗剂量为 60CGE

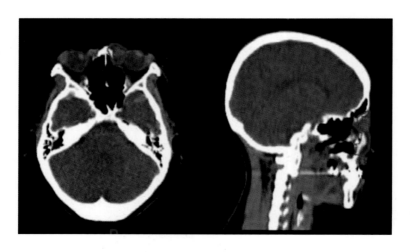

### Ⅲ. 治疗计划

图 4 三维适形质子治疗计划射野由左前斜野和顶野组成(A)及选定的等剂量线水平(B)

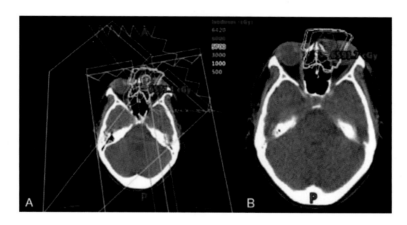

## c) 治疗过程

### Ⅰ. 治疗第三周

患者出现了以下毒性反应:乏力 2 级,皮炎 1 级,无口服疼痛药物。

图 5 脸部 ×2

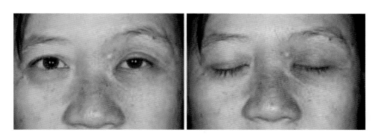

### Ⅱ. 治疗结束

患者还有以下毒性反应:乏力 2 级,皮炎 2 级,鼻内黏膜炎 2 级,结膜炎 2 级,无口服疼痛药物。

图 6　脸部 ×2

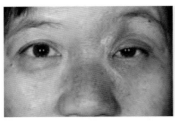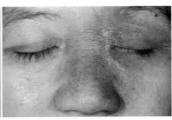

## d) 治疗后

### I. 治疗后 2 个月（第一次随访）

患者视力无改变,内侧眼角见皮炎 1 级。

图 7　脸部

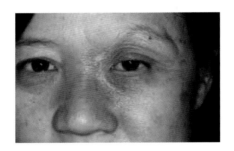

### II. 治疗后 6 个月

患者无任何不适,无复发,视力无改变。

图 8　脸部 ×2

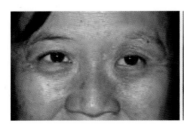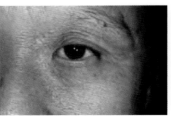

### III. 治疗后 12 个月

患者无任何不适,无复发,视力无改变。

图 9　脸部

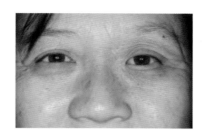

**Ⅳ. 治疗后 2 年**

患者出现左眼溢泪,无复发。

**Ⅴ. 治疗后 3 年**

患者左眼溢泪症状缓解,视力无改变,无复发。

# 病例 5. 扁桃体鳞状细胞癌 T2N1 期,P16(+)

## a) 临床背景

患者,47 岁,男性,左扁桃体鳞状细胞癌(SCC),T2N1,p16(+),无吸烟史。患者左侧扁桃体肿块进行性增大伴咽痛 1 年。

患者外院行诊断性扁桃体切除术,术后病理示鳞状细胞癌,p16(+),切缘阴性,边界 2cm。CT 扫描显示ⅡA 区一囊性淋巴结,大小为 3cm。

该病例在多学科肿瘤委员会上进行了讨论,推荐行单侧根治性放射治疗。

图 1　左侧扁桃体切除术后颈部 CT 横断面显示左侧ⅡA 区淋巴结及左侧扁桃体无肿瘤残留

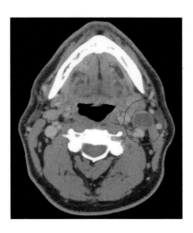

## b）模拟定位及治疗计划

患者接受根治性质子治疗,采用三野 IMPT,照射部位为左侧扁桃体及同侧颈部,剂量为 66CGE/30 次。

模拟定位时,患者仰卧颈后伸位,并与外置激光及胶片对齐。患者口含咬合器以定位及固定。制作个体化的热塑性面罩和头枕。下拉肩膀以保证放射治疗时摆位的可重复性。标记手术瘢痕,等中心点置于瘤床水平。计划 CT 扫描范围从眼眶顶部至隆突。

患者病例及靶区勾画经过头颈部肿瘤质量保证会议审核。

### I. 靶区勾画

图 2　横断面和冠状位图片显示 CTV

高剂量 CTV（红色）包括扁桃体瘤床及累及的淋巴结引流区,剂量为 66CGE/30 次;中剂量 CTV（蓝色）包括咽后淋巴结及同侧Ⅲ区淋巴结引流区,剂量为 60CGE/30 次;选择性 CTV（黄色）剂量为 54CGE/30 次

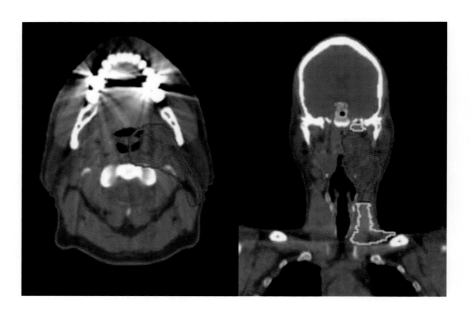

## II. 治疗计划

图 3　横断面和冠状位影像显示三野 IMPT 计划的剂量分布

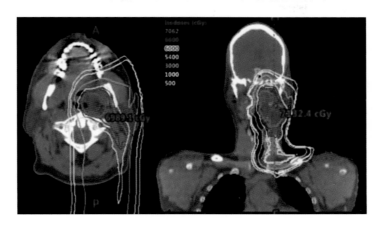

## c) 治疗过程

### I. 治疗结束

治疗结束时,患者有以下毒性反应:乏力 2 级,皮炎 2 级,鼻内黏膜炎 2 级,吞咽困难 2 级,疼痛药物 4/10,服用阿片类药物。

图 4　颈部 ×3(前面/后面/侧面)

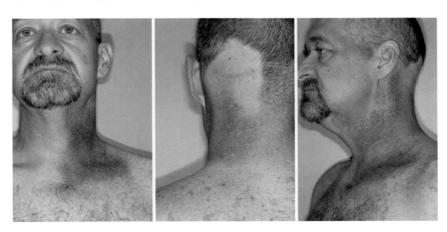

## d) 治疗后

### I. 治疗后 2 个月(第一次随访)

患者乏力 1 级和口干 1 级。体格检查发现舌根处一溃疡,正在愈合,无疼痛。

图 5 CT 扫描的横断面图片显示,(A)左侧ⅡA 区初始的淋巴结病灶;
(B)左侧ⅡA 区淋巴结完全缓解(CR),且原发灶未见复发。

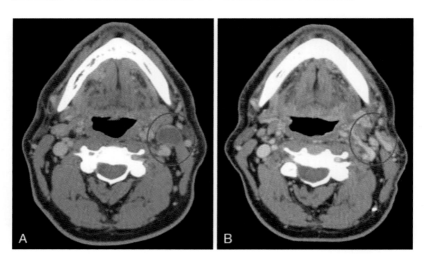

图 6 颈部×3(前面/后面/侧面)和口咽

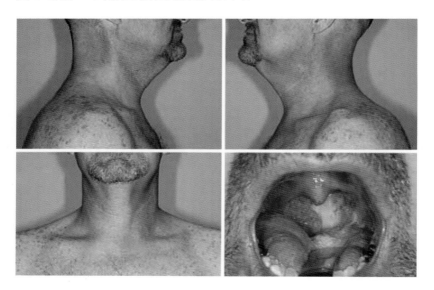

## Ⅱ. 治疗后 6 个月

患者乏力 1 级和口干 1 级。无吞咽困难,无疼痛,甲状腺功能正常。

图 7　颈部 ×3(前面/后面/侧面)和口咽

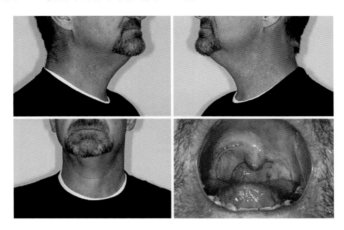

## Ⅲ. 治疗后 12 个月

患者乏力 1 级和口干 1 级。甲状腺功能正常。

无复发。

图 8　颈部 ×3(前面/后面/侧面)

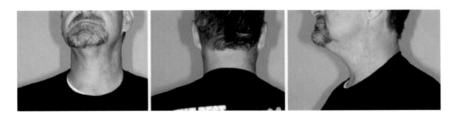

图 9　口腔 ×3(舌侧缘 ×2/口腔)

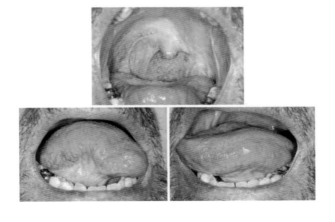

## Ⅳ. 治疗后 2 年

患者乏力 1 级和口干 1 级。甲状腺功能正常。

无复发。

图 10　颈部 ×4（前面/后面/侧面）

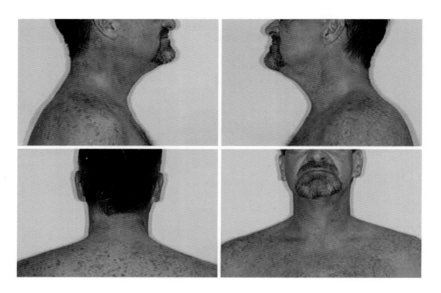

图 11　口腔 ×3（舌侧缘 ×2/口腔）

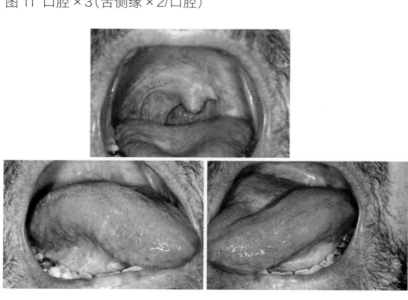

## 病例 6. 上颌窦腺样囊性癌，T2N0 期

### a) 临床背景

　　患者，36 岁，女性，诊断为右上颌窦腺样囊性癌（adenoid cystic carcinoma，ACC）。患者 6 月前出现右侧头痛，上颌骨射性疼痛及耳痛。头颈部 MRI 显示右上颌窦有一个 2.5cm 病灶，没有颈部淋巴结转移。患者行内镜鼻窦手术，鼻中隔成形术和右上颌窦造口术，术后病理显示腺样囊性癌，大小为 2.5cm，神经周围侵犯未评估。术后体格检查或 MRI 未发现残留病灶。多学科肿瘤委员会会议推荐术后放疗。

　　图 1（A）术前 MRI T2 序列横断面显示右上颌窦一 2.5cm 病灶；(B) 术后 MRI T2 序列显示无残留病灶

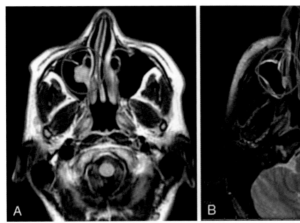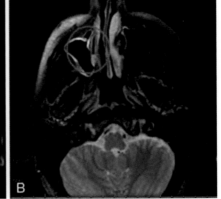

### b) 模拟定位及治疗计划

　　患者接受根治性质子治疗，采用三野 IMPT，术腔剂量为 60CGE/30 次。

　　在模拟定位时，患者仰卧颈后伸位，并与外置激光灯及胶片对齐。患者口含咬合器以定位及固定。制作个体化的热塑性面罩和头枕。下拉肩膀以保证放射治疗时摆位的可重复性。标记手术瘢痕，等中心点置于瘤床水平。计划 CT 扫描范围从眼眶顶部至隆突。

　　患者病例及靶区勾画经过头颈部肿瘤质量保证会议审核。

#### I. 靶区勾画

　　在质量保证会议上审查并批准了勾画的靶区。

图 2  横断面、矢状位和冠状位显示 CTV

高剂量 CTV 包括术后瘤床,治疗 60CGE/30 次(红色);低剂量 CTV 包括神经侵犯途径至颅底,治疗 54CGE/30 次(蓝色)

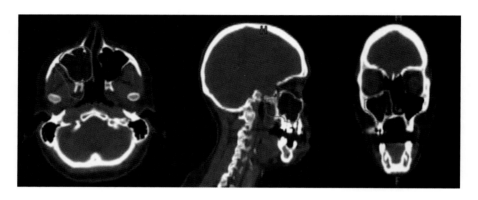

## II. 治疗计划

图 3  横断面和冠状位图片显示三野 IMPT 计划的剂量分布

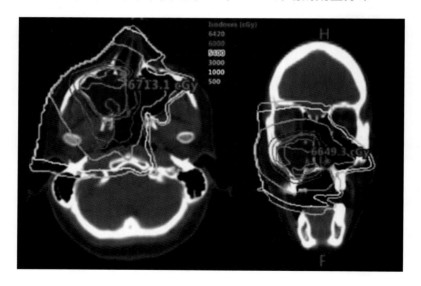

## c) 治疗过程

### I. 治疗第 3 周

患者出现以下毒性反应:乏力 2 级,皮炎 2 级,疼痛 6/10,无口服阿片类止痛药物。

图 4　面部,口腔

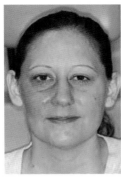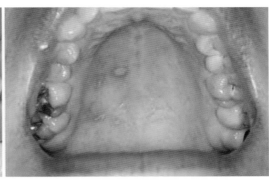

## II. 治疗结束

患者出现以下毒性反应:乏力 2 级,皮炎 2 级,鼻内与硬腭黏膜炎 2 级,味觉障碍 1 级。

图 5　面部,口腔

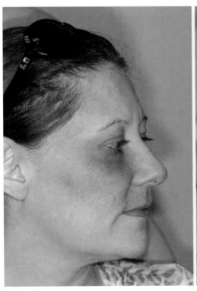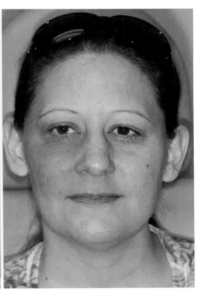

## d) 治疗后

### I. 治疗后 2 个月(第一次随访)

患者无不适,视力无改变,无口干,无味觉障碍,无复发。

图 6　面部，口腔

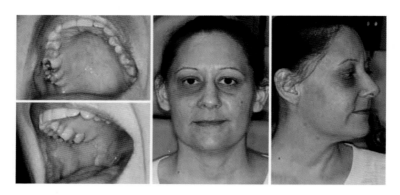

## II. 治疗后 6 个月

患者无不适，视力无改变，无口干，无味觉障碍，无复发。

图 7　面部，口腔

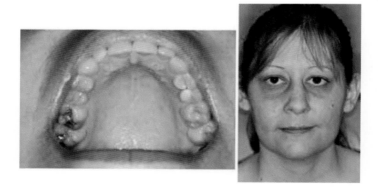

## III. 治疗后 12 个月

患者无不适，视力无改变，无口干，无味觉障碍，无复发。

图 8　面部，口腔

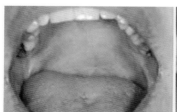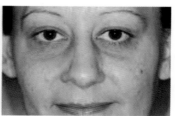

### Ⅳ. 治疗后 30 个月

患者无不适,视力无改变,无口干,无味觉障碍,无复发。

图 9　面部,口腔

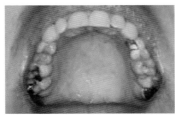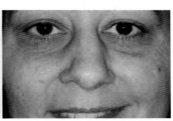

## 病例 7. 舌鳞状细胞癌,T1N1 期

### a) 临床背景

患者,女性,39 岁,无吸烟史,无其他合并疾病,发现右侧舌缘溃疡 4 月。活检结果提示鳞状细胞癌。患者于外院行部分舌切除术,术后病理提示中度分化鳞状细胞癌,大小 1.8cm,浸润深度 8mm,存在神经周围侵犯,无淋巴管侵犯,切缘 0.3mm,后行再切除及颈部淋巴结清扫术(ⅠA 至 Ⅳ区),术后病理显示术后原发灶无肿瘤残留,淋巴结阳性(1/40),大小 1.5cm,结外侵犯小于 1mm。

多学科肿瘤委员会会议讨论了该病例,推荐行放疗联合同期顺铂每周化疗的方案。

### b) 模拟定位及治疗计划

患者接受根治性质子治疗,采用 IMPT,术腔剂量为 60CGE/30 次。

在模拟定位时,患者仰卧颈后伸位,并与外置激光灯及胶片对齐。患者口含咬合器,保持口腔张开。右颈部标记手术瘢痕。制作个体化的热塑性面罩和头枕,下拉肩膀以保证放射治疗时摆位的可重复性。等中心点置于颈部。计划 CT 扫描范围从眼眶顶部至隆突。

患者病例及靶区勾画经过头颈部肿瘤质量保证会议审核。

#### Ⅰ. 靶区勾画

在质量保证会议上审查并批准了勾画的靶区。

图 1　横断面、矢状位及冠状位显示 CTV
高剂量 CTV 治疗 60CGE/30 次(红色);中剂量 CTV 治疗 57CGE(蓝色);
低剂量 CTV 治疗 54CGE(黄色)

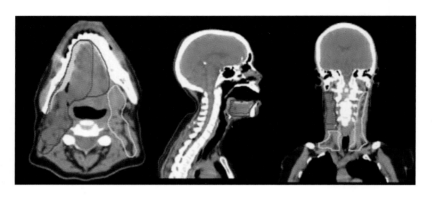

## Ⅱ. 治疗计划

图 2　冠状位和横断面图片显示三野 IMPT 计划的剂量分布

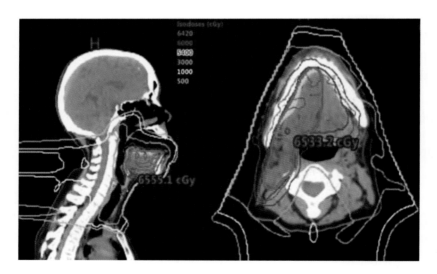

## c) 治疗过程

### Ⅰ. 治疗第 3 周

患者出现以下毒性反应:乏力 1 级,皮炎 2 级,吞咽困难 2 级,疼痛
2/10,无口服阿片类止痛药物。

图 3　颈部 ×4（前面/后面/侧面）

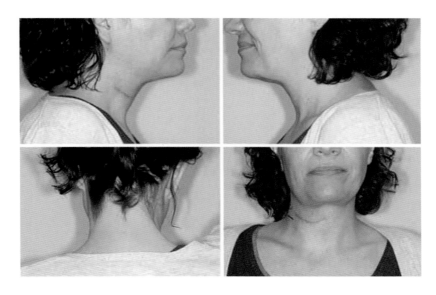

图 4　口腔 ×4（舌侧缘 ×2/口咽）

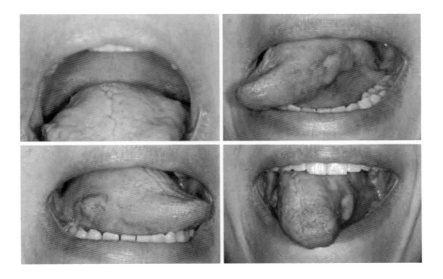

## Ⅱ. 治疗结束

患者还有以下毒性反应:乏力 2 级,皮炎 2 级,吞咽困难 2 级,口腔黏膜炎 3 级,味觉障碍 2 级,恶心 2 级,口服阿片类止痛药物。

图 5　颈部 ×4（前面/后面/侧面）

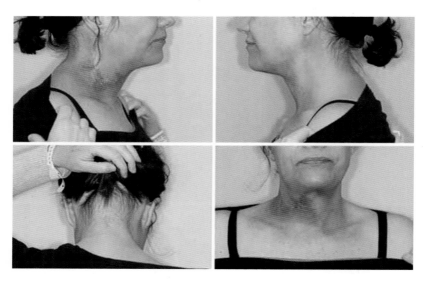

图 6　口腔 ×4（舌侧缘 ×2/口咽）

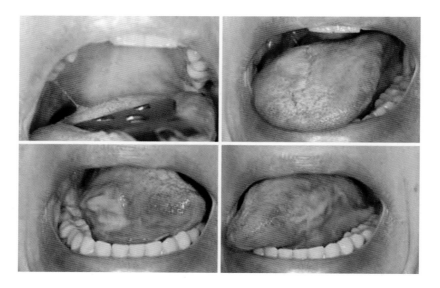

## d）治疗后

### Ⅰ. 治疗后 2 个月（第一次随访）

患者有以下毒性反应：轻度淋巴水肿，口干 1 级，吞咽时疼痛 2/10，无口服阿片类止痛药物，乏力 1 级，味觉障碍完全恢复，无复发。

## II. 治疗后 6 个月

患者口干 1 级,味觉障碍恢复 95%,新发甲状腺功能减退,开始服用左甲状腺素。

图 7　颈部 ×4(前面/后面/侧面)

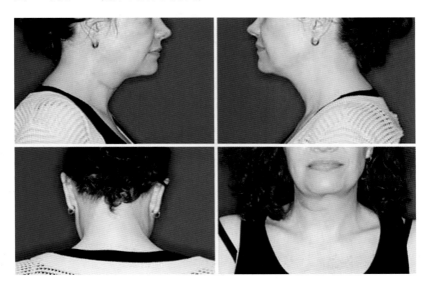

图 8　口腔 ×4(舌侧缘 ×2/口咽)

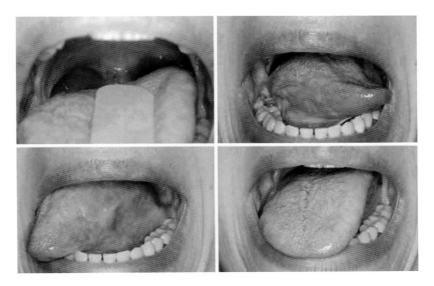

### Ⅲ. 治疗后 12 个月

患者颈部轻度僵硬,口干稳定于 1 级,味觉恢复,甲状腺功能减退症,正在服用左甲状腺素。

### Ⅳ. 治疗后 2 年

患者口干 1 级,甲状腺功能减退症,正在服用左甲状腺素,无复发。

图 9　颈部 ×4(前面/后面/侧面)

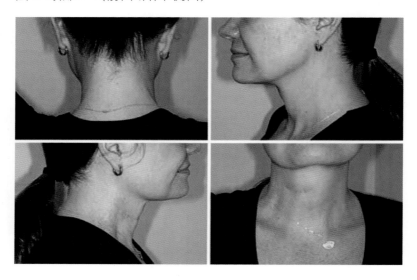

图 10　口腔 ×4(舌侧缘 ×2/口咽)

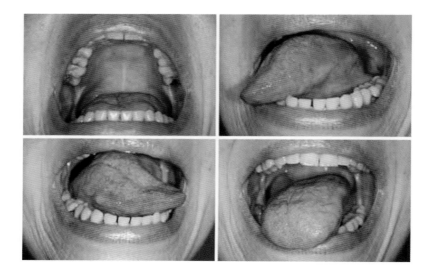

## V. 治疗后 3 年

患者口干 1 级,甲状腺功能减退症,正在服用左甲状腺素,无复发。

图 11 颈部 ×4(前面/后面/侧面)

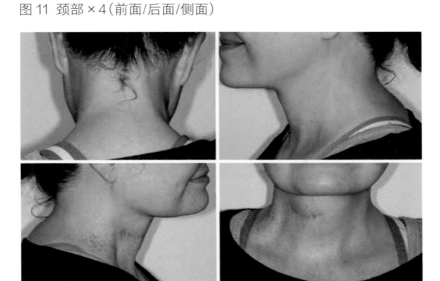

图 12 口腔 ×4(舌侧缘 ×2/口咽)

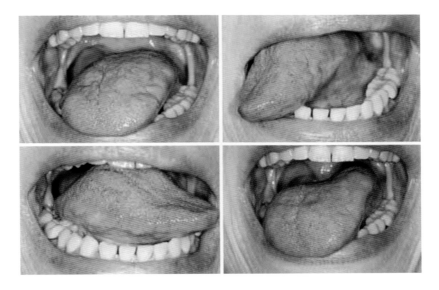

## 病例 8. 腮腺黏液表皮样癌，T1N0 期

### a) 临床背景

患者,31 岁,女性,诊断右腮腺中分化黏液表皮样癌,T1N0 期。患者 2 年前发现右腮腺肿块,且缓慢增大,无面部麻木、无力或脑神经病变等症状。

超声检查示右侧腮腺一个 1.8cm 大小肿块,细针穿刺(fine needle aspiration, FNA)显示唾液腺肿瘤。患者接受了保留面神经的右腮腺浅叶切除术。术后病理提示肿瘤大小为 1.8cm,中分化黏液表皮样癌,无淋巴管浸润,无神经周围浸润,切缘阳性,0/6 淋巴结(LN)阳性。

该病例在多学科肿瘤委员会会上讨论后,推荐行辅助放疗。

### b) 模拟定位及治疗计划

患者接受根治性质子治疗,采用两野 IMPT,术腔剂量为 60CGE/30 次。

在模拟定位时,患者仰卧颈后伸位,并与外置激光灯及胶片对齐。患者口含咬合器。右颈部标记手术瘢痕。制作个体化的热塑性面罩和头枕,下拉肩膀以保证放射治疗时摆位的可重复性。等中心点置于颈部。计划 CT 扫描范围从眼眶顶部至隆突。

患者病例及靶区勾画经过头颈部肿瘤质量保证会议审核。

#### I. 靶区勾画

在质量保证会议上审查并批准了勾画的靶区。

图 1 横断面及冠状位图片显示临床靶体积 CTV
高剂量 CTV 为术后瘤床,剂量为 60CGE/30 次;中剂量 CTV(蓝色)剂量为 57CGE/30 次;低剂量 CTV 治疗 54CGE/30 次(黄色)

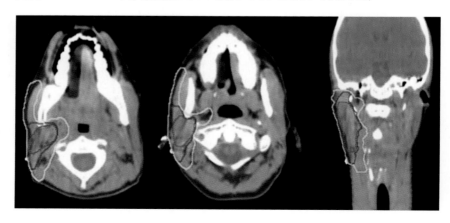

## II. 治疗计划

图 2　横断面和冠状位图片显示两野 IMPT 计划的剂量分布

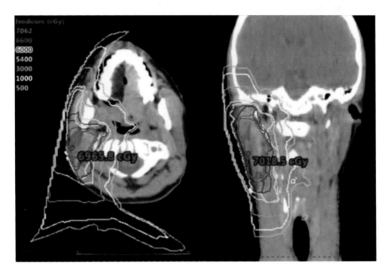

## c）治疗过程

### I. 治疗第 3 周

患者出现以下毒性反应：乏力 2 级，皮炎 2 级，疼痛 6/10，无口服阿片类止痛药物。

图 3　颈部 ×4（前面/后面/侧面）

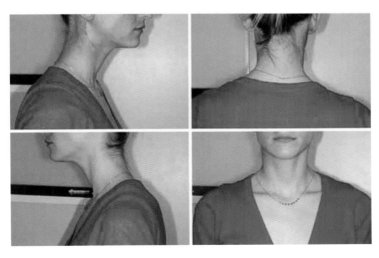

图 4  口腔 ×4（舌侧缘 ×2/口咽）

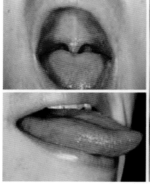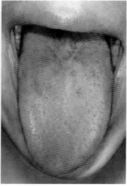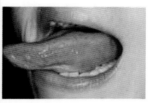

## Ⅱ. 治疗结束

患者出现以下毒性反应：乏力 2 级，皮炎 2 级，鼻内及硬腭黏膜炎 2 级，味觉障碍 1 级。

图 5  颈部 ×4（前面/后面/侧面）

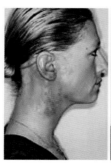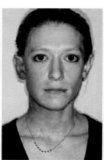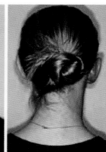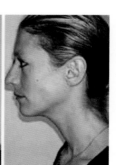

# d) 治疗后

## Ⅰ. 治疗后 2 个月（第一次随访）

患者无不适，无口干，偶诉颈部僵硬，体格检查及影像学未见复发。

图 6　颈部

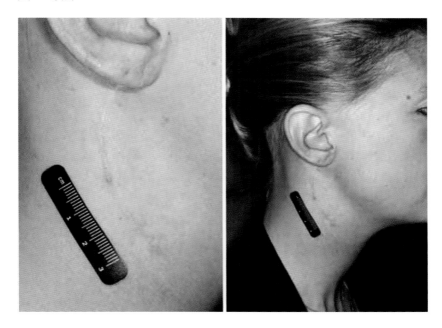

图 7　口腔 ×3

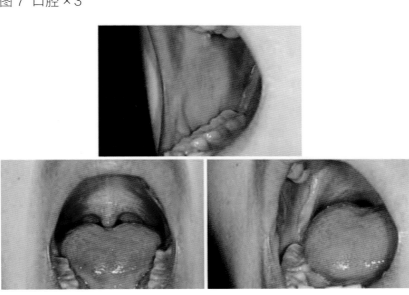

## 病例 9. 左腮腺腺样囊性癌, T3N0 期

### a) 临床背景

患者, 81 岁, 女性, 诊断左腮腺腺样囊性癌, T3N0 期 (AJCC 第 8 版分期)。患者发现左颈肿胀 6 月余, 无其他症状。

颈部超声显示一腮腺病灶, 大小约 2.5cm。细针穿刺术未能明确诊断, 但提示上皮来源恶性肿瘤。头颈部 CT 显示, 左侧腮腺的侧缘肿块, 深达腮腺的皮下脂肪, 大小约 2.5cm×1.8cm×1.0cm。患者进行了腮腺全切除术, 病理结果为筛孔型和管状型低分化腺样囊性癌, 大小约 3cm。手术切缘上, 下, 外侧切缘阳性, 广泛的神经周围浸润, 两枚腮腺内淋巴结未见转移癌。

在多学科肿瘤委员会会上讨论后, 推荐行辅助放疗, 每周同期顺铂化疗。

### b) 模拟定位及治疗计划

患者接受根治性质子治疗, 采用两野 IMPT, 术腔剂量为 64CGE/32 次。

在模拟定位时, 患者仰卧颈后伸位, 并与外置激光灯及胶片对齐。患者口含咬合器。左颈部标记手术瘢痕。制作个体化的热塑性面罩和头枕, 下拉肩膀以保证放射治疗时摆位的可重复性。等中心点置于颈部。计划 CT 扫描范围从眼眶顶部至隆突。

患者病例及靶区勾画经过头颈部肿瘤质量保证会议审核。

**I. 靶区勾画**

图 1 横断面及冠状位图片显示临床靶体积 CTV
高剂量 CTV 为术后瘤床 (红色), 治疗 64CGE/32 次; 中剂量 CTV 剂量为 60CGE/32 次 (蓝色)

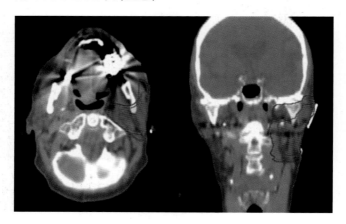

## Ⅱ. 治疗计划

图 2 横断面及冠状位图片显示两野 IMPT 计划的剂量分布。

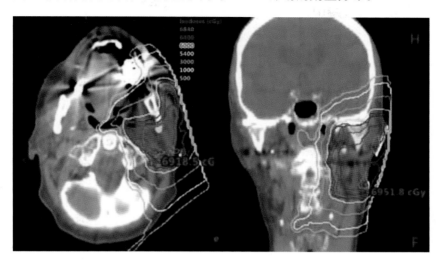

## c) 治疗过程

### Ⅰ. 治疗第 3 周

患者出现以下毒性反应：皮炎 1 级, 黏膜炎 0 级, 吞咽困难 1 级。

图 3 颈部/口腔

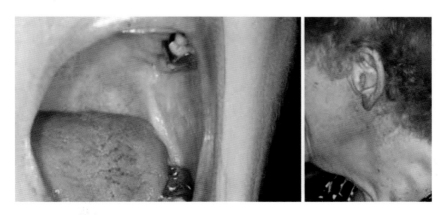

### Ⅱ. 治疗结束

患者出现以下毒性反应：皮炎 3 级, 吞咽困难 2 级。治疗期间能正常进食, 体重无明显下降。

图 4  颈部/口腔

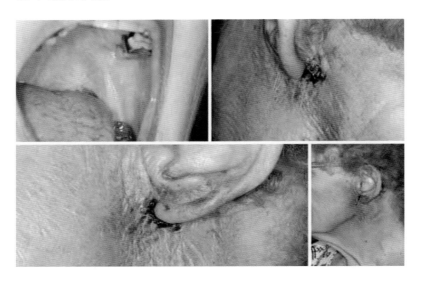

## d) 治疗后

### I. 治疗后 2 个月（第一次随访）

患者诉左耳闷塞感，无吞咽困难，无颈部僵硬，无口干。无复发。

图 5  口腔,颈部 ×2

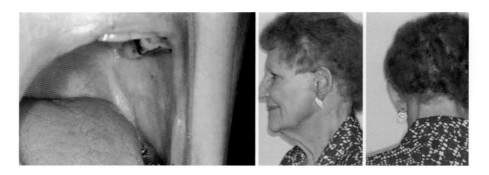

### II. 治疗后 6 个月

患者因左侧浆液性中耳炎行鼓膜置管术，左下颌轻度僵硬，无口干、吞咽困难及疼痛。无复发。

图 6　颈部/口腔

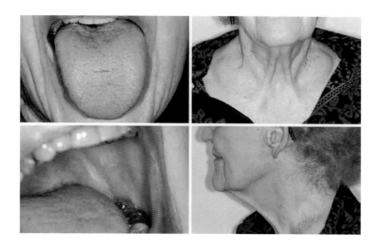

## Ⅲ. 治疗后 1 年

患者诉左耳听力下降,无口干。无复发。

图 7　颈部/口腔

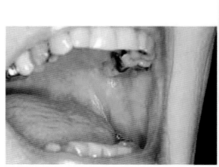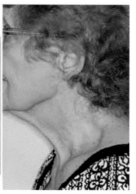

## Ⅳ. 治疗后 2 年

患者诉左耳听力下降偶有少许流液,无口干,下颌及颈部无僵硬。无复发。

图 8  颈部 ×4（前面/侧面/后面）

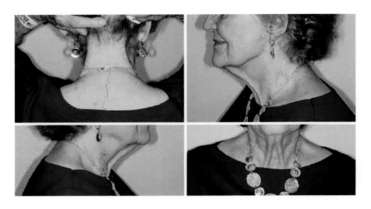

图 9  口腔 ×4（舌侧缘 ×2/口咽）

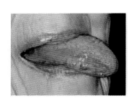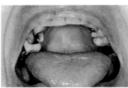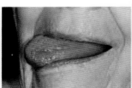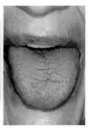

## V. 治疗后 3 年

患者诉左耳听力下降，偶有少许流液，无口干，下颌及颈部无僵硬。无复发。

图 10  颈部 ×2（前面/后面/侧面）

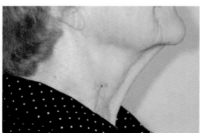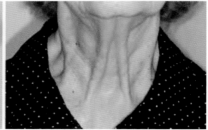

图 11　口腔 × 4（舌侧缘 × 2/ 口咽）

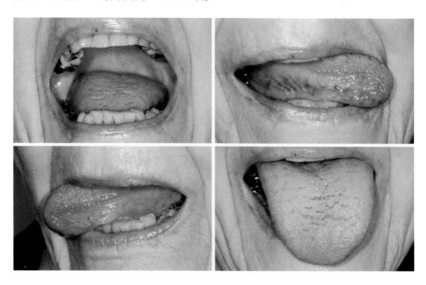

## VI. 治疗后 4 年

患者诉左耳听力下降，偶有少许流液，无口干，下颌及颈部无僵硬。无复发。

图 12　颈部/口腔

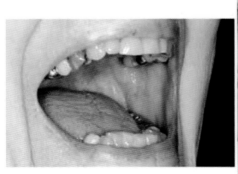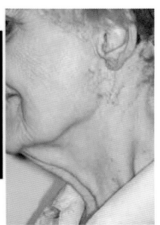

## 病例 10. 舌根鳞状细胞癌 T4aN3 期,p16(+)

### a) 临床背景

　　患者,66 岁,男性,诊断为右舌根鳞状细胞癌,T4aN3 期(AJCC 第八版分期),p16(+),15 年吸烟史。患者发现右颈肿块伴吞咽困难 6 月余。

　　舌根肿块活检结果提示浸润性鳞状细胞癌(SCC),P16 和 HPV16 阳性。患者于外院行"紫杉醇,顺铂和氟尿嘧啶(5-FU)"方案诱导化疗三程,反应良好。

　　该病例经多学科肿瘤委员会讨论后,建议行每周顺铂同期放化疗。

　　图 1 FDG-PET-CT 的横断面和冠状面图片显示了诱导化疗前 T4a 期的舌根部病灶和 N3 期的颈淋巴结病灶

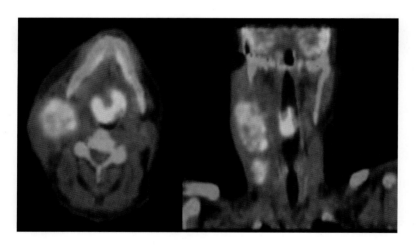

### b) 模拟定位及治疗计划

　　患者接受根治性质子治疗,采用三野 IMPT,原发灶及颈部阳性淋巴结剂量为 70CGE/33 次。

　　在模拟定位时,患者仰卧颈后伸位,并与外置激光灯及胶片对齐。患者口含咬合器。标记右侧颈瘢痕,制作个体化的热塑性面罩和头枕,下拉肩膀以保证放射治疗时摆位的可重复性。等中心点置于颈部。计划 CT 扫描范围从眼眶顶部至隆突。

　　患者病例及靶区勾画经过头颈部肿瘤质量保证会议审核。

## Ⅰ. 靶区勾画

图 2　横断面及冠状位图片显示临床靶体积 CTV
大体肿瘤体积(绿色),高剂量临床靶体积 CTV(红色),剂量为 70CGE/33
次;中剂量 CTV(蓝色)剂量为 66CGE/33 次,低剂量 CTV(黄色)剂量
为 57CGE/33 次

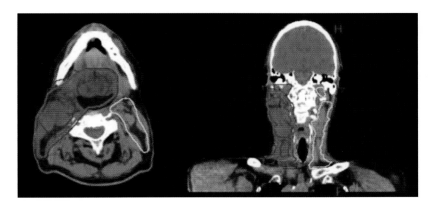

## Ⅱ. 治疗计划

图 3　横断面及冠状位图片显示三野 IMPT 计划的剂量分布

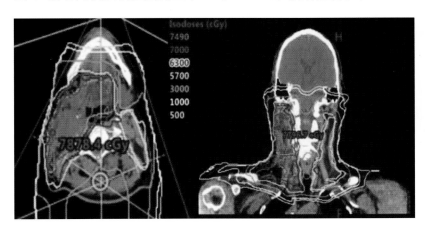

## c) 治疗过程

### Ⅰ. 治疗第 3 周

患者出现以下毒性反应:乏力 1 级,吞咽困难 1 级,味觉障碍 2 级,皮炎
2 级及黏膜炎 2 级。

图 4  颈部 ×4(前面/后面/侧面)

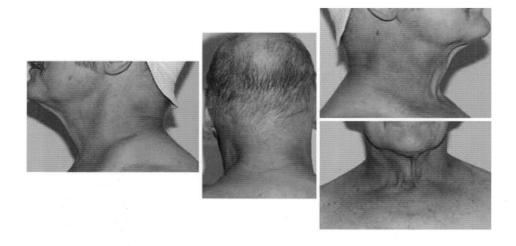

图 5  口腔 ×4(舌侧缘 ×2/口咽)

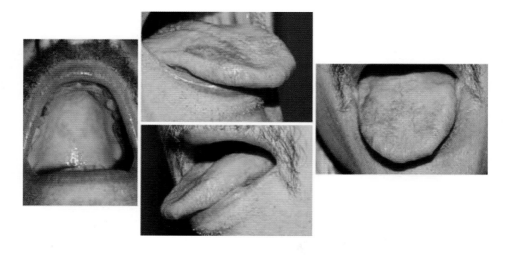

## Ⅱ. 治疗结束

患者口服阿片类药物止痛,乏力 2 级,吞咽困难 3 级,皮炎 3 级,留置鼻饲管。

图 6　颈部 ×4(前面/后面/侧面)

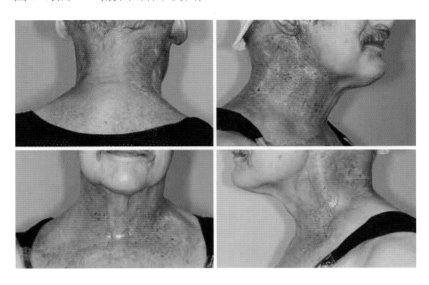

图 7　口腔 ×4(舌侧缘 ×2/口咽)

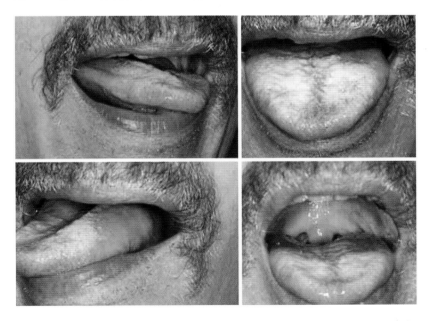

## d) 治疗后

### I. 治疗后 2 月(第一次随访)

患者诉吞咽疼痛,无须口服阿片类止痛药,吞咽困难 2 级,口干 2 级,留置鼻饲管,影像学上达到 CR。

图 8  颈部 ×3(前面/后面/侧面)

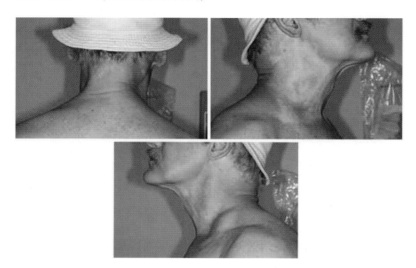

图 9  口腔 ×3(舌侧缘 ×2/口腔)

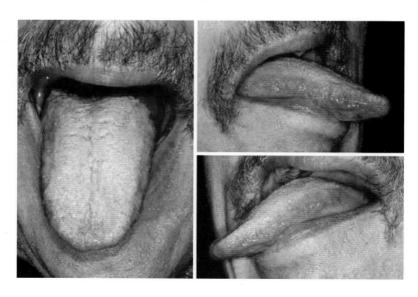

## II. 治疗后 6 月

患者口干 1 级,患者规律进食,无鼻饲管,无甲状腺功能减退。无复发。

图 10　颈部 × 4(前面/后面/侧面)

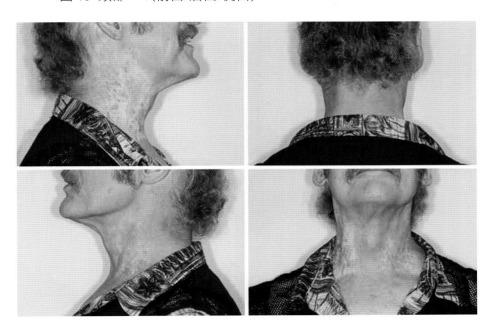

图 11　口腔 × 4(舌侧缘 × 2/口咽)

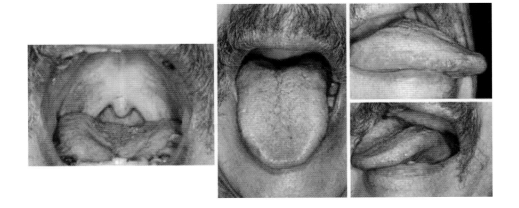

### Ⅲ. 治疗后 1 年

患者口干 2 级, 能规律进食, 无颈部僵硬, 规律性颈部及下颌锻炼, 无甲状腺功能减退。无复发。

图 12　颈部 ×4(前面/后面/侧面)

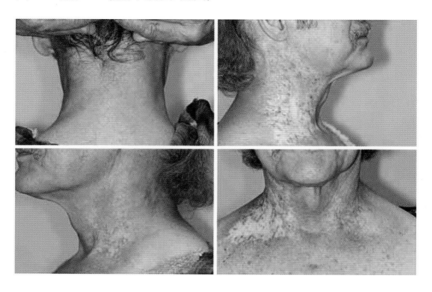

图 13　口腔 ×3(舌侧缘 ×2/口腔)

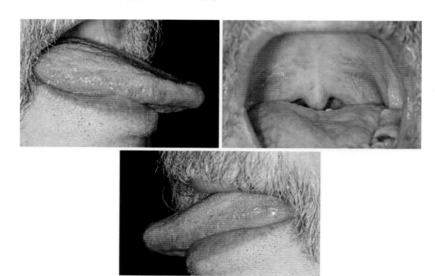

## Ⅳ. 治疗后 2 年

患者口干 2 级,能规律进食,无颈部及下颌僵硬,甲状腺功能减退,开始甲状腺素替代治疗。

图 14　颈部 ×3(前面/后面/侧面)

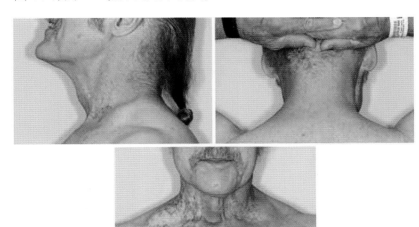

图 15　口腔 ×4(舌侧缘 ×2/口咽)

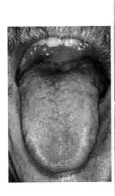
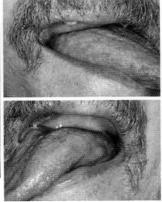
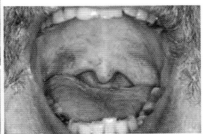

## V. 治疗后 3 年

整体上，患者一般情况好，无疼痛、乏力，无恶心、呕吐。规律进食，无颈部及下颌僵硬。口干评分 42/80。正在口服左甲状腺素。无复发。

图 16　颈部 ×4（前面/后面/侧面）

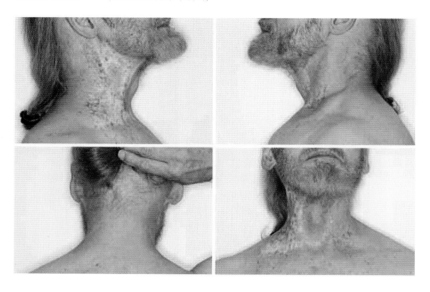

图 17　口腔 ×4（舌侧缘 ×2/口咽）

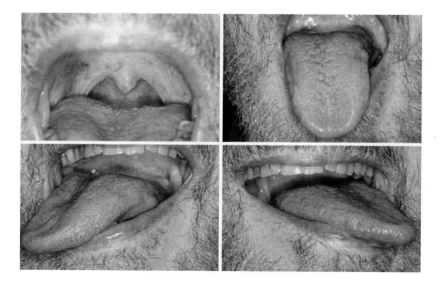

## 病例 11. 鼻咽癌, EB 病毒阳性, WHO Ⅲ型, T4N0 期

### a) 临床背景

患者男性, 46 岁, 诊断为鼻咽癌未分化型癌, WHO Ⅲ型, EB 病毒阳性, 主诉为发现鼻塞伴右上颌窦肿胀 8 月余。

MRI 显示鼻咽肿块通过蝶腭孔侵犯翼腭窝, 并沿翼管神经向前侵犯及沿腭神经向下侵犯。PET 扫描显示橘瓣样鼻咽肿块, 侵犯上颌窦, 糖代谢增高, SUV 为 7.9。双侧颈部Ⅱ区可疑淋巴结, 最大直径 1.2cm, SUV 为 3.4 和 3.5。未发现其他淋巴结。

经多学科肿瘤委员会讨论后, 建议患者行诱导化疗同期放化疗。

图 1 MRI 的 T1 增强序列横断面图片显示, 鼻咽肿块侵犯至上颌窦及翼腭窝

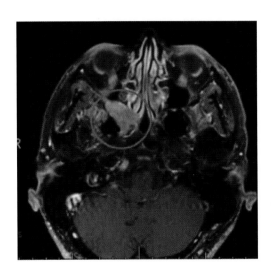

### b) 模拟定位及治疗计划

患者接受根治性质子治疗, 采用三野 IMPT, 原发灶及颈部阳性淋巴结剂量为 70CGE/33 次, 同时照射双侧颈高危区域。

在模拟定位时, 患者仰卧颈后伸位, 并与外置激光灯及胶片对齐。患者口含压舌器。制作个体化的热塑性面罩和头枕, 下拉肩膀以保证放射治疗时摆位的可重复性。等中心点置于颈部。计划 CT 扫描范围从眼眶顶部至隆突。

患者病例及靶区勾画经过头颈部肿瘤质量保证会议审核。

## I. 靶区勾画

图 2　横断面、矢状位及冠状位图片显示靶体积

大体肿瘤体积(绿色),高剂量临床靶体积 CTV(红色),剂量为 70CGE/33 次;中剂量 CTV(蓝色),剂量为 63CGE/33 次;低剂量 CTV(黄色),剂量为 57CGE/33 次。

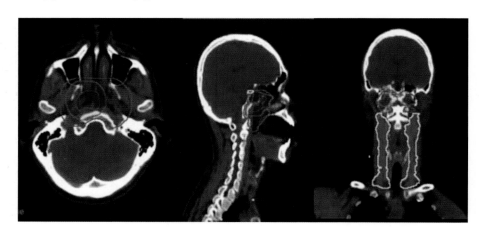

## II. 治疗计划

图 3　横断面及矢状位图片显示三野多野优化 IMPT 计划的剂量分布

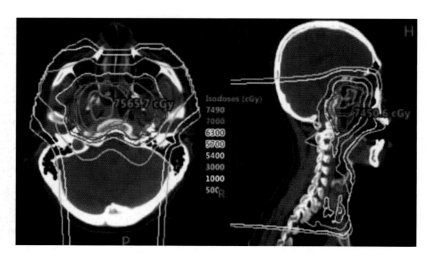

## c) 治疗过程

### I. 治疗第 3 周

患者出现以下毒性反应：放射性皮炎 2 级，口腔黏膜炎 1 级，口干 1 级。

图 4 颈部 ×4（前面/后面/侧面）

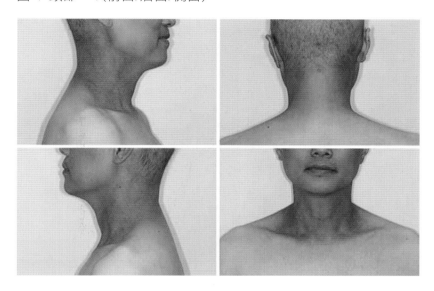

图 5 口腔 ×3（舌侧缘 ×2/口腔）

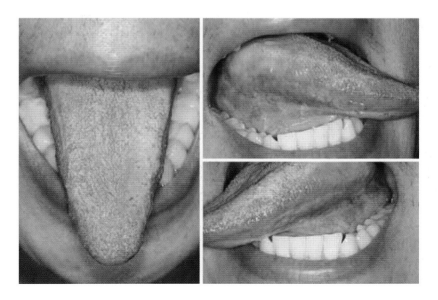

## Ⅱ. 治疗结束

患者疼痛评分 8/10,口服阿片类止痛药物。乏力 8/10,吞咽困难 2 级,
放射性皮炎 3 级,口腔黏膜炎 1 级,但前口腔无黏膜炎;口干 2 级。

图 6　颈部 ×4(前面/后面/侧面)

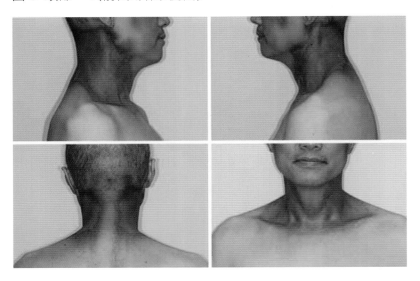

图 7　口腔 ×3(舌侧缘 ×2/口咽)

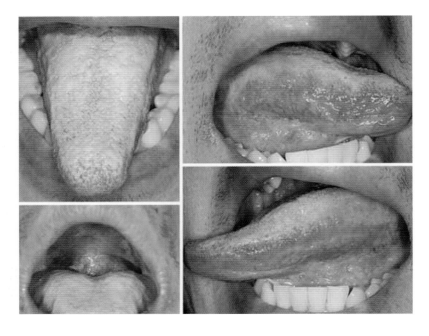

## d) 治疗后

### I. 治疗后 2 月（第一次随访）

患者诉下颌及颈部僵硬，口干 2 级，无复发。

图 8　颈部 ×4（前面/后面/侧面）

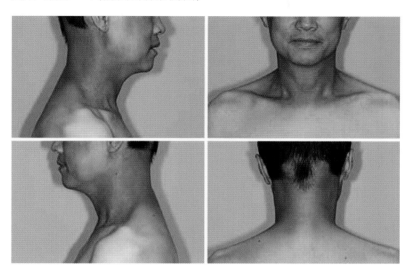

图 9　口腔 ×4（舌侧缘 ×2/口咽）

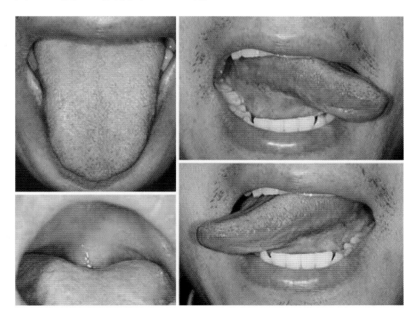

## Ⅱ. 治疗后 9 月

患者诉下颌僵硬,乏力 1/10,口干 2 级。规律进食。正进行下颌及颈部规律锻炼。无复发。

图 10　颈部 ×4(前面/后面/侧面)

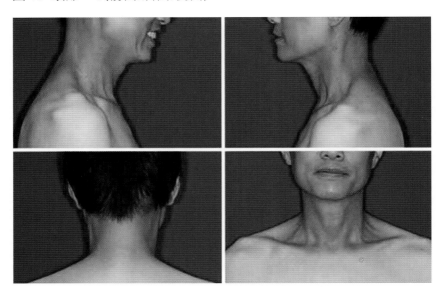

图 11　口腔 ×4(舌侧缘 ×2/口咽)

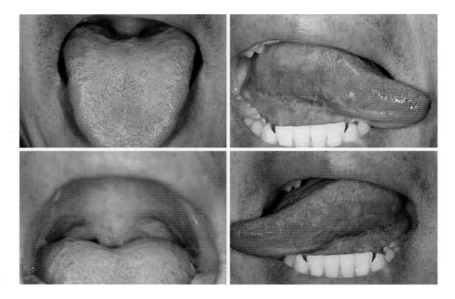

## Ⅲ. 治疗后 2 年

患者诉下颌僵硬,乏力 1/10,口干 2 级,规律进食,正进行下颌及颈部规律锻炼。新发甲状腺功能减退症需要服用左甲状腺素。无复发。

图 12　口腔

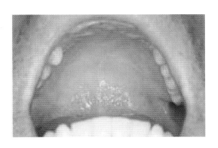

## Ⅳ. 治疗后 3 年

患者诉口干 2 级,无困难进行规律的固体进食,乏力 5/10,因下颌僵硬继发性疼痛 1/10,甲状腺功能减退症需要服用左甲状腺素。

图 13　颈部×4(前面/后面/侧面)

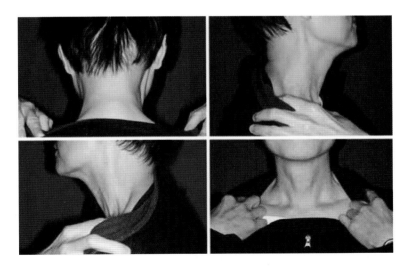

图 14　口腔 ×4（舌侧缘 ×2/口咽）

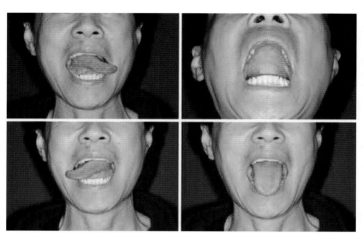

## 病例 12. 下咽鳞状细胞癌, T4aN0 期

### a）临床背景

　　患者,男性,48 岁,诊断下咽鳞状细胞癌,T4aN0M0 期,累及左环后区及梨状窝。患者诉 3 月前出现声音嘶哑,发现左声带麻痹及左梨状窝软组织异常。行梨状窝组织活检,病理结果提示中度分化鳞状细胞癌,免疫组化显示 p16 阳性。颈部 CT 扫描显示病灶累及左侧梨状窝及环后区,环状软骨轻度受累,分期为 T4aN0。

　　在多学科肿瘤委员会讨论后,建议行诱导化疗+同时期放化疗。该患者行 3 个周期的 TPF 方案（多西他赛+顺铂+5-FU）诱导化疗,反应良好。

图 1　治疗前颈部 CT 横断面图片显示左下咽 T4a 病灶可能侵犯环状软骨(A);
诱导化疗后颈部 CT 显示原发灶疗效接近完全缓解（B）

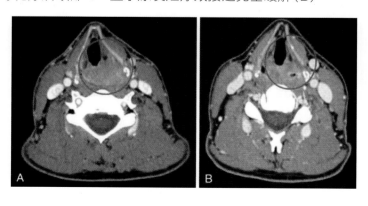

## b) 模拟定位及治疗计划

　　患者接受根治性质子治疗,采用三野 IMPT,对原发灶照射剂量为 70CGE/33 次,并行同时期化疗。

　　在模拟定位时,患者仰卧颈后伸位,并与外置激光灯及胶片对齐。患者口含咬合器,标记右侧颈部瘢痕。制作个体化的热塑性面罩和头枕,下拉肩膀以保证放射治疗时摆位的可重复性。等中心点置于颈部。计划 CT 扫描范围从眼眶顶部至隆突。

　　患者病例及靶区勾画经过头颈部肿瘤质量保证会议审核。

### I. 靶区勾画

　　图 2　横断面及冠状位图片显示靶体积

　　大体肿瘤体积(绿色),高剂量临床靶体积 CTV(红色),剂量为 70CGE/33 次;中剂量 CTV(蓝色),剂量为 63CGE/33 次,低剂量 CTV(黄色),剂量为 57CGE/33 次

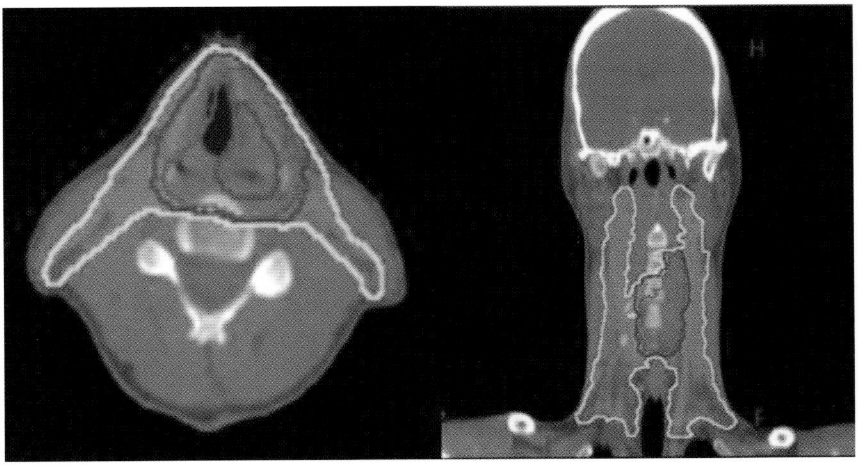

### II. 治疗计划

图 3  横断面及冠状位图片显示三野 IMPT 计划的剂量分布

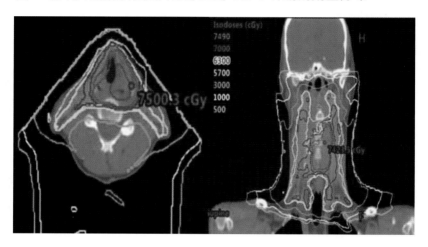

## c) 治疗过程

### I. 治疗第 3 周

疼痛评分 3/10,未服用止痛药物。乏力 3/10,患者能进食固体食物,放射性皮炎 1 级,味觉障碍 1 级。

图 4  颈部 ×4(前面/后面/侧面)

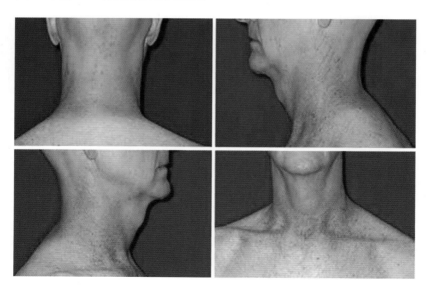

图 5　口腔 ×4（舌侧缘 ×2/口咽）

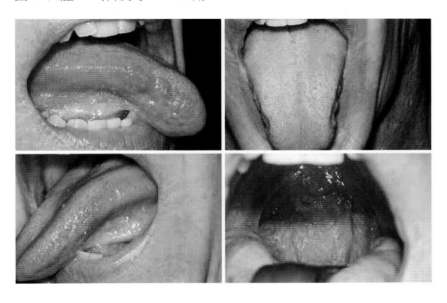

## II. 治疗结束

患者可耐受治疗,放射性皮炎 2 级,味觉障碍 2 级,黏膜炎 2 级。

图 6　颈部 ×4（前面/后面/侧面）

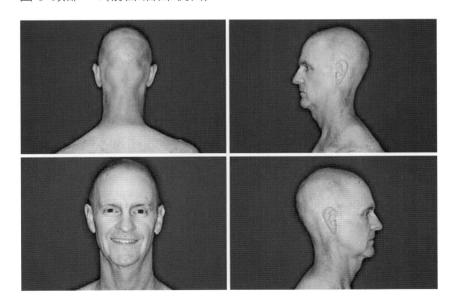

图 7　口腔 ×4(舌侧缘 ×2/口咽)

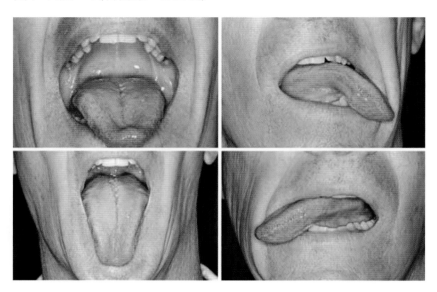

## d) 治疗后

### I. 治疗后 2 月

患者口干 1 级,无诉其他不适,无复发。

图 8　颈部 ×4(前面/后面/侧面)

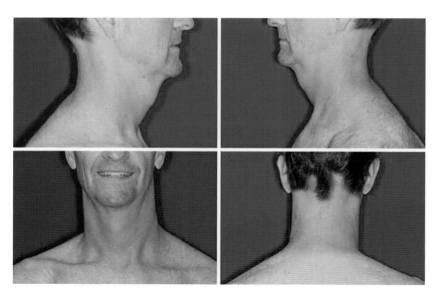

图 9　口腔 ×4（舌侧缘 ×2/口咽）

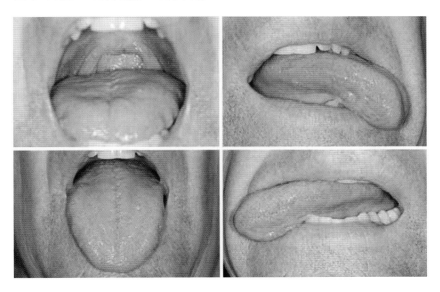

## II. 治疗后 6 月

患者可规律进食，无口干，诉手足有周围神经病变症状。甲状腺功能减退，正服用左甲状腺素。

图 10　颈部 ×4（前面/后面/侧面）

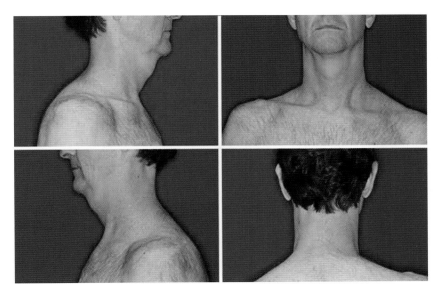

图 11 口腔 ×4（舌侧缘 ×2/口咽）

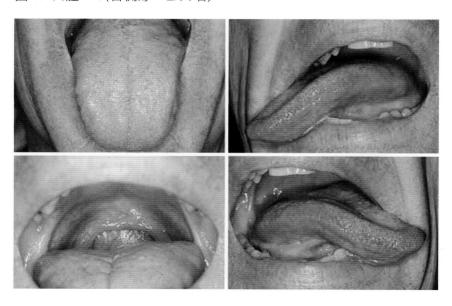

## Ⅲ. 治疗后 2 年

患者无诉不适，近期接受甲状腺素替代疗法。规律进食，无口干。无复发。

图 12 颈部 ×4（前面/后面/侧面）

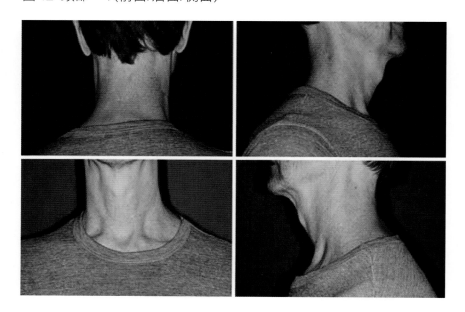

图 13　口腔 ×3（舌侧缘 ×2/口咽）

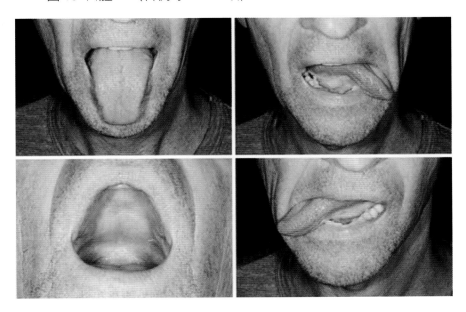

## IV. 治疗后 3 年

患者无诉不适，近期接受甲状腺素替代疗法。规律进食，无口干。无复发。

图 14　颈部 ×4（前面/后面/侧面）

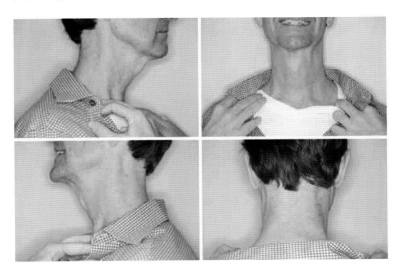

## 病例 13. 右前额鳞状细胞癌眶内复发

### a) 临床背景

　　患者,男性,80 岁,已行右前额鳞状细胞癌手术切除、旋转皮瓣及植皮,及此前对前额和皮瓣行四程放疗(注意右额处行两程放疗)。患者诉右侧眼球摘除术后右眶内复发,病灶行多次切除,切缘干净。术后病理示为中度分化鳞状细胞癌,切缘阴性,存在神经周围侵犯,无淋巴管浸润。

　　该病例已在多学科肿瘤委员会上讨论,推荐行术后巩固性放疗。

　　图 1 MRI 的 T1 序列冠状位图片显示右眼眶复发

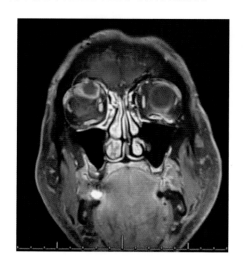

### b) 模拟定位及治疗计划

　　患者接受质子治疗,采用三野 IMPT,剂量为 60CGE/30 次。

　　在模拟定位时,患者仰卧颈后伸位,并与外置激光灯及胶片对齐。患者口含舌垫。皮瓣使用金属标记,制作个体化的热塑性面罩和头枕,下拉肩膀以保证放射治疗时摆位的可重复性。等中心点置于术后瘤床处。计划 CT 扫描范围从眼眶顶部至隆突。

　　患者病例及靶区勾画经过头颈部肿瘤质量保证会议审核。

## I. 靶区勾画

图2　横断面及矢状位图片显示靶体积

高剂量临床靶体积 CTV（红色）包含瘤床，剂量为 60CGE/30 次；低剂量 CTV（蓝色）包含神经侵犯途径，剂量为 54CGE/30 次

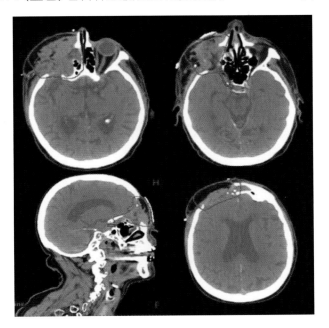

## II. 治疗计划

图3　横断面图片显示采用多野优化的三野 IMPT 计划的剂量分布

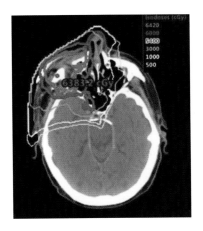

# c）治疗过程

## Ⅰ. 治疗第 3 周

患者诉无疼痛、恶心及头痛等，放射性皮炎 2 级，胃口正常，可正常进食。

图 4　面部 ×2

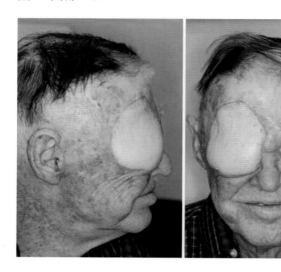

## Ⅱ. 治疗结束

患者耐受良好，放射性皮炎 3 级，无治疗中断及其他副作用。

图 5　面部

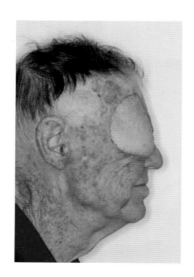

# d) 治疗后

## Ⅰ. 治疗后 2 月（第一次随访）
患者口干 1 级，无复发。

## Ⅱ. 治疗后 6 月
患者无诉任何不适，甲状腺功能正常，无复发。

图 6  面部

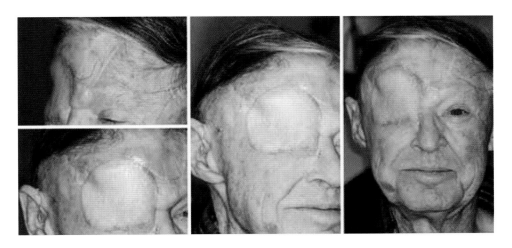

## Ⅲ. 治疗后 2 年
患者无诉任何不适，甲状腺功能正常，无复发。

图 7  面部

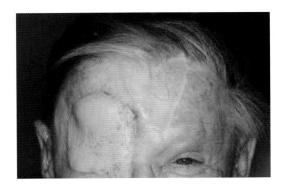

## 病例 14. 舌根鳞状细胞癌，T3N2c 期，HPV 阳性

### a) 临床背景

患者，男性，48 岁，诊断为口咽鳞状细胞癌，T3N2c 期。患者最初表现为进行性吞咽困难伴右颈部肿块，行细针穿刺（FNA）病理示鳞状细胞癌。右扁桃体窝活检示浸润性鳞状细胞癌，p16 阳性。初诊影像学检查发现舌根部肿瘤并双侧颈部淋巴结肿大。患者行 TPF 方案（多西他赛+顺铂+5-FU）诱导化疗，现于 MDACC 就诊，行 CT 模拟定位及放疗。

该病例经多学科肿瘤委员会讨论，推荐行同时期放化疗。

图 1 第一程诱导化疗后扫描 CT，横断面图片显示原发灶累积右扁桃体及舌根，对化疗中度敏感。双颈多发坏死淋巴结，从上至下累及右侧颈，左侧颈 II、III 区受累。

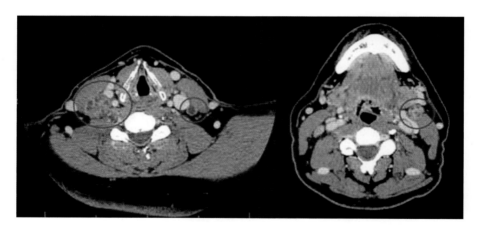

### b) 模拟定位及治疗计划

患者接受根治性质子治疗，采用三野 IMPT，总剂量为 70CGE/33 次，并行同时期每周顺铂化疗。

在模拟定位时，患者仰卧颈后伸位，并与外置激光灯及胶片对齐。患者使用定制的咬合器。制作个体化的热塑性面罩和头枕，下拉肩膀以保证放射治疗时摆位的可重复性。等中心点置于颈部。计划 CT 扫描范围从眼眶顶部至隆突。

患者病例及靶区勾画经过头颈部肿瘤质量保证会议审核。

### I. 靶区勾画

图 2　横断面及冠状位图片显示靶区

高剂量临床靶体积 CTV（红色），剂量为 70CGE/33 次；中剂量 CTV（黄色）剂量为 60CGE/33 次，低剂量 CTV（蓝色）剂量为 54CGE/33 次

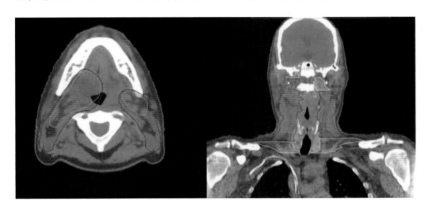

### II. 治疗计划

图 3　横断面及冠状位图片显示三野调强 IMPT 的剂量分布

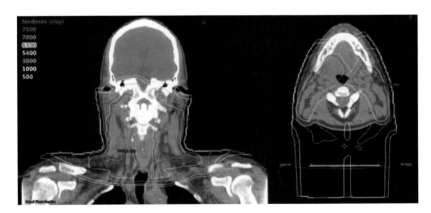

## c) 治疗过程

### I. 治疗第 3 周

放射性皮炎 1 级，吞咽困难 2 级，味觉障碍 1 级。

图 4　颈部 ×4（前面/后面/侧面）

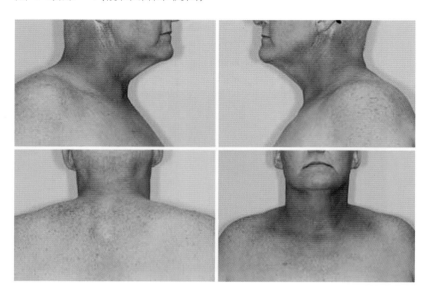

图 5　口腔 ×4（舌侧缘 ×2/口咽）

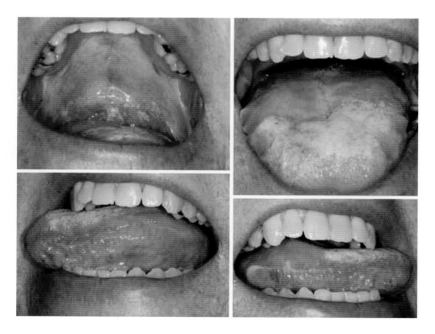

## II. 治疗结束

患者耐受良好,出现预期的不良反应,包括放射性皮炎 2 级,吞咽困难 2 级,口腔黏膜炎 2 级,无前口腔黏膜炎。

图 6　颈部 ×4(前面/后面/侧面)

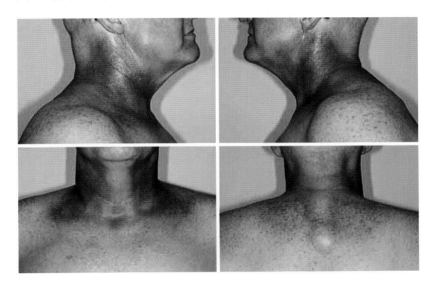

图 7　口腔 ×3(舌侧缘 ×2/口咽)

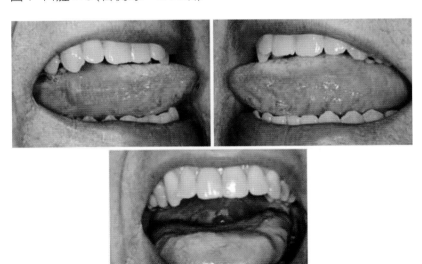

# d) 治疗后

## I. 治疗后 2 月(第一次随访)

患者无鼻饲管,可规律进食,味觉改善,无吞咽困难,吞咽痛缓解,日间上午中度口干。

图 8　颈部 ×4(前面/后面/侧面)

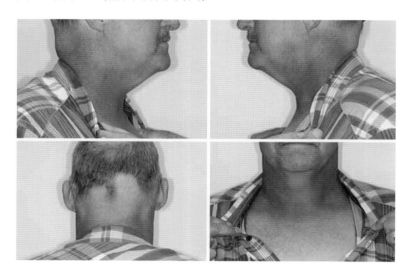

图 9　口腔 ×4(舌侧缘 ×2/口咽)

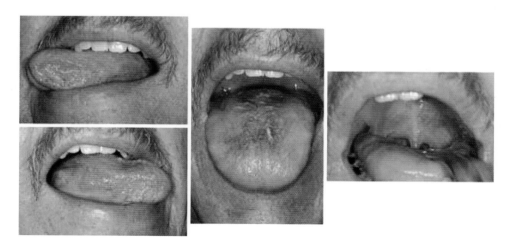

## II. 治疗后 1 年

患者仍诉轻微口干,较前几个月明显改善,口干评分 7/ 80,无吞咽困难,无复发。

图 10 颈部 ×4(前面/后面/侧面)

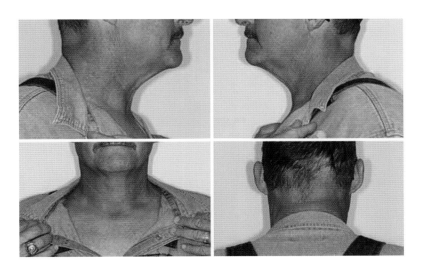

图 11 口腔 ×4(舌侧缘 ×2/口咽)

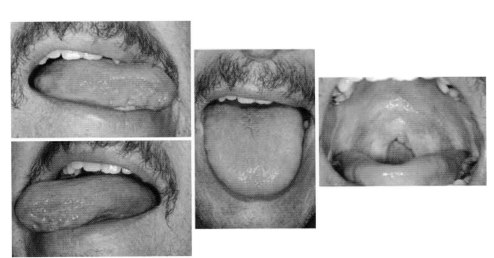

### Ⅲ. 治疗后 2 年

患者无不适,口干评分 0/ 80,无吞咽困难,无复发,甲状腺功能正常。

图 12　颈部 ×4(前面/后面/侧面)

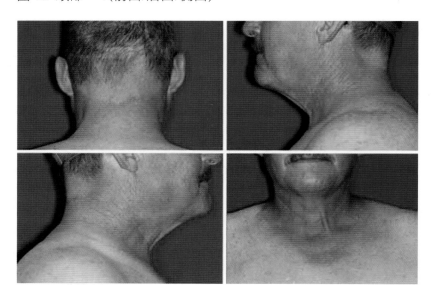

图 13　口腔 ×3(舌侧缘 ×2/口咽)

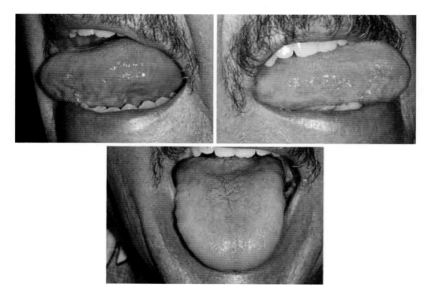

## 病例 15. 泪腺腺样囊性癌，T4aN0 期

### a) 临床背景

　　患者，女性，65 岁，诉左外眼角处刺痛及间歇性射痛 1 年余。CT 及 MRI 扫描显示左泪腺肿块。患者送手术室行左前眶切开术并行泪腺肿块活检，之后患者二次行左侧眶侧切开术，完全切除泪腺癌肿块和切除左上眼睑的瘢痕，送冰冻切片及评估切缘情况，发现肿瘤侵犯眼眶顶部并与额叶硬脑相接，并未侵犯脑膜，肿瘤分期为 T4a。术后最终病理示为腺样囊性癌，大小约 2.9cm，无神经周围侵犯，但肿瘤侵犯至纤维脂肪组织，切缘阴性。

　　该病例经多学科肿瘤委员会讨论，建议保留眼球治疗方法，行辅助性质子治疗，以改善局部控制率、生存率。

　　图 1 对比增强 MRI 显示，左眼球侧上方一侵袭性肿瘤。肿瘤位置与左泪腺癌一致

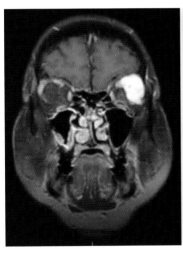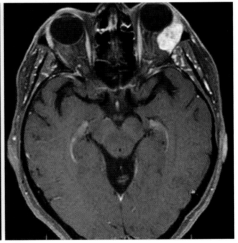

### b) 模拟定位及治疗计划

　　患者接受根治性质子治疗，采用两野 IMPT，术后瘤床剂量为 60CGE/30 次。
　　在模拟定位时，患者仰卧颈后伸位，并与外置激光灯及胶片对齐。患者使用压舌垫。制作个体化的热塑性面罩和头枕，下拉肩膀以保证放射治疗时摆位的可重复性。等中心点置于瘤床。计划 CT 扫描范围从头顶至隆突。
　　患者病例及靶区勾画经过头颈部肿瘤质量保证会议审核。

## I. 靶区勾画

图 2　横断面及冠状位图片显示临床靶体积 CTV
高剂量 CTV（红色）治疗术后瘤床,剂量为 60CGE/30 次;中剂量 CTV
（蓝色）剂量为 57 CGE/30 次,低剂量 CTV 剂量为 54CGE/30 次

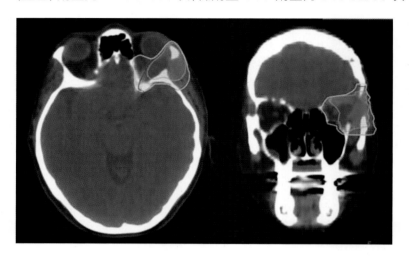

## II. 治疗计划

图 3　横断面图片显示两野调强 IMPT 的剂量分布

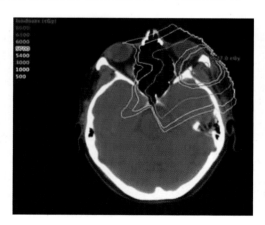

## c) 治疗过程

### I. 治疗第 3 周

患者出现以下毒性反应:皮炎 2 级,疼痛 1 级。

图 4　面部 ×3

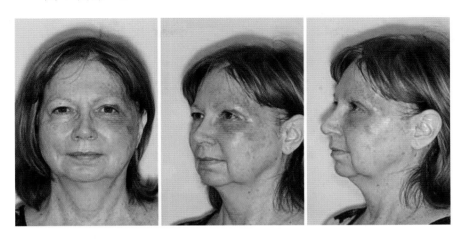

## II. 治疗结束

患者出现以下毒性反应：乏力 1 级,皮炎 2 级,恶心 1 级,疼痛 1 级。

图 5　面部 ×3

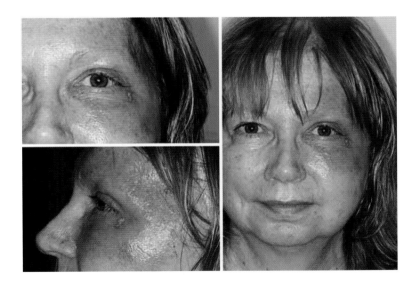

# d) 治疗后

## I. 治疗后 2 月(第一次随访)

患者诉眼干,乏力 1 级,疼痛 1 级(眼部轻微灼烧感),无复发。

图 6　面部 ×3

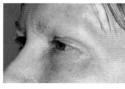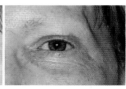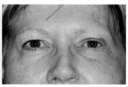

## Ⅱ. 治疗后 1 年
患者诉眼干, 乏力 1 级, 疼痛 1 级(眼部轻微灼烧感), 无复发。

图 7　面部 ×3

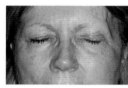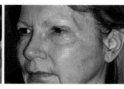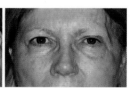

## Ⅲ. 治疗后 2 年
患者诉眼干, 疼痛 1 级(眼部轻微灼烧感), 无复发。

图 8　面部 ×2

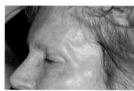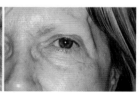

## Ⅳ. 治疗后 3 年
患者诉眼干, 视力无改变, 放射性增生性视网膜病变, 出现棉绒斑, 但左眼视觉功能良好, 无复发。

图 9　面部 ×3

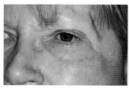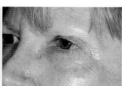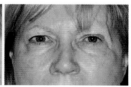

（袁太泽 译　钱朝南 校）

2D/3D 放疗技术(2D/3D radiation therapy techniques） 208

Bragg peak 2

CT 校准(CT calibration) 36

DNA 损伤修复(DNA damage repair 3

gamma 测试通过率(gamma passing rate) 129

X 射线成像系统性能质量检查(x-ray imaging system performance quality checks) 115

## A

鞍区肿瘤(sellar tumors) 296

## B

靶区勾画(target delineation) 152

白血病(leukemia) 236

被动散射质子治疗(passive scattering proton therapy,PSPT) 23

鼻窦肿瘤(sinonasal tumors) 210

鼻旁窦(paranasal sinus) 218

鼻腔和鼻旁窦肿瘤(nasal cavity and paranasal sinus tumors) 303

鼻咽癌(nasopharyngeal carcinoma) 94

笔形束扫描(pencil beam scanning) 27

笔形束扫描质子治疗[pencil beam scanning (PBS)proton therapy] 39

病症部位特异的治疗计划设计(Site-Specific Treatment Planning Design) 89

布拉格峰电离室的剂量测量(Bragg Peak Chamber Measurements of Dose) 120

部分乳房照射(partial breast irradiation, PBI) 291

## C

成人低级别胶质瘤(adult low-grade glioma) 296

程序性死亡配体 1(programmed death-ligand 1,PD-L1) 14

传能线密度(linear energy transfer,LET) 2

垂体瘤(pituitary tumors) 162

## D

大分割(hypofractionation) 205

单高斯通量密度模型[single-Gaussian(SG) fluence models] 46

单野均匀剂量(single-field uniform dose, SFUD) 90

单野优化(single-field optimization,SFO) 84

低级别胶质瘤(low grade glioma) 158

点扫描(spot scanning) 49

电离室(ionization chambers) 39

凋亡(apoptosis) 5

动态跳数递送检查(Dynamic Monitor Unit Delivery Check) 117

多层电离室(multilayer ionization chamber, MLIC) 63

多野优化(multiple-field optimization, MFO) 73

## E

儿童肿瘤(childhood cancer) 242

## F

放疗剂量和分割(radiation dose and fractionation) 260

放射生物学(radiobiology) 22

放射治疗(radiation therapy,RT) 2

放置标记(fiducial placement) 201

非典型畸胎样/横纹肌样瘤(atypical teratoid/ rhabdoid tumor) 245

非同源末端连接(nonhomologous end joining, NHEJ) 3

非小细胞肺癌(nonsmall cell lung cancer, NSCLC) 268

肺癌(lung cancer) 7

辐射诱发肝病(radiation induced liver

disease，RILD） 175

辐射诱发淋巴细胞减少症（radiation-induced lymphopenia，RIL） 22

妇科恶性肿瘤（gynecologic malignancies） 187

腹膜后肉瘤（retroperitoneal sarcomas） 251

## G

钙网蛋白（calreticulin，CRT） 12

肝内胆管癌（intrahepatic cholangiocarcinoma，IHC） 174

肝细胞癌（hepatocellular carcinoma，HCC） 174

肛管癌（anal cancer） 179

宫颈癌（cervical cancer） 5

固定设备（immobilization devices） 39

硅胶植入体（silicone implants） 147

## H

海马保护调强放射治疗［hippocampal-sparing（intensity-modulated RT，IMRT）］ 157

横纹肌肉瘤（rhabdomyosarcoma） 245

坏死（necrosis） 5

患者特异性计划测量（Patient-Specific Plan Measurements） 48

患者影像分析系统（Patient Image Analysis System） 113

霍奇金淋巴瘤（hodgkin lymphoma，HL） 234

## J

机械质量保证检查（Mechanical Quality Assurance Checks） 113

积分深度剂量（integral depth dose，IDD） 40

脊索瘤和软骨肉瘤（chordoma and chondrosarcoma） 210

计划靶区（planning target volume，PTV） 28

计划设计 66

剂量分布（dose distributions） 2

剂量和跳数线性度测试（Dose and Monitor Unit Linearity Test） 117

剂量计算（dose calculation） 28

剂量监测器（dose monitor） 51

剂量监测器线性度（dose monitor linearity） 52

剂量学和毒性比较（Dosimetric and Toxicity Comparisons） 265

剂量学研究（dosimetric studies） 146

剂量学质量保证检查（Dosimetric Quality Assurance Checks） 116

剂量约束（dosimetric constraints） 73

加速部分乳房照射（accelerated partial breast irradiation，APBI） 151

加速器和束流递送技术（Accelerator and Beam Delivery Technologies） 282

间变性少突胶质细胞瘤（anaplastic oligodendroglioma） 296

间皮瘤（mesothelioma） 86

脚膝固定装置（feet-knee fixation device） 68

近距离放射治疗（brachytherapy） 151

均匀剂量（uniform dose） 28

## K

口咽癌（oropharyngeal cancer，OPC） 219

眶周肿瘤（periorbital tumors） 225

扩展布拉格峰（spread-out Bragg peak，SOBP） 2

## L

粒子治疗（particle therapy） 84

联锁（interlocks） 51

临床靶区（clinical target volume） 28，76

淋巴瘤（lymphoma） 231

颅底肿瘤（skull-base tumors） 9

颅咽管瘤（craniopharyngioma） 163

鲁棒性评价（robustness evaluation） 28

鲁棒优化（robust optimization） 29

## M

每剂量监测单元（跳数）电荷（Charge per Monitor Unit） 52

每年质量保证检查(Annual Quality Assurance Checks) 115

每日质量保证(Daily Quality Assurance) 116

每月质量保证(monthly quality assurance) 112

每周机器质量保证检查(weekly machine quality assurance checks) 112

免疫应答(immune response) 2

模拟定位(simulation) 59

## N

脑膜瘤(meningiomas) 157

## P

配准(alignment) 97

平方反比因子(inverse-square factor, ISF) 104

## Q

前列腺癌(prostate cancer) 5

前列腺素 E2(prostaglandin E2,PGE2) 13

前庭神经鞘瘤(vestibular schwannomas) 162

全脑全脊髓放疗(craniospinal irradiation, CSI) 236

## R

日志文件(log file) 118

容积调强弧度治疗(volumetric modulated arc therapy,VMAT) 59

肉瘤(sarcomas) 231

乳腺癌(breast cancer) 12

## S

三维适形放疗(three-dimensional conformal radiation therapy,3D CRT) 187

扫描束流(scanning beams) 26

深吸气屏气(deep inspiration breathhold, DIBH) 235

神经母细胞瘤(neuroblastoma) 246

肾母细胞瘤(Wilms Tumor) 246

生物学效应(biological consequences) 3

食管癌(esophageal cancer,EC) 85

使用 X 线成像系统检查机架等中心性 (Gantry Isocentricity Check with X-ray Imaging System) 113

视网膜母细胞瘤(retinoblastoma) 245

室管膜瘤(ependymoma) 23

束斑尺寸(spot size) 27

束斑位置(spot position) 39

束流模型(beam model) 36

束流模型配置(beam model configuration) 42

束流模型验证(Beam Model Validation) 48

树突细胞(dendritic cells,DC) 13

衰老(senescence) 5

双高斯通量模型[double-Gaussian(DG) fluence models] 46

水等效厚度(water-equivalent thickness, WET) 39

水模(water phantom) 21

髓母细胞瘤(medulloblastoma) 69

损伤相关分子模式(damage-associated molecular patterns,DAMP) 11

## T

碳材质标记物(carbon fiducials) 205

碳涂层二氧化锆标记(carbon-coated zirconium dioxide fiducials) 203

体积剂量检查(volumetric dose check) 110

调强放射治疗(intensity-modulated radiation therapy,IMRT) 23,59

调强质子治疗(intensity-modulated proton therapy) 59

调强质子治疗(intensity-modulated proton therapy,IMPT) 20

同源重组(homologous recombination,HR) 3

头颈部治疗床板(head and neck couch tops) 61

头枕(headrests) 59

图像引导(image guidance) 53

## W

外照射放射治疗（external beam radiation therapy，EBRT）174

胃癌（gastric cancer）170

胃肠道肿瘤 251

## X

细胞死亡（cell death）2

腺样囊性癌（adenoid cystic carcinoma）225

相对生物学效应（relative biological effectiveness，RBE）2

相对阻止本领（relative stopping power，RSP）147

心脏毒性（cardiac toxicity）144

修复（repair）2

旋转等中心（rotation isocentricity）104

血管内皮生长因子（vascular endothelial growth factor，VEGF）14

血管生成信号通路（Angiogenic Signal Pathway）14

血液系统恶性肿瘤（hematologic malignancies）234

## Y

咬合器（bite block）217

医学数字成像和通讯（digital imaging and communication in medicine，DICOM）49

胰腺癌（pancreatic cancer）172

尤因肉瘤（Ewing sarcoma）250

有丝分裂灾变（mitotic catastrophe）5

源到探测器距离（source-to-detector distance，SDD）117

## Z

再程放疗（reirradiation）74

照野角度优化（beam angle optimization，BAO）86

正式校准（Formal Calibration）116

直肠腺癌（rectal adenocarcinoma）178

质子笔形束射程检查（Proton Pencil Beam Range Check）108

质子剂量分布（biologically effective proton dose distributions）20

质子加速器（proton accelerators）20

质子治疗递送系统（proton therapy delivery system）283

治疗床板（couch tops）60

治疗床旋转等中心检查（Couch Rotation Isocentricity Check）113

治疗递送系统（treatment delivery system）36

治疗计划（treatment planning）11

治疗计划系统（treatment planning system，TPS）36

治疗验证（treatment verification）260

中枢神经系统（central nervous system，CNS）9

中枢神经系统肿瘤（CNS tumors）242

肿瘤血管生成（tumor angiogenesis）2

转化生长因子β（transforming growth factor β，TGF-β）13

转移性肝癌（Metastatic Liver）176

锥形束 CT（cone-beam CT，CBCT）140

子宫切除术 188

自适应计划（adaptive planning）79

自适应计划策略（adaptive planning strategies）96

自噬（autophagy）5

纵隔解剖（Mediastinal Anatomy）237

纵隔淋巴瘤（mediastinal lymphoma）235

组织扩张器（tissue expanders，TE）147

组织异质性（tissue heterogeneity）273

最坏情况剂量分布（worst-case dose distribution）81

最小和最大束斑 MU（minimum and maximum spot monitor unit）51